LUDWIG ASCHOFF

IN DANKBARER VEREHRUNG GEWIDMET

FACHBÜCHER FÜR ÄRZTE · BAND XII

HERAUSGEGEBEN
VON DER SCHRIFTLEITUNG DER KLINISCHEN WOCHENSCHRIFT

HAUTKRANKHEITEN

VON

Dr. GEORG ALEXANDER ROST

O. PROFESSOR DER DERMATOLOGIE UND DIREKTOR DER
UNIVERSITÄTSHAUTKLINIK IN FREIBURG IM BREISGAU

MIT 104 ZUM GROSSEN TEIL
FARBIGEN ABBILDUNGEN

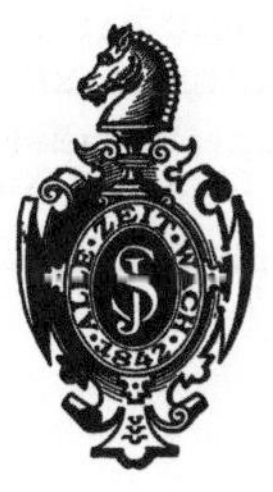

Springer-Verlag Berlin Heidelberg GmbH

1926

ISBN 978-3-642-90318-2   ISBN 978-3-642-92175-9 (eBook)
DOI 10.1007/978-3-642-92175-9

Vorwort.

Die geistige Einstellung einer Zeit gegenüber wissenschaftlichen Problemen unterliegt fortdauernden Schwankungen. Augenblicklich stehen wir, man kann wohl sagen in allen Disziplinen, in einer Periode der Sammlung und Sichtung der bisher geleisteten Forschungseinzelarbeit, in einer Periode, deren Grundsatz die Synthese ist. Auch die Medizin nimmt hierin keine Sonderstellung ein, auch bei ihr ist, neben der fortlaufenden Klärung von Einzelfragen, das Bestreben unverkennbar, die Einzelforschung, soweit sie namentlich auf das Aufsuchen und Beschreiben bestimmter Krankheitsbilder gerichtet ist, abzulösen durch eine umfassendere Forschungsrichtung, welche sich die Frage nach der Genese und die Zusammenfassung der einzelnen Krankheitsbilder unter diesem Gesichtswinkel zur Aufgabe macht. Selbstverständlich hat sich die Dermatologie diesem allgemeinen Zug nicht versagen können, und wir können feststellen, daß bereits in mehreren neueren Veröffentlichungen das Bestreben unverkennbar ist, an die Stelle der morphologisch-deskriptiven Betrachtungsweise, eine ätiologisch-pathogenetische zu setzen, also das, was ich kausalgenetische Betrachtungsweise genannt habe. Nachdem ich 1921 eine auf dieser Grundlage beruhende Einteilung der Hautkrankheiten dem Hamburger Kongreß der Deutschen Dermatologischen Gesellschaft vorgetragen hatte, glaubte ich, dem Drängen meiner Schüler, wie der Anregung der Herausgeber dieser Bücherserie mich nicht entziehen zu können, ein auf dieser Denkrichtung beruhendes Lehrbuch zu verfassen.

Ich bin mir wohl bewußt, daß das vorliegende Werk noch nicht bis in alle Einzelheiten dem entspricht, was mir als Ideal vorschwebt, immerhin kann ich aus den bei meinen klinischen Vorlesungen und den Prüfungen gemachten Erfahrungen heraus sagen, daß dieser Weg in didaktischer Hinsicht manche Vorteile bietet, inwieweit er dies auch in wissenschaftlich-heuristischer Beziehung tun wird, kann nur die Zukunft lehren. — Betonen möchte ich nur noch, daß, entsprechend dem Charakter der Bücherserie, nicht in Frage kam, ein Lehrbuch im üblichen Sinne zu schreiben. Seltene Affektionen wurden daher meist kurz besprochen oder übergangen. Das Schwergewicht mußte vielmehr einmal auf die in der Praxis wichtigsten Affektionen gelegt werden, daneben aber sollte versucht werden, durch Aufzeigung der Probleme und der inneren Zusammenhänge den fertigen wie den angehenden Arzt anzuregen, selbständig nachzudenken und sich weiter zu bilden. Ist es doch

das Hauptziel unserer deutschen medizinischen Ausbildung, wissenschaftlich denkende Ärzte und nicht routinierte Praktiker zu erziehen.

Meinen Assistenten, Herren Doz. Dr. Philipp Keller, Oberarzt
der Klinik, Dr. Alfred Marchionini und Dr. Paul Schmidt, bin
ich für ihre mannigfache Unterstützung zu Dank verpflichtet. Besonderer
Dank gebührt auch dem Herrn Verleger für das lebhafte Interesse,
welches er an der äußeren Ausgestaltung des Buches genommen, und
der hinsichtlich der Abbildungen keine Kosten gescheut hat. Die Abbildungen sind, mit geringen Ausnahmen, nach Moulagen und Photo-
graphien aus dem Material meiner Klinik hergestellt. Die ersteren
entstammen der Meisterhand O. Vogelbachers. Von der Beigabe
histologischer Abbildungen habe ich Abstand genommen, die ausgezeichneten histologischen Lehrbücher von Kyrle und von Gans,
welche im gleichen Verlag erscheinen, mögen als Ergänzung dienen.

Freiburg i. Br., Neujahr 1926.

G. A. Rost.

Inhaltsverzeichnis.

Die endogenen Hautkrankheiten.

Bau und Lebenstätigkeit der Haut.

Die Entwicklung der medizinischen Forschung der letzten Jahrzehnte hat es mit sich gebracht, daß heute die Bedeutung der Haut als eines wichtigen, mit mannigfachen Funktionen betrauten, Teiles des Körpers in viel höherem Maße erkannt ist, als dies früher der Fall war. Die innigen Beziehungen dieses Organes zu andern Organen, im normalen wie im krankhaften Geschehen, zu den Vorgängen des Stoffwechsels und der inneren Sekretion, seine vermutlich hohe Befähigung zur Schutzstoffbildung bei vielen Infektionen des menschlichen Körpers, um nur einiges anzudeuten, zwingen zu eingehender Beschäftigung mit der Haut und ihren Erkrankungen.

Voraussetzung hierfür ist unbedingt die Kenntnis der wichtigsten Tatsachen vom Bau und der Lebenstätigkeit der normalen Haut, sie sollen darum im folgenden, so kurz als möglich, besprochen werden.

Wenn wir von „Haut" schlechthin sprechen, so ist das nur mit der Einschränkung möglich, daß wir uns jederzeit bewußt bleiben, daß Haut weder anatomisch noch physiologisch, weder organisch noch funktionell, ein durchaus einheitliches Gebilde ist. Schon beim Einzelindividuum sind stets erhebliche „regionäre" Unterschiede nach beiden Richtungen vorhanden, noch größere Unterschiede aber sind bei verschiedenen Lebensaltern, Rassen und auch bei den beiden Geschlechtern feststellbar. Es sind das ja teilweise ganz bekannte, aber oft nicht genügend gewürdigte Dinge.

1. Bau der Haut.

Wenn wir uns im folgenden zunächst mit dem Bau der Haut beschäftigen, so kann dies nur in dem Sinne geschehen, daß wir uns eine gewisse Normalstruktur, eine „Idealhaut", die es wahrscheinlich gar nicht gibt, zugrunde legen.

Jede Stelle der Haut setzt sich aus drei, deutlich voneinander unterscheidbaren, horizontal gelagerten Schichten zusammen. Während oberste und unterste Schicht in ihrer Größenausdehnung verhältnismäßig starken Schwankungen unterworfen sind, aber an sich einen einheitlichen Aufbau zeigen, ist die mittlere Schicht, die Cutis, recht vielgestaltig in ihrer Zusammensetzung aus den verschiedenen Zellelementen, unterliegt aber dafür kaum erheblichen Schwankungen in ihren Größenverhältnissen.

Epidermis.

Die oberste Schicht, Oberhaut oder Epidermis genannt, besteht aus mehreren Lagen eines geschichteten Epithels, dessen unterste Lage dicht aneinander gefügte zylindrische Zellen, mit vertikal gestellter Zell- und Kernachse, aufweist und Stratum basale s. germinativum genannt wird. Obwohl wir es hier allem Anscheine nach mit der Keimzone des Epithels zu tun haben, finden sich in der normalen Haut auffallend wenig Mitosen. Man muß also wohl an das Vorwiegen amitotischer Teilungsvorgänge denken. Erst beim Vorliegen krankhafter Prozesse treten dann mitotische Teilungsfiguren häufiger in Erscheinung und sind dann oft wesentlich für die Beurteilung des histologischen Bildes. Der Aufbau der Epidermis geht nun allem Anscheine nach von der Basalschicht aus so vor sich, daß sich einzelne Zellen hochschieben bei sofortiger Schließung der entstehenden Lücke durch die Nachbarzellen. Mit diesem Ortswechsel der einzelnen Zelle ist dann gleichzeitig ein Lagewechsel verbunden, die Hauptachse der Zelle wird aus der vertikalen in die horizontale Richtung verlegt, und zwar um so ausgesprochener, je weiter sich die einzelne Zelle von der Grundschicht entfernt. Die auf

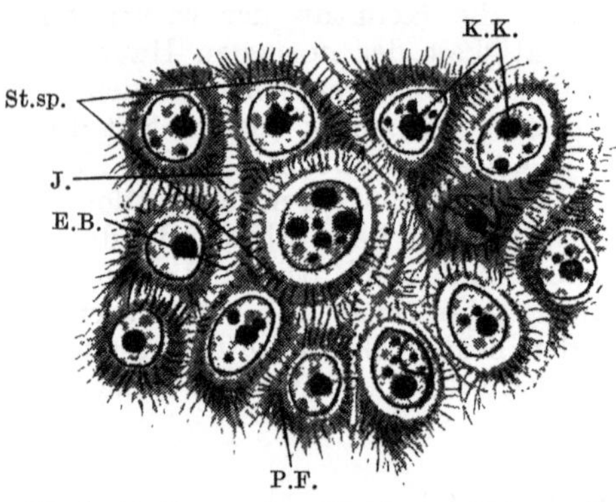

Abb. 1. Partie aus dem Stratum spinosum der Palma manus eines Erwachsenen. Färbung nach Heidenhain. Vergr. 780. St.sp. Stachelzellen, J. Intercellularraum, E.B. Epithelbrücken (Stacheln), P.F. Protoplasmafasern, K.K. Kernkörperchen. (Aus Kyrle, Histobiologie der Haut.)

diese Weise gebildete, aus mehreren Zellagen bestehende zweite Schicht der Epidermis heißt Stachelzellen- oder Riffelzellenschicht. Auch die ältere Bezeichnung Rete Malpighi findet sich noch vielfach, sie rührt wohl her von der netzartigen Anordnung, die auf Flachschnitten durch diese Lage sichtbar wird. Die erstgenannte Bezeichnung hingegen hängt mit einer besonderen Eigentümlichkeit dieser Zellen zusammen: Man erkennt nämlich bei stärkerer Vergrößerung unschwer stachel- oder riffelartige Fäden, die von Zelle zu Zelle ziehen (Abb. 1). Wahrscheinlich sind es Protoplasmafäden, die aus dem Innern des Zelleibes kommen und die zwischen den einzelnen Zellen liegenden Spalträume überbrücken. Diese Saftspalträume sind sehr wichtig für das Verständnis der Entwicklung einer ganzen Reihe von Hautaffektionen. In ihnen zirkuliert aller Wahrscheinlichkeit nach eine lymphartige Flüssigkeit, die Epithellymphe, die wohl als Hauptträgerin des Stoffwechsels in der gefäßlosen Epidermis anzusehen ist. Wird die Oberhaut der Hornschicht beraubt, so sickert diese Lymphe nach außen: die Haut näßt (Salzfluß). — Wichtig ist noch, daß in den genannten Spalträumen die Endigungen gewisser sensibler Hautnerven liegen (s. u.).

Scharf abgesetzt von dieser zweiten Schicht und histologisch leicht von ihr differenzierbar ist die dritte, die Körnerschicht, Stratum granulosum. Sie setzt sich aus wenigen Lagen (ein bis drei) ziemlich abgeplatteter, horizontal liegender Zellen zusammen, die mit basophilen Körnchen dicht beladen sind. Nach Waldeyer handelt es sich um Keratohyalin, und wir haben damit die erste sichtbare Stufe des Verhornungsprozesses vor uns, der nun einsetzt. Bei krankhaften Prozessen wird vielfach ein Verschwinden oder auch eine Verbreiterung der Körnerschicht beobachtet. Interzellulare Brücken (Stacheln und Spalträume) fehlen in ihr und ebenso in der vierten und obersten Schicht, der Hornschicht, Stratum corneum. Hier sind darüber hinaus Kerne und Zellstruktur geschwunden und können nur mit besonderen Hilfsmitteln noch nachgewiesen werden (Kernschatten). Die Zellen selbst sind völlig abgeplattet und zu fest zusammenhängenden Hornlamellen vereinigt, denen eine erhebliche, nahezu jeder Spannung der Haut gewachsene, Elastizität eignet. Nur die obersten Lagen sind weniger fest verbunden und neigen zum Abblättern (normale Hautschuppung). Hauptbestandteil in chemischer Hinsicht ist der Hornstoff, Keratin, daneben ein lipoidartiger Körper, das sog. Hornfett. Die Hornschicht ist von gelblicher Farbe, nicht farblos, an der dem Licht zugewandten Seite mit bräunlichem Tone. Bei gewissen Krankheitsprozessen kann diese Verfärbung, vermutlich unter dem Einflusse des Lichtes, noch mehr zunehmen und zu schmutzigbraunen bis schwärzlichen Tönungen führen. Neben der Dehnbarkeit ist besonders die relativ große Widerstandsfähigkeit des Hornes gegen Säuren, Laugen und Enzyme zu erwähnen, sie erscheint durchaus zweckmäßig im Hinblick auf den notwendigen Schutz der Haut, und damit auch des gesamten Organismus, gegen mannigfache Einflüsse der Umwelt.

Außer den bisher genannten fixen Zellen finden sich in der Epidermis noch solche, welche vermutlich als wandernde Elemente anzusprechen sind. Neben den Mastzellen, deren Bedeutung noch nicht völlig geklärt ist, die unter pathologischen Verhältnissen zuweilen recht reichlich erscheinen, und den unter gleichen Bedingungen anzutreffenden Leukocyten, sind da die Langerhansschen Zellen zu erwähnen. Sie erscheinen nach Rabl als lange, verzweigte oder unverzweigte Fäden, in deren Verlauf oder an derem Ende sich eine Anschwellung von unregelmäßiger Form befindet, welche nach allen Seiten kurze Stacheln entsendet. Nach Masson, B. Bloch u. a. handelt es sich um epidermidale Abkömmlinge; ihre Funktion scheint darin zu bestehen, daß sie Stoffe aus der Cutis, insbesondere deren Zellen, an die Zellen der Epidermis übermitteln; auch der umgekehrte Weg ist möglich. Sie erzeugen vielleicht auch Pigment.

Cutis.

Die Hauptschicht der Haut, Cutis, Corium oder Lederhaut genannt, ist im Gegensatz zur Epidermis, nicht so ausgesprochen lagenweise gebaut, sondern bietet eine viel kompliziertere Anhäufung von Zellen und Zellgruppen verschiedenster Art. Immerhin lassen sich doch auch hier gewisse Abschnitte unterscheiden. In der dermatologischen Literatur wird ganz zweckmäßig die obere Schicht, welche den Papillarkörper umfaßt, als Pars papillaris abgegrenzt gegenüber der tieferen, Pars reticularis genannten Schicht. Eine scharfe Grenze zwischen beiden gibt es allerdings nicht, sie unterscheiden sich in der Hauptsache bezüglich ihres Aufbaues dadurch, daß die Papillarschicht gegenüber der Retikularschicht ein bedeutend feineres Fasernetz als Grundstruktur aufweist, auch sind die Gefäße zahlreicher und feiner in ihr (Abb. 2).

Ein besonderes Charakteristikum für die Papillarschicht ist, wie schon der Name andeutet, das Vorhandensein der Papillen. Es sind das dichtstehende, warzenförmige, distale Ausstülpungen der Cutis, die in ihrem Innern Schlingen von Capillargefäßen nebst begleitenden Lymphräumen, oft auch Nervenfasern oder -endigungen bergen. Zwischen diese warzen- oder zapfenartigen Vorsprünge der Cutis senkt sich von oben her die Epidermis ein und füllt die Zwischenräume aus. Auf Vertikalschnitten sieht dies dann so aus, als ob den Zapfen der Cutis auch solche der Epidermis entsprechen, daher denn auch recht häufig in der Literatur der Ausdruck Epidermis- oder Retezapfen anzutreffen ist. Man kann sich auf Flachschnitten (horizontal), sehr schnell davon überzeugen, daß es sich nicht um Zapfen, sondern um leistenartige Einsenkungen handelt, es sollte daher besser von Rete-leisten gesprochen werden. Ihre Verminderung oder Vergrößerung ist für die Diagnose krankhafter Prozesse oft von besonderer Bedeutung. Aus den obigen Feststellungen ergibt sich zugleich, daß die Grenze zwischen Cutis und Epidermis keine gerade, horizontal verlaufende, Linie darstellt, sondern in Form einer Wellenlinie etwa verläuft. Durch reihenartige Anordnung der Papillen auf besonders ausgebildeten Leisten der Lederhaut entsteht die für manche Körperregionen sehr charakte-ristische Hautfurchung. Besonders ausgeprägt ist sie bekanntlich an Handflächen und Fußsohlen. Die seit Alters geübte Handlese-kunst (Lebenslinie u. a.) beruht auf ihrem Vorhandensein. In neuerer Zeit hat infolge der großen individuellen Verschiedenheit der sog. Tast-figuren an den Fingerbeeren, d. h. der Furchen- und Leistenbildungen daselbst, die Verwendung von Abdrücken dieser Stellen zu Identifizie-rungszwecken in Kriminalogie und Paßwesen große Bedeutung gewonnen (Galtons Dactyloskopie).

Das Gerüst der Cutis wird von einem dichten Netzwerk gebildet, das aus einer kernlosen Fasersubstanz, Fibrillen, besteht. Sie stammt ab, als Umwandlungs- oder Ausscheidungsprodukt, von den kernhal-tigen Bindegewebszellen, die wir regelmäßig zwischen den Faser-zügen eingestreut finden (Fibroblasten und Fibrocyten). Neben diesem, sog. „kollagenen" Gewebe findet sich, in ihm eingelagert, ein zweites, an Umfang etwas zurücktretendes, das gleichfalls kernlos ist und ein dichtes Flechtwerk von Fasern darstellt: das elastische System. Mit den gewöhnlichen Färbemethoden sind dessen Fasern, die übrigens nicht „gebündelt" liegen wie die kollagenen, nicht darstellbar;

hierzu bedarf es besonderer Methoden (Weigert, Unna-Taenzer u. a.).
Die Entstehungsweise der elastischen Fasern ist noch nicht völlig geklärt,
im Narbengewebe werden sie regelmäßig vermißt. Neben den schon

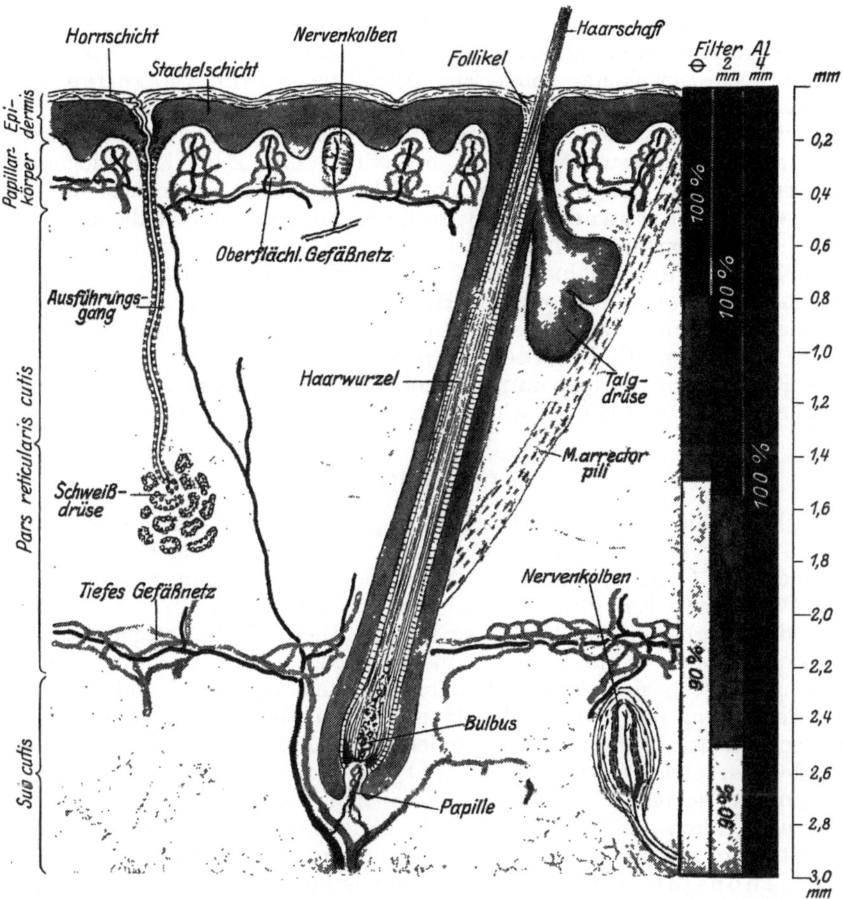

Abb. 2. Schematischer Durchschnitt durch die Haut, in Anlehnung an Kreibich, Lehrbuch der
Hautkrankheiten, Wien 1904.
Die in den seitlichen Stäben dargestellten Schwärzungsstufen sollen die verschiedene Teilwirkung
der Röntgenstrahlen in den einzelnen Hauttiefen versinnbildlichen, wie sie mit und ohne Filterung
einer Röntgenstrahlung von 8 Benoist erzielt wird. Ist in der obersten Schicht die wirksame
Dosis gleich 100 gesetzt, so fällt sie in den einzelnen Schwärzungsstufen um je 5%. Aus der
Reichweite der 100%-Schwärzung läßt sich die zweckmäßige Filterung ersehen, die eine möglichst
gleichmäßige Absorption der Röntgenstrahlen für eine bestimmte Schichtdicke der Haut verspricht.
Die dargestellten Werte sind unter Benutzung einer Tabelle von Guilleminot berechnet worden
und geben, da exakte Messungen der Absorption inhomogener Röntgenstrahlung in den ersten
millimeterdünnen Schichten der Haut nicht vorliegen, die Verhältnisse wahrscheinlich nur
angenähert wieder. (Die Berechnungen sind ausgeführt von Priv.-Doz. Dr. Keller.)

erwähnten eigentlichen Bindegewebszellen, schlanken, spindeligen
Elementen mit länglichem Kern, die auch als „fixe" Bindegewebszellen
bezeichnet werden, finden sich noch eine Reihe von Zellen, die jenen

morphologisch nahe stehen, aber teilweise bzw. unter gewissen Umständen als wanderungsfähig anzusehen sind. Hierher gehören die Klasmatocyten oder Histiocyten (Aschoff), Freßzellen ähnlich den Leukocyten des Blutes, ferner die Mastzellen, jene eigenartigen mit basophilen Körnchen beladenen Gewebselemente, schließlich noch die Chromatophoren, pigmentführende Zellen, auf deren Bedeutung unten noch zurückzukommen ist. Auch die Adventitiazellen der Gefäße mögen hier Erwähnung finden, ebenso die, allerdings nur bei krankhaften Prozessen vorkommenden, Plasmazellen, deren Entstehung noch in gewissem Grade umstritten ist. Daß sie histiogenen Ursprungs sind, also nicht aus dem Blut kommen, ist sicher, ob sie dagegen, wie Marchand annimmt, von den Adventitiazellen abstammen, oder, wie neuerdings allgemeiner angenommen wird, umgewandelte Lymphocyten sind, soll hier nicht entschieden werden. Wichtig zu wissen ist noch, daß auch in normaler Haut perivaskulär liegende Lymphocytenansammlungen zu beobachten sind, denen pathologische Bedeutung nicht zukommen (E. Fränkel). Wohl aber darf angenommen werden, daß sie die Keimzentren sind für die oft enormen Lymphocytenansammlungen, welche wir bei manchen Hautkrankheiten antreffen.

Hautgefäße.

Sehr in den Vordergrund des Interesses ist durch neuere Forschungen das Gefäßsystem der Haut gerückt. Versorgt wird die Haut — wir nehmen hier Cutis und Subcutis zusammen und folgen im wesentlichen der Darstellung Kroghs — durch viele kleine Arterien, welche aus dem darunterliegenden Gewebe stammen. Diese Gefäße zeigen überall da, wo die Haut verschieblich ist, eine mehr oder minder starke Schlängelung und lassen sich daher erheblich strecken, ohne daß dadurch die Blutversorgung der betreffenden Hautstelle gefährdet wird. Sie steigen in der Subcutis, entlang deren bindegewebigen Septen, auf und bilden an der unteren Grenze des Stratum reticulare einen reichlich anastomosierenden Plexus, von dem nun wieder kleinere Arterien senkrecht durch die Cutis in die Höhe steigen, um am oberen Rande des Stratum reticulare, im sog. Stratum subpapillare, einen „oberen", auch „subpapillären" genannten, Plexus zu bilden. Dieses Geflecht ist verhältnismäßig regelmäßig gestaltet mit länglichen Maschen, welche den Papillenleisten ungefähr parallel sind. Am engsten sind diese Maschen dort, wo die Haut stärkerem Druck ausgesetzt ist, an Hand und Fuß. Von dem subpapillären Plexus entspringen nun noch kleinere Arterien (Arteriolen), aus denen dann die Capillaren der Papillen hervorgehen. Nach O. Müller entspringen die Capillaren serienweise, nebeneinandergereiht wie die Zinken eines Kammes, aus der gleichen Arteriole und münden ebenso in die Vene. In der Regel ist jede Papille von einer zentralen Capillare versorgt, da die Zahl der Papillen der einzelnen Hautregionen variiert — genaue Zahlen liegen hierüber nicht vor — schwankt auch die Zahl der Capillaren entsprechend. Als Beispiel sei angeführt, daß nach Carrier auf dem menschlichen Handrücken in einem Bezirke von etwa $^1/_2$ qmm 20 Capillarschlingen gezählt wurden. Das würde einen mittleren Abstand der einzelnen Capillaren von etwa 50—100 μ ergeben. Die Venen, welche die venösen Schenkel der Papillarcapillaren aufnehmen, vereinigen sich zu einem ersten, dicht unter den Papillen gelegenen feinen Geflecht und sind alle von ungefähr gleicher Größe, nämlich nur wenige hundertstel Millimeter breit. Dieser erste, nach unserer Ansicht klinisch wichtigste Plexus, der uns später noch öfter beschäftigen wird, steht nun durch zahlreiche kurze Anastomosen mit einem zweiten, engmaschigen Netzwerk in Verbindung, das ungefähr in gleicher Höhe wie das oben erwähnte subpapilläre, arterielle Netz liegt. Nach Spalteholz finden sich proximal zwei weitere venöse Gefäßnetze, von denen das eine in gleicher Höhe wie das tiefe arterielle Netz sich ausbreitet. Sehr auffallend ist, daß, wie Krogh hervorhebt, in der Cutis so gut wie keine Capillaren vorhanden sind, außer im Papillarkörper. Es ist daher anzunehmen, daß der Stoffaustausch im Stratum reticulare im wesentlichen durch die Wandungen der Venen vor sich geht; ein Umstand, der auf die Genese des Ulcus cruris z. B. ein bezeichnendes Licht wirft. — Über die Gefäßoberflächen, die für den Stoffaustausch in der menschlichen Haut zur Verfügung stehen, ist nichts Genaueres bekannt. Diejenige der Capillaren ist äußerst klein, sie beträgt nach Krogh etwa 1—2 qcm pro Quadratzentimeter Hautoberfläche. Krogh sieht darin den anatomischen Ausdruck für die Tatsache, daß der Stoffwechselbetrag der Haut niedrig und vermutlich ziemlich gleichmäßig ist.

Neben den Capillarschlingen finden sich in den Papillen die Anfänge des Lymphgefäßsystems in Form spaltförmiger mit Endothel ausgekleideter Lymphräume, aus denen dann Lymphgefäße hervorgehen, die in vollkommener Anlehnung an das übrige Gefäßsystem in die Tiefe ziehen.

Hautnerven.

Nahe den Gefäßbündeln verlaufen auch die Nerven der Haut. Es sind meist „gemischte", enthalten also markhaltige und marklose Fasern, die zum Teil zum cerebrospinalen, zum Teil zum autonomen System gehören. Letztere versorgen die Gefäße, Muskeln und drüsigen Organe, während die ersteren der Empfindungsleitung dienen. Nicht übergangen werden darf an dieser Stelle ein eigentümliches Verhalten der cerebrospinalen Fasern. Wir wissen, daß die Reflexzentren im Rückenmark für Haut und Muskeln segmental oder metamer angeordnet sind. Die Anatomie der peripheren Hautnerven läßt aber von dieser segmentalen Wurzelinnervation nichts erkennen (Höber), wir finden vielmehr, besonders gilt dies von den zentripetalen Fasern, diejenigen eines Segments durch Plexusbildung über verschiedene Nerven verteilt, dagegen finden sie sich peripher in der Haut in der sog. Wurzelzone (oder Wurzelareal) wieder zusammen.

Den so verschiedenen „Empfindungsqualitäten" entsprechend ist auch die Art der Nervenendigungen bzw. der Nervenapparate eine durchaus verschiedene. Ein Teil der Nerven endigt mit einem feinen,

marklosen Fasernetz in der Epidermis, etwa an der Körnerschicht,
sie dienen der Schmerzempfindung (v. Frey); sicher ist, daß Juckreiz
und Kitzel hier perzipiert werden. Möglicherweise sind auch die Merkel-
schen Tastzellen, die den Basalzellen anliegen, hier mitbeteiligt.
Die übrigen in den Cutis gelegenen Nervenendapparate, deren Funktion
zum Teil noch nicht ganz geklärt ist, sollen hier im einzelnen nicht abgehandelt werden. Ihre Bedeutung für die „Haut" als Sinnesorgan
steht außer allem Zweifel, für den Dermatologen sind sie jedoch weniger
von Interesse als für den Neurologen.

Im Zusammenhang hiermit kann eine Frage nicht übergangen werden,
die heute mehr und mehr in den Vordergrund des Interesses tritt: die
Frage nach der „Trophik", d. h. ob es spezielle trophische Nerven gibt.
Wir werden noch eine ganze Reihe neurogener dystrophischer Hautaffektionen kennen kernen, die uns hierauf hinlenken. Nachgewiesen
sind trophische Fasern bisher nicht; daß sie mit den sensiblen — zentripetalen — Fasern identisch wären, ist aus vielen Gründen nicht anzunehmen. Nun scheint es nach den bei Operationen gewonnenen Erfahrungen (Leriche, Brüning), daß die vasomotorischen, sympathischen
Bahnen längs der Gefäße eine derartige Funktion haben. Daß sie mitbeteiligt sind, kann wohl kaum geleugnet werden, aber ob sie ausschließlich hierfür in Frage kommen, bleibt doch sehr zweifelhaft und
bedarf noch der näheren Forschung.

In die Cutis eingelagert sind die sog. Anhangsgebilde der Haut:
die Schweiß- und Talgdrüsen, sowie die Haare. Auch die Nägel, welche
allerdings nicht in der Cutis liegen, werden hierher gerechnet.

Schweißdrüsen.

Die Schweißdrüsen finden sich in der menschlichen Haut — im
Gegensatz zu der der Säugetiere — nach den eingehenden Untersuchungen
Schiefferdeckers in zwei verschiedenen, streng nach Bau und Funk-
tionsweise getrennten Formen. Die eine, welche am häufigsten vertreten ist, war bisher schon als sog. kleine Schweißdrüse bekannt, nach
Schiefferdecker wird sie ekkrine Drüse benannt. Sie zeichnet sich
dadurch aus, daß sie rein sekretorisch funktioniert, ohne Substanzverlust, d. h. ohne Zerstörung oder Abgabe von Zellbestandteilen. Die
Mehrzahl der Drüsen dieser Art, im folgenden als e-Drüsen bezeichnet,
liegt in der Mitte oder der unteren Hälfte der Pars reticularis; je nach
Körperregion wechselnd an Umfang und Zahl; nicht vorhanden sind
sie lediglich an der Glans penis und am inneren Präputialblatt. Ihre
Gesamtzahl wird auf zwei Millionen berechnet. Sie entwickeln sich direkt
von der Epidermis und haben mit dem Haarbalg nichts zu tun. Ihr Aus-
führungsgang ist geschlängelt, er mündet an der Oberfläche der Epidermis und ist bei dem Durchtritt durch diese letztere stark — korkzieherartig — gewunden. — Ganz anders verhält sich die andere Drüsen-
form, welche die apokrine (a-Drüsen) genannt wird. Sie entsteht ebenso
wie die Talgdrüse zusammen mit dem Haare aus dem primären Epithel-
keim und wächst dabei von dem Haarbalge aus. Ihre Ausführungs-

gänge sind viel weniger gewunden, dicker und oft stark erweitert, sie münden ohne besondere Windungen in den epithelialen Haarfollikel ein. Auch der eigentliche sezernierende Teil, der Drüsenknäuel, ist offenbar umfangreicher als bei den e-Drüsen, obwohl die Größenverhältnisse auch dort ganz ansehnliche sind und gewöhnlich verkannt werden. Pinkus weist mit Recht darauf hin, daß über die Masse der epithelialen Gebilde, welche sich in der Haut befinden, vielfach ganz unzureichende Vorstellungen bestehen. Das Vorkommen der a-Drüsen ist nicht so allgemein wie das der anderen, sie finden sich ausschließlich in der Achselhöhle, am Warzenhof, Mons veneris, der Leistenbeuge, Bauch und evtl. Brusthaut, ferner als Mollsche Drüsen, Ohrschmalzdrüsen, Drüsen der Labia majora und des Dammes sowie der Perianalgegend. Ihre Ausbreitung ist beim Europäer am geringsten, und beim Manne geringer als beim Weibe. Funktionell sind sie dadurch ausgezeichnet, daß sie neben der Flüssigkeit auch noch einen Teil ihrer Epithelzellen „absondern". Damit ist eine bestimmte Veränderung des Sekretes verbunden, welche ihrerseits wieder eine wichtige Funktion im Sexualleben zu haben scheint; die oben angeführten Lokalisationsstellen weisen ebenfalls zum Teil darauf hin.

Talgdrüsen.

Die Talgdrüsen, von alveolärem Bau, liegen oberflächlicher als die Schweißdrüsen, von der Mitte der Pars reticularis etwa nach oben. Sie sind deutlich als Einstülpungen der Epidermis erkennbar, die Zelllagen dieser ziehen fast unverändert in den trichterartigen, durchweg gestreckt verlaufenden „Follikel". Selbst das eigentliche Drüsenepithel läßt die epidermidale Schichtung noch angedeutet erkennen. — Während bei der Mehrzahl der Schweißdrüsen das Epithel im Sinne einer echten Sekretion arbeitet, sehen wir bei den Talgdrüsen die Talgbildung in anderer Art vor sich gehen. Nämlich so, daß sich die einzelnen Zellen in Talg umwandeln, „degenerieren". Ein ähnlicher Vorgang also wie der der Verhornung; auch an die Sekretbildung der a-Drüsen erinnernd. Mit Ausnahme der Handteller, Fußsohlen und der Dorsalfläche des dritten Gliedes der Finger und Zehen sind überall in der Haut Talgdrüsen vorhanden. In einzelnen Regionen des Körpers sind sie besonders zahlreich und ausgebildet, so z. B. im Gesicht, und hier insbesondere an der Nase und deren Umgebung, sowie hinter den Ohren, ferner in der vorderen und hinteren Schweißrinne, der oberen Brustgegend und am Rücken, insbesondere Schulterblattgegend. Ich bezeichne diese Stellen kurz als „seborrhöische Stellen" (s. später). Die große Mehrzahl der Talgdrüsen steht in Verbindung mit einem Haar (Haarbalgdrüsen). Bei den großen Haaren erscheint die Drüse als Anhangsgebilde zu diesen, während bei den Lanugohaaren das Verhältnis zu den viel umfangreicheren Drüsen umgekehrt ist, und zwar auch hinsichtlich der Anordnung. Neben dieser Art von Drüsen kommen an gewissen Stellen des Körpers häufiger als an anderen „freie" Talgdrüsen, d. h. ohne Haar, vor. Besonders zahlreich sind diese freien

Drüsen oft in der Schleimhaut der Lippen und Wange, am inneren Präputialblatt, den kleinen Labien und den Augenlidern. Sie sind nicht selten mit freiem Auge als gelbe stecknadelkopfgroße, gruppen- oder streifenförmige Einlagerungen in den genannten Schleimhäuten erkennbar und zuweilen die Quelle lebhafter Beunruhigung, da sie fälschlich als krankhafte Gebilde gedeutet werden.

Haare.

Das Haarkleid des menschlichen Körpers zeigt beim Einzelnen wie bei den beiden Geschlechtern erhebliche Unterschiede. Es ist bekannt, daß Frauen am Körper wenig oder fast gar nicht behaart sind, das gleiche gilt für das männliche Geschlecht vor der Geschlechtsreife sowie für männliche Kastraten. Nicht selten entwickelt sich ferner bei Frauen nach dem Aufhören der Eierstocksfunktion eine stärkere Behaarung in der Bartgegend, besonders an der Oberlippe. Hieraus ergibt sich zunächst zwingend die Abhängigkeit des Haarwachstums von innersekretorischen Vorgängen, insbesondere der Keimdrüsen. Diese betrifft aber nicht das Haar allein, sondern, wie wir bei gewissen Krankheiten noch sehen werden, auch die Funktion der Talgdrüsen. Daß aber auch Besonderheiten im Vererbungsvorgang (Erbanlage) für die Behaarung des Einzelindividuums, wie ganzer Rassen, eine große Bedeutung hinsichtlich Form, Farbe und Ausdehnung haben, ist bekannt. Ethnologie, Anthropologie und vergleichende Anatomie müssen sich eingehend hiermit beschäftigen, dermatologisch sind diese Dinge nur vereinzelt von einiger Wichtigkeit. Wir befleißigen uns daher im folgenden möglichster Kürze, auch soweit der Normalbau des Haares in Frage kommt.

Es gibt beim Menschen drei verschiedene Formen von Haaren, Langhaare (Kopf, Bart, Achselhöhle, Geschlechtsteile), Borstenhaare (Augenbrauen, Wimpern, am Naseneingang und äußeren Gehörgang), Wollhaare (an den sog. unbehaarten Körperstellen), auch Lanugo genannt. Am einzelnen Haar selbst unterscheidet man den aus der Haut hervorragenden Teil, den Schaft, und den in der Haut steckenden, die Wurzel, welche unten in der Zwiebel (Bulbus) endigt und mit dieser einem kolbenförmigen Gebilde, der Papille, aufsitzt, die entwicklungsgeschichtlich dem Corium angehört und die Ernährung des Haares versieht.

Histologisch sind am ausgebildeten Vollhaar drei Schichten zu unterscheiden: das Mark, die Rindenschicht und das Deckhäutchen (Cuticula). Das Lanugohaar ist marklos, auch bei anderen Haaren findet sich dieses oft nur im Wurzelteil (Kyrle). Die Zellen des Markes sind verhornte, kernlose Elemente, sie enthalten in ihrem Inneren Luftbläschen. Die Rinde des Haares, der Hauptteil der Masse desselben, besteht aus spindelförmigen Hornblättchen, die fest miteinander verbunden sind. Sie enthalten Pigment und sind so bestimmend für die Farbe des Haares. Nach Kyrle liegen die Verhältnisse so, daß die Eigenfarbe der Rinde einen bei allen Individuen ziemlich konstanten

Farbton zwischen rot- und hellblond aufweist, daneben findet sich in Körnchenform quantitativ und qualitativ außerordentlich variierend, das Pigment. Dieses und die Eigenfarbe sind die bestimmenden Faktoren, welche kombiniert dann die Haarfarbe ergeben. Kyrle weist darauf hin, daß bei der heute bei vielen Damen beliebten Behandlung dunkler Haare mit Wasserstoffsuperoxyd das gekörnte Pigment zerstört wird und dann die Eigenfarbe der Rinde als eigentümliches Blondgelb zurückbleibt. — Die Cuticula besteht aus einer einzigen Schicht dünner, dachziegelartig über einander angeordneter Hornschüppchen. Diese Schüppchenausbildung und -anordnung ist für die einzelnen Tierarten jeweils verschieden und gestattet deren Erkennung (Hausmann, Danforth). Etwas komplizierter wird der Aufbau des Haares soweit die Wurzelzone in Frage kommt. Als praktisch wichtig erwähnt seien hier nur die beiden Wurzelscheiden, die äußere und die innere. Jene ist als direkte Fortsetzung der Epidermis anzusehen und bis zur Einmündung der Talgdrüsen besitzt sie auch alle Schichten derselben, von dort ab verliert sie das Stratum corneum und besteht dann nur noch aus den beiden tieferen Schichten. Die innere Wurzelscheide, welche das Haar direkt umschließt, entsteht aus Zellagern am Grunde des Follikels, wächst mit dem Haar nach oben und endet an der Einmündungsstelle der Talgdrüse. Sie ist es, die bei gewissen Follikelaffektionen am ausgezogenen Haar als glasige, verdickte Hülle die Wurzelpartie umgibt, und jenem ein sehr charakteristisches Aussehen verleiht (sog. verdickte Wurzelscheide, s. später). — Das Haarkleid des Menschen erfährt vom Fetalstadium an gewisse Umwandlungen, die wir hier nur in aller Kürze besprechen können. Im 7. Fetalmonat ist die gesamte Haut von einem feinen Flaum von Lanugohaar bedeckt, aber schon vor der Geburt beginnt die Entstehung des sekundären oder Dauerhaares, welches regionäre Differenzierungen aufweist, insofern gewisse Gegenden im Wuchs bevorzugt, andere vernachlässigt werden; es tritt also eine Änderung im Behaarungstypus ein. Dieser bleibt zunächst nun unverändert bis zur Pubertät, welche insofern eine Veränderung mit sich bringt, als nunmehr an Stellen, die bisher noch Flaumhaar getragen hatten, Dauerhaare sprießen. Es beginnt dieser Prozeß zuerst an den Achselhaaren sowie am Schamberg, um dann beim Manne auch die Bartgegend zu ergreifen. Um diese Zeit fangen auch die Stachelhaare an den Nasenlöchern und den Gehörgängen an, zu erscheinen, auffallend bemerkbar werden sie allerdings erst in sehr viel späteren Jahren. Auch sonst können sich am Körper im Laufe der Jahre Lanugohaare in Dauerformen von Langhaar umwandeln. Dieses Haarkleid wird auch das terminale genannt. Unähnlich dem Tier, wo sich ein Haarwechsel fast stets als Pelzwechsel (Mauserung) periodisch vollzieht, findet beim Menschen ein dauernder Haarwechsel statt, der allerdings je nach Lebensalter, Region und Allgemeinzustand (z. B. Krankheiten) Schwankungen unterworfen ist. Die Wachstumsgeschwindigkeit ist für Kopfhaar beim Erwachsenen auf 15 mm im Monat ermittelt (Pinkus), die Lebensdauer desselben auf 2—4 Jahre. Es ergibt sich daraus, daß ein Ausfall

von einer gewissen Anzahl von Haaren täglich durchaus als normal
anzusehen ist, und daß erst bei Überschreitung einer gewissen Grenze
von einem pathologischen Vorgang gesprochen werden kann.

Am unteren Ende des Haares, bis zur sog. äußeren Wurzelscheide,
befindet sich die Ansatzstelle der Haarbalgmuskeln (arrectores
pilorum), platter bis leicht walzenförmig gestalteter, längs gestreifter
Muskelfaserbündel, die von hier im spitzen Winkel nach oben ziehen
und in fächerförmiger Aufsplitterung knapp unter der subepithelialen
elastischen Faserschicht enden. Nicht vorhanden sind diese Muskeln
an den Haaren des Kindes, der Augenwimpern und -brauen, Nase und
Lippe; auch in der Achselhöhle sind sie nur schwach entwickelt. Die
Wirkung der Zusammenziehung der Hautmuskeln, die vom
sympathischen System kontrolliert wird, besteht darin, daß erstens
die oberen Cutisschichten, in welche ihre elastische Sehne einstrahlt,
in der Richtung der Muskelfasern grubenförmig eingezogen werden.
Es entsteht dadurch die sog. Gänsehaut (Cutis anserina); zweitens
wird das untere Ende des Haarbalges nach dem Muskel zu herüber-
gezogen und dadurch das Haar aufgerichtet, „das Haar sträubt sich";
drittens endlich wird der von der Talgdrüse eingenommene Raum,
der sich im Winkel zwischen Haar und Muskel befindet, verkleinert
und dadurch die Entleerung des Hauttalges gefördert. Die
Piloarrektion und die mit ihr verknüpfte Gänsehaut sind wohl als Reste
einer beim Tier (Vögel und Pelztiere) einst entstandenen sehr zweck-
mäßigen Reaktion zum Schutze gegen zu starke Abkühlung aufzufassen.
Auch beim Menschen tritt bekanntlich die Gänsehaut bei Abkühlung
in Erscheinung, kann aber auch durch mechanische Reize (Streicheln
usw.) hervorgerufen werden. Im Bereiche durchschnittener Hautnerven
ist übrigens die örtliche Piloarrektion verstärkt, die reflektorische bleibt
jedoch an gefühllosen Stellen aus (Böwing).

Nägel.

Die Nägel, Horngebilde, also ebenso wie die Haare ektodermalen
Ursprungs, sind für die Dermatologen nicht ohne Bedeutung als Sitz
von Erkrankungen oder infolge der Abhängigkeit oder Störung ihres
Wachstums im Verlaufe von gewissen Haut- oder Allgemeinerkrankungen.
Ihre Bildung erfolgt durch Matrixzellen, welche zunächst die Nagel-
wurzel hervorbringen, die sich dann nach vorn schiebt und in den dem
Nagelbett aufliegenden Nagelkörper übergeht. Der größte Teil des
Nagels liegt an der Oberseite frei, nur die Seitenränder und fast die ganze
Wurzel sind in einem distal offenen Rahmen eingefaßt, dem Nagel-
falz. Die Unterseite des Nagelkörpers ist nur im vorderen Teil, der
Nagelspitze, unabhängig von der Unterlage, der weitaus größere
Teil steht in ziemlich festem Zusammenhange mit dem Nagelbette
durch stachelzellartige Zellschichten, welches demgemäß mit der Nagelplatte zusammen eine Einheit bildet und sich als Epidermisabschnitt
mit besonders stark und in besonderer Art ablaufender Verhornung
darstellt.

Die häufig an Nägeln älterer Personen vorhandene Längsstreifung hat keine pathognomische Bedeutung, sie beruht auf Unregelmäßigkeiten der Schichtung der Zellagen. Auch die zuweilen vorkommenden, als Unglückszeichen gedeuteten, stecknadelkopfgroßen, weißen Flecken, welche die Nägel wie gesprenkelt erscheinen lassen, sind als Krankheitszeichen bisher nicht verwertbar.

Subcutis.

In Verbindung mit der Lederhaut steht das Unterhautzellgewebe, Subcutis. Es besteht im wesentlichen aus bindegewebigen Septen, in denen Blutgefäße und Nerven eingebettet sind, und zwischen denen ein weitmaschiges Bindegewebsnetz ausgespannt ist, in welches die Fettzellen in träubchenartiger Anordnung eingelagert sind. Im Gegensatz zu den beiden oberen Hauptschichten der Haut, Epidermis und Cutis, ist das Fettgewebe, namentlich beim Erwachsenen, relativ arm an kernhaltigen Zellen, insbesondere auch Fibro- und Angioblasten. Daher kommt es, daß dieses Gewebe verhältnismäßig wenig strahlenempfindlich ist. Wichtig ist, daß eine Neubildung von Fettgewebe bei Substanzverlust nicht statthat, dagegen unterliegt der Fettgehalt des vorhandenen Gewebes bekanntlich erheblichen Schwankungen je nach dem allgemeinen Körperzustand, der zu Fettansatz oder Schwund führen kann.

Hautfarbe.

Wir haben uns schließlich noch mit der Hautfarbe zu beschäftigen, einem Kapitel, welches uns nun schon in die Lebenstätigkeit der Haut, also deren Physiologie, hineinführt. Wir wollen versuchen, in aller Kürze den heutigen Stand der Kenntnisse auf diesem Gebiete zu umreißen. — Bedingt wird die Farbe der Haut durch drei Faktoren, durch die Eigenfarbe des Hornes des Stratum corneum, durch den Gehalt an Pigment und den Grad der Blutfüllung. Dieser letztere wird uns später beschäftigen. Von der Hornfarbe erwähnten wir schon, daß sie meist einen gelben bis gelblichbraunen oder graugelben Farbton zu eigen habe, der unter dem Einfluß des Lichtes sogar bei gewissen, mit Hyperkeratose einhergehenden Affektionen einen schwärzlichen Ton annehmen kann. Das Pigment findet sich in Form von feinen Körnchen in verschiedener Lagerung in Epidermis und Cutis. Chemisch wird es als Melanin bezeichnet, die genaue Konstitution ist allerdings noch nicht bekannt. Vermutlich handelt es sich um mehrere Arten durchweg hochmolekularer, schwer zerlegbarer, kolloidaler Substanzen, die vor allem Schwefel enthalten. Gefunden wird das Pigment vor allem in der Basalschicht der Epidermis, aber auch in den höheren Zellagen derselben, ferner in den oberen Schichten der Cutis, seltener in den tieferen Teilen. In den Basalzellen liegt es sehr charakteristisch als sog. distale Pigmentkappe über deren Kernen; in dem Maße wie diese nun nach oben rücken, geht auch — wenigstens teilweise — das Pigment mit ihnen und wird schließlich im Stratum corneum gefunden. Nebenher findet sich aber auch Pigment frei in den tieferen Intercellularspalten oder in den in diesen liegenden Langerhansschen Zellen. In der Cutis wird es nahezu ausschließlich in Zellen gefunden, die wahrscheinlich Wanderzellen sind und dem reticulo-endothelialen System (Ribbert, Aschoff, Goldmann) nahestehen. Es sind langgestreckte, spindelartige Zellen, die zuweilen ganz vollgestopft mit Pigmentkörnchen gefunden werden. Auffallenderweise sind diese Zellen fast nur bis zur Höhe des oberen horizontalen Gefäßnetzes der Cutis anzutreffen, äußerst selten tiefer. Nach Masson, Pautrier und Lévy sind es peritheliale Elemente, welche netzförmig angeordnet, eine Verbindung zwischen den Gefäßendothelien und den Epidermiszellen, vielleicht durch Vermittelung der ihnen nahe stehenden Langerhansschen Zellen herstellen. Wahrscheinlich sind sie identisch mit den Histiocyten Aschoffs. Heiß umstritten war, und ist zum Teil noch, die Frage nach den Bildungsstätten des Pigmentes. Sicher scheint jetzt, daß die Basalzellen hierzu befähigt sind; ob dagegen die erwähnten Zellen der Cutis diese Eigenschaft besitzen, das ist noch strittig. Daß gewisse, ebenfalls als Bindegewebsabkömmlinge zu betrachtende Zellen mit Pigmentgehalt diese Fähigkeit haben, wird zwar nicht geleugnet. Es sind das die Zellen, die an der Stelle des sog. Mongolenfleckes am Kreuzbein, sowie in den sog. blauen Naevi (s. d.) gefunden werden. Diese Zellen sind aber zweifellos fix, während die sonst in den oberen Cutislagen anzutreffenden pigmentführenden Zellen die Merkmale von Wanderzellen an sich tragen. Lange Zeit war man der Ansicht, daß die Pigmentbildung in diesen Zellen vor sich gehe, und daß sie das Pigment an die Zellen der Epidermis abgäben, später aber neigte man der Ansicht zu, daß diese Zellen das in der Epidermis gebildete Pigment aus den Intercellularspalten oder von den Langerhansschen Zellen aufnähmen und nach den die Hautgefäße begleitenden Lymphgefäßen transportierten. Gestützt wird diese Ansicht durch die oben erwähnte eigenartige Lagerung dieser Zellen, sowie durch den Umstand, daß man in den regionären Lymphdrüsen Pigment nachweisen konnte. Wir hätten also als Bildungsstätten des Pigmentes anzunehmen die Basalzellen, die darum als Melanoblasten bezeichnet werden, und einen zwiefachen Abtransport desselben: einmal distal, mit den höher rückenden Epidermiszellen, und ferner proximal, durch Abgabe an die Wanderzellen, die darum auch Chromatophoren genannt werden. Zu untersuchen wäre nun noch die Frage, auf welche Weise das Pigment gebildet wird. Hier führen vielleicht die Untersuchungen B. Blochs weiter, welcher nachweisen konnte, daß eine durch Behandlung mit Dioxyphenylalanin (Dopa) in den Zellen nachweisbare Oxydase die Bildung des Melanins als spezifische Funktion ausübe. Er nimmt an, daß die Pigmentvorstufen im Blute kreisen, welche dann von den Zellen elektiv aus diesem aufgenommen werden, und weist besonders auf die nahe chemische Verwandtschaft des Adrenalins mit dem Dopa hin. Wissen wir doch, daß bei Ausfall der Nebennierenfunktion (Addisonsche Krankheit, s. dort) eine charakteristische Hyperpigmentierung regelmäßig einsetzt. — Wenige Worte noch über die Verteilung des Pigmentes im gesamten Hautorgan: Bekannt ist, daß der Gehalt je nach Rasse verschieden ist. Auch die **individuellen** Verschiedenheiten der weißen Rasse sind vermutlich auf Rassenmischung zurückzuführen. Daneben sind aber auch beim — weißen — Einzelindividuum **regionäre** Verschiedenheiten im Pigmentgehalt regelmäßig feststellbar. Stark pigmentiert sind die Brustwarzen und deren Höfe, Präputialhaut und Scrotum, sowie Damm und Perianalgegend. Auch die freigetragenen, und somit dem Licht ausgesetzten Stellen, Gesicht, Halsausschnitt, Hände, sind fast stets stärker pigmentiert als die übrige Haut. Hier ist offenbar die **Einwirkung des Lichtes**, insbesondere der ultravioletten Strahlen, der bestimmende Faktor, während bei den erstgenannten zum Teil **inkretorische**, zum Teil aber auch **mechanische** Einflüsse (Reibung) eine besondere Rolle spielen. Daß auch starke Wärmeanwendung zu Pigmentierung führen kann, sieht man gelegentlich nach Anwendung von Kataplasmen. — Nahe liegt die Frage nach der **Funktion des Pigmentes**. Herkömmlich wird ihm die Aufgabe des **Lichtschutzes** zugeschrieben; ob das in dieser allgemeinen Fassung richtig ist, kann bezweifelt werden. Für einen Schutz der **Epidermis** haben jedenfalls die Untersuchungen Ph. **Kellers** an meiner Klinik keine Anhaltspunkte ergeben, dagegen ist es immerhin möglich, daß die oberen Schichten der Cutis, insbesondere der wichtige Papillarkörper, einen gewissen Schutz durch das Pigment empfangen. Für diesen Teil der Haut würde der Vergleich des Pigmentes mit einem braunen Sonnenschirm (H. Meyer) als zutreffend anzusehen sein.

2. Lebenstätigkeit der Haut.

Die Frage nach der funktionellen Bedeutung des Pigmentes führt uns zu der weiteren Frage nach der **Bedeutung des Hautorganes im Rahmen des Gesamtorganismus;** mit anderen Worten: welche **Aufgaben** hat die Haut für den **Körper** des Menschen zu **erfüllen?** Wir können diese Frage beantworten einesteils auf Grund unserer Kenntnisse von ihrem **Bau**, zum anderen nach dem, was wir von ihrer **Lebenstätigkeit** wissen. Daß unsere Kenntnisse, namentlich auf dem letzteren Gebiete, nur Stückwerk sind, muß offen bekannt werden. Die Forschung der letzten Jahre hat sich ihm zwar wieder in steigendem Maße zugewandt, aber trotzdem ist vieles bisher noch hypothetisch, wie letzten Endes jede Frage nach dem Zweck im Geschehen des Körpers, jede teleologische Betrachtungsweise, ihres hypothetischen Charakters nicht entkleidet werden kann. Gehen wir unter dieser Voraussetzung an die Beantwortung der gestellten Frage, so läßt sich etwa sagen: die Haut dient als **Schutzorgan** des Organismus gegen die Einflüsse der Umwelt, als **Sinnesorgan**, als **Ausscheidungsorgan**, als **Depotorgan** und höchstwahrscheinlich auch als **Organ für Schutzstoffbildung.** Einen Teil dieser Funktionen ist die Haut ohne weiteres zu leisten in der Lage auf Grund ihres Baues, anderes wieder kann sie nur im Zusammenhange mit anderen Organen oder Organsystemen des Körpers erfüllen. Daß zu diesen das Blutgefäßsystem und das cerebrospinale Nervensystem gehöre, war schon länger bekannt, in neuerer Zeit sind dann noch die engen Beziehungen zum vegetativen Nervensystem und zum endokrinen System hinzugetreten.

Die Schutzfunktionen der Haut.

Vorausgenommen sei zunächst eine Funktion, die teleologisch bebetrachtet, offenbar der Haut selbst zugute kommt und sie befähigt, ihre Aufgabe als Schutzorgan in möglichst vollkommener Weise zu erfüllen, wir meinen die Absonderung des **Hauttalges.** Dieser stellt eine, von den Talgdrüsen abgeschiedene, halbflüssige, ölige Masse dar, die man nach Höber nicht eigentlich als ein Fett bezeichnen kann. Es handelt sich vielmehr um ein Gemisch von Estern verschiedener höherer Fettsäuren mit einwertigen Alkoholen, unter diesen die sog. Lanoline (Cholesterin und Oxycholesterin mit Fettsäuren gekuppelt). Außerdem finden sich freie Fettsäuren, freies Cholesterin und Lanocerin, eine wachsartige Substanz. Die Mengenverhältnisse dieser Stoffe sind anscheinend stark wechselnd. Die Hautfette nehmen Wasser ziemlich reichlich auf, daher ist auch bei starker Einfettung kein völliger Abschluß der Haut vorhanden (Perspiratio insensibilis); trotzdem schützen sie die Epidermis vor zu raschem Aufquellen beim Berühren mit Wasser. Die Lanoline sind schwer angreifbar durch Bakterien, werden nicht ranzig und sind nur schwer resorbierbar. Sehr wichtig ist, daß bei der kindlichen Haut die Fettabsonderung fehlt, sie bedarf deren anscheinend infolge ihres größeren Saftreichtums nicht in dem Maße wie die des Erwachsenen. Erst im 8.—9. Lebensjahre beginnt die Abscheidung von Hauttalg einzusetzen, mit Eintritt der Pubertät ist sie voll vorhanden, um im Greisenalter wieder abzunehmen. Wir haben hier also eine deutliche Abhängigkeit der Funktion der Talgdrüsen von der inneren Sekretion, insbesondere den Keimdrüsen. — Kurz zusammengefaßt liegt die Bedeutung des Hauttalges darin, daß er die Hornschicht der Epidermis geschmeidig erhält, sie vor Aufquellung durch Wasseraufnahme schützt und in gewissem Umfange vor zu starker Austrocknung bewahrt. — Daran anschließend sei kurz noch eine weitere Funktion erwähnt, die man vielleicht als obsolet oder rudimentär geworden bezeichnen kann: die Erzeugung des **Hautgeruches.** Hervorgebracht wird dieser vor allem von den freien Fettsäuren (Capryl- und Capronsäure) des Hauttalges — und wohl auch des Schweißes. Spielt der Hautgeruch beim Menschen auch nicht mehr die wesentliche Rolle wie beim Tier, so kann er doch nicht völlig übergangen werden. Festzustellen ist zunächst, daß der Hautgeruch beim Einzelwesen verschiedenartig und verschieden intensiv ist, ja daß der Geruch nach den verschiedenen Körperregionen verschieden differenziert ist. Nach Stoll kann unterschieden werden: der Duft des Haares, der allgemeinen Körperdecke, der Achselhöhlen, der Genital- und Analgegend, der Hände und Füße. Daß der Hautgeruch während der Menses gesteigert ist, weist auf gewisse Beziehungen zur inneren

Sekretion hin, in der gleichen Richtung liegt wohl auch die von Waelsch
beobachtete Schwellung der Achselschweißdrüsen während der Schwangerschaft. Es handelt sich vermutlich um Funktionsänderungen der apo-
krinen Drüsen. Wie beim Einzelnen, so schwankt auch bei den einzelnen Menschenrassen der Hautgeruch erheblich: Rassengeruch.
Die Wirkung des Hautgeruches ist teils abstoßend, teils sexuell
anregend, es handelt sich offenbar um Überbleibsel aus der Brunst-
zeit des Menschen, „brünstige Riechstoffe" (G. Klein), Caprylgerüche
(Zwaardemaker). Erwähnung getan sei schließlich noch des sog.
Krankheitsgeruches, der sicher nicht ausschließlich mit dem Hautgeruch identisch ist, immerhin scheint dieser bei der Entstehung eine
maßgebende Rolle zu spielen. Es handelt sich hier um ein vergessenes
Gebiet, auf dem sich die alten Ärzte besser auskannten.

Stellt sich die Hauttalgabsonderung in erster Linie auch als eine
Schutzfunktion für die Haut selbst dar, so ist doch implicite zugleich
auch ein Schutz des betreffenden Organismus damit verbunden, und zwar
gegen die Einwirkung chemischer Agentien, namentlich Wasser.
Als weitere Schutzwirkung dürfen wir den Widerstand ansehen, den
die Haut infolge ihres Gefüges mechanischen Einwirkungen ent-
gegensetzt, also Spannung, Zerrung, Reibung, Druck, bei welch letzterem
natürlich auch das Vorhandensein des Fettpolsters eine bedeutungs-
volle Rolle spielt. In gleicher Weise übt die Haut einen Schutz gegen
Einflüsse physikalischer Natur aus, von denen wir die Lichtstrahlen
und deren Abwehr von den tieferen Hautschichten durch das Pigment
schon kennen gelernt haben. Hinzu kommt noch der Schutz gegen
thermische Reize, also Wärme und Kälte. Eng verknüpft mit
dieser Funktion ist eine andere, die bisher nicht erwähnt wurde, die der
Regelung des Wärmehaushaltes des Körpers.

Das Gefäßsystem.

Als Sonderorgan der Haut für diese Aufgabe dient das Gefäßsystem, namentlich das des Papillarkörpers, daneben wird auch der
— noch in anderem Zusammenhange zu besprechenden — Schweißsekretion ein gewisser Anteil zugeschrieben werden müssen. Ihrem
Bau nach ist die Haut schon an sich ein schlechter Wärmeleiter
(Hornschicht, Fettgewebe), in dem Capillarnetz verfügt sie nun über
ein Gefäßsystem, welches außerordentlich fein auf Temperaturschwan-
kungen der Umgebung reagiert: bei Wärme Erweiterung, bei Kälte
Verengerung der einzelnen Capillaren, und damit eine gewaltige Vermehrung oder Verminderung der an die Außenfläche des Körpers gelangenden Blutmasse. Die Hauttemperatur ist wesentlich durch
sie bestimmt und schwankt daher in gewissen, allerdings engen
Grenzen: nach Cobet ist sie an der Stirn und über der Leberdämpfung
höher als an den übrigen Teilen des Kopfes bzw. des Rumpfes, und an
den Gliedmaßen — außer den Händen — wieder niedriger als an jenen.
Die Größe der Blutmenge, welche die Haut, insbesondere die
Capillaren, aufnehmen können, ist an sich nicht erheblich; sie wird

auf annähernd 200 ccm berechnet (O. Müller). Da jedoch, im allgemeinen wenigstens, die Blutmasse in fortwährender, wenn auch langsamer, Strömung sich befindet, so erhellt ohne weiteres, daß innerhalb einer gegebenen Zeit große Blutmengen die Haut passieren. Zu beachten ist dabei allerdings, daß der Blutfüllungsgrad der Haut an den einzelnen Körperregionen, gleiche äußere Bedingungen natürlich vorausgesetzt, gewisse Verschiedenheiten aufweist, die durch mannigfache Faktoren der Disposition wie der Umwelt bedingt sind. Zu den ersteren wäre zu rechnen die Veränderung in den Strömungsverhältnissen, wie sie in den Extremitäten, namentlich an den unteren, unter dem Einfluß der belastenden Wirkung der Blutsäule, d. h. deren Gewicht, auftreten. Es ist ferner daran zu denken, daß der speziellen Gesamtkonstitution des Einzelindividuums eine ebensolche seines Blutgefäßsystems entspricht, die sich in Vermehrung oder Verminderung der Kontraktilität, in spastischen oder atonischen Zuständen bzw. in einer Mischung beider (s. später) nach Ansicht O. Müllers kundgeben kann. Die namentlich von dem letztgenannten und seinen Schülern ausgebaute Capillaroskopie führt zu der Auffassung, daß gewissen Konstitutionstypen, z. B. dem asthenischen, auch ein besonderer charakteristischer Bau und Funktion der Capillaren zukomme. Es hat sich ferner ergeben, daß „im Normalzustand" die Zahl der durchbluteten Capillaren eine geringere ist, als bei Einwirkung gewisser Reize oder unter krankhaften Verhältnissen. Verständlich wird durch diese Feststellung die Tatsache, daß die Haut an den verschiedenen Regionen eine unterschiedliche „Rötung" zeigt. Analysiert man aber den speziellen Charakter dieser verschiedenen Farbtönungen, so ergibt sich, daß es erstens nicht die Capillaren allein sind, die hier in Betracht kommen, sondern auch die übrigen Gefäßsysteme, vor allem das erwähnte subpapilläre venöse Gefäßnetz. Es ergibt sich weiter, daß an der einen Stelle eine erhöhte, an der anderen eine verlangsamte Durchlaufungsgeschwindigkeit, bis zur Stase oder der „pendelnden Blutsäule" vorhanden sein kann (Parrisius). Die Verhältnisse liegen also durchaus nicht sehr einfach, und sie werden noch komplizierter, wenn wir versuchen, den Mechanismus, der an der einzelnen Stelle als maßgebend anzusehen ist, zu analysieren. Wir können nicht umhin, wenigstens auf einige der Punkte, welche durch die Forschung der neueren Zeit geklärt worden sind, einzugehen, da uns doch das Verständnis für die Genese mancher Morphen hierdurch etwas erleichtert wird. Es ist zunächst festzustellen, daß den Capillarendothelzellen insofern eine besondere Funktion zukommt, als sie nicht lediglich als einfache Gefäßrohrbestandteile fungieren, sondern infolge ihrer kolloidalen Beschaffenheit in bestimmter Weise auf das in ihnen strömende Blut und die darin enthaltenen Stoffe zu reagieren vermögen, dergestalt, daß sie sich teils selbst unter diesem Einfluß in gewissem Sinne verändern, teils Bestandteile des Gefäßinhaltes in veränderter Form an ihre Umgebung abgeben und umgekehrt.

Wir streifen damit ein weiteres neues Forschungsgebiet, das die Beziehungen zwischen Gefäß und umgebendem Gewebe betrifft.

Nach Stern und Hirsch vermittelt das Capillarendothel auf chemischem oder osmotischem Wege die Bedürfnisse des Gewebes an den Blutkreislauf. Es kommt dabei entweder zunächst zum vermehrten Einströmen von Blut in die betreffende Region bei gleichzeitiger Füllung auch der sonst kollabierten Capillaren. Bei stärkerem Bedarf treten sodann weitere Regulationsmechanismen (Mitbeteiligung der größeren Gefäße bzw. Blutverschiebung infolge muskulärer Gefäßverengerung in anderen Gebieten) ein, auf die hier einzugehen zu weit führen würde.

Über die Veränderung der Gefäßerweiterung unter dem Einfluß von Blutbestandteilen orientieren sehr schöne neuere Versuche Atzlers, welcher nachweisen konnte, daß die Gefäßerweiterung abhängig ist von dem Gehalte des Blutes an Wasserstoffionen sowohl wie von seiner Titrationsacidität bzw. -alkalinität (Physiologische Laugencontractur der Gefäße). Atzler führt, wie mir scheint zutreffend, diese Vorgänge auf eine Beeinflussung des Quellungszustandes der Eiweißkolloide der Gefäßwandzellen zurück.

Neben der kolloidalen Zustandsänderung der einzelnen Zelle spielen hierbei die Innervationsverhältnisse sowie die Fähigkeit der Eigenkontraktilität eine besondere Rolle. Bezüglich der letzteren darf es jetzt als erwiesen gelten, daß allen Capillaren eine eigne Contractilität zukommt, bewirkt durch das Vorhandensein muskulöser Elemente, der sog. Rougetschen Zellen (s. Krogh u. a.). Über die Versorgung der Capillaren durch Nerven sind leider unsere Kenntnisse noch recht lückenhaft. Sicher ist, daß sie zwiefacher Art ist, und zwar dergestalt, daß sowohl das cerebrospinale wie das vegetative Nervensystem daran beteiligt sind; ob auch örtliche Ganglienzentren (enteric system Langleys) in Frage kommen, muß vorläufig dahingestellt bleiben. Bezüglich der Innervation durch das vegetative Nervensystem ist festgestellt, daß die Vasoconstriction durch die Fasern des Sympathicus hervorgerufen wird, die Vasodilatation erfolgt dann vermutlich in antagonistischer Weise durch Fasern des parasympathischen (kraniocaudalen) Systems. Anatomisch ist dies bisher allerdings noch nicht bestätigt, aber der Ausfall der pharmakologischen Prüfung läßt kaum eine andere Deutung zu. Normalerweise scheint der Einfluß der sympathischen Elemente zu überwiegen, dergestalt, daß andauernd ein Zustand von Tonus vorhanden ist, der bei Wegfall der sympathischen Innervation (Durchschneidung) oder bei entsprechender Funktion des Antagonisten überwunden wird. Es ist notwendig diese Dinge hier kurz vorzubringen, da bei einer ganzen Anzahl von Hautaffektionen heute krankhafte Vorgänge an diesem Innervationssystem angenommen werden müssen und auch therapeutische Maßnahmen (periarterielle Sympathikektomie, Leriche-Brüning) hierauf gegründet sind. — Ob neben den genannten Nervensystemen auch noch trophische Nerven als existierend anzunehmen sind, wie die Erlanger Schule für möglich hält, kann hier unerörtert bleiben. Kurz muß dagegen noch die Beteiligung des cerebrospinalen Nervensystems besprochen werden; die sog. Reflexerytheme und die diesen verwandten Gefäßreaktionen fordern hierzu auf. In Betracht kommen lediglich die sensiblen Fasern. Zum

Teil liegen offenbar die Bedingungen eines echten Reflexes vor: der Reflexbogen verläuft von den, irgendwie gereizten, Schmerzpunkten der Haut entlang den Hinterwurzelfasern zum Rückenmark und in sympathischen Fasern zu den Hautgefäßen zurück (Krogh). Daneben scheint aber nach den Versuchen von Breslauer (zit. Krogh) auch der Weg eines sog. Axonreflexes in Betracht zu kommen, den man etwa als einen sehr abgekürzten Reflexbogen bezeichnen könnte. Das heißt, der Reiz geht in den perzipierenden sensiblen Fasern nur lokal eine kurze Strecke, etwa bis zu einer eingeschalteten Ganglienzelle, und wird von hier umgeleitet auf Bahnen, welche zu den contractilen Elementen, den erwähnten Rougetschen Zellen, gehen.

Eine besondere Forschungsrichtung hat sich nun heute dem Studium der Gefäßreize speziell an der Haut zugewandt und schon eine Reihe bemerkenswerter Tatsachen gefunden, welche uns das Verständnis der Vorgänge erleichtern, die bei Einwirkung von Reizen mechanischer, chemischer oder physikalischer Natur auf die Haut entstehen. Die interessanten Arbeiten von Ebbeke, v. Gröer-Hecht u. a. seien hier erwähnt; wir werden bei der Besprechung einschlägiger Hautaffektionen hierauf teilweise zurückzukommen haben. Erwähnt seien ferner noch die, besonders von Hagen studierten, periodischen Schwankungen im Verhalten der Hautcapillaren. Nach Hagen sind nachzuweisen Tages- und Monatsschwankungen (Menses, Gravidität), Jahreszeitschwankungen. — Ebenfalls andeutungsweise sei an dieser Stelle einer weiteren biologischen Funktion der Gefäßwandzellen gedacht. Nach Oeller sollen die Endothelien die Fähigkeit zu lokaler Phagocytose wie auch zu lokaler Leukogenie, d. h. zur Umwandlung in leukocytäre Elemente, besitzen. V. Schilling bestreitet zwar diese Ansicht, aber es sprechen doch auch klinische Behauptungen für die Richtigkeit dieser Annahme. Unterliegt es doch keinem Zweifel, daß die Haut als Bildungsstätte für Schutzstoffe in besonderem Maße in Betracht kommt (Br. Bloch, E. Hoffmanns Esophylaxie), und wenn man dieses Problem nicht rein „humoral" auffaßt, was außerordentlich einseitig wäre, so ist es sehr wohl denkbar, daß das große Capillarnetz der Haut in den Schutzeinrichtungen des menschlichen Organismus eine besondere Rolle spielt.

Die Schweißsekretion.

Wir wenden uns nach dieser Vorausnahme anderer wichtiger Funktionen noch einmal zurück zur Regulierung der Körpertemperatur. Wir hatten, da es sich vor allem um die Einwirkung physikalischer Reize auf die Haut hierbei handelt, die örtliche Contractilität und die Beziehungen zum Nervensystem zu untersuchen, es bliebe noch die zentrale Regelung zu besprechen. Ehe wir uns jedoch dieser zuwenden, muß ein weiterer für die Wärmeregulierung bedeutungsvoller Faktor, der von den gleichen zentralen Stellen aus regiert wird, abgehandelt werden: die Schweißsekretion. Abgeschieden wird der Schweiß von den oben erwähnten, als Schweißdrüsen bekannten, Knäueldrüsen. Im Gegensatz zum Hauttalg enthält er sehr viel Wasser und nur sehr

wenig Trockensubstanz (2%), darunter Kochsalz, Harnstoff, Krea:
tinin, Indikan, Harnsäure, ferner Fettsäure (s. o. Hautgeruch!) und
Ammoniak. Gegenüber dem Blut ist eine starke Hypotonie feststellbar.
Die Reaktion des Schweißes ist sauer. Säuregrad (und Aschengehalt)
sind nach den Untersuchungen von Lane u. a. sehr wechselnd an
verschiedenen Regionen des Körpers. Es ist nicht ausgeschlossen,
daß dieses für die Entstehung mancher Krankheitsbilder von Bedeutung
ist. Besonders stark ist die Schweißabsonderung an Handtellern, Fußsohlen, Stirn, Nasenrücken, Achselhöhlen und Genitocruralfalten. Am
Rumpf schwitzt die Mittellinie mehr als die Seitenpartien, man spricht
daher von einer vorderen und hinteren Schweißrinne. — Die
Funktion des Schweißes ist offenbar doppelter Natur: er ist einmal
ein echtes Excret wie der Urin („verdünnter Urin") und dient somit
zur Entlastung der Nieren. Zum anderen trägt er bei zur Regulierung
der Körpertemperatur durch die Wasserverdunstung, in dieser
Hinsicht ist die wechselnde, von äußeren und inneren Faktoren abhängige,
Menge der Schweißabsonderung von Bedeutung. Zu beachten ist,
daß nach Schwenkebecher, Jürgensen u. a. die Schweißsekretion
auch — und zwar in besonders hohem Maße — an der insensiblen
Hautwasserabgabe (s. nachstehend) beteiligt ist. Reguliert wird die
Schweißsekretion vom vegetativen Nervensystem, in erster Linie vom
Parasympathicus, daneben wahrscheinlich aber auch vom sympathischen System. Es gewinnt neuerdings die Ansicht mehr und
mehr Boden, daß es zwei verschiedene Arten von Schweiß gibt:
den parasympathisch bedingten, welcher z. B. bei Wärmereizen auftritt,
und den sympathisch bedingten, der häufig als Begleiterscheinungen
bei psychischen Affektionen beobachtet wird. Dieser letztere ist vermutlich auch anders zusammengesetzt, er fällt jedenfalls durch seine
klebrige Beschaffenheit auf (Angstschweiß). — Das Zentrum für die
Schweißregulation ist mit größter Wahrscheinlichkeit dort zu suchen,
wo der Wärmehaushalt des Körpers geregelt wird, im Wärmezentrum
des Gehirns. Nach den Forschungen der letzten Jahre ist dieses mit
Bestimmtheit im Zwischenhirn anzunehmen. Hier liegt demnach
das Organ, welches Gefäßbewegung, Aufrichtung der Haare und Schweißabsonderung vereinigt, sämtlich Funktionen, die im Dienste des Wärmehaushaltes stehen.

Sonstige Funktionen der Haut.

Im Anschlusse hieran sei kurz eine Funktion der Haut erwähnt,
welche weniger dermatologisch als allgemeinphysiologisch wichtig ist,
die Hautatmung. Sie besteht im wesentlichen in der Abgabe von
Wasserdampf und Kohlendioxyd (Perspiratio insensibilis). Auf
den Zusammenhang der Schwankungen der Wasserdampfabgabe mit
gewissen elektrischen Erscheinungen (psychogalvanischer Reflex, Vera-
guth) sowie mit „psychonervösen" Vorgängen haben Schwenkebecher u. a. hingewiesen. Eine Aufnahme von Gasen durch die
Haut kommt hingegen praktisch nicht in Frage. Das gleiche gilt

auch für die Aufnahme von Wasser und wäßrigen Lösungen. Wenngleich für einige Stoffe, z. B. Jod, eine Aufnahme durch die Haut nachgewiesen ist, so fehlt es doch bisher an ausreichenden Feststellungen,
darüber, welche Stoffe überhaupt in Betracht kommen, bis zu welcher
Tiefe sie die Haut durchdringen und in welchem Umfange sie gegebenenfalls resorbiert werden. Daher beruht auch leider die medikamentöse
Behandlung der Hautkrankheiten heute noch in großem Umfange
auf Empirie. Für die Forschung auf diesem Gebiete ist jedenfalls zu
beachten, daß die Haut chemisch einen Komplex von kolloidalen
Substanzen darstellt, und daß die Methoden der Molekularchemie
nicht ohne weiteres auf dieses Gebiet übertragen werden können. Aber
nicht nur in diesem Zusammenhange darf die Betrachtung der Haut
vom kolloidchemischen Standpunkte aus als fruchtbringende angesehen
werden, es sind auch noch eine Reihe anderer Vorgänge und Funktionen,
die uns durch diese Betrachtungsweise erschlossen werden. So läßt
sich beispielsweise die Elastizität der Haut und ihre Veränderungen,
wie sie unter dem Einflusse von Krankheiten oder physiologischem
Geschehen (das Alter) auftreten, zwanglos auf Quellungs- und Ent-
quellungsvorgänge zurückführen. Auch die Depotfunktion, d. h.
die Speicherung von Wasser, Salzen, Fett, Glykogen, Albuminoiden
usw. wird uns so leichter verständlich (Schade u. a.). Anzufügen wäre
auch die Konzentrationsregulierung, d. h. die Aufrechterhaltung
der Isotonie für H—OH, Na—K—Ca, sowie der Isotonie des Blutes;
Funktionen, die in gleicher Weise wie in anderen Organen auch von der
Haut, und zwar namentlich deren bindegewebigen Bestandteilen,
besorgt werden.

Haut und Organismus.

Nachdem wir so die verschiedenen Funktionen kennen gelernt haben,
welche die Haut für den Gesamtorganismus zu leisten hat, und auch
gesehen haben, welche speziellen Organe und Vorrichtungen für diese
Zwecke zur Verfügung stehen, bleibt uns noch übrig, die sonstigen
Beziehungen der Haut zum Körper (bzw. zu anderen Organsystemen)
zu untersuchen. Eine ganz scharfe Scheidung des einen vom anderen
läßt sich selbstverständlich nicht durchführen, immerhin ist in vielen
Fällen die Rolle der Haut mehr sekundärer Natur, ganz besonders gilt
dies für manche krankhaften Vorgänge; hat man doch die Haut geradezu als einen Projektionsschirm für solches Geschehen an inneren Organen
bezeichnet. Auf diese letzteren Dinge werden wir bei Besprechung
vieler Hautaffektionen noch zurückkommen müssen, hier sollen zunächst
nur die normal-physiologischen Beziehungen zu einzelnen
Organsystemen besprochen werden.

Im Vordergrunde des Interesses stehen da die Beziehungen zum endokrinen System und dem mit diesem eng verbundenen vegetativen
Nervensystem. Daß diese Systeme neben anderem auch den Stoffwechsel
beeinflussen und mit dessen Störungen in Verbindung stehen, andererseits aber auch enge Beziehungen zur Haut und deren Funktion haben,
steht außer Zweifel. Eingehender studiert ist in neuerer Zeit der Ein-

fluß von Hautreizen auf das hämatopoetische System: nach E. F. Müller bewirken intracutane Injektionen unspezifischer Substanzen, nach F. Klemperer auch andere Hautreize, einen vorübergehenden Leukocytensturz im Blute; so genügt nach unseren Versuchen bereits der Einstich zur Blutentnahme, um diesen Leukocytensturz herbeizuführen. Die Deutung dieser Vorgänge, die zum Teil als hämoklasische Krise aufgefaßt werden, ist noch unsicher (vgl. Hahn u. a.), nur über die Beteiligung des vegetativen Nervensystems besteht Einigkeit. Hierher gehört auch die von Vollmer gefundene, von uns bestätigte Änderung des p_H (alkalotische Zacke) im Urin nach Intracutaninjektionen. Ebenso muß hier die von Rothman gefundene Beeinflussung des Tyrosinspiegels im Blute nach Einwirkung ultravioletter Strahlung auf die Haut Erwähnung finden.

Was die Beziehungen zwischen der Haut und gewissen inkretorischen Drüsen anbetrifft, so sahen wir bereits, daß das Wachstum der Haare an gewissen Stellen, die Talgproduktion, Art und Menge des Schweißes, von den endokrinen Vorgängen reguliert werden. Wenn wir im folgenden noch einige der hier in Betracht kommenden Beziehungen behandeln, so geschieht dies vor allem mit dem Hinweis darauf, daß es wohl selten eine endokrine Drüse allein ist, welche in Frage kommt, sondern daß es sich eigentlich stets um eine pluriglanduläre Funktion handelt. Unter diesem Vorbehalt seien zunächst die Beziehungen zwischen der Thyreoidea und der Haut besprochen. Als Folge der Unterfunktion (sog. Hypothyreoidismus) findet sich eine mehr oder weniger gedunsene, kalte, blasse Haut, trocken infolge Aufhebung der Schweißsekretion, mit Störungen des Nagel- und Haarwachstums. Bei Hyperthyreoidismus findet sich eine dünne, feuchte Haut, die gut durchblutet ist und zum Schwitzen neigt. Die Hypophyse beeinflußt mit ihrem Sekret vor allem die Fettspeicherung der Haut (so z. B. Dystrophia adiposogenitalis), daneben sind auch noch Einflüsse auf das Wachstum von Haaren und Nägeln festzustellen, auch auf die Blutzirkulation mögen sich diese vielleicht erstrecken. Pankreas und Leber sind interessant namentlich im Hinblick auf ihre Beziehungen zum Blutzuckergehalt, dem, wie mir scheint, eine immer gewichtigere Rolle bei Hauterkrankungen zukommt. Eng hier an schließt sich die Nebenniere, die neben ihrer Bedeutung für die Blutzuckerregelung einen besonderen Einfluß auf die Pigmentierungsvorgänge unter bestimmten Umständen zu haben scheint (Morbus Addison). Schließlich seien noch die Keimdrüsen erwähnt, deren Beziehungen zur Haar- und Talgbildung schon gedacht wurde. Man ist geneigt, eine ganze Reihe von Hauterkrankungen auf eine Hypo-, Hyper- oder Dysfunktion dieser Drüsen zurückzuführen. Neben diesen, direkten Beziehungen zwischen inkretorischen Drüsen und Haut bestehen vermutlich auch noch indirekte insofern, als durch verschieden abgestimmtes Zusammenwirken mehrerer Drüsengruppen ein jeweils verschiedenartiger „Allgemeinzustand" der Haut sich ergibt, also ein verschiedenartiges Terrain, auf welchem dann — kausalgenetisch an sich anders bedingte — Affektionen in bestimmter Weise in ihrem Ablauf beeinflußt werden.

Interessant sind in diesem Zusammenhange die Untersuchungen von Heilig und Hoff über Hautreaktivität und Ovarialfunktion. Sie fanden bei der pharmakodynamischen Prüfung (v. Gröer-Hecht) mit Adrenalin, Coffein und Morphium unter anderem: prämenstruelle Abnahme und menstruelles Verschwinden der Adrenalinreaktion, gleichzeitig Zunahme der von Morphium, Abnahme oder Verschwinden dieser im Klimakterium, bei Verstärkung der Adrenalin- und Coffeinreaktion. Sie schließen auf Tonusschwankung durch die Sexualhormone.

Einer gesonderten Erwähnung bedürfen noch die Beziehungen zwischen Haut und Gehirn. Soweit die Verbindung durch das vegetative Nervensystem in Frage kommt, ist oben schon das Nötige gesagt; hier handelt es sich vielmehr um die Funktion der Haut als Sinnesorgan, welche vermittelt wird durch sensible, afferente Nervenbahnen. Die Perzipierung von Empfindungen führt uns nun schon in das Gebiet des psychischen, und so kann man im vorliegenden Falle ebensogut auch von den Beziehungen zwischen Haut und Psyche sprechen. Sehen wir von so bekannten Tatsachen wie der Erregung von Wohlbehagen oder Übelbefinden bei Temperatureinflüssen auf die Haut, oder von sexuellen Erregungen bei Reizung gewisser Hautstellen ab, so bleiben noch einige andere, weniger bekannte Punkte zu erwähnen. Da ist namentlich die Entstehung und Auswirkung des Juckreizes, einer besonderen Qualität des Schmerzes, zu besprechen. Wir müssen annehmen, daß dieser nicht nur durch gewisse Hautreize erregt, zum Gehirn geleitet und dort einmalig empfunden wird, sondern bei entsprechender Dauer der Einwirkung in jenem auch derartig fixiert wird, daß er noch als bestehend empfunden wird, wenn die Hautreizung bereits längst sistiert hat (psychisch fixierter Pruritus). Daneben gibt es aber zweifellos auch noch eine andere Form, bei der die Juckempfindung primär psychisch entsteht und dann an die Peripherie allgemein oder lokalisiert (regionär) projiziert wird (psychogener Pruritus). Wir werden an anderer Stelle auf diese Probleme zurückkommen müssen, sie seien hier nur zur Verdeutlichung der von uns angeführten Beziehungen vorgebracht.

Die kranke Haut.

Die kausalgenetische Betrachtungsweise.

Hatten wir im vorstehenden Bau und Lebenstätigkeit der normalen Haut besprochen, so soll es im folgenden unsere Aufgabe sein, zunächst die allgemeinen Bedingungen festzustellen, welche zu anormalen, also zu krankhaften Veränderungen in Bau und Funktion der Haut führen. Jede Zustandsänderung läßt sich in eine Reihe aufeinanderfolgender Phasen auflösen, wobei die Geschwindigkeit dieser Folge in weiten Grenzen schwanken kann; es handelt sich — um es anders auszudrücken — um eine Reihe aufeinanderfolgender oder eines aus dem anderen sich entwickelnder Vorgänge. Das Zustandekommen jedes Vorganges im Naturgeschehen ist seinerseits aber wieder geknüpft an das Vorhandensein von bestimmten Bedingungen oder Faktoren, auch Momente genannt, welche zusammenkommen oder -wirken müssen, damit der entsprechende Vorgang entsteht. Im Anschluß an die Anschauungen von Aschoff, Straub u. a. fassen wir die von uns klinisch an der Haut festgestellten krankhaften Veränderungen als „Augenblicksbilder" eines Krankheitsvorganges auf, dessen Zustandekommen nach der konditionistischen Auffassung von Verworn, v. Hansemann, Ribbert u. a. bedingt ist durch eine Anzahl zusammenwirkender Faktoren. — Von diesem konditionistischen Standpunkte aus gesehen läßt sich die Tätigkeit des Arztes wie folgt umreißen: Am einzelnen Krankheitsfall hat er zunächst festzustellen das Krankheitsbild, d. h. aus der Summe, der sich ihm im Einzelfalle darbietenden Symptome hat er diejenigen auszusondern und hervorzuheben, welche als das Typische, bei einer bestimmten Krankheitsgruppe immer wiederkehrende, anzusehen sind. Er hat dann ferner zu untersuchen oder sich Rechenschaft darüber abzulegen, welche Faktoren vorhanden sein müssen, damit gerade dieses Krankheitsbild entsteht. Erst auf Grund dieser Untersuchung ist er dann in der Lage die zweckmäßigste Therapie einzuschlagen, das bedarf kaum näherer Begründung. Die Summe derjenigen Faktoren, welche für das Zustandekommen eines Krankheitsbildes notwendig, „essentiell", sind, wollen wir „causa" nennen. Wir vermeiden damit die Gefahr, einen einzelnen Faktor — wie sich erkenntnistheoretisch leicht zeigen läßt — willkürlich herauszuheben und ihn als die Ursache einer Krankheit anzusehen, wie es leider lange Zeit, sehr zum Schaden des Fortschrittes der Forschung, üblich war.

Neben den „essentiellen“ oder Hauptfaktoren finden sich nun noch bei jedem Krankheitsfall eine beliebige Anzahl weiterer Faktoren, welche an sich für die Entstehung des typischen Bildes nicht in Betracht kommen, welche variabel sind, dazu gehört z. B. Alter, Geschlecht, Gesamtkonstitution, Umwelteinflüsse und anderes mehr. Sie bezeichnen wir als Nebenfaktoren, sie geben dem Einzelfall sein individuelles Gepräge, durch das er sich von sämtlichen anderen Fällen, die sonst das gleiche Krankheitsbild zeigen, mehr oder minder deutlich unterscheidet.

Die Untersuchung darauf, welche Faktoren jeweils bei einem Krankheitsbild vorhanden sein müssen und welche Vorgänge sich aus diesem Zusammenwirken ergeben, nennen wir kausalgenetische Betrachtungsweise. Ihre sinngemäße Anwendung auf den Krankheitsfall, also unter Einbeziehung der Nebenfaktoren, ergibt sich von selbst. Sie erweitert und ergänzt die bisher — nicht ausschließlich, aber doch hauptsächlich geübte — morphologisch-deskriptive Methode, welche wesentlich die Krankheitsbilder nach ihren klinisch erkennbaren Merkmalen beschrieb und es unternahm, die morphologisch einander ähnlichen zusammenzustellen (einzuteilen). Ganz streng ist allerdings auch dabei bisher, namentlich unter dem Einfluß der bakteriologischen Entdeckungen, nicht verfahren worden; Ansätze und Übergänge zu der neuen, von keinem geringeren als von Hebra schon vorgeahnten Methode lassen sich seit längerem in der Literatur nachweisen (Jadassohn, Darier u. a.). Außerordentlich erschwert ist die Anwendung dieser Betrachtungsweise dadurch, daß es uns mit unseren heutigen, trotz aller Fortschritte, doch noch recht unvollkommenen Hilfsmitteln und Untersuchungsmethoden in vielen Fällen nicht möglich ist, die Summe der Faktoren restlos zu erfassen oder die durch sie erzeugten Vorgänge genauer zu erkennen. Hier ist namentlich für die physikalisch-chemische Forschung noch ein weites Feld offen. Die heutigen Methoden der Gewebsuntersuchung (Histologie) werden diesen Forderungen nur sehr unvollkommen gerecht und bedürfen dringend der Umstellung oder des weiteren Ausbaues. — Trotz dieser notwendigen Einschränkungen darf aber festgestellt werden, daß für die überwiegende Mehrzahl der Krankheitsbilder unsere Kenntnisse soweit gediehen sind, daß ihre Besprechung und Einteilung nach kausalgenetischen Gesichtspunkten durchgeführt werden kann. Daß manches noch im Sinne einer Arbeitshypothese durch Annahmen überbrückt werden muß, kann kaum als Fehler gewertet werden, der didaktische und heuristische Nutzen läßt dies verantworten.

Wir wenden uns zunächst der Frage nach der näheren Bestimmung der Hauptfaktoren, die uns ja in erster Linie beschäftigen müssen, zu.

War man in früheren Jahrhunderten geneigt das Wesen der Krankheit bzw. deren Entstehung in inneren Zuständen (Krasen, Diathesen) zu suchen, so hatte sich unter dem Einfluß der mächtig vorwärtsstrebenden Bakteriologie ein völliger Umschwung eingestellt, indem nunmehr fast ausschließlich den Krankheitserregern oder anderen, von außen her wirkenden Faktoren (Noxen, R. Virchow), das Primat zuerkannt wurde. Heute stehen wir wieder an einem Wendepunkt. Es hat sich gezeigt, daß weder die eine noch die andere Betrachtungsweise uns den richtigen Einblick in die Krankheitsentstehung vermittelt, daß vielmehr in der größten Mehrzahl der Fälle endogene und exogene Faktoren zusammenwirken. Ohne weiteres ist das klar für alle Fälle, wo das Einwirken eines „Krankheitserregers" in Frage kommt. Wir sehen hier immer wieder, wie Art, Virulenz und Menge des Erregers auf der einen Seite, Reaktionsfähigkeit und -art des befallenen Organismus auf der anderen Seite die bestimmenden Faktoren für die Art des entstehenden Krankheitsbildes sind. Wir verweisen hier auf die Entstehung der verschiedenen Formen der Hauttuberkulose als sehr instruktives Beispiel. Eine kurze Überlegung läßt uns nun aber erkennen, daß es nicht nur die lebenden Noxen sind, für welche dieses Zusammenwirken exo- und endogener Momente maßgebend ist, sondern das in gleicher Weise dies auch für Noxen mechanischer und physikalischer Natur gilt. Schwierigkeiten entstehen erst bei der verhältnismäßig kleinen Gruppe von Hautkrankheiten, welche anscheinend ohne jede Mitwirkung exogener Faktoren, rein endogen entstehen. Hier hat sich aber bei näherer Untersuchung doch ergeben, daß von diesen wieder bei einer ganzen Reihe zwar die — endogene — Anlage oder Disposition das Wesentliche ist, daß aber in jedem Falle exogene Faktoren, vielfach als sog. auslösende Momente, mitbeteiligt sind, z. B. Ekzem, Krebs. Es kann angenommen werden, daß mit dem Fortschreiten unserer Erkenntnis noch viel weitergehende Einflüsse exogener Momente aufgedeckt werden. Es bleiben schließlich nur diejenigen Affektionen übrig, bei welchen eine rein germinative, also in der Keimanlage fixierte, Entstehung angenommen werden muß, bei denen ursprünglich eine Mitwirkung exogener Faktoren ausgeschlossen erschien. Aber auch hier gewährt uns die fortschreitende Forschung bereits überraschende Ausblicke, welche die Richtigkeit unseres Standpunktes erweisen. Vermeidet man nämlich den Fehler, den Zeitpunkt der Entstehung einer Krankheit lediglich in das postuterine Leben zu verlegen, so führen uns die Untersuchungen Spemanns und seiner Schüler auf die Möglichkeit hin, daß ein Teil dieser anscheinend „erblichen" Krankheiten durch irgendeine exogene (für den Fetus ist bereits der Mutterleib „außen", und die von ihm etwa ausgehenden Einwirkungen „exogen") Einwirkung entstanden sein kann; auch die Theorie der dysionischen Genese der Mißbildungen von H. Schade darf hier nicht vergessen werden.

Nach unseren heutigen Anschauungen kann eine Krankheit als solche überhaupt nicht vererbt werden, sondern lediglich die Krankheitsanlage. Wir kommen hiermit zu der sehr wichtigen Frage nach Art und Herkunft der endogenen Faktoren. Es leuchtet ohne weiteres ein, daß sie in erster Linie bedingt sein werden durch Bau und Lebenstätigkeit des Organismus im allgemeinen wie der Haut im besonderen. Es ist also das, was man auch die Konstitution genannt hat, und wir wollen hierunter, in Übereinstimmung mit H. W. Siemens, nicht die Beschaffenheit des Körpers schlechthin verstehen, sondern diese letztere nur insoweit, als von ihr seine Reaktionsart gegenüber Reizen und somit seine Disposition zu Krankheiten abhängt. „Eine Konstitutionsanomalie oder ein Konstitutionsstatus ist demnach die Summe der Eigenschaften bzw. derjenige morphologische oder funktionelle Symptomenkomplex, von dem das Verhalten des Patienten Krankheiten gegenüber abhängig ist, der aber selbst noch nicht als Krankheit aufgefaßt werden kann, da er keine unmittelbare Erhaltungsgefährdung bewirkt". Wir stimmen vollkommen mit Siemens dahin überein, daß der Konstitutionsbegriff in bezug auf die Krankheitsbereitschaften, die er im Einzelfalle mit sich bringt, unspezifisch, plurivalent ist, daß dagegen der Begriff „Disposition" ein streng spezifischer ist, der nur über das Verhalten des Patienten in bezug auf eine ganz bestimmte Krankheit etwas aussagt. Disposition ist also angeborene oder erworbene Veranlagung zur Erkrankung, also Krankheitsbereitschaft. Besonders hervorgehoben muß dabei werden, daß auch die erworbene Disposition ohne das Vorhandensein einer entsprechenden Anlage, also einer „Disposition zur Disposition", wie man sagen könnte, nicht entstanden gedacht werden kann. Daß diese Anlage als ererbt, an Erbfaktoren gebunden, anzunehmen ist, darüber bestehen wohl keine Zweifel. Es ergibt sich aus alledem, daß wir bei der Analyse der beim einzelnen Krankheitsfall zusammenwirkenden Faktoren auch die Methoden der Erblichkeitsforschung, die vor allem von Siemens ausgebaut worden sind, heranzuziehen haben.

Diese Feststellungen werden es nun auch verständlich erscheinen lassen, daß wir uns hüten müssen, bei einer Einteilung der Hautkrankheiten lediglich von endogen bzw. exogen entstandenen zu sprechen, denn ebenso, wie bei den exogenen Affektionen die Mitwirkung endogener Faktoren, der Disposition, nicht vernachlässigt werden darf, ebensowenig kann bei den endogenen diejenige exogener Faktoren übersehen, oder soweit sie uns unbekannt, mit Sicherheit abgestritten werden. Wir werden daher zweckmäßig von einer „vorwiegend" exo- bzw. endogen bedingten Entstehung sprechen, um die Tatsache oder Möglichkeit der Mitwirkung beider Faktorengruppen anzudeuten und damit den Fehler einer einseitigen Betrachtungsweise zu vermeiden. — Für die Zwecke einer Benennung und Einteilung der Hautkrankheiten auf dieser Grundlage bedarf es keiner weiteren Begründung, daß wir jeweils den Faktor exo- oder endogener Natur, der dem entstehenden Krankheitsbild als Besonderheit eigen ist und ihm das Spezifische verleiht, bei exogenen also die besondere Noxe (z. B. den Erreger), bei endogenen das dispositionelle Moment (Status, z. B. seborrhoicus) in den Vordergrund stellen und für die Namengebung verwenden. Wir wollen ferner noch kurz feststellen, ohne näher auf die von uns früher an anderer Stelle gegebene Begründung einzugehen, daß wir als Gesamtbezeichnung für die vorwiegend exogen bedingten Affektionen das Wort „Dermatitis" vorschlagen, zum Zeichen dafür, daß wir uns darunter Reaktionen der Haut auf exogene Faktoren denken. Für die vorwiegend endogen bedingten Affektionen wollen wir dagegen die Bezeichnung „Dermatopathia" verwenden im Anschluß an die Auffassung L. Aschoffs über den Begriff „Pathia" und in gewisser Erweiterung desselben.

Neben den schon erwähnten dispositionellen Momenten, die im wesentlichen allgemeiner Natur sind, muß noch eine besondere Form der Disposition erwähnt werden, die bisher meist etwas zu kurz gekommen ist, die „regionäre Disposition", wie ich sie nennen möchte. Wir verstehen darunter einmal die Eigenschaft bestimmter Regionen des Körpers, entweder bevorzugt oder seltener bzw. gar nicht an gewissen Affektionen zu erkranken, und ferner die Tatsache, daß viele Affektionen an bestimmten Regionen eine Art Umwandelung ihres typischen Charakters zeigen. Diese letztere Feststellung bezieht sich vor allem auf die Extremitäten, namentlich auf die Unterschenkel, es kommen aber auch noch andere Körpergegenden in Betracht. Einzelheiten und Beispiele werden bei der Besprechung der verschiedenen Affektionen gebracht werden. Hier sei lediglich kurz noch der Momente gedacht, welche zu diesem besonderen Verhalten führen. Sie werden einmal gefunden werden müssen in den Eigenarten des Baues der Haut der einzelnen Regionen (Gefäßanordnung, Drüsenreichtum usw.), ferner, zum Teil mit dem ersteren verbunden, in funktionellen Besonderheiten, die ihrerseits teilweise wieder mit Umwelteinflüssen u. ä. in Beziehung zu bringen sind. Über Einzelheiten sind wir allerdings noch recht unvollkommen orientiert, eine Bearbeitung der Topographie der Haut in gesundem und krankem Zustande, in organischer und funktioneller Beziehung steht noch aus.

Wir können es an dieser Stelle unterlassen, eine Übersicht über die Einteilung der Hautkrankheiten auf Grund der angegebenen Prinzipien zu geben, sie wird durch die Anordnung des Inhaltes und die Inhaltsangabe ohne weiteres klar. Wir sind uns auch völlig dessen bewußt, daß, namentlich bei den endogen bedingten Affektionen, infolge der großen Lücken in unseren ätiologischen Kenntnissen, jede Einteilung nur Augenblickscharakter hat. Ganz verzichten auf eine solche läßt sich selbstverständlich aus Gründen der Lehre und Forschung nicht.

Wir hatten oben schon darauf hingewiesen, daß neben der durch die konditionistische Betrachtung geforderten Analyse der bei einem Krankheitsbild zusammenwirkenden Faktoren auch die Morphe, das ist die Gesamtheit der klinisch erkennbaren Veränderungen, nicht vernachlässigt werden darf. Allerdings deuteten wir schon eingangs dieses Abschnittes an, daß wir diese nicht, oder wenigstens fast nie, als etwas Unveränderliches, Stabiles ansehen dürfen, sondern als den sichtbaren Ausdruck von Vorgängen, welche selbst wir uns bisher im Einzelnen nur sehr unvollkommen sichtbar und verständlich machen können. Immerhin besitzen wir doch einige Kenntnisse oder Vorstellungen über das Zustandekommen der meisten Morphen, und zwar dies insoweit, wie der heutige Stand der Histologie das zu verfolgen gestattet. Leider erstreckt sich dieser zur Zeit noch nicht weit genug auf die Sichtbarmachung physikalisch-chemischer Vorgänge und Zustände und damit fehlt uns fast überall die Brücke zwischen den Vorstellungen, die wir auf Grund kausalgenetischer Untersuchungen und denen, die wir durch morphologische Forschung gewonnen haben; es fehlt die Kenntnis der Pathogenese im engeren Sinne.

Genetische Morphologie der Hauteffloreszenzen.

Die Beurteilung von Hauterscheinungen nach ihrer **Form** erfordert in gleicher Weise wie die kausalgenetische Untersuchung ein **analytisches Vorgehen**. Es ist jeweils zu untersuchen, in welcher Weise die Aus-, Um-, Weiter- oder Rückbildung der Einzeleffloreszenz vor sich geht, und welcher Art Anordnung, Sitz und Verteilung sind. Es sind weiter zu beachten etwaige **Begleiterscheinungen** sowie der **Verlauf** im allgemeinen, insbesondere die **therapeutische Beeinflußbarkeit**.

Die **Analyse** der **Effloreszenzformen** verlangt Schulung von **Auge und Gefühl**. Vom Auge hinsichtlich der Erkennung von Gestalt und Farbe, vom Gefühl hinsichtlich der Feststellung der Konsistenz, der Tiefenausdehnung und in manchen Fällen der Temperatur. Darüber hinaus ist aber notwendig eine gewisse **Einfühlung in den krankhaften Vorgang**, und hierzu anzuleiten sollen die nachfolgenden Ausführungen versuchen. Wir wollen also im folgenden die **Ausbildung der verschiedenen Effloreszenzformen, unabhängig** von ihrer **causalen Genese**, einer Betrachtung unterwerfen. Zweckmäßig scheiden wir hierbei in Vorgänge, welche sich in der Epidermis und solche, welche sich in der Cutis und Subcutis abspielen. In Wirklichkeit ist allerdings eine scharfe Trennung nicht vorhanden, da krankhafte Vorgänge in der Epidermis fast regelmäßig auch mit solchen in der Cutis verbunden zu sein pflegen und umgekehrt. Aus Gründen der Übersichtlichkeit läßt sich die genannte Trennung kaum vermeiden, und wir werden uns zweckmäßig an den primären Entstehungsort der betreffenden Effloreszenz bzw. an das, was als das Typische des Vorganges anzusehen ist, halten. Vielfach wird es auch vorkommen, daß **mehrere Vorgänge verschiedener Art** gleichzeitig oder nacheinander ablaufen, aber auch da wird es möglich sein, durch die analytische Betrachtung eine Sonderung und Zurückführung auf gewisse typische Einzelvorgänge vorzunehmen.

Wir betrachten zuerst die häufigsten pathologischen Veränderungen der **Epidermis**, und zwar zunächst soweit die **Hornschicht** dabei wesentlich beteiligt ist. Hier sehen wir unter gewissen Umständen das Auftreten einer **Verdickung** dieser Schicht, d. h. die an sich normalen Hornlamellen sind in ihrer Gesamtzahl vermehrt. Ihre Textur, d. h. ihr inneres Gefüge ist dabei völlig erhalten, es ist daher auch keine abnorme Abschuppung vorhanden. Der Fachausdruck für diese Form ist **Hyperkeratose**. Tritt diese umschrieben auf, so spricht man von **Schwielenbildung**, wobei allerdings auch Veränderungen in der Cutis nicht zu vergessen sind. Universelle Ausbildung wird bei einem bestimmten Krankheitsbild, der **Ichthyosis**, beobachtet. In besonderen Fällen kommt es zu **umschriebener kegel- oder zapfenartiger Verhornung**, gewöhnlich an den Follikelmündungen, zuweilen auch an der „freien" Haut, man spricht dann von **Stachelbildung** (Spinuli).

Viel wichtiger als die Verdickung der Hornschicht ist deren **Entfernung**, sei es, daß dies durch ein Trauma oder als Folge eines Krankheitsprozesses der Epidermis der Fall ist. Oft wird allerdings nicht nur Hornschicht allein, sondern auch mehr oder minder große Teile der übrigen Epidermis mit entfernt sein. Man bezeichnet diesen Zustand als eine Erosio. Es ist vergleichsweise dasselbe, als wenn vom Baume die Rinde entfernt wird. Und wie wir bei diesem das Austreten von Gewebssaft feststellen können, so sehen wir bei jeder Erosion, also bei intaktem Papillarkörper, ein Ausströmen von Serum aus den inter-epithelialen Saftspalten: die Haut näßt („Salzfluß"). Die Wirkung dieses Serumaustrittes macht sich nun auf der Epidermis durch weitere Veränderungen bemerkbar. Es kann einmal auf der nässenden Stelle selbst und der angrenzenden gesunden Haut durch die Wirkung des ausgetretenen Serums (Enzyme, histolytische Fermente) zu Macera-tionserscheinungen kommen; „die Schärfe frißt weiter". Oder aber das Serum gerinnt, und es kommt dann zur Borken- oder Krusten-bildung. Die Farbe dieser genannten Gebilde ist abhängig von dem mehr oder minder großen Gehalt an Beimengungen. Reines Serum ist durchsichtig honiggelb. Enthält es Eiterkörperchen oder Schuppen, so verliert es seine Transparenz und wird mehr oder minder grau bis weißlichgelb. Blutbeimengungen ergeben eine braune bis rötlichschwärz-liche Verfärbung. — Spaltförmiges Klaffen der Epidermis bis zum Papillarkörper wird als Rhagadenbildung bezeichnet. Beide Formen Erosion wie Rhagade pflegen wegen der schutzlos zutage liegenden Nervenendigungen schmerzhaft zu sein.

Wie wir schon erwähnten, sind es außer traumatischen Vorgängen krankhafte Prozesse, die zur Läsion der Hornschicht führen. Hierher zu rechnen ist bereits eine Schwächung ihres Gefüges wie sie z. B. durch wuchernde Pilze (z. B. Pityriasis versicolor, Erythrasma) zustande kommt. Es genügt dann schon ein mäßig starker Zug, um die obersten Horn-lamellen zum Einreißen zu bringen. Die Folge ist Eintritt von Luft zwischen die auseinandergerissenen Lamellen, und es entsteht eine charakteristische Silberfärbung, welche diagnostisch verwertet werden kann. Viel häufiger als durch Mikroorganismen, welche in der Hornschicht wuchern, ist die Störung ihres Gefüges durch Anomalien des Ver-hornungsablaufes. Histologisch gibt sich diese kund durch das Persistieren der Kerne in der Hornschicht, Parakeratose, daneben ist regelmäßig ein Verschwinden der Körnerschicht feststellbar (Abb. 3). Klinisch erkennbar ist die Schwächung bzw. Zerstörung der Textur an der auftretenden Schuppung. Form und Art dieser Schuppen-bildung sind je nach der Natur des Krankheitsprozesses sehr verschieden. Wir werden uns mit ihnen bei den einzelnen Krankheiten selbst näher zu beschäftigen haben. Die Störung des Verhornungsablaufes ist regelmäßig eine Folge von krankhaften Veränderungen der unterliegenden Epidermisschichten, die, wie oben schon angedeutet, ihrerseits wieder mit solchen der Cutis in Zusammenhang stehen.

Einer dieser krankhaften Prozesse ist das, was man als Ödembildung in der Epidermis bezeichnen könnte. Er beginnt mit einer Lymphstauung in den interepithelialen Saftspalten, welche zu einem, zunächst nicht sehr hochgradigen, Auseinanderdrängen der Stachelzellen führt. Histologisch ist dieser Vorgang charakterisiert durch das Auftreten einer schwamm-

bzw. wabenartigen Struktur, Status spongioides. Örtliche Verstärkung der Lymphstauung führt zur Ausbildung von serumgefüllten Hohlräumen in irgendeinem Horizonte der Stachelschicht, welches sich dann auch klinisch erkennbar, und zwar als Bläschen (vesicula) manifestiert. Sehr häufig, aber nicht in allen Fällen, ist diese Bläschenbildung begleitet vom Auftreten eines subjektiv wahrgenommenen Symptoms: dem Juckreiz. Wir müssen annehmen, daß es sich hierbei

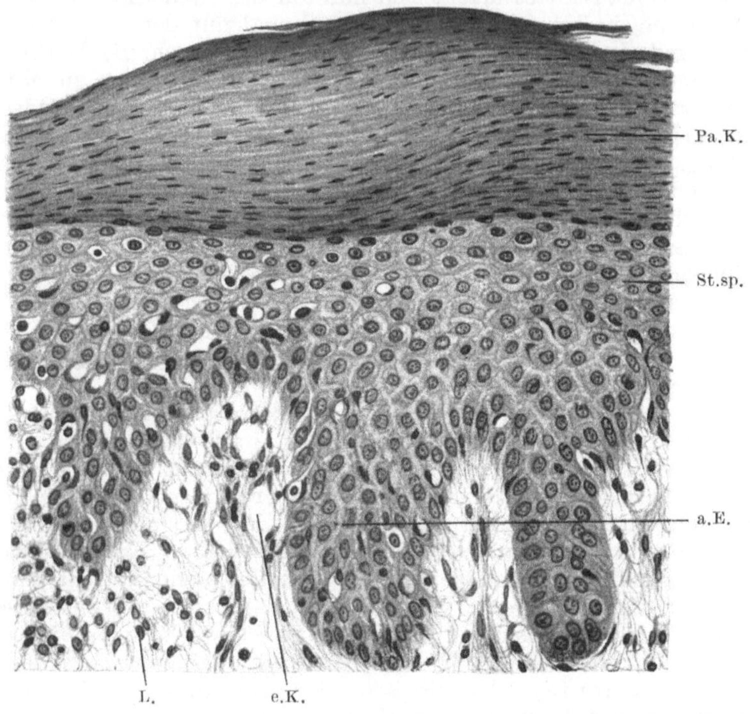

Abb. 3. Schnitt durch eine Psoriasispapel, als Beispiel für Akanthose, Spongiose, Parakeratose. Vergr. 210.
St.sp. und a.E. akanthotisch gewuchertes Stratum spinosum; Epithelzapfen plump, tiefer in die Cutis eindringend; zwischen den Zellen hellere Streifen — erweiterte Intercellularräume (Spongiose); Pa.K. parakeratotische Schuppe an Stelle normal kernloser Hornschicht; e.K. erweiterte Capillare; L. Lymphocyt. (Aus Kyrle, Histobiologie der Haut.)

um eine Reizung der, schon mehrfach erwähnten, intraepidermidalen Nervenendigungen handelt. Wobei es dahingestellt bleiben mag, ob dieser Reiz durch den Druck der gestauten Lymphe (Binnendruck), oder, was mir wahrscheinlicher ist, durch bestimmte chemische Bestandteile der Bläschenflüssigkeit hervorgerufen wird. Eingehende Untersuchungen hierüber fehlen zur Zeit noch. Wir wissen bisher nur, daß in den meisten Fällen (z. B. beim Ekzem) der Bläscheninhalt alkalisch reagiert und nur sehr selten sauer (z. B. bei Miliaria cristallina).

Beimischungen von Leukocyten zum Bläscheninhalt trüben diesen und führen in ihren stärksten Formen zu dem, was klinisch als Eiterbläschen (Pustula) bezeichnet wird. Auch Bakterien können vielfach im Blaseninhalte zur Vermehrung kommen und dann sekundär den ursprünglichen Krankheitsvorgang beeinflussen (z. B. beim „infizierten" Eczem). Verschiedenheiten in der chemischen Zusammensetzung des Bläscheninhaltes mögen hinsichtlich seiner Eignung als Nährboden für Bakterien in Frage kommen.

Stärkere Vermehrung des Serums führt, wenn die Hornschicht „hält", d. h. nicht durch den Druck oder durch die Flüssigkeit (d. h. deren Toxine oder Fermente) zerstört wird, vom Bläschen zur Blase (bulla). Größe, Form, Konsistenz (d. h. ob prall oder schlaff) unterliegen erheblichen Schwankungen, das gleiche gilt für ihren inneren Aufbau, d. h. ob sie ein- oder mehrkammerig sind. Für den Inhalt der Blasen gilt das gleiche, was oben bezüglich der Bläschen ausgeführt wurde.

Durch Platzen der Decke der Bläschen oder Blasen kommt es, zumal fast stets Parakeratose zugleich vorhanden ist, zu einer eigenartigen Ausbildung der Schuppung; die abschilfernde Hornschicht läßt nämlich die Form der vorher bestandenen Efflorescenz in Gestalt eines halskrausenartigen Schuppenringes (Collerette) erkennen, der diagnostisch oft von Wert ist.

Wucherungsvorgänge in der Stachel- und Basalzellschicht führen zur Verbreiterung der Epidermis und meist gleichzeitig auch zu einer Verlängerung der Reteleisten, Akanthose. Diese Vorgänge sind allerdings fast ausschließlich nur histologisch nachweisbar; gewöhnlich wird auch vermehrtes Vorkommen von Mitosen hierbei gefunden. Der Verlängerung der Reteleisten entspricht meist auch eine Verlängerung der Papillen; welcher Vorgang im Einzelfalle das Primäre ist, läßt sich nach dem heutigen Stand der Kenntnisse nicht immer entscheiden.

Noch zu erwähnen bleibt schließlich die unter dem Einflusse von Krankheitsprozessen oder auch der angewandten Arzneimittel auftretende Verfärbung der Epidermis. Es kann sich da zunächst um fleck- oder flächenweise De- resp. Hyperpigmentierung handeln. Weiße, d. h. pigmentlose Stellen der Haut werden als Leukoderma oder Vitiligo, Pigmentanhäufungen, wenn sie kleinfleckig sind, meist als Epheliden, wenn sie großfleckig sind, als Chloasmata bezeichnet. Universelle Überpigmentierung wird vielfach Bronzehaut genannt. Auch die Schleimhäute, insbesondere die Mundschleimhaut, können an derartigen Verfärbungen teilnehmen oder diese isoliert zeigen (Vergleiche Blei- bzw. Wismutsaum des Zahnfleisches, Addisonsche Krankheit.) Auch durch Pilze, welche in den oberen Epidermisschichten wuchern oder Auflagerungen auf der Epidermis bilden, können charakteristische Verfärbungen der Haut entstehen (Pityriasis versicolor, Favus usw.).

Wir wenden uns nunmehr den Veränderungen der Cutis und Subcutis zu, deren getrennte Besprechung nicht erforderlich scheint, und betrachten zunächst die häufigsten Veränderungen, welche im Papillarkörper (Stratum papillare und subpapillare) statthaben. Hier sind es vor allem diejenigen Erscheinungen, welche durch Änderungen in der Blutverteilung sowohl rein morphologisch, wie durch die damit gegebenenfalls verknüpften Einwirkungen auf den Zustand der Haut, besondere Beachtung verdienen. Wir haben zu unterscheiden:

1. Vermehrten Zustrom von Blut, infolge Erweiterung der Papillarcapillaren sowohl wie infolge „Öffnung"[1]) einer höheren Zahl von diesen gegenüber der Norm. Die Durchlaufsgeschwindigkeit des Blutes ist in diesem Falle erhöht, aktive Hyperämie. Morphologisch ist zu unterscheiden, ob diese Hyperämie fleckartig oder flächenhaft auftritt. Der einzelne Fleck (etwa von Stecknadelkopf- bis Dreimarkstückgröße) wird Macula genannt, eine disseminierte Ausbreitung von Flecken heißt Exanthem. Flächenhafte Rötung pflegt man als Erythem zu bezeichnen.

2. Verminderung der Durchlaufsgeschwindigkeit des Blutes bzw. Stauung desselben, passive Hyperämie, wird fleckförmig kaum gefunden, sie tritt meist flächenhaft auf. Die Haut fühlt sich kalt an, im Gegensatz zur vorigen, wo sie mehr oder minder heiß ist.

Histologisch findet sich bei beiden Formen von Hyperämie Austritt von Serum in verschieden starkem Ausmaße aus den Capillargefäßen bzw. Lymphstauung. Ferner Ansammlungen von lymphocytären Zellelementen um die Gefäße, daneben Wucherung von adventitiellen Zellen, Fibroblasten, Plasmazellen, und schließlich auch aus den Gefäßen emigrierte Leukocyten. Vielfach sind die Zellkerne sowohl wie das Protoplasma dieser Zellen eigenartig geschwollen, wabenartig, sog. schaumige Schwellung (Unna). Diese Zellvermehrung um die Gefäße wird herkömmlich als perivasculäre Infiltration bezeichnet. — Eine diffuse wässerige Durchtränkung der Cutis (und Subcutis) wird Ödem, eine umschriebene Serumausschwitzung vorwiegend im Papillarkörper, die nur von geringer perivasculärer Zellvermehrung begleitet ist, meist juckt und rasch wieder verschwindet, wird Quaddel genannt. — Umschriebene, zellige Infiltrate, mit mehr oder weniger Ödem, hauptsächlich im Papillarkörper liegend, werden als Papeln (Papula) bezeichnet, zuweilen auch als Knötchen (Tuberculum). Größere Infiltrate, die dann auch weiter in die Tiefe reichen, werden Knoten (Tubera) genannt. Für flächenhafte Infiltrate gibt es keine besondere Bezeichnung. — Unter gewissen Verhältnissen kann es auch zu Wucherung der Papillen, vor allem einer Verlängerung derselben kommen, es entstehen dann warzige oder papillomatöse Gebilde, die man gelegentlich auch als Condylome bezeichnet.

Nachdem wir im vorstehenden die Entwicklung der einzelnen, hauptsächlich vorkommenden Morphen mehr im einzelnen kennen gelernt haben, ist es ganz lehrreich einmal den Ablauf (Decursus) der Aus-, Weiter- und Rückbildung im allgemeinen zu überblicken, über die Um-

---

[1]) Unter Öffnung der Capillaren verstehen wir deren Blutfüllung, ohne Rücksicht darauf, ob das Blut in ihnen strömt, steht oder pendelt (s. S. 18).

bildung wird dann anhangsweise noch gesondert zu reden sein. Wir sehen vielfach folgendes vor sich gehen. Es entsteht ein aktiv hyperämischer Fleck, die Folge ist: Serumaustritt und perivasculäre Zellvermehrung im Papillarkörper; zunächst klinisch noch nicht erkennbar. Weitere Folge:

a) Epidermis, Serumvermehrung in den intraepidermidalen Saftspalten, Status spongioides, daraus Entwicklung des Status vesiculosus. Dieser wieder entweder übergehend in Status pustulosus, oder direkt durch Platzen der Bläschen in Status madidans. Daneben Störung im Verhornungsablauf; darum Schuppenbildung, die nach Aufhören oder an Stelle des Nässens allein das Bild beherrscht. Abheilung tritt ein mit Wiederherstellung des normalen Verhornungsablaufs, evtl. verbunden mit De- oder Hyperpigmentierung für eine gewisse Zeit; keine Narbe.

b) Cutis, insbesondere Papillarkörper: zelliges Infiltrat und Ödem nehmen umschrieben zu: es entsteht eine Papel oder ein Knötchen; bei flächenhafter Ausdehnung ein „Infiltrat" im klinischen Sinne. Neben der zelligen Infiltration kann es aber auch zu einer Vermehrung der normalen Gewebsbestandteile kommen, z. B. zu einer Wucherung der Papillen, ohne oder mit Vermehrung der Hornschicht der Epidermis, dann entstehen verrucöse resp. papillomatöse Efflorescenzen. Durch Rückbildung, Einschmelzung oder Umbildung der Zellinfiltrate ist dann die Überleitung in die Narbe gegeben.

Kommt es zu Blutaustritten im Papillarkörper, so entstehen Petechien oder Purpuraflecke. Sie sind dadurch ausgezeichnet, daß sie unter Glasdruck nicht verschwinden. Streifenförmige Blutungen werden als Vibices bezeichnet; größere flächenhafte, die dann, da es sich um Austritt aus größeren Gefäßen handelt, vorwiegend in den übrigen Schichten der Cutis (und Subcutis) lokalisiert sind, nennt man Ekchymosen. Die Entstehung sowohl wie die Resorption derartiger Blutaustritte führt zu vorübergehenden Farbänderungen der Haut. Das in der Tiefe ergossene Blut sieht infolge der eigenartigen Absorptionsverhältnisse des Hautgewebes für Lichtstrahlen nicht, wie etwa zu erwarten wäre, rot aus, sondern scheint bläulich bis schwärzlich durch. Mit der zunehmenden Durchtränkung des Gewebes und der fortschreitenden Zersetzung des Ergusses nimmt die Haut dann die bekannten Farben des Regenbogens nacheinander an. Histologisch ist das sog. Blutpigment meist noch längere Zeit nachweisbar.

Nicht als Infiltrat sondern als Einlagerung wird das Vorkommen von solchen Zellansammlungen bezeichnet, wie sie bei den Hautmälern und den Geschwülsten gefunden werden. Die klinisch durch sie bedingten Morphen sind sehr vielgestaltig und sollen hier im einzelnen nicht näher besprochen werden.

Noch zu besprechen sind die Gewebsverluste oder -zerstörungen, welche Cutis und Subcutis betreffen, wobei selbstverständlich fast stets auch die Epidermis in Mitleidenschaft gezogen ist. Kommen diese Läsionen durch mechanische Einwirkungen von außen zustande, so bezeichnet man sie bei kleinerem Umfange als Excoriationen,

bei größeren als Wunde (Vulnus). Ist die Läsion dagegen die Folge
von Gewebszerfall, gleichgültig ob exogene oder endogene Momente
hierzu geführt haben, so spricht man von Geschwür (Ulcus). Flächen-
und Tiefenausdehnung sind je nach Art des zugrunde liegenden Prozesses
verschieden. Zu beachten sind: Form des Randes, Art des Geschwürs-
grundes und Absonderung. Man unterscheidet bei ersteren scharfe
und gelappte oder zackige, glatte oder gewulstete, steil abfallende oder
unterminierte Ränder. Der Geschwürsgrund kann Gewebe der verschiedensten Art erkennen lassen, das hängt von der Geschwürstiefe ab.
Für die Beschreibung wesentlich ist die Feststellung, ob er glatt oder
uneben, warzig, höckrig oder trichterförmig ist; ob Auflagerungen, z. B.
Eiter oder Fibrin oder abgestorbenes Gewebe vorhanden sind. Die Absonderung, das Geschwürssekret, kann wässerig (serös) oder eitrig
sein, oder Übergänge zwischen beiden zeigen. Eine Unterart des Geschwürs bildet die Fistel (Fistula). Hier ist der geschwürige Zerfall
der Haut verhältnismäßig sehr klein und von außen unter Umständen
kaum erkennbar. Sie entsteht dann, wenn der primäre Gewebszerfall nicht in der Haut selbst, sondern in dem unterliegenden
Gewebe statt hat.

Heilungsvorgänge in der Cutis und Subcutis, hierzu gehört
auch die sog. reparative Entzündung, gehen gewöhnlich mit der Bildung von Granulationsgewebe einher. Abnorm starke Ausbildung
desselben wird „wildes Fleisch" (Caro luxurians) genannt. Es ist dadurch
ausgezeichnet, daß es keine Gefühlsnerven enthält, seine Entfernung
durch Abtragung mithin schmerzlos ausgeführt werden kann. Normalerweise überzieht sich das Granulationsgewebe mit Epidermis, allerdings
unter gleichzeitig oder bald eintretender Schrumpfung jenes. Es entsteht dann die Narbe (Cicatrix). Sie pflegt infolge der Schrumpfungs-
vorgänge gegen das Niveau der umgebenden Haut eingesunken zu sein.
Sie stellt lediglich ein Ersatzgewebe dar und weicht in ihrem Bau
von dem der normalen Haut ganz wesentlich ab, enthält namentlich
keinerlei Anhangsgebilde und keine elastischen Fasern, wodurch die mangelnde Elastizität derartiger Stellen bedingt wird. Form
und Ausdehnung der Narbe wird durch diejenigen der zugrunde liegenden Läsion bedingt. In gewissen seltenen Fällen kommt es zu einer
besonderen Ausbildung des Narbengewebes infolge überreichlicher
Entstehung von Bindegewebszellen. Es entsteht eine sog. hypertrophische
Narbe (Keloid). Es scheint, daß dies auf einer gewissen individuellen
und regionären (Brust!) Disposition beruht. Wir werden bei den gutartigen Geschwülsten noch hierauf zurückkommen.

Erosionen, d. h. Verletzungen der Epidermis, pflegen sich völlig
zu regenerieren, Narbenbildung wird hierbei nicht gefunden, aber
zuweilen vorgetäuscht durch umschriebene Depigmentierung.

Verschieden von dem Vorgang der Narbenbildung ist ein anderer,
bei dem es ebenfalls zu mehr oder minder starken Veränderungen des
normalen Gewebes kommt: der Hautschwund (Atrophie). Hierbei
können alle drei Hauptschichten der Haut gleichmäßig beteiligt
sein, und es kann ein Zustand entstehen, der der Narbe außerordentlich

ähnlich ist, ohne daß es je zu Gewebsverlust gekommen wäre. Es kann aber auch lediglich die Subcutis oder die Cutis allein beteiligt sein.

Zum Schlusse dieses Abschnittes sei noch einer besonderen Eigenart der Haut gedacht. Es handelt sich um die Neigung zum Umbau primärer Efflorescenzen in andersartige. Nicht gemeint ist damit etwa die normale Weiterentwicklung, wie man sie bezeichnen könnte, d. h. die Entwicklung z. B. des Bläschens zur Blase, oder des Fleckens zur Papel, sondern um die Entstehung von Efflorescenzen, welche nicht dem normalen Entwicklungsgang der jeweils in Betracht kommenden Affektion angehören. Vor allem handelt es sich hier um die sog. lichenoide Metamorphose (Herxheimer). So wurde bei pustulösen Syphiliden, Dermatitis herpetiformis, Herpes genitalis, Varicellen, Ekzemen, Strophulus, Miliaria cristallina, sämtlich Affektionen, welche regelweise mit Bläschen- oder Pustelbildung einhergehen, die Umwandlung in lichenoide Efflorescenzen beobachtet. Das gleiche wurde von Bettmann bei Scabies, Prurigo Hebra, Herpes zoster sowie oberflächlicher Dermatitis beschrieben und auf eine besondere Eigenart und individuelle Disposition der gesamten Haut oder gewisser Hautbezirke zurückgeführt. Auch hyper- und parakeratotische sowie papillomatöse Umwandlungen sind beobachtet worden.

Die Pathogenese der Hautefflorescenzen im engeren Sinne.

Unter Pathogenese im engeren Sinne verstehen wir die Aufzeigung des Mechanismus der Vorgänge, welche die Entstehung und den Ablauf der verschiedenen Hautefflorescenzen bedingen. Wie wir oben schon darlegten, gibt uns die causale Genese die Faktoren kund, welche vorhanden sein müssen, damit ein Krankheitsbild entsteht, die genetische Morphologie oder formale Genese läßt uns die entstehenden Veränderungen klinischer Natur begreifen und beschreiben, namentlich auf Grund histologischer Untersuchungen. Die Pathogenese im engeren Sinne beschäftigt sich mit dem Bindeglied, den in letzter Linie physikalisch-chemischen Reaktionen, welche durch die ätiologischen Faktoren bedingt, zu den uns erkennbaren Veränderungen führen. — Es lag für uns die Versuchung sehr nahe, einige der bisher bekannt gewordenen allgemeinen Gesetze dieser Reaktionen hier abzuhandeln, wir konnten uns aber nicht der Einsicht verschließen, daß noch allzuviel Stückwerk und Hypothese dabei ist. Wir werden daher vorläufig an geeigneten Stellen, bei Besprechung gewisser Krankheitsbilder, auf die wichtigeren, bisher als gesichert anzusehenden, Forschungsergebnisse dieses Gebietes zurückkommen (s. S. 157).

Wir versagen uns aus dem gleichen Grunde auch eine Darlegung allgemeiner Behandlungsgrundsätze. Soweit rein empirisch gefundene, äußerliche Methoden in Frage kommen, gehen diese aus den Behandlungsvorschlägen bei den einzelnen Affektionen zur Genüge hervor, das gleiche gilt für die Fälle, wo uns bereits eine causal gerichtete

Therapie zur Verfügung steht. Wir müssen hoffen, daß im Zusammenhang mit dem Ausbau der physikalisch-chemischen Methoden uns auch die Möglichkeit einer wissenschaftlich begründeten, causalen Therapie in größerem Umfange, als dieses jetzt der Fall ist, gegeben wird.

Der Gang der ärztlichen Untersuchung.

Vielen Ärzten, namentlich jüngeren, fehlt die Erkenntnis, daß die Beziehungen zwischen Arzt und Patient nicht lediglich durch die rein äußerlichen Formalitäten der Untersuchung und Angabe der Therapie bestimmt sind. Die Beweggründe, die den Kranken zum Arzt führen, sind durchaus nicht mit dem Wunsche des Geheiltwerdens erschöpft oder identisch. Gerade bei Hautkrankheiten ist es dem Patienten oft viel wichtiger, zu erfahren, daß er an keiner ansteckenden, namentlich keiner Geschlechtskrankheit leide. Im Badischen Oberlande ist auch eine, beinahe unverständliche, Furcht vor den „Flechten" zu finden; die Versicherung des Arztes, daß es sich im vorliegenden Fall nicht um Flechten handele, genügt vielfach, um den Patienten von jeder weiteren Behandlung und Beachtung seines Hautleidens Abstand nehmen zu lassen. Wieder andere Patienten sind befriedigt, wenn sie sich dem Arzt gegenüber „ausgesprochen" haben, wobei sie oft Dinge berühren, die mit dem Leiden nicht in Zusammenhang stehen (seelische Entlastung, s. Beichte). Um es kurz zu sagen, der Erfolg des ärztlichen Handelns ist in weitem Maße von dem Vertrauen abhängig, daß sich der Arzt beim Patienten erwerben muß, setzt also eine gewisse Tätigkeit oder Einstellung des Arztes nach dieser Richtung voraus. Diese Herstellung einer bestimmten Atmosphäre zwischen beiden ist aber auch für die Durchführung der Behandlung von Wert, denn nur dann, wenn der Kranke überzeugt ist, daß er vertrauenswürdige Ratschläge erhalten hat, wird er geneigt sein, sie zu befolgen. Nichts ist aber für den Arzt unangenehmer, als zu sehen, daß sein Rat nicht befolgt wird; schlimmer noch, wenn er in dem Glauben gelassen wird, daß jener befolgt werde, und er dann zu ganz falschen Schlüssen in bezug auf die Wirkung seiner Behandlungsmethoden geführt wird. Unter dem Zwange der heutigen Krankenversicherung, wo der Arzt nicht nur als Behandelnder, sondern auch als Vertrauensperson der Kasse (Krankenschein!) fungiert, kommt diese Komplikation leider nicht allzuselten vor. Wie kann aber nun das geforderte Vertrauensverhältnis angebahnt werden? Sicher zunächst dadurch, daß der Arzt dem Kranken Gelegenheit gibt, seine Beschwerden vorzutragen; Weitschweifigkeiten dabei abzuschneiden ist nicht immer leicht und erfordert Takt. Man denke auch daran, daß gerade in unserem Fache vielfach die Patienten zunächst eine relativ harmlose Affektion vorbringen, um erst danach — wenn sie Vertrauen gefaßt haben — mit dem Anliegen herauszurücken, welches sie eigentlich bedrückt. Hat der Kranke seine einleitenden Angaben gemacht, so ist es Sache des Arztes, Lücken in der Anamnese durch entsprechende Fragen zu ergänzen. Immer wiederkehrende Fragen werden sein:

Wie lange besteht die Affektion? Hat sie früher schon einmal bestanden? Wo ist sie, zuerst aufgetreten? Haben noch andere Personen in der Umgebung das gleiche? Hat sie sich verändert? Welche Beschwerden bestehen? Sind diese immer gleich stark oder zu verschiedenen Zeiten verschieden? Welche Behandlung ist bisher angewandt worden? Vorauszugehen haben selbstverständlich Fragen nach dem Alter, Beruf und Wohnsitz des Patienten und nach früheren Krankheiten.

Hieran anschließend erfolgt die Untersuchung, sie sollte, wenn irgend angängig, bei gutem, diffusem Tageslicht vorgenommen werden. Sonnenlicht oder künstliche Beleuchtung sind ebenso zu vermeiden wie das vielfach übliche Halbdunkel der Krankenzimmer. Auch grelle Farben, ja selbst das Laub der Bäume vor dem Fenster, können die Erkennung der feinen Farbtöne, auf die es oft ankommt, sehr stören. Wenn irgend angängig, ist die Untersuchung so vorzunehmen, daß der Arzt mit dem Rücken gegen das Licht (Fenster) sitzt, während der Patient vor ihm steht oder sitzt. Bettlägerige, denen ein Aufstehen nicht zugemutet werden kann, sind, wenn irgend möglich, mitsamt dem Bett in den Lichtbereich zu bringen. — Wenn sich auch die Untersuchung in erster Linie auf die erkrankte Stelle und deren Umgebung zu erstrecken hat, so sind doch nebenher Feststellungen über den Allgemeinzustand leicht möglich. Wenn immer angängig, wird sich auch eine Besichtigung des übrigen Körpers empfehlen, man macht oft überraschende Befunde oder Nebenbefunde (d. h. findet Veränderungen, die mit dem eigentlichen, zuerst erforschten Leiden in keinem Zusammenhange stehen, aber für die Gesundheit des Patienten nicht minder wichtig sein können). Die Besichtigung der Haut des Kranken stellt im einzelnen Farbe, Blutgehalt, Turgor, Behaarung, Talg- und Schweißdrüsenfunktion im Bereich des Krankheitsherdes wie des Gesunden fest. Weiter sind dann Form, Oberflächenbildung und Tiefenausdehnung der krankhaften Veränderungen zu beachten.

Zur Erleichterung unserer Feststellungen bedienen wir uns bestimmter Hilfsmittel. Sehr vorteilhaft ist die Betrachtung von Efflorescenzen durch eine Lupe (3—6fache Vergrößerung etwa). Gewisse Einlagerungen oder Infiltrate in den oberen Cutisschichten werden deutlicher, wenn der Papillarkörper an dieser Stelle blutleer gemacht wird. Man verwendet hierzu einen starken, etwa $^1/_2$ cm dicken Glasspatel, den man fest aufdrückt. Die Festigkeit des Gewebes läßt sich mit einer feinen, nicht zu spitzen Sonde (sog. Tränenkanalsonde) prüfen; morsches Gewebe gibt schon beim mäßig starkem Drucke nach. Schuppende Hautstellen müssen meist erst von den Schuppen befreit werden, bevor eine eingehendere Untersuchung möglich ist. Dies geschieht durch Abkratzen, Abweichen oder nach einem von Unna schon vor Jahren empfohlenen, aber nahezu vergessenem Verfahren, durch Auftragen von Cedern- oder Santelöl. Es gelingt hiermit, die Epidermis und den Papillarkörper soweit durchsichtig zu machen, daß namentlich Gefäße, Infiltrationen usw., vor allem bei Lupenbetrachtung, recht gut sichtbar gemacht werden können. Wir kombinieren diese Methode vielfach mit dem Glasdruckverfahren.

Sie wird übrigens auch bei der mehr und mehr in Eingang kommenden Capillaroskopie (Mikroskopie der Capillaren) angewandt.

Neben den auch sonst in der Medizin üblichen Untersuchungen des Blutes (Formelemente, Hämoglobin, Gerinnungsfähigkeit, Viscosität, Blutkörperchensenkungsgeschwindigkeit, WaR usw.) und des Urines müssen die der Dermatologie besonders eigenen Untersuchungsmethoden für Schuppen, Haare oder Blasen- und Pustelinhalt erwähnt werden. Sie sollen im einzelnen hier nicht abgehandelt werden, da sie bei den einschlägigen Erkrankungen eine genauere Beschreibung finden. Zur Gewinnung des erforderlichen Untersuchungsmaterials bedienen wir uns gern einer sog. Epilationspinzette (mit breiten Branchenenden). In manchen Fällen wird auch die Vornahme eines Probeausschnittes nicht zu umgehen sein. Es genügt die Entfernung eines Hautstückes von Kleinfingernagelgröße, möglichst vom Rande des Herdes, damit auch noch etwas normale Haut mit zur Untersuchung gelangt. Stets sollte auch Subcutis mit entnommen werden. Zur Aufbewahrung und Übersendung an ein entsprechendes Institut genügt Einlage in 70% Alkohol oder 4% Formalinlösung.

Die exogenen Hautkrankheiten.

Wir wenden uns zunächst der Besprechung der vorwiegend exogen
bedingten Hautkrankheiten zu. Wie wir oben schon ausgeführt haben,
handelt es sich hierbei um die Einwirkung von Faktoren verschiedenster
Art, welche außerhalb des Körpers entstanden oder vorhanden sind.
Es spielt hierbei jedoch keine Rolle, ob sie die Haut von außen her
(extern) oder von innen her (intern), d. h. auf dem Blut- oder Lymphwege, angreifen. Auch die Se- und Excrete des Körpers müssen in
diesem Sinne, sobald sie aus dem betreffenden Organismus ausgetreten
sind, als von außen her wirkend angesehen werden, obwohl sie streng
genommen nicht exogen sind. Es ist ferner auf das schärfste zu betonen
und festzuhalten, daß das Verhalten des angegriffenen Organismus
bzw. hier der Haut, welches wir als Reaktionsweise bezeichnen, und
welches auf dispositionellen Faktoren beruht, in keinem Falle weg-
gedacht werden kann und daher stets in Rechnung gestellt werden
muß. Es unterliegt heute keinem Zweifel, daß neben Qualität und
Quantität (Intensität) der jeweiligen Noxe, den jeweils vorhandenen,
als Disposition bezeichneten endogenen Faktoren eine wesentliche
Bedeutung im Krankheitsablauf sowie bei der Entstehung der einzelnen
klinischen Morphen zukommt. Die Noxen teilen wir ein in lebende
oder geformte, hierzu gehören die Parasiten der Haut, die Faden-
und Spaltpilze, Treponemen, Filarien sowie eine Reihe noch
unbekannter, vermutlich lebender, Erreger. Eine weitere Gruppe
von Noxen umfaßt die chemischen, eine dritte die physikalischen.

Dermatitis epizoogenes.

Zunächst sollen die durch lebende Noxen und hier wiederum die
durch Epizoen hervorgerufenen Hauterkrankungen besprochen werden.
Als Epizoen oder Ektoparasiten bezeichnet man Insekten,
welche auf der Körperoberfläche des Menschen schmarotzen. Es ist
hierbei gleichgültig, ob sie dauernd — stationär — oder nur vorübergehend — temporär — d. h. zwecks Nahrungsaufnahme die Haut
aufsuchen. Als Nahrung kommen in erster Linie die Körpersäfte
(Blut, Lymphe), wahrscheinlich auch Talg und Schweiß in Frage. Die
Lebensäußerungen dieser Parasiten: Laufen, Graben, Biß, auch Ei-
und Kotablage geben Anlaß zu bestimmten subjektiven Empfindungen
(Jucken, Kribbeln, Kitzeln) einerseits, zu Reaktionsvorgängen des

Hautgewebes andererseits, die gewisse gemeinsame Züge eigentlich bei allen in Betracht kommenden Parasitenaffektionen erkennen lassen.

Weitaus die häufigsten Epizoonosen werden durch die als Läuse bezeichneten Insekten, Pediculiden, einer Familie der Korrodentien, hervorgerufen. In unseren Breiten kommen in Betracht die Kopflaus, die Kleiderlaus und die Filzlaus.

Die **Kopflaus,** Pediculus capitis, wird vorwiegend im Haupthaar der Kinder, bei Erwachsenen fast nur bei Frauen gefunden. Sie ist stets in mehreren, häufig sehr zahlreichen Exemplaren vorhanden. Sehr auffallend ist es, daß sie äußerst selten auf die Augenbrauen und nie auf Achsel- und Schamhaare übergehen. Worauf diese biologische Eigentümlichkeit beruht, ist ebensowenig klar, wie die von amerikanischen Autoren betonte Tatsache, daß sie beim Neger relativ selten sind. Es sind 2—3 mm große, rasch bewegliche Insekten von hellgraubrauner Farbe. Das befruchtete Weibchen legt etwa 50 Eier auf einmal ab. Diese sind von einer ziemlich harten, aus Chitin bestehenden Hülle umschlossen und werden am Haarschaft mit der Spitze nach unten festgeklebt. Sie sind oval, etwa 0,5 mm groß, von graubrauner Farbe; sie werden im Volksmunde Nisse genannt. Die Jungen kriechen nach einer Woche aus und sind nach zwei Wochen geschlechtsreif. Hieraus ergibt sich ihre große Vermehrung innerhalb kurzer Frist.

Die Übertragung geschieht in der Regel an Orten, wo ein enges Beisammensein stattfindet, in Schulen, Kindergärten, auch Straßenbahnwagen, wenn die Insassen mit dem Rücken gegeneinander sitzen. Auch der gemeinschaftliche Gebrauch von Kämmen in Familien und Internaten kann die Übertragung vermitteln. Die soziale Stellung der Befallenen ist ganz ohne Belang und der Praktiker wird gut tun, auch dann an die Möglichkeit des Vorkommens zu denken, wenn die Patienten den Eindruck größter Reinlichkeit und Körperpflege machen.

Das hauptsächlichste Symptom, durch welches die Läuse ihre Anwesenheit verraten, ist Juckreiz. Er wird hervorgerufen durch den Biß des nahrungssuchenden Parasiten. Von der individuellen Disposition des Befallenen hängt es ab, ob hierdurch örtliche Reaktionserscheinungen der Kopfhaut: Quaddel- oder Papelbildung auftritt. Notwendig ist diese jedenfalls nicht. Viel häufiger, beinahe regelmäßig, werden jedoch sekundäre Veränderungen gefunden, welche durch das vom Juckreiz ausgelöste Kratzen entstehen. Hierher gehören einmal Erosionen oder sogar Excoriationen, die nachher zu Serumaustritt und Krustenbildung führen und unter Närbchenbildung abheilen können. Noch häufiger kommt es zur Einimpfung von Eitererregern durch den kratzenden Fingernagel und zur Entstehung sog. sekundärer Pyodermien. Affektionen, welche ebenfalls mit Erosionen und Krustenbildung einherzugehen pflegen und die man früher fälschlich als „Läuseekzem" bezeichnet hat. Einer der Lieblingssitze dieser Affektionen ist bei kleinen Mädchen unterhalb des Zopfansatzes in der Nackenfurche. Man versäume daher nie bei der Untersuchung diese Stelle durch Aufheben des Zopfes sich zugänglich zu machen.

Die Diagnose wird in ausgesprochenen Fällen, d. h. bei reichlichem Vorhandensein von Läusen oder Nissen, nicht schwierig sein. Bezüglich der letzteren hüte man sich vor der Verwechslung mit Schuppen und merke, daß diese letzteren sich leicht mit den Fingern abstreifen lassen, während die Nisse festhaften. Schwierigkeiten ergeben sich in solchen Fällen, wo über Kopfjucken oder „Ausschläge" geklagt wird, ohne daß bei der Besichtigung zunächst die Anwesenheit von Läusen festgestellt werden kann. Hier empfiehlt es sich, mittels Abscheiteln das Haupthaar systematisch zu durchsuchen und namentlich auf das Vorhandensein von einzelnen Nissen zu fahnden, da sich einzelne Läuse infolge ihrer raschen Beweglichkeit leicht der Beobachtung entziehen. Differentialdiagnostisch kommen Pyodermien anderer Genese sowie Ekzeme nur äußerst selten in Betracht. Am ehesten wäre noch an das seborrhoische Eczematoid (s. dieses) zu denken, es wird sich jedoch durch seine typische Lokalisation meist leicht ausschließen lassen. In Zweifelsfällen entscheidet der Behandlungserfolg.

Zu gedenken wäre hier noch des sog. Weichselzopfes (Plica polonica bzw. Trichoma), einer Affektion, welche fast ausschließlich im Osten Deutschlands gefunden wird. Es handelt sich hierbei um eine, von den Patienten meist aus Aberglauben bzw. Anschauungen der Volksmedizin geduldeten Vermehrung der Parasiten, die zugleich zu einer völligen und unentwirrbaren Verfilzung der Haare führt. Eine Behebung dieses Zustandes ist nur durch völliges Kahlscheren möglich, in allen anderen Fällen sollte das Abscheren des Haupthaares, beim weiblichen Geschlecht wenigstens, schon aus psychologischen Gründen unterbleiben.

Die Behandlung richtet sich in erster Linie auf die Vernichtung der Parasiten. Eine Behandlung der gleichzeitig vorhandenen Hauterscheinungen erübrigt sich dann meist und sollte auf jeden Fall vorerst zurückgestellt werden. Für die Behandlung von Einzelfällen empfiehlt sich das Tränken des Haupthaares an zwei aufeinanderfolgenden Abenden mit folgenden Flüssigkeiten: β-Naphtol 10,0, Paraff. liquid. ad 100,0, ferner Petroleum und Rüböl zu gleichen Teilen. Auch Lausofan (Bayer & Co.) und Cuprex (Merck) sind empfehlenswert. Der gutangefeuchtete Kopf wird mit einer Mullbinde umwickelt. Am 3. Tage wird das Haar mit Sodalösung gründlich gewaschen und mit einem Staubkamm durchgekämmt. Auch heißes Essigwasser (zum Auflösen der Chitinhülle) ist zweckmäßig, sofern keine Erosionen vorhanden sind. Nach Ablauf von acht Tagen sollte diese Prozedur unbedingt wiederholt werden, um etwa inzwischen noch ausgekrochene Parasiten mit Sicherheit abzutöten. Die Verwendung des im Volke beliebten Sabadillessig empfiehlt sich weniger, da er bei etwa vorhandenen Erosionen starkes Brennen auslöst und bezüglich der Sicherheit der Wirkung von den angeführten Mitteln übertroffen wird.

Für Massenbehandlung (in Schulen usw.) sind verschiedene Verfahren angegeben. Die Kopfhauben Hyg (Schnell) und Lyx (Haase), bei denen das mit Essigäther bzw. Lausofan getränkte Haar luftdicht

abgeschlossen wird. Von Lenz stammt ein Abtötungsverfahren mittels
SO$_2$ Gas, welches jedoch größere Anschaffungskosten verursacht.

Im Gegensatz zur Kopflaus ist die **Kleiderlaus,** Pediculus vestimenti,
ein Parasit, der nicht dauernd auf der Haut lebt, sondern sich in der
Unterwäsche und denjenigen Kleidungsstücken, die der Haut unmittelbar anliegen, aufhält. Die Haut wird nur zur Nahrungsaufnahme
aufgesucht. Das Vorkommen der Kleiderlaus beschränkt sich fast nur
auf Individuen, welche bestimmten sozialen Schichten angehören,
namentlich solchen, welche bei engem Zusammenleben Körperpflege
und Reinlichkeit vermissen lassen. Asyle und Obdachlosenherbergen
sind daher die Orte, wo in Friedenszeiten am häufigsten eine Übertragung

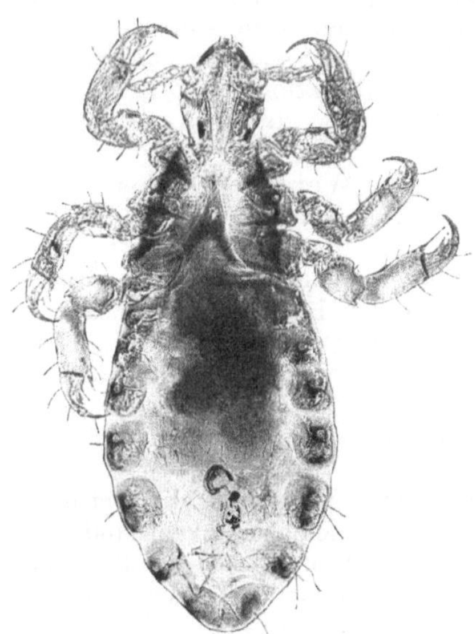

Abb. 4. Pediculus vestimenti.
(Lesser, Hautkrankheiten, 13. Aufl.)

statthat. Im Kriege hat sich
leider in Unterständen und Massen-
quartieren ein ähnliches Verhalten
ergeben, und die Läuseplage mit
allen ihren Folgeerscheinungen hat
zu einschneidenden Maßnahmen
der verantwortlichen Stellen geführt. Es hat sich damals auch
erwiesen, daß die Kleiderläuse
durch den Wind mehrere Meter
weit fortgetragen werden können,
daß sie ferner sich nicht nur in
Kleidungsstücken aufhalten, sondern auch in Gebrauchsgegenständen wie Matratzen, Kissen,
Decken, Strohsäcken, Brustbeuteln
(Mulzer) zu finden sind. Auch
die Polsterklassen der Eisenbahn-
wagen gehören hierher. Eine besondere Bedeutung kommt diesen
Übertragungsmöglichkeiten deshalb
zu, weil die Kleiderlaus einwandfrei als Überträger des Fleck-
fiebererregers (Rickettsia pro-
wazeki) festgestellt ist. Sehr auffallend ist es, daß Kinder nur selten
von Kleiderläusen befallen sind; ob es sich um eine besondere biologische Eigentümlichkeit handelt, läßt sich vorerst nicht entscheiden.

Die Kleiderlaus ist etwas größer wie die Kopflaus, ihr sonst aber sehr
ähnlich, auch bezüglich der schnellen Beweglichkeit (Abb. 4). Sie legt ihre
Eier in den Nähten und Falten (Halsprise!) perlschnurartig ab. Seltener
werden die Nisse auch an den Achsel-, Scham- und Lanugohaaren,
vereinzelt sogar unter Zehennägeln gefunden. Die Eier sind sog. ovipare,
d. h. enthalten weit entwickelte Embryonen. Der Biß der Laus auf
die Haut erzeugt das Gefühl von Stechen oder Jucken. Zugleich wird
wohl auch Sekret der Speicheldrüse in die Bißstelle entleert. Es kommt
hierdurch zur Entstehung einer urticariellen Efflorescenz mit seröser
Durchtränkung der Epidermis und hierdurch wiederum wird es ver-

ständlich, daß der kratzende Nagel leicht Erosionen hervorruft. Wird
beim Kratzen der Papillarkörper verletzt, so kommt es zu umschriebenen
Blutaustritten und damit zu Blutkrüstchen, welche für das Krankheitsbild sehr charakteristisch sind. Das gleiche gilt von den sog.
Kratzstriemen, die namentlich am Rücken oberhalb und zwischen
den Schulterblättern, am Abdomen und den Außenflächen der Ober-

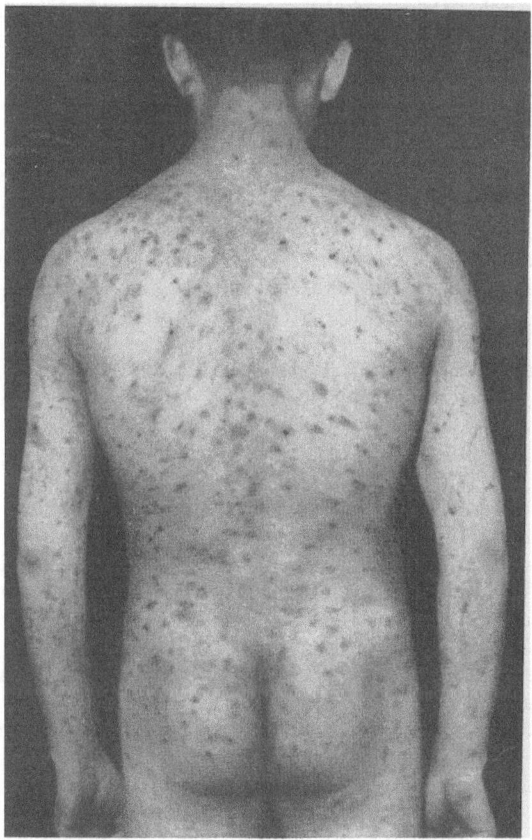

Abb. 5. Dermatitis bei Pediculosis vestimenti.

schenkel gefunden werden. Es handelt sich meist um vier, den Nägeln
des 2.—5. Fingers entsprechende, parallel laufende rhagadenartige
Läsionen der Epidermis. Ihre Entstehung ist wohl darauf zurückzuführen, daß die über die Haut hinlaufende Laus das Gefühl von Kribbeln
hervorruft und die kratzende Hand bestrebt ist, sie zu verfolgen. Eigentümlich ist es, daß sowohl die Bißstellen wie die Kratzstriemen Neigung
zu Pigmentierung haben. Auch Abheilung unter Bildung von umschriebenen oder strichförmigen pigmentierten oder depigmentierten

Närbchen wird gefunden. In ausgesprochenen Fällen, d. h. bei längerem Bestand oder häufigerem Ergriffensein, kann die Haut ein buntscheckiges Aussehen (Abb. 5) oder den Charakter der Bronzehaut annehmen. Alte Landstreicher bieten dieses Bild am häufigsten und daher rührt auch die Bezeichnung „Vagabundenkrankheit". Ebenso wie bei der Kopflaus kommt es auch zur Entstehung sekundärer Pyodermien, die das Krankheitsbild unter Umständen komplizieren und die Diagnose erschweren. Auch diese Affektionen hat man früher fälschlich als Ekzem bezeichnet, obwohl eine morphologische Ähnlichkeit nur bei oberflächlicher Betrachtung vorhanden ist. Viel schwieriger ist zuweilen die Differentialdiagnose gegenüber anderen Affektionen, welche mit Hautjucken einhergehen (Überempfindlichkeitserkrankungen, Prurigo, Leukämie, Lymphosarkome usw.). Jedoch sind hierbei Erosionen, Kratzstriemen und Pigmentierungen fast nie so ausgesprochen. Auch der Sauberkeitsgrad der Haut, wie der Wäsche lenken vielfach von vorneherein die Aufmerksamkeit auf die richtige Fährte. Gegenüber der Bronzehaut (Addisonsche Krankheit) ist das Freibleiben der Schleimhäute ein wesentliches Merkmal.

Die Behandlung besteht in erster Linie in der Desinfekton der Kleidung im strömenden Dampf; Bad und Rasieren der Achsel- und Schamhaare sind gleichfalls angezeigt. Gegen bleibendes Jucken, Kratzwunden usw. empfiehlt sich das Anstreichen der Haut mit einer $2\,^0/_0$ Tumenolschüttelmixtur (Rez. 29). Prophylaktisch ist der Wechsel der Unterbringung und die Vermeidung von Neuübertragung das Wesentliche.

Die **Filzlaus**, Phthirius pubis, sieht wesentlich anders aus als die vorgenannte. Ihr Mittelleib ist viel breiter als der Kopf, das Abdomen kurz, breit, die Farbe graugelb oder grauweiß. Die Beine stehen seitlich ab und sind mit hakenförmigen Krallen versehen. Hauptsitz sind die Schamhaare, aber auch an den Achselhaaren, sowie denen der Oberschenkel und des Afters werden sie nicht selten gefunden. Ganz ausnahmsweise kommen sie auch an Augenbrauen und Wimpern, sowie an den Kopfhaaren vor. Wir haben es hier wieder mit einer biologischen Eigentümlichkeit zu tun; vermutungsweise kann angenommen werden, daß ihnen an den letztgenannten Stellen das „Terrain" nicht zusagt. Es wäre dies als eine regionäre Disposition der Haut im weiteren Sinne zu bezeichnen. Auch bei Kindern werden sie äußerst selten gefunden; dies ist allerdings höchst wahrscheinlich eher durch die Art der Übertragung zu erklären. Diese geschieht nämlich beinahe ausschließlich durch nahe körperliche Berührung (Coitus). Man versäume daher bei Eheleuten nie, beide Teile darauf zu untersuchen. Eine Übertragung in Bedürfnisanstalten oder Betten wird behauptet, dürfte aber selten sein.

Die Filzlaus bohrt sich, besonders an den Haarbälgen, tief und fest in die Haut ein. Sie kriecht aber auch, allerdings ziemlich langsam, über weite Strecken der Haut. Ihr Biß erzeugt heftiges Jucken. Das Sekret der Speicheldrüse, welches sie hierbei entleert, hat die Eigenschaft den Blutfarbstoff grünlich zu verändern, und diese so gefärbten Stellen erscheinen durch die darüber liegende Epidermis hindurch bläulich, daher die Bezeichnung Maculae coeruleae. Man findet diese nicht selten am Unterleib und den Oberschenkeln, in Form und Anordnung der syphilitischen Roseola sehr ähnlich. Die Unterscheidung von dieser ist jedoch durch den Farbunterschied für das geübte Auge nicht schwer. Daneben wird es wohl stets möglich sein, namentlich an den Schamhaaren, die typischen Nisse nachzuweisen, die denen der Kopfläuse ähnlich sind. Schwieriger zu erkennen ist der einzelne Parasit; das erfordert Übung. Es empfiehlt sich, mit einer sog. Zilienpinzette die an den Follikelmündungen etwa vorgefundenen verdächtigen Elemente abzuheben, was durchaus nicht immer leicht gelingt, da sich die Laus mit ihren Krallen sehr festklammert. Auffallend zurücktretend ist angesichts des Juckreizes das Vorhandensein von Kratzstriemen, Erosionen sowie sekundären Pyodermien, und es ist nicht ohne weiteres einleuchtend, welche Momente diese Differenz gegenüber den vorgenannten Läuseerkrankungen bedingen. Die Affektion ist demgemäß an sich harmlos, macht außer dem Juckreiz wenig bemerkbare Erscheinungen, und so kommt es, daß sie vielfach monatelang dem Träger unbewußt bleibt und zufällig bei der ärztlichen Untersuchung gefunden wird.

Die Behandlung ist einfach. Das älteste Mittel, die graue Salbe (Ungt. cinereum), ist eigentlich auch heute noch unerreicht, da sie offenbar, außer den Parasiten, auch die Embryonen abtötet; man läßt an 2—3 aufeinander folgenden Abenden die betreffenden Gegenden mit einem nußgroßen Stück Salbe einreiben und darnach mehrfache energische Seifenwaschungen vornehmen. Rasieren wird meistens zu umgehen sein. Als Ersatz dient neuerdings auch Mercutin (Schering), ein pulverförmiges Hg-Präparat. Sublimatspiritus oder Sublimatessig $(0,1-0,3\,^0/_0)$ wirkt nicht ganz sicher. Für Fälle mit stärkerer Hautreizung oder welche quecksilberüberempfindlich sind, empfiehlt sich entweder die Behandlung nach Dub: Unguent. Diachylon mit $2\,^0/_0$ Acid. salicyl abends in zwei Portionen nacheinander einreiben, Anlegen einer Badehose, morgens Auskämmen mittels Staubkamm und Essigwasser, oder nach Herzen die Einreibung von folgender Salbe: Xylol 50 Tropfen in Vaselinum album 50,0.

Fast ebenso häufig wie durch Läuse werden Hautveränderungen durch **Flöhe** gefunden. Es handelt sich in unseren Breiten fast ausschließlich um den Menschenfloh, Pulex irritans, der sich besonders in der Unterwäsche aufhält und als guter Springer bekannt ist. Er nährt sich ebenfalls durch Blutsaugen. An der Stichstelle entsteht eine punktförmige Blutung, die in den meisten Fällen von einem linsengroßen, blaßroten Hof umgeben ist. Dieses Erythem schwindet nach wenigen Stunden, während die Blutung meist mehrere Tage sichtbar bleibt. In sehr ausgebreiteten Fällen kann ein Bild entstehen, welches dem als Purpura bekannten Krankheitsbilde nicht unähnlich ist und als Purpura pulicosa bezeichnet wird. In seltenen Fällen reagiert die Haut mit Bildung von Quaddeln, die unter Umständen erhebliche Größe annehmen und lebhafte Beschwerden verursachen können. Es hat den Anschein, als ob diese letztgenannten Personen zugleich eine besondere Anziehungskraft auf Flöhe ausüben und besonders gern von ihnen heimgesucht werden. Im Gegensatz dazu scheinen andere von ihnen gemieden zu werden, oder sie sind unempfänglich gegen den Biß und seine Folgen. Auch der Geruch von zersetztem Urin wirkt anscheinend anziehend. Daß die Kleidung des weiblichen Geschlechts diesen Parasiten den Zutritt leichter gestattet als die des männlichen, ist eine bekannte Tatsache und erklärt das häufigere Vorkommen bei jenem wenigstens teilweise.

Eine Behandlung erübrigt sich im allgemeinen, außer in den Fällen, wo es zu heftigen Reaktionserscheinungen gekommen ist. Aber auch hier wird durch Umschläge mit verdünnter essigsaurer Tonerde rasch Linderung gebracht werden können. Viel wichtiger ist die Prophylaxe. Sie besteht vor allem in größter Sauberkeit, sowohl des Körpers und der Kleidung, wie der Wohnung. Da die Eierablage in den Ritzen der Dielen zu erfolgen pflegt, empfiehlt sich häufiges Scheuern oder Eingießen von Kresollösung.

Außer dem Pulex irretans werden auch andere Floharten beim Menschen beobachtet. In unseren Breiten am häufigsten der Hundefloh. Er beißt aber nach meinen Beobachtungen den Menschen nur selten. Morphologisch ist er von dem ersteren kaum zu unterscheiden. Ein gefährlicher Parasit ist der in Indien vorkommende Rattenfloh, Loemopsylla cheopis, der Überträger der Pest. Seine Einschleppung in deutsche Häfen durch Schiffe liegt durchaus im Bereiche der Möglichkeit. Als Schutz genügt bei den Hafenarbeitern (Schauerleuten) eine hinreichend abschließende Bekleidung der Beine. Der Sandfloh, Sarcopsylla penetrans, kommt bei uns kaum vor. Er ist besonders in Südamerika verbreitet und zeichnet sich dadurch aus, daß er sich in die Fußhaut einbohrt und schmerzhafte Geschwüre hervorruft.

Die **Wanze**, Cimex lectularius oder Acanthia lect. L, ist seit dem 11. Jahrhundert in Deutschland bekannt. Sie ist etwa 5 mm lang, schwarzbraun, Leib platt, oval. Sie ist rasch beweglich und verrät sich durch den üblen Geruch, der von einer Absonderung ihrer Stinkdrüse herrührt. Alte Häuser, Herbergen, Fremdenheime sind besonders von Wanzen verseucht. Da sie sehr lichtscheu sind, halten sie sich tagsüber verborgen in Ritzen und Spalten der Wände und Möbel (Tapeten, Bilder, Betten, Dielen usw.). Nachts überfallen sie die Menschen im Schlaf, vermutlich angelockt durch den Geruch. Besonders ausgesetzt sind ihnen freiliegende Hautstellen: Gesicht und Arme, auch Füße. Der Biß selbst wird kaum empfunden. Erst nach einigen Stunden, gewöhnlich morgens, wird der Befallene durch heftiges Jucken und das Vorhandensein pfenniggroßer, roter Quaddeln darauf aufmerksam gemacht. Bei besonders Disponierten kann es sogar zur Entstehung pemphigusartiger Blasen kommen. Häufiges Befallensein führt offenbar zu einer Art Gewöhnung. Daher kommt es, daß die Inhaber von wanzenverseuchten Wohnungen häufig von deren Anwesenheit gar keine Ahnung haben, während neu zugezogene (z. B. Dienstboten, Hausbesuch) sofort darauf aufmerksam werden. Die Diagnose ist oft gar nicht leicht, und man wird zuweilen erst durch den letzterwähnten Umstand auf die richtige Spur gebracht. Auch der Sitz (die Körperrückseite ist fast stets frei), sowie das „Auftreten" am Morgen sind wichtig und sprechen gegen eine differentialdiagnostisch in Betracht kommende Urticaria.

Die Behandlung der Hautaffektionen erfolgt am besten durch Betupfen mit 1% Mentholspiritus, in schweren Fällen mit feuchten Umschlägen. Wichtiger, aber sehr viel schwieriger, ist die Vorbeugung, wenn Wohnungswechsel nicht in Frage kommt. Sämtliche Reinigungs- und Desinfektionsverfahren pflegen hier zu versagen. Auch Formalinausgasung halte ich für unsicher; lediglich die neuerdings in Aufnahme gekommene Ausgasung mit Blausäure scheint hier durchgreifenden Erfolg zu bringen, ist aber durchaus nicht gefahrlos.

Eine weitere Gruppe von temporären Parasiten der Haut sind die **geflügelten Insekten** wie Mücken (Culex, Anopheles, Stegomyia), Bremsen, Dasselfliegen (Tabaniden, Oestriden). Sie suchen ebenfalls die Haut blutsaugend auf und spritzen hierbei ein Sekret in den Stichkanal, welches zu stark juckenden Quaddelbildungen Anlaß gibt. Auch hier spielt die Gewöhnung eine große Rolle. So leiden z. B. die Bewohner der Rheinuferortschaften, wo in den Altwässern die Mücken ausgedehnte Brutplätze finden, kaum noch unter dieser Plage, während neu zugezogene infolge der großen Zahl der Stichstellen schwere Erkrankungszeichen darbieten können. Die Behandlung ist ähnlich wie bei Wanzenbissen; unmittelbar nach dem Stich angewandt ist Salmiakgeisttupfung sehr nützlich.

In den Tropen kommen außer den Mücken auch Fliegen (Glossinen) in dieser Hinsicht in Betracht. Ähnlich wie die vorgenannten Insekten werden auch Bienen, Hummeln, Wespen, Hornissen und Ameisen dem Menschen durch Stich bzw. Biß lästig. Es ist aber hervorzuheben, daß sie nicht als Parasiten zu betrachten sind, sondern lediglich zur Abwehr den Menschen angreifen. Die durch sie erzeugten Hauterscheinungen sind den oben geschilderten ähnlich, die Behandlung die gleiche. Wichtig zu wissen ist nur, daß beim Bienenstich der zurückgelassene Stachel entfernt werden muß, während dies bei Wespen nicht nötig ist.

Wir wenden uns nunmehr zu den durch **Milben** erzeugten Erkrankungen der Haut, die insofern biologisch interessante Probleme darbieten, als sich die einzelnen Arten für verschiedene Wirte spezialisiert, angepaßt, haben. So sehen wir außer beim Menschen bei einer ganzen Reihe von Tieren seiner Umgebung ebenfalls Milbenerkrankungen auftreten, die unter Umständen auch auf den Menschen übertragen werden können. Die besonders für den Menschen pathogene Milbe ist die sog. Krätzmilbe (Acarus scabiei s. Sarcoptes hominis), der Erreger der Krätze. Diese Krankheit nicht nur, sondern auch der Erreger, waren schon im Mittelalter bekannt (die hl. Hildegard, Äbtissin auf dem Rupertsberg bei Bingen im 12. Jahrhundert!), die Kenntnis ist aber immer wieder verloren gegangen, bis 1834 der Korse Renucci, der sein Wissen wahrscheinlich von den alten Frauen seiner Heimat, den Nachfolgerinnen der Suronenweiber des Mittelalters, erworben hatte, die Milbe in Paris demonstrierte. Von da ab hat sich die Erkenntnis

von der Natur der Erkrankung, welche in die damals herrschende
Krasenlehre (früher führte man die Entstehung der Krankheit auf im
Blute befindliche „Schärfen" zurück) den ersten Einbruch vollzog,
allmählich verbreitet. Die Krätze trat zeit- und stellenweise ganz
enorm gehäuft auf, und man kann sie ohne Übertreibung als die
Geißel der Heere jener Zeit bezeichnen. Der englische Name (army

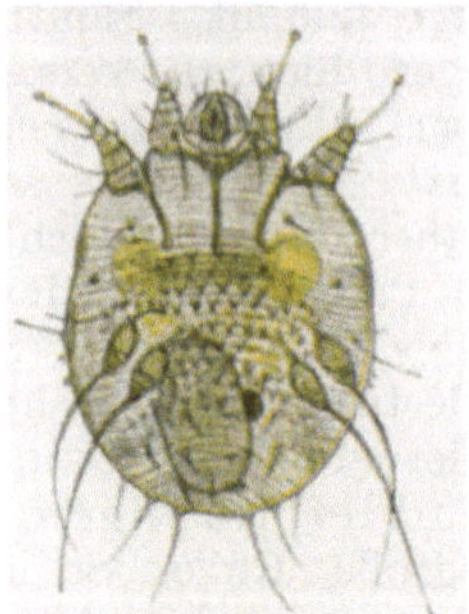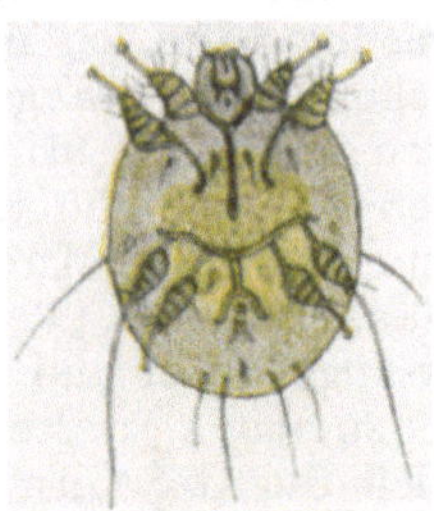

Abb. 6. Sarcoptes scabiei (weibl. und männl. Milbe).
(Aus Lenhartz-Meyer, Untersuchungsmethoden, 10. Aufl.)

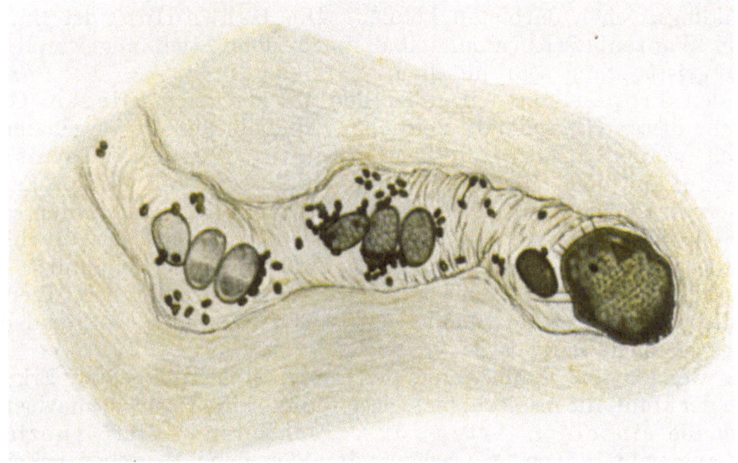

Abb. 7. Milbengang bei Scabies.
(Aus Lenhartz-Meyer, Untersuchungsmethoden, 10. Aufl.)

itch) deutet hierauf hin. Die Milbe hat eine plattovale Form (Abb. 6).
Das Weibchen ist 0,3 mm lang und 0,25 mm breit, es ist also gerade
noch mit den Augen erkennbar, während das um ein Drittel kleinere
Männchen mit unbewaffnetem Auge nicht mehr erkannt wird. Ersteres
ist träge in seinen Bewegungen, letzteres lebhaft beweglich. Die Be-
fruchtung vollzieht sich nach Munro in einem kurzen Gang der
Epidermis, den das Weibchen alsdann verläßt, um sich selbst einen
längeren Gang für die Eiablage zu graben (Abb. 7). Diese Gänge

verlaufen stets horizontal der Hautoberfläche am oberen Rande der
Stachelschicht, also dicht unterhalb der Hornschicht. Die Eier, etwa
50, ovale Gebilde, liegen quer zu der Längsachse des Ganges, zwischen
ihnen finden sich schwärzliche Kotpartikel. Die Larven kriechen nach
6 Tagen aus und sind nach zwei Wochen geschlechtsreif.

Die Übertragung von einem Menschen zum anderen erfolgt am
häufigsten durch längere körperliche Berührung, besonders wenn diese
in der Bettwärme stattfand. Da die Milben außerhalb der Haut
mehrere Tage am Leben bleiben, so ist eine Übertragung durch Bett-
zeug, Wäsche, Kleider, auch Abortsitze, als möglich anzusehen. Die
in Laienkreisen vielfach gefürchtete Übertragung durch Türklinken
kommt dagegen praktisch wohl nicht in Frage. Noch unentschieden
ist es, ob eine besondere individuelle Disposition des Menschen
für die Übertragung angenommen werden muß. Es ist schon früher
von Wiechmann und in neuerer Zeit von französischen Autoren behauptet worden, daß manche Menschen immun gegen Krätze sind. Sicher
ist dagegen, daß beim Menschen eine regionäre Disposition insofern
vorliegt, als beim Erwachsenen Hals und Kopf, von sehr seltenen
Fällen abgesehen, nicht befallen werden. Beim Kind, insbesondere
dem Säugling, pflegt dies dagegen häufiger vorzukommen.

Das hervorstechendste Symptom, das namentlich dem Befallenen
zuerst und am meisten zum Bewußtsein kommt und ihn zum Arzt
führt, ist der starke Juckreiz, der besonders nachts auftritt und zuweilen geradezu unerträglich sein kann. Er wird offenbar hervorgerufen
durch das in der Bettwärme ausgelöste „Aktivwerden" der Milben.
Ob es sich dabei um eine Reizung der intraepidermidalen Nervenendigungen durch das Graben der Milbe handelt, oder ob auch Sekrete
und dergl. der Milbe mit in Frage kommen, muß vorläufig dahingestellt
bleiben. Die gleich noch zu besprechenden Reaktionserscheinungen
der Haut wie des Organismus lassen jedenfalls auch an letztere
Möglichkeit denken. Die bereits erwähnten Gänge sind neben dem Juckreiz als das besonders Charakteristische für die Affektion zu bezeichnen. Es ist allerdings zu bemerken, daß sie, selbst in sehr ausgedehnten Fällen, durchaus nicht immer nachweisbar zu sein brauchen.
Sie werden infolge ihrer oberflächlichen Lage offenbar durch Kratzen und
Waschen leicht unkenntlich gemacht. Bei typischer Ausprägung sieht
man mehr auf als in der Epidermis feine, unregelmäßig gekrümmte,
$^1/_2$ bis 1 cm lange „Schmutzstreifchen". Der Eintrittsort der Milbe, das
„Kopfende" des Ganges, ist durch ein schwarzes Pünktchen markiert,
während das blindsackartige Schwanzende ein Bläschen aufweist.
Sticht man dort mit einer rauhen Nadel ein, so gelingt es bei einiger
Übung leicht, die Milbe herauszuholen. — Wie schon erwähnt, kommt
es zu gewissen Reaktionserscheinungen des unter- und umliegenden
Gewebes. So tritt in der Epidermis vielfach eine Erweiterung der
Saftspalten auf mit anschließender Bläschenbildung. Werden diese
Bläschen infolge des Juckreizes aufgekratzt und hierbei der Papillar-
körper verletzt, so kommt es zu umschriebenen Blutaustritten und zur
Entstehung von punktförmigen Blutkrüstchen, die das klinische

Bild oft sehr beherrschen und recht charakteristisch sind. Aber auch die Cutis kann beteiligt sein. Gefäßerweiterung, Ödem des Papillarkörpers, Veränderung und Vermehrung der fixen Bindegewebszellen können auftreten, klinisch offenbart sich das als Papelbildung. Für das Zustandekommen und die mehr oder weniger typische Ausbildung dieser Erscheinungen ist offenbar der anatomische Bau der einzelnen Hautregionen von besonderer Bedeutung. So finden sich Gänge besonders typisch an den Innenseiten der Finger sowie des Handgelenks, Papeln an den Achselfalten, am Penis und Scrotum, während im übrigen Bläschen bzw. die geschilderten Blutkrüstchen, meist auf geröteter Basis, vorherrschen. Die genannten Stellen können gleichzeitig als Prädilektionsstellen angesprochen werden. Außerdem sind Nabel, Sitzhöckergegend, Mamillen, Gürtelgegend, mit besonderer Vorliebe befallen. Auffallend gering pflegt dagegen der Rücken beteiligt zu sein, und die Gegend zwischen den Schulterblättern ist fast regelmäßig vollkommen frei. Dieser letztere Umstand kann oft für die Differentialdiagnose mit Vorteil verwertet werden.

Eine besondere Ausbildung zeigt — offenbar infolge des „zarteren" Baues — das klinische Bild der Scabies auf der kindlichen Haut. Hier treten einerseits die Gänge deutlicher hervor und werden sogar an Handtellern und Fußsohlen gefunden (Abb. 8); bei Säuglingen ist auch der behaarte Kopf zuweilen befallen. Die oben erwähnten Bläschen können ziemliche Größe annehmen, auch in Pustelbildung übergehen. Bezüglich dieser letzteren muß es allerdings im Einzelfall dahingestellt bleiben, ob nicht Sekundärinfektion in Frage kommt. Es ist eine für alle Formen der Scabies typische Erscheinung, daß verhältnismäßig häufig Superinfektionen durch die sog. banalen Eitererreger (Staphylo- und Streptokokken s. u.) stattfinden. Es liegt auf der Hand, daß durch das reichliche Kratzen mit den Fingernägeln diese Krankheitserreger in die Haut eingeimpft werden und das Bild oberflächlicher Pyodermien erzeugen. Es muß aber doch als auffällig bezeichnet werden, daß die Haut des Scabieskranken so ganz besonders gut für diese Infektionen empfänglich ist, während sie bei anderen Affektionen, wo sicher nicht weniger gekratzt wird, z. B. Ekzem, Lichen ruber usw., gar nicht oder nur selten sekundär infiziert gefunden wird. Sichere Vorstellungen darüber, worauf dieses Verhalten zurückzuführen ist, vermögen wir uns heute noch nicht zu machen. In diesem Zusammenhange muß noch einiger „Allgemeinwirkungen" der Scabies auf den Organismus gedacht werden, welche erst in neuerer Zeit entdeckt worden sind. Es wird nämlich in ausgebildeteren Fällen eine erhebliche Vermehrung der eosinophilen Blutkörperchen, nach Oelze bis zu 25%, gefunden. In anderen Fällen kommt es zu Albuminurie, ohne daß Formelemente auftreten, auch sonst können in sehr ausgeprägten Fällen Symptome einer schweren Allgemeinerkrankung auftreten, wobei die Kranken sehr anfällig sind und anderen, leichten Infekten, welche dazu kommen, erliegen.

Wenn die Milben von Tieren (Pferd, Hund, Katze, Tauben usw.) auf die menschliche Haut übertragen werden, so rufen sie ein ähnliches, aber in vielen Punkten doch abweichendes Krankheitsbild hervor. Vor allem findet man nie Gänge, sondern der Körper ist, ohne daß besondere Prädilektionsstellen vorhanden sind, mehr oder weniger übersät von

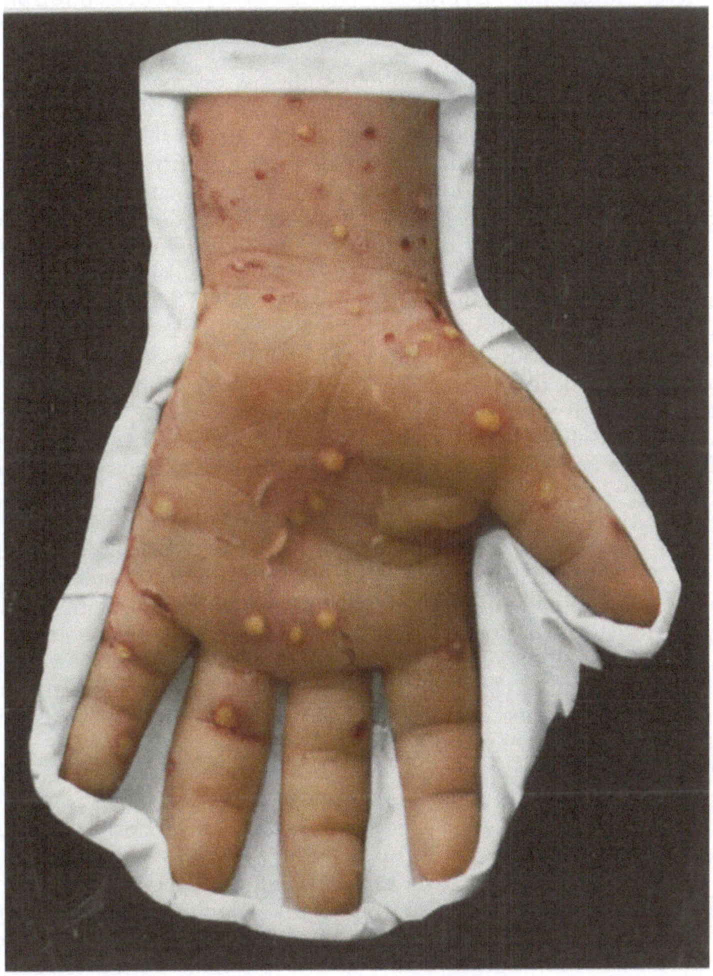

Abb. 8. Scabies einer Kinderhand.

einer Art Exanthem, welches aus rosa oder roten Papelchen mit einem zentralen Bläschen besteht. Diese letzteren sind allerdings meist aufgekratzt und durch ein Blutkrüstchen ersetzt. Der Infektionsmodus bringt es in diesen Fällen mit sich, daß die Räude, so heißt die Scabies beim Tier, an Stellen gefunden wird, wo die Krätze gemeinhin nicht auftritt. So sah ich bei Pferdepflegern aus Räudelazaretten Hals und

Rücken besonders stark befallen. Eine Sonderstellung nimmt die sog. Scabies norwegica ein, die von manchen Autoren als auf den Menschen übertragene Wolfsräude angesprochen wird. Hier findet sich als hervorstechendstes klinisches Symptom enorme Hyperkeratosenbildung an den von der Milbe befallenen Stellen. Die Affektion ist in Deutschland außerordentlich selten.

Noch zu erwähnen ist schließlich, daß die Scabies, namentlich bei dunkelhaarigen Individuen Pigmentierungen an den erkrankt gewesenen Stellen zu hinterlassen pflegt. Es kommt hierdurch, ähnlich wie bei der Pediculosis, in manchen Fällen zu einem recht bunten Bild.

Die Diagnose Scabies kann außerordentlich leicht, aber auch sehr schwer sein, letzteres namentlich dann, wenn die auf der Haut wahrnehmbaren Erscheinungen nicht besonders typisch ausgeprägt sind und vor allem über Juckreiz geklagt wird. Das trifft namentlich zu für beginnende Fälle, sowie für Patienten, welche reichlich baden. Gewöhnlich sind dann auf der Haut nur ganz vereinzelte, juckende Papelchen zu finden, während der Milbennachweis auf keine Weise gelingt. Hier achte man besonders auf die beschriebenen Papeln am Penis und Scrotum. Zuweilen läßt sich die Diagnose nur dadurch sichern, daß man versuchsweise die Behandlung durchführt. Bei Scabies larvata, wie ich diese Form nennen möchte, verschwindet dann der Juckreiz mit einem Schlage.

Die Behandlung der Scabies ist im allgemeinen nicht schwer. Sie hat darauf auszugehen, die Milben in der Haut abzutöten und Neuinfektion durch die Kleidung oder Umgebung zu verhüten. Die anzuwendenden Mitteln sollen die Haut nicht reizen und auch beim Vorliegen von Pyodermien anwendbar sein, d. h. sie dürfen keine Substanzen enthalten, z. B. Phenol, welche von der „geöffneten" Haut leicht resorbiert und dem Organismus gefährlich werden können. Sie sollen ferner möglichst unauffällig in der Anwendung sein, dürfen also weder riechen, noch die Wäsche zu sehr beschmutzen.

Die klassischen Mittel für die Behandlung aller Arten von Scabies, also auch der vom Tier übertragenen, sind Perubalsam, Styrax und hochprozentige Schwefelsalben, letztere namentlich in Form der Wilkinsonschen Salbe. Sie sind heute mehr oder weniger verlassen. An ihre Stelle ist ein ganzes Heer fabrikmäßig hergestellter Mittel getreten. Sie alle hier aufzuzählen würde zu weit führen. Nach meinen Erfahrungen ist weitaus das beste zur Zeit Ristin (Bayer). Es erfüllt alle die oben angestellten Anforderungen. Das von der gleichen Firma hergestellte Mitigal wirkt außerordentlich milde, aber nicht so sicher, es ist allerdings billiger. Ebenfalls billig und sicher in der Wirkung ist das Ecrasol, es kommt namentlich für die Krankenhaus- und Kassenbehandlung in Frage. Im übrigen wird jeder Arzt mit der Zeit ein Mittel aus der großen Zahl heraus finden können, welches unter Berücksichtigung der oben aufgestellten Forderungen für seine Klientel sich am meisten eignet.

Die Anwendungsweise aller dieser Mittel vollzieht sich gewöhnlich so, daß an drei aufeinander folgenden Abenden die Haut des ganzen

Körpers vom Halse abwärts, beim Säugling evtl. auch der Kopf, einschließlich Genitale, Afterspalte, Finger- und Fußnägel, mit dem betreffenden Mittel gründlich eingerieben wird; am vierten Tage nimmt der Patient ein Bad und wechselt Bett- und Leibwäsche. Sonstige Kleidungsstücke, welche die bloße Haut berühren, z. B. Damenblusen, werden zweckmäßig für einige Zeit an die Luft gehängt oder an der Innenseite heiß gebügelt. In schweren Fällen wird es sich empfehlen, nach etwa 8 Tagen die geschilderte Prozedur, evtl. in abgekürzter Form, noch einmal zu wiederholen, um mit Sicherheit etwa in der Zwischenzeit noch ausgeschlüpfte Milben abzutöten. Die sog. Schnellkuren sind in der Praxis meist überflüssig. Selbstverständlich können die oben genannten Mittel auch so angewandt werden, daß ihre Einreibung in anderhalb Tagen (d. h. abends, morgens, abends) durchgeführt wird, da sie die Haut in keiner Weise reizen. Die etwa vorhandenen sekundären Pyodermien heilen nach Wegfall des Kratzens vielfach von selbst, wenn dies nicht der Fall ist, so empfiehlt es sich, ihre besondere Behandlung erst nach Abschluß der Krätzebehandlung aufzunehmen.

Sehr wesentlich für die Verhütung von Neuansteckungen ist es, daß solche Personen der Umgebung des Kranken, mit denen er zusammen schläft oder sonst in nähere körperliche Berührung kommt, auf Scabies untersucht und gegebenenfalls behandelt werden. Es hat gar keinen Zweck, z. B. aus einer Familie nur ein Kind zu behandeln und sich um die übrigen Familienmitglieder nicht zu kümmern. Man beachte auch gewisse Gewohnheiten der Bevölkerung, so pflegt auf dem Schwarzwald das jüngste Kind mit der Großmutter im gleichen Bett zu schlafen.

Besonderer Erwähnung bedarf noch der sog. postscabiöse Juckreiz, d. h. in gewissen Fällen von längeren Bestehen der Krankheit oder bei besonders sensiblen Patienten kann nach Beseitigung der eigentlichen Erkrankung der Juckreiz fortbestehen. Es mag an dieser Stelle ununtersucht bleiben, ob dies auf ein „Nachschwingen" des Reizes in den peripheren, afferenten Nervenbahnen oder auf eine „Fixierung" des Reizes in den entsprechenden Gehirnzentren zurückzuführen ist, wichtig ist jedenfalls, daß sich der behandelnde Arzt unter keinen Umständen verleiten läßt, die Behandlung über Gebühr fortzusetzen. Die Vornahme einer dritten Kur läßt sich evtl. noch rechtfertigen, aber darnach sollte unbedingt abgebrochen und die Beseitigung des Juckreizes angestrebt werden. Neben psychischer Beeinflussung eignet sich hierfür 10% Heliobrom bzw. 1% Menthol-Thymol in spirituöser Lösung oder Schüttelmixtur (Rez. 33).

Außer Tiermilben werden auch solche, die auf Pflanzen leben, zuweilen auf den Menschen übertragen und verursachen ähnliche Hauterscheinungen, wie sie oben bei der Räudeerkrankung des Menschen beschrieben wurden. Erwähnt sei hier die Milbe von Pediculoides ventricosus, der sog. Acarus hordei. Sie lebt hauptsächlich in Korn, Gerste und Buchweizen und verursacht die sog. Acariasis. Kommt hauptsächlich in Italien vor. Interessant ist, daß nach den Beobachtungen von Ancona auch Asthma durch sie hervorgerufen werden kann. Sollte sich dies bestätigen, so wäre ein Grund mehr dafür gegeben, der Frage nachzugehen, inwieweit die Hauterkrankungen bei den sämtlichen Milbenerkrankungen, teilweise wenigstens, auf allergische Vorgänge (s. später) etwa zurückzuführen wären. Im Alpengebiet, und zwar nur in gewissen Höhenlagen, kommt die Milbe von Tetranychus telarius, Leptus autumnalis oder Schmelchenläuse genannt, nach Untersuchungen von Toldt jr. vor. Der Erreger der sog. Trombidiasis. Sie lebt auf Gräsern, Getreide, Stachelbeersträuchern, Hauptzeit Juli-August.

Ebenfalls sehr selten in unseren Breiten ist ein Befallensein der Haut, des Menschen wenigstens, durch **Zecken.** Am ehesten gefunden wird noch Ixodes ricinus, der Holzbock. Er hält sich in Wäldern auf und lebt halbparasitisch auf Sträuchern oder Gräsern. Die 2,2 mm langen Weibchen gehen, außer auf Vögel und Säugetiere, auch auf den Menschen über. Mittels ihres langen, mit Widerhaken versehenen Rüssels bohren sie sich in die Haut ein und saugen Blut, wobei der Hinterleib bis zu Erbsendicke anschwillt und rot oder bläulichbraun, fettglänzend wird. Reaktionserscheinungen seitens der Haut treten im allgemeinen nicht auf, nur nach gewaltsamem Abreißen, wobei der Kopf stecken bleibt, kann es zu entzündlichen Erscheinungen kommen. Man entfernt den Parasiten durch Betupfen mit Öl oder Benzin, welches die Atmungsorgane abschließt und ihn zum Abfallen bringt. In den Tropen kommt den Zecken als Krankheitsträgern (Recurrens usw.) eine erheblich höhere Bedeutung zu.

Ebenfalls in den Tropen häufiger, bei uns nur sehr selten, sind Hautaffektionen durch die **Maden von Fliegen.** Am ehesten wird bei uns noch gefunden die Ansiedlung von Maden der Schmeißfliege auf Wundflächen. Ferner die als Hautmaulwurferkrankung, Creeping disease oder Gastrophilosis cutis (Bogrow) bezeichnete Affektion, welche durch die Larve (Larva migrans) von Gastrophilus equi, der Pferdebremse, hervorgerufen wird, die sonst im Pferdemagen schmarotzt. Dieser Parasit gräbt, ähnlich wie die Scabiesmilbe, nur etwas vergrößert, bedeutend längere und von Reaktionserscheinungen der Cutis begleitet, linienartige, bogenförmig gewundene Gänge in der Epidermis. Die vielfach empfohlenen Jodtinkturpinselungen wirken nicht zuverlässig, besser dagegen Durchfrierung des Gangendes mittels Chloräthyl.

Nicht eigentlich zu den Hautparasiten gehörig, aber an dieser Stelle doch zu erwähnen, sind die Erscheinungen, welche durch den Madenwurm, Oxyuris vermicularis, in der Umgebung des Afters, bei kleinen Mädchen auch der Vulva, hervorgerufen werden. Dieser Parasit, ein Bewohner des Dickdarms und Rektums, pflegt nachts aus dem After heraus zu kommen und auf der umgebenden Haut herumzukriechen. Durch seine Bewegungen wird ein lebhaftes Kitzel- und Juckgefühl hervorgerufen, welches den Patienten zu intensivem Kratzen verleitet. Hierdurch wiederum werden Reaktionsvorgänge der Haut ausgelöst, welche uns später noch bei der Dermatitis intertriginosa beschäftigen werden. Nach neueren Forschungen gelingt die Feststellung der Oxyuriasis am leichtesten und sichersten durch Untersuchung des Fingernagelschmutzes auf Eier.

Dermatitis mykogenes.

Wir gehen nun zu den durch pflanzliche Mikroorganismen bedingten Hauterkrankungen über und zwar zunächst zu den Pilzerkrankungen. Als Erreger kommen in Betracht: Pilze und Algen
(z. B. Mucor). Die Pilze werden eingeteilt in höhere Pilze, mit echter
Verzweigung und Spaltpilze oder Bakterien. Die durch erstere erzeugten
Hautaffektionen werden herkömmlich Dermatomykosen genannt.

Die hautpathogenen Fadenpilze gehören zu den Fungi imperfecti
(Hypho- oder Eumyceten), sie sind charakterisiert durch parasitäres
Wachstum auf lebender oder toter Materie. Ihre Einteilung in botani-
schem Sinne ist sehr schwierig und wohl noch nicht völlig abgeschlossen.
Ganz erstaunlich ist ihre Variabilität und Anpassungsfähigkeit
an das Substrat; das mannigfache Auftreten von Übergangsformen
erklärt sich vermutlich daraus
(Grütz). Die Forschung der letzten
Jahre hat sich in steigendem Maße
mit diesen Erregern beschäftigt, die
lange Zeit ein sehr vernachlässigtes
Gebiet dargestellt hatten, obwohl sie
eigentlich die ersten pflanzlichen
Erreger waren, deren Pathogenität
erkannt worden war (Schönlein
1839). Als wichtigstes Ergebnis
neuerer Forschung ist zweifellos die
Tatsache anzusprechen, daß diese
Pilze durchaus nicht die harmlosen
Parasiten sind, für die man sie bisher
ansah, sondern daß sie, wenn auch seltener, zu Allgemeininfektionen
führen können. Ehe wir uns jedoch
zu den biologischen Eigenschaften

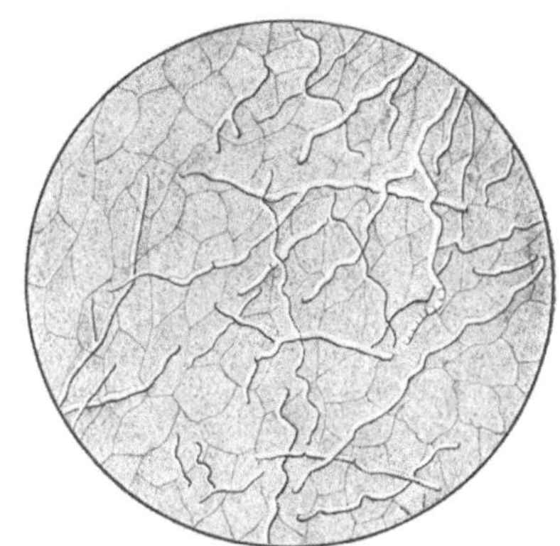

Abb. 9. Trichophytonmycel aus einer Schuppe.
(Aus Lenhartz-Meyer,
Untersuchungsmethoden, 10. Aufl.)

der Pilze wenden, seien einige Bemerkungen über Bau, Kultur und
Nachweis vorausgeschickt. Ihrem Bau nach sind die Pilze ausgezeichnet
durch Wachstum in Fäden, das sind schlauchartige Gebilde mit zellulose-
haltiger, doppeltkonturierter Membran, ohne nachweisbaren Kern.
Die einzelnen Fäden zeigen mehr oder weniger eng beieinander stehende
Scheidewände, Septen. Durch Längenwachstum entsteht ein Faden-
gewirr, Mycel (Abb. 9). Die Fortpflanzung geschieht durch Sporen,
die entweder im Faden liegen, Endosporen, oder sich nach außen
vorstülpen und abschnüren, Ektosporen, auch Conidien genannt,
runde, ebenfalls doppeltkonturierte Gebilde. — Der mikroskopische
Nachweis der Pilzelemente in Hautschuppen, Haaren, Nägeln, Eiter
geschieht am leichtesten ungefärbt. Man bringt das betreffende
Material auf den Objektträger, setzt zur Aufhellung bzw. Auflösung
der Hornsubstanz 10—20% Kalilauge zu, erwärmt bis zur leichten
Dampfbildung und untersucht mit starkem Trockensystem und enger
Blende, ohne Kondensor. Die Pilzfäden erscheinen dann als glänzende,

doppeltkonturierte Streifen, die Sporen als rundliche Körperchen von verschiedener Größe (Makro- und Mikrosporen) (Abb. 10).

Zur Darstellung im gefärbten Präparat eignet sich am besten eine modifizierte Gramfärbung nach vorheriger Entfettung. Der kulturelle Nachweis gelingt am sichersten auf zuckerhaltigen (Maltose) Nährböden. Der Tierversuch kommt für den Pilznachweis in der Praxis im allgemeinen nicht in Frage. Für gewisse Fälle kann die Methode der feuchten Kammer mit Vorteil angewendet werden. Man bringt das zu untersuchende Material, am besten eignen sich Schuppen, auf ein Deckglas, fügt Kochsalz- oder Zuckerlösung hinzu und befestigt das Glas auf einem hohlgeschliffenen Objektträger, indem man die Kanten mit flüssigem Wachs bestreicht. Nach 24 Stunden sieht man dann schon bei Zimmertemperatur das Auskeimen von Mycelfäden am Rande der „Kultur", auch Sporenbildung ist oft erkennbar. Biologisch interessant ist es, daß gewisse Pilzarten nur vom Tier auf den Mensch, andere wieder nur von Mensch zu Mensch übertragen werden. Es ist anzunehmen, daß diese letzteren sich — ursprünglich nur beim Tier vorkommend — mit der Zeit der menschlichen Haut so angepaßt haben, daß sie nunmehr fast ausschließlich auf dieser vorkommen. Diese Anpassung wird auch dadurch dokumentiert, daß die vom Tier stammenden Dermatophyten, die noch nie auf menschlicher Haut

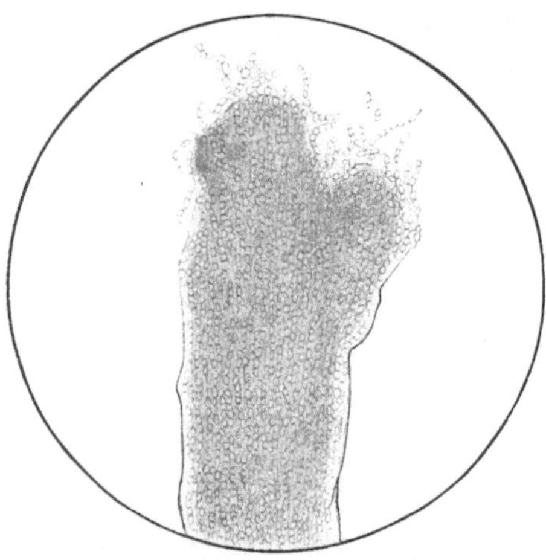

Abb. 10. Haar mit Trichophytonpilzen.
(Aus Lenhartz - Meyer, Untersuchungsmethoden, 10. Aufl.)

gelebt haben, auf dieser stärkere Reaktionserscheinungen hervorrufen, während die exquisit humanen Formen dies in sehr viel geringerem Grade zu tun pflegen. Von den ersteren genügen relativ geringe Mengen zur Erzeugung heftiger Reizerscheinungen, bei den letzteren sind diese dagegen trotz oft erheblicher Mengen meist sehr gering. Eine weitere wichtige Eigenschaft der Hautpilze ist ihre Fähigkeit, bei cutaner Infektion eine allergische Umstimmung des Hautorganes hervorzurufen, die erkennbar wird bei Reinfektionen oder intracutaner Einspritzung einer Mykovaccine (Pilzextrakt). Neisser und Plato haben dies zuerst bei den Trichophytien gefunden, B. Bloch und Jadassohn dann mit ihren Schülern eingehend studiert. Wichtig ist aber, daß Allergie und Immunität nicht parallel miteinander gehen, denn wie Jadassohn festgestellt hat, kann man auf Trichophytonvaccine reagieren, also allergisch sein, und trotzdem für eine Neuinfektion empfänglich sein. Ob die Vaccinereaktionen wirklich spezifisch sind, ist noch umstritten, auf jedenfall sind sie nicht gruppen-, ja kaum artspezifisch. Wir werden unten noch einmal auf die praktische Seite dieses Problems zurückkommen. Wieweit eine überstandene Pilzinfektion zu Immunität führt, ist eine noch nicht vollkommen geklärte Frage. Daß Schutzstoffe (Antikörper) gebildet werden, die durch Agglutination oder Komplementablenkung nachweisbar sind, ist sicher, aber über den Umfang der Schutzwirkung lassen sich nicht einmal generell genauere Angaben machen. Eine praktische Bedeutung in therapeutischer Hinsicht kommt eigentlich nur der durch intracutane Vaccineinjektion bewirkten allergischen Herdreaktion zu, es bleibt aber völlig zweifelhaft, ob diese Reaktion mit den eigentlichen Immunitätsvorgängen im engeren Sinne irgendwie im Zusammenhang steht. Wir erwähnen diese Fragen deshalb, weil sie zeigen, daß wir uns hier auf einem Gebiete befinden, welches uns vielleicht noch am leichtesten ein experimentelles Eindringen in diesen Komplex von Problemen gestattet. Daß die Fadenpilze auch zu Allgemeininfektionen führen können, wurde bereits angedeutet. Jadassohn gebührt das hohe Verdienst, dies zuerst richtig erkannt zu haben. In der Folge wurden dann klinisch und im Tierversuch so viel Tatsachenmaterial zusammengetragen, daß heute an dieser Möglichkeit nicht mehr gezweifelt werden kann. Es wurde nicht nur festgestellt, daß von allen drei Hauptgruppen von Fadenpilzen durch Eindringen und Verschleppen auf dem Blutwege exanthemartige Hautaffektionen, Mykide, entstehen können, sondern es stellte sich auch heraus, daß die Hauterscheinungen eine recht erhebliche Polymorphie aufweisen, die man vordem nicht im entferntesten geahnt hatte. Auffallend ist, daß diese Mykide territorial in ganz verschiedener Frequenz zur Beobachtung kommen, eine Tatsache, die ja auch für die Tuberculosis lichenoides betont worden ist (Jessner). Man geht wohl nicht fehl, wenn man die verschiedenartige Angepaßtheit der einzelnen Varietäten hier in Rechnung zieht; hat doch die planmäßige Durchforschung der Mykosen in verschiedenen Gegenden allein schon für Deutschland recht erhebliche Verschiedenheiten in der Pilzflora ergeben.

Kausalgenetisch betrachtet hängt Entstehung und Verlauf von Pilzinfektionen der Haut von zwei Bedingungskomplexen ab, einem exogenen und einem endogenen. Zu ersterem gehört Art des betr. Pilzes und Infektionsmodus, zu letzterem Art bzw. Bau des Infektionsortes und Reaktion des betreffenden Organismus. 1. Die Art des Pilzes ist nicht ohne weiteres ausschlaggebend für die „Typizität" des klinisch-morphologischen Bildes; d. h. es können von Pilzen verschiedener Art und Varietät die gleichen oder wenigstens sehr ähnliche Krankheitsbilder erzeugt werden. Andererseits können Pilze gleicher Art, z. B. Trichophyton, aber verschiedener Varietät, je nach dem Grade ihrer Angepaßtheit sehr verschiedene klinische Manifestationen hervorrufen. Es läßt sich also aus den letzteren nicht ohne weiteres ein Schluß auf Art des Pilzes ziehen. 2. Die Art der Übertragung ist wesentlich für Sitz und Ausdehnung des „Erstherdes"; das ist selbstverständlich, soweit die Körperregion in Frage kommt, bezieht sich aber auch darauf, welche Schicht der Haut (Epidermis,

Cutis) zuerst ergriffen wird, sowie in welchen Mengen der Erreger übertragen wird. 3. Art der Infektionsstelle, wobei unter letzterer Bezeichnung nicht nur der Ort der Erstinfektion, sondern jede Stelle, an der Erreger zur Entwicklung kommen, gemeint ist: hier sind die Besonderheiten, wie sie durch den anatomischen Bau, durch physiologische Verhältnisse usw. gegeben sind, von Bedeutung. So ruft z. B. die Infektion mit Favuserreger am behaarten Kopf, auf der freien Haut oder an den Nägeln jeweils ganz verschiedene Bilder hervor. Ähnliches sehen wir bei den so verbreiteten Trichophytonarten. Andere Pilze sind durch ihre Vorliebe für durchfeuchtete Haut ausgezeichnet (Microsporon furfur und minutissimum, Epidermophyton), sie wachsen daher fast ausschließlich an stark schwitzenden Stellen, diese bieten ihnen also die geeignetsten Lebensbedingungen. 4. Die Reaktion des befallenen Organismus ist, wie bei allen Infektionskrankheiten, eine streng individuelle und schwankt innerhalb oft recht weiter Grenzen, das braucht hier nicht näher ausgeführt zu werden. Für die Pilzerkrankungen wäre nur hinzuzufügen, daß bei einzelnen durch Überstehen eine zeitweilige Immunität erzeugt wird, die wahrscheinlich streng „organspezifisch", d. h. nur an die Haut gebunden ist, wenn diese der Sitz der Infektion war. Wichtig ist auch, daß die Reaktion der Haut auf intracutane Vaccineinjektion nicht streng artspezifisch ist, sondern im allgemeinen sich als plurivalent erweist. Es ist ferner wichtig, daß es Pilzarten gibt, die nur (von Ausnahmen abgesehen) auf der Haut des Kindes, nicht aber beim Erwachsenen krankhafte Erscheinungen hervorrufen oder umgekehrt (Microsporon Audouinii, bzw. minutissimum). Worauf diese besondere Disposition beruht, ist, trotz nahe liegender Vermutungen, noch ganz ungeklärt.

1. Die Saprophytien.

Die erste Gruppe der Hautpilzerkrankungen wird gebildet durch die sog. Saprophytien. Sie sind charakterisiert dadurch, daß die Pilze nur in den obersten Epidermisschichten wuchern, ohne daß eine wesentliche Reaktion des übrigen Gewebes, insbesondere der Cutis, dabei auftritt.

1. Pityriasis versicolor. Der Erreger, Microsporon furfur (Eichstedt 1846), lebt nur in den oberflächlichsten Schichten der Epidermis; nach Unna überschreitet er nie den basalen Teil der Hornschicht nach unten. Plaut beschreibt ihn als kurze, dicke, gekrümmte Hyphen mit großen Sporenhaufen, welche sich aus doppelt konturierten Einzelelementen zusammensetzen. Der Pilz lockert die Hornschicht in ihrem Eigengefüge sowohl wie in ihrem Zusammenhang mit den übrigen Epidermisschichten. Es gelingt daher leicht, durch Kratzen mit dem Nagel die erkrankte Hornschicht abzuschälen. Dieses sog. Hobelspanphänomen ist außerordentlich charakteristisch und für die Diagnose wertvoll. Wenn beim Bepinseln der Haut mit Jodtinktur die erkrankten Stellen dunkler als die Umgebung erscheinen, so ist dies ebenfalls auf das leichtere Eindringen dieses Mittels zurückzuführen. Der Pilz gedeiht besonders gern in durchfeuchteter Haut, wie sie bei Tuberkulösen infolge der Nachtschweiße, bei Rheumatikern durch Salicylmedikation oder bei Europäern in den Tropen häufig ist. Klinisch sind die befallenen Hautstellen erkennbar durch ihre eigentümlich gelbbraune Farbe, welche schwankt zwischen hellem Milchkaffee- und dunklem Sepiabraun, zuweilen mit gelblichem oder rötlichem Einschlag. Die erkrankten Stellen sind linsen- bis taschentuchgroß, letztere offensichtlich entstanden durch das Zusammenfließen zahlreicher Einzelherde, daher die Ränder unregelmäßig, zackig gestaltet. Zuweilen sieht man vorzugsweise die Haarfollikel befallen. Der Hauptsitz der Erkrankung ist der Rumpf, seltener die Gliedmaßen, Hals, Gesicht, behaarter Kopf, Hände und Füße nie. Beschwerden werden gewöhnlich nicht ausgelöst, nur selten klagen die Patienten über leichten Juckreiz. Recht häufig wird die Affektion als Nebenbefund bei einer Untersuchung gefunden, ohne daß der Kranke sie vorher bemerkt hatte. Differentialdiagnostisch kommt eine Verwechslung mit Pigmentflecken in Frage; hier ist neben dem Hobelspanphänomen der Pilznachweis das entscheidende. Schwieriger ist unter Umständen die Unterscheidung gegenüber dem Erythrasma (s. unten).

Die Behandlung erstrebt Entfernung der erkrankten Hornschicht und Abtötung etwa zurückbleibender Pilzelemente. Am zweckmäßigsten sind neben häufigen Abseifungen, Einpinselungen mit $5-10^0/_0$ Resorcin- bzw. Salicylspiritus. Auch verdünnte Jodtinktur (1:3) ist, namentlich für kleinere umschriebene Herde, empfehlenswert. Recht zweckmäßig ist auch die modifizierte Arningsche Tinktur (Rez. 9).

Salbenbehandlung kommt nur für sehr hartnäckige und ausgedehnte Fälle in Frage und wird in derselben Weise, wie unten bei den oberflächlichen Trichophytien beschrieben, durchgeführt. Sehr bewährt hat sich für solche Fälle an meiner Klinik die Bestrahlung mit ultraviolettem Licht (künstliche Höhensonne), wenn eine Dosis gegeben wird, welche eine hinreichende Abschälung der Haut erzeugt (Erythemdosis). Wichtig ist, daß jede Behandlung noch einige Zeit nach erfolgter Abheilung fortgesetzt wird, da sonst leicht Rückfälle eintreten. Neben der lokalen Behandlung ist in allen den Fällen, wo vermehrte Schweißabsonderung in Frage kommt, deren Herabsetzung anzustreben (Kalk).

2. **Erythrasma.** Der Erreger, Mikrosporon minutissimum (Burchardt 1859), lebt in gleicher Weise wie der vorgenannte Erreger in den oberflächlichsten Epidermisschichten, insbesondere der Hornschicht. Er gedeiht ebenfalls offenbar am besten in durchfeuchteter Haut, darum finden wir die durch ihn erzeugte Affektion überall da, wo regelmäßig Schweißabsonderung stattfindet. Die Fäden sind sehr fein, und daher kommt es wohl, daß das Gefüge der Epidermis wesentlich weniger gestört wird, als das bei der vorigen Erkrankung der Fall ist. Auch der Nachweis im ungefärbten Schuppenpräparat ist sehr viel schwieriger, und es empfiehlt sich, ein Färbeverfahren anzuwenden. Man erkennt dann die Pilze als sehr feine, ganz dicht septierte Fäden. Wenn auch das Wachstum sich verhältnismäßig sehr oberflächlich abspielt, so ist doch eine gewisse Tiefenwirkung (Toxine?) in vielen Fällen sehr wahrscheinlich, und zwar in Rücksicht auf die eigentümliche Farbe der erkrankten

Herde. Dieselben sind in typischen Fällen rotbraun, zuweilen etwas ins gelbliche spielend. Die Flecken sind bis handtellergroß, haben scharfen, bogigen Rand, zuweilen mit „Vorposten" im Gesunden. Die Oberfläche schuppt zuweilen leicht.

Herde finden sich vor allem in der Umgebung des Genitale, insbesondere an der Innenseite der Oberschenkel von der Schenkelfalte abwärts, auch der Hodensack sowie der Schamberg können befallen sein. An der ersteren Stelle reicht die Affektion gewöhnlich nur soweit, als Hautflächen in unmittelbare dauernde Berührung treten, d. h. bis zum unteren Rande des Hodensackes. Aus dem gleichen Grunde wird die Affektion beim Mann häufiger links wie rechts gefunden. Die Achselhöhlen sind nicht selten befallen, zuweilen finden sich auch bei fetten Personen Herde unter den Brüsten und der Bauchfalte. Sehr auffallend ist, daß die Erkrankung ungleich häufiger bei Männern als bei Frauen und nie bei Kindern gefunden wird. Die Entwicklung vollzieht sich stets ganz unbemerkt. Beschwerden bestehen gewöhnlich nicht, nur bei starkem Schwitzen oder Reiben (nach Märschen, Reiten) wird zuweilen Juckreiz empfunden. Die erkrankten Stellen pflegen dann auch stärker gerötet zu sein, und bei unzweckmäßigem Verhalten der Betreffenden (Kratzen) kann sich eine intertriginöse Dermatitis anschließen, die mit heftigen Beschwerden einherzugehen pflegt. Eine Übertragung von Mensch zu Mensch ist anzunehmen, wenn auch wohl nicht allzu häufig, z. B. von Mann auf Frau (Brocq). Die Diagnose läßt sich meist schon durch das klinische Bild stellen. Der Pilznachweis ist für die Praxis entbehrlich, zumal er, wie wir sahen, technisch nicht ganz einfach ist. Gegenüber der Dermatitis ist das Fehlen von Bläschen, Nässen, Abschuppung und Juckreiz zu beachten. Gegenüber der Pityriasis versicolor ist, neben dem positiven Pilzbefund bei jener, das Fehlen der Abschilferung beim Kratzen (Hobelspanphänomen) wesentlich. Bewährt hat sich mir auch folgender Kunstgriff: wenn man einen Teil der erkrankten Stelle, mit beiden Daumen etwa, scharf anspannt, so sieht man beim Nachlassen das Auftreten eines silbergrauen Glanzes auf der betreffenden Fläche. Es handelt sich dabei vermutlich um das Eindringen von Luft zwischen die, in ihrem Gefüge durch den Pilz geschwächten und darum beim Anspannen einreißenden, Hornlamellen. Eine Verwechslung mit Epidermophytia inguinalis ist nach dem klinischen Bild sowie dem positiven Pilzbefund bei dieser wohl ausgeschlossen.

Die Behandlung hat ebenfalls die Entfernung der erkrankten Hornschicht nebst Abtötung der Pilzelemente zum Ziele; daher ist mehrfache Einpinselung mit Jodtinktur oder Arningscher Tinktur am empfehlenswertesten. Bei stärkerer Beteiligung der Cutis muß selbstverständlich hinsichtlich der Konzentration sehr vorsichtig vorgegangen werden; das bezieht sich namentlich auch auf die Anwendung am Hodensack, dessen Haut recht empfindlich zu sein pflegt. Ich lasse hier meist zunächst nur einzelne Stellen von etwa Markstückgröße behandeln und so schrittweise die ganze Fläche in Angriff nehmen. Rückfälle sind bei genügend langer Behandlung kaum zu befürchten. Auch Lichtbehandlung ist angezeigt (s. oben).

Anhangsweise sei hier eine eigenartige Affektion erwähnt, welche ausschließlich an den Achselhaaren, und zwar vorwiegend bei blonden Individuen gefunden wird, die sog. Trichomycosis palmellina. Der Schaft der Haare ist in großer Ausdehnung von einer gelbrötlichen, schleimigen Masse eingescheidet, die sich mit den Fingern abstreifen läßt und mikroskopisch aus kokkenähnlichen Mikroorganismen besteht. Ein Übergreifen auf die Haut kommt nicht vor. Regelmäßiges Abseifen und Einreiben mit Salicylspiritus beseitigt die Affektion schnell.

Ferner sei noch kurz eine Affektion der Schnurrbarthaare besprochen, die unter dem Namen Piedra zuerst aus Columbien bekannt geworden ist, woselbst sie auch an den Kopfhaaren sehr verbreitet ist. Charakteristisch sind hierfür rosenkranzartig angeordnete, ziemlich weiche Knötchen, die aus den Elementen eines, Trichosporon genannten, Pilzes bestehen und dem Haarschafte aufsitzen, ohne ihn jedoch zu verändern. Durch Abschneiden oder Rasieren läßt sich die Affektion rasch beseitigen.

Wir wenden uns nunmehr den „eigentlichen" Dermatomykosen zu, zu denen herkömmlich gerechnet werden: Mikrosporie, Trichophytie und Favus.

2. Die Mikrosporien.

Die **Mikrosporie** (Gruby 1841, Sabouraud 1892 Wiederentdecker) wird fast ausschließlich bei Kindern gefunden. Der Erreger, Microsporon Audouinii, seltener Microsporon lanosum u. a., lebt vorwiegend im Haar. Sein Mycel durchwuchert das Innere derselben mit feinen, weinrebenartigen Fäden. Einzelne Ranken dringen nach außen und daran bilden sich die Sporen, welche das Haar manschettenförmig umgeben. Mikroskopisch sieht ein solches Haar im ungefärbten Präparat aus wie ein mit Leim bestrichener Glasstab, der in feinem Sand gerollt ist. Die Infektion des Haares geht wahrscheinlich aus von der Gegend des Follikeltrichters, wo sich der Pilz zunächst ansiedelt und vermehrt. Der Erreger befällt sämtliche der Infektionsstelle benachbarte Haare durch konzentrische Ausbreitung. Die erkrankten Haare, deren Gefüge durch den wuchernden Pilz zerstört ist, brechen kurz oberhalb der Follikelmündung ab, und es bleiben grauweiße Stümpfe stehen. Die ursprüngliche Farbe des Haares wird, offenbar durch das Eindringen von Luft in das Innere desselben verändert. Faßt man diese Haarstümpfe mit der Pinzette an, so brechen sie infolge der Schwächung ihres Gefüges ab oder lassen sich schmerzlos ausziehen. Klinisch präsentiert sich eine derartige erkrankte Stelle als kreisrunder oder ovaler Fleck von wechselnder Größe, dessen Oberfläche grau, wie bestaubt, aussieht und keinerlei intakte Haare, sondern nur mehr Stümpfe trägt: Bild einer abgemähten Wiese. Zwischen den einzelnen Haaren wird meist eine feine Schuppung gefunden, ein Zeichen dafür, daß auch die Epidermis mit befallen ist. Die Zahl der erkrankten Stellen ist je nach dem Alter der Infektion verschieden, der Primärfleck, d. i. der Infektionsort, ist gewöhnlich am größten. Während man früher der Ansicht war, daß der Pilz nur ganz oberflächlich und nur auf dem behaarten Kopf vorkomme, hat sich im

Laufe der Zeit herausgestellt, daß er auch in die tieferen Schichten der Haut eindringen und sogar auf dem Blutwege verschleppt werden kann. Wir haben verschiedentlich Fälle beobachtet, bei denen auf dem Kopf neben den oben beschriebenen oberflächlichen Herden auch solche zu finden waren, bei denen offensichtlich das Gewebe des Papillarkörpers mitbeteiligt war. Es finden sich dann rosarote, leicht

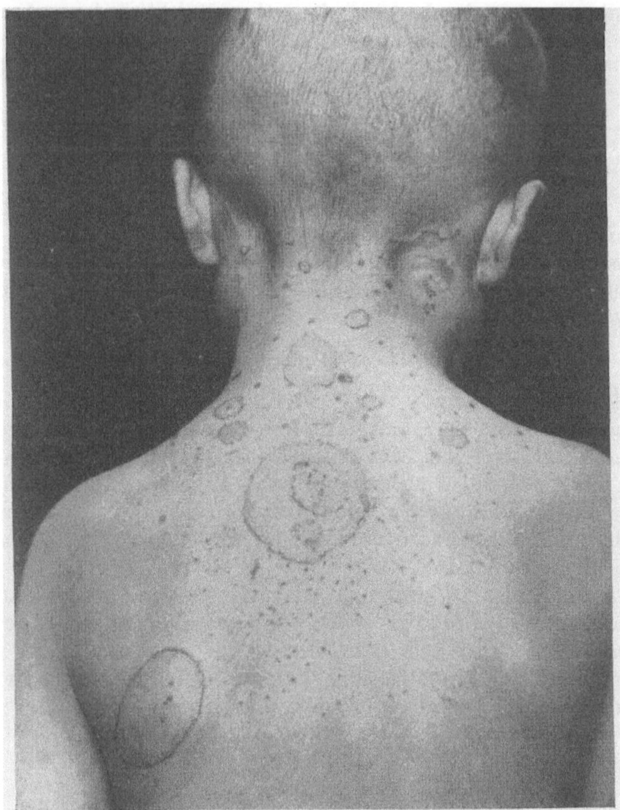

Abb. 11. Mikrosporie der „freien" Haut am Rücken eines Kindes.

plattenartige Erhebungen oder Kreise von Münzengröße. Das gleiche Bild, auch girlandenartige Figuren, wird zuweilen am Nacken und den angrenzenden Rückenpartien oder sonst am Körper, also auf der freien Haut, gefunden (Abb. 11). Auch kleinere, linsenartige Efflorescenzen, mit feinen Schuppen bedeckt, können vorkommen. Bei der Verschleppung auf dem Blutwege kommt es zur Ausbildung eines diffusen, lichenartigen Ausschages, besonders an der Haut des Rumpfes. Man nennt diese exanthemartige Ausbreitung Mikrosporide. Ihre

Genese ist durch den positiven Pilzbefund in der Blutkultur sicher gestellt.

Biologisch ist außerordentlich interessant, daß die Erkrankung nur im Spiel- und Schulalter des Kindes gefunden wird, mit der Pubertät von selbst zur Abheilung kommt und beim Erwachsenen nicht auftritt. Daß Säuglinge kaum erkrankt befunden werden, hängt dagegen wohl mit dem Infektionsmodus zusammen. Die Übertragung des sehr infektiösen Pilzes erfolgt offenbar stets von Kind zu Kind und daher am häufigsten in Kindergärten, Schulen und Internaten. Aus Frankreich und England, neuerdings auch aus Deutschland (Berlin, Leipzig usw.) wird endemisches Vorkommen berichtet. In Oberbaden, insbesondere Freiburg, treten seit Jahren kleinere oder größere endemische Herde auf.

Die Behandlung hat Entfernung der erkrankten Haare und Abtötung zurückbleibender Pilzelemente zum Ziele. Die Anwendung der Pechkappe ist heute wohl meist verlassen. Es ist das große Verdienst Sabourauds, in den Röntgenstrahlen einen ausgezeichneten Ersatz gefunden zu haben. Ihre Anwendung beruht darauf, daß sie bei entsprechender Dosierung imstande sind, die Haarpapille zu lähmen, so daß die Haare ausfallen, aber alsbald wieder nachwachsen. Es ist interessant, daß der genannte Forscher im Verein mit Noiré hierbei dazu geführt wurde, sein bekanntes Dosierungsverfahren auszuarbeiten. Die Anwendung der Röntgenstrahlen vollzieht sich so, daß der gesamte behaarte Kopf mittels fünfstelliger Totalbestrahlung („Heiligenscheinbestrahlung") gleichmäßig mit Strahlen beschickt wird. Wir verwenden gewöhnlich eine Dosis von 10—13 x bei $^1/_2$ mm Aluminiumfilter. Diese Bestrahlungen werden auch von kleinen Kindern anstandslos vertragen, während wir bei höherer Filterung, d. h. bei Verwendung stärker penetrierender Strahlen, verschiedentlich Kopfschmerzen, einmal sogar Krämpfe, beobachtet haben. Bei richtig gewählter Strahlendosis fallen sämtliche Haare, kranke und gesunde, nach etwa 14 Tagen aus, und nun beginnt der zweite Teil der Behandlung, der in täglicher Pinselung des ganzen Kopfes mit Tinct. jodi besteht. Selbstverständlich muß das Auftreten einer Joddermatitis vermieden und deshalb nach je 4—5 Tagen Behandlung eine 2—3-tägige Pause eingeschoben werden. An Stelle des Jod kann auch Arningsche Tinktur, ferner — sehr empfehlenswert — Chrysarobinsalbenanwendung treten (s. u. Trichophytie). Für nicht zu große, einzeln auftretende Krankheitsherde, also bei rechtzeitiger Entdeckung der Affektion, ist das von Silberstein empfohlene Verfahren recht brauchbar. Der Herd wird mit Wasserstoffsuperoxydlösung angefeuchtet, darauf energisch mit dem Argentum nitricum-Stift bearbeitet und schließlich ein Verband mit 10% Schwefelzinkpaste (Rez. 27) mehrere Tage lang aufgelegt.

Sehr wichtig ist zur Bekämpfung von Endemien eine eingehende evtl. wiederholte Durchmusterung der Umgebung der Kranken. In der Klinik oder Familie lassen wir die kleinen Patienten eine festanliegende Kopfkappe tragen, um einer Verbreitung der Pilze vorzubeugen.

3. Die Trichophytien.

Mit diesem Namen werden nach Hardy alle Hautaffektionen bezeichnet, deren Entstehung auf Trichophytonpilze zurückzuführen ist. Diese gehören nach Sabouraud alle in dieselbe botanische Gruppe (Art Botrytis, Fam. Mucedineen) und werden in immer neuen Varietäten festgestellt. Nach dem Genannten gibt es zwei Haupttypen: Trichophyton ektothrix, und Trichophyton endothrix, ersteres besonders vom Tier, letzteres vom Menschen herrührend. Als dritte Gruppe tritt noch Trichophyton neo-endothrix hinzu. Jede dieser Gruppen enthält eine mehr oder minder große Anzahl von Varietäten, deren Erkennung allerdings nur durch die Kultur möglich ist und heute schon fast zu einer Spezialwissenschaft geworden ist. Aus den Krankheitsbildern selbst sowie aus dem ungefärbten Präparat, welches ja fast ausschließlich für die Praxis in Frage kommt, lassen sich Schlüsse auf die Art des vorliegenden Erregers gar nicht oder nur in beschränktem Umfange ziehen. Das mikroskopische Bild im Nativpräparat ist dem oben bei der Mikrosporie beschriebenen außerordentlich ähnlich, nur sind die Fäden gröber und die Sporen, von Ausnahmen abgesehen, größer. Man findet beide sowohl in Haaren, wie in Hautschuppen und Eiter.

Wie schon eingangs angedeutet, kommt es bei Trichophytie zu einer Beeinflussung des gesamten Organismus, am wenigsten allerdings bei oberflächlichen Formen, stärker bei den tieferen. Offenkundig wird dieses einmal dadurch, daß Überstehen oder künstliche Infektion der Haut mit Trichophytenpilzen eine mehr oder weniger lang anhaltende Immunität erzeugt, d. h. bei erneuter Infektion geht diese nicht an. Zu bemerken ist dabei, daß diese Immunität nicht streng artspezifisch ist. Zum anderen erzeugt Infektion der Cutis mit Trichophytonpilzen eine eigenartige spezifische Überempfindlichkeit der Haut, die sich kund gibt durch das Auftreten einer allergischen Reaktion nach Impfung mit lebenden Pilzen oder Pilzkulturextrakten, d. i. Vaccine. Diese Reaktion ist nach Wesen und klinischem Aussehen der Pirquetschen Reaktion bei Tuberkulose vollkommen gleich; sie läuft offenbar mit den oben erwähnten Immunitätsvorgängen parallel. Es ergibt sich nämlich, daß Injektion von Pilzextrakten gewisse Formen der Trichophytie günstig beeinflußt, wovon bei der Behandlung heute vielfach Gebrauch gemacht wird (s. unten). Und dies ist um so eher möglich, als auch diese Reaktion nicht streng artspezifisch ist (s. oben). Immunität wie allergische Reaktion scheinen fast ausschließlich an die Zellen des Hautorganes gebunden zu sein, im übrigen Organismus, schon in der Subcutis, sind sie nicht mehr direkt nachweisbar. Aber trotzdem ist eine humorale Beeinflussung nicht ganz unmöglich, da nach Vaccineeinspritzung zuweilen auch Allgemeinreaktionen, Fieber, Kopfschmerz usw. auftreten. Bei älteren Leuten habe ich sogar einige Male recht bedrohliche Erscheinungen von seiten des Herzens beobachtet. Das klinische Bild der Hautreaktion nach Vaccineeinspritzung besteht in dem Auftreten von Rötung und Schwellung um die Einstichstelle, mit entsprechenden subjektiven Beschwerden. Die Intensität der

Reaktion ist abhängig von der Stärke des Impfstoffes und von der Reaktionsbereitschaft des Gewebes, die ihrerseits wieder abhängig ist von der Ausdehnung des Krankheitsprozesses, namentlich nach der Tiefe, d. h. je oberflächlicher der Krankheitsprozeß, desto geringer die Reaktion.

Das klinische Bild der Trichophytie zeigt außerordentlich verschiedene Formen. Diese sind nur in geringem Umfange abhängig von der jeweils vorliegenden Pilzart, viel wesentlicher scheinen Infektions-

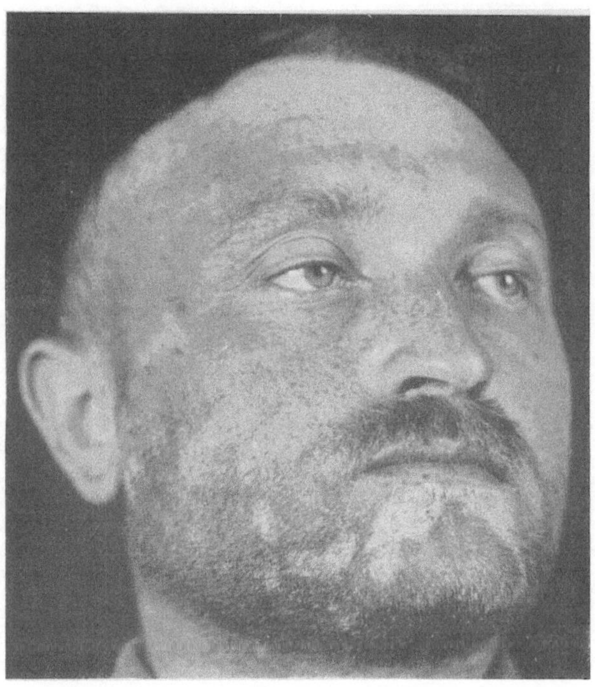

Abb. 12. Trichophytia epidermidalis an Wangen und Kinn.

modus, Infektionsort und individuelle Reaktion. Herkömmlich unterschieden werden oberflächliche und tiefe Formen, zu denen noch die besonderen Erkrankungen der Haare und der Nägel treten. Besser und zweckentsprechender scheint mir eine Einteilung zu sein, ähnlich der von Darier und Jadassohn für die Pyodermien geschaffenen. Ich unterscheide demgemäß: epidermidale, epidermido-cutane und cutane bzw. cutan-subcutane Formen. Auch eine follikuläre Form läßt sich noch abgrenzen (Folliculitis agminata s. unten).

1. Epidermidale Formen. a) Pityriasiforme (d. h. schuppige). Bei diesen finden sich die Pilzelemente ausschließlich in der Epidermis, ein Eindringen in die Cutis kommt nicht zustande; lediglich scheint es, daß zuweilen durch die Pilztoxine eine leichte Reizung (Reaktion) des

Papillarkörpers hervorgerufen wird. Klinisch charakterisieren sich diese Formen durch unregelmäßig gestaltete, ziemlich scharf begrenzte Flecken, die mit weißlichen Schuppen bedeckt sind und reichlich Pilze enthalten. Wenn eine leichte Rötung der Haut vorhanden ist, was aber selten der Fall ist, so erstreckt sie sich nur auf den Herd und nicht auf die Umgebung. Hauptsitz dieser Affektion sind Gesicht, Bartgegend, Augenbrauen, auch Schläfenteil des Haupthaars (Abb. 12). Da [sie sich gegen Behandlung als äußerst hartnäckig und zu Rückfällen

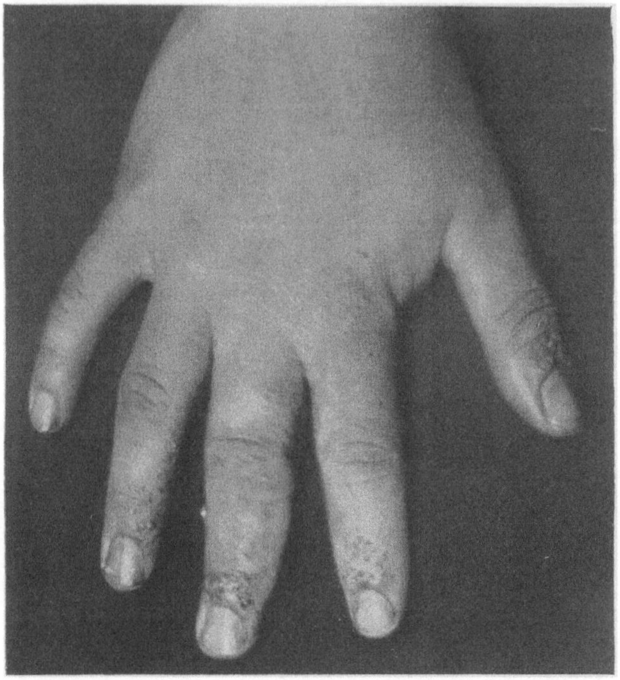

Abb. 13. Trichophytia epidermidalis der Finger (vesiculöse Form).

neigend erweist, geht man wohl nicht fehl in der Annahme, daß es infolge mangelnder Mitbeteiligung der Cutis zu keiner oder nur geringfügiger Immunkörperbildung kommt und daß eine stark human angepaßte Varietät des Pilzes vorliegt. Differentialdiagnostisch könnte die Abgrenzung von der Pityriasis simplex, die ich als asteatotische Form der Seborrhöe auffaße, in Frage kommen, doch ist der Pilznachweis meist rasch entscheidend.

b) Eine Abart der vorhergehenden Form findet sich auf dem behaarten Kopf, besonders bei Kindern, und scheint meist durch eine kleinsporige Trichophytonart hervorgerufen zu sein. Der klinische Befund ist ähnlich wie bei Mikrosporie. Wie bei dieser treten haarlose, mit feiner Schuppung bedeckte Flecke auf, deren Ausdehnung und

Wachstum allerdings jenen nicht gleichkommt, auch die **Infektiosität
ist wesentlich geringer.** Sehr charakteristisch ist außerdem, daß es
nie zu einem gleichmäßigen, allgemeinen Befallensein sämtlicher Haare
eines Herdes kommt, stets stehen zwischen den Stümpfen erkrankter
Haare auch völlig gesunde.

c) **Vesiculöse Form:** verhältnismäßig selten. Unter der Einwirkung
der Pilztoxine kommt es, ohne daß im Papillarkörper eine klinisch sichtbare Reaktion ausgelöst wird, zu intraepidermidaler Ödem- bzw. Bläschenbildung, ja durch Konfluenz mehrerer **Bläschen** zur Entstehung flacher
Blasen, deren Inhalt manchmal etwas getrübt, aber selten eitrig aussieht,
und in dem sich meist leicht Pilze nachweisen lassen. Die Bläschen
sitzen auf bzw. in anscheinend intakter Haut. Die Affektion kommt fast
ausschließlich an den **Händen** (Abb. 13) und **Füßen** vor und sieht
klinisch völlig der als **dyshydrotisches Eczem** bekannten Affektion
ähnlich, wurde früher auch diesem hinzugerechnet, während sie in
keiner Weise an die typischen Bilder der Trichophytie erinnert. Abnorme Schweißdurchfeuchtung oder beruflich bedingte Erweichung der
Epidermis durch Wasser scheinen die Entstehung zu begünstigen.

Tritt das Leiden zwischen den Zehen auf, so ist die Bläschenbildung
meist nicht mehr deutlich erkennbar, es findet sich vielmehr eine, ziemlich scharf auf die Innenfläche beschränkte, erodierte, mehr oder weniger
nässende Fläche mit unregelmäßig gestalteten Rändern. Die dort an-
grenzende Epidermis sieht eigentümlich weißlich, wie gekocht, aus und läßt
sich leicht abschälen. In ihr lassen sich Pilze meist unschwer nachweisen.
Die Cutis zeigt keinerlei Reizerscheinungen, obwohl subjektiv heftiger
Juckreiz besteht. Außer Trichophyton können auch Epidermophyton
und Hefen das gleiche klinische Bild hervorrufen. Nach **Fabry** kommen
Hefen besonders als Erreger in Betracht. Er nennt die Affektion Erosio
interdigitalis blastomycetica, mit Unrecht, da dasselbe klinische Bild
offenbar durch verschiedene Pilzarten hervorgerufen wird.

2. Epidermido-cutane Formen. Sie kommen vorwiegend auf der
„freien"[1]) Haut vor, seltener im Bereich behaarter Stellen und unterscheiden sich von den vorhergehenden Formen durch eine stärkere **Mitbeteiligung der Cutis,** insbesondere des papillären Anteils. Ob die
Pilze in diese letztere eindringen, oder ob es sich nur um eine stärkere
Toxinwirkung handelt, bleibe dahingestellt. **Klinisch** offenbart sich
diese Wirkung dadurch, daß die Krankheitsherde, neben stärkerer
Rötung sich leicht aus der gesunden Umgebung hervorheben. Es sind
demgemäß runde oder ovale **Scheiben,** die am Rande mit einem
Bläschensaum besetzt sind, während die Mitte eine feine **Schuppung,**
deren Herkunft aus geplatzten Bläschen leicht erkennbar ist, aufweist).
Trocknet das aus den geöffneten Bläschen ausgetretene Sekret ein, so
entstehen Krusten oder Schuppenkrusten, welche die Oberfläche des
einzelnen Herdes neben oder an Stelle der Schuppen bedecken (Abb. 14).
Bei längerem Bestand zeigt die Mitte Neigung zum **Abheilen** und es

---

[1]) Entsprechend dem französischen Ausdruck „peau glabre", da der entsprechende deutsche „unbehaart" insofern nicht zutrifft, als fast überall Flaumhaar vorhanden ist.

entstehen kreisförmige Efflorescenzen, ja es kann sogar zur Bildung
mehrerer solcher konzentrischer Kreise kommen. Zahl und Größe der
Einzelherde ist fallweise durchaus verschieden; das eine Mal finden sich
zahlreiche Einzelherde bis zu Münzengröße, das andere Mal kommt es
durch Zusammenfließen von Einzelherden zu flächenhaften Erkrankungen, die durch die Neigung zu peripherer Ausbreitung immer größeren

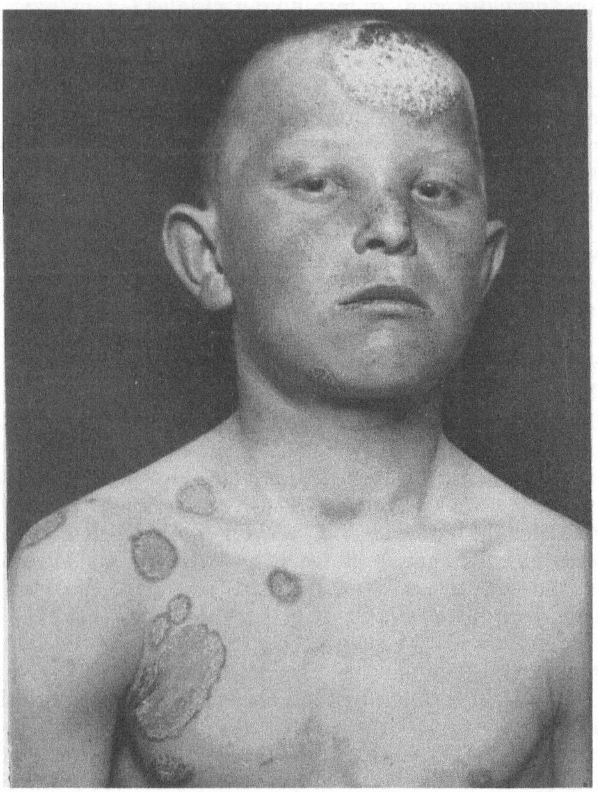

Abb. 14. Trichophytia epidermidocutanea (teils schuppende, teils vesiculo-pustulöse Form).

Umfang annehmen können. Infolge des Bläschensaumes wurde die
Erkrankung früher Herpes iris oder circinatus genannt, wenn sie
auf der freien Haut vorkam. Auf dem behaarten Kopf, wo sie heute nur
selten beobachtet wird, hieß sie Herpes tonsurans. Erworben wird
diese Art am häufigsten durch Übertragung vom Tier.

Klinisch hierher gehörig, obwohl nicht durch eine eigentliche Trichophytonart, sondern einen verwandten Pilz, dem Epidermophyton,
erzeugt, ist die sog. **Epidermophytia inguinalis,** früher Eczema
marginatum genannt. Der Erreger wächst anscheinend mit Vorliebe

in durchfeuchteter Haut und hat eine ausgesprochene Abneigung auf
das Haar überzugehen. Wir finden ihn demgemäß an Stellen, die diesen
Lebensgewohnheiten am meisten entsprechen, in der Leistenbeuge,
Genitocruralfalte, Achselhöhlen, Gelenkbeugen, sowie an Händen und
Füßen interdigital. Am Rumpf sahen wir einige stark ausgebreitete
Fälle unter feuchten Wickeln auftreten. Die Einzelherde sind den oben
beschriebenen außerordentlich ähnlich, nur findet sich an Stelle der
zentralen Schuppung öfters eine nässende und dann stark juckende Fläche.
Auch ist die Neigung zum Zusammenfließen und zu peripherer Aus-
dehnung groß, so daß oft beträchtliche Hautflächen ergriffen werden

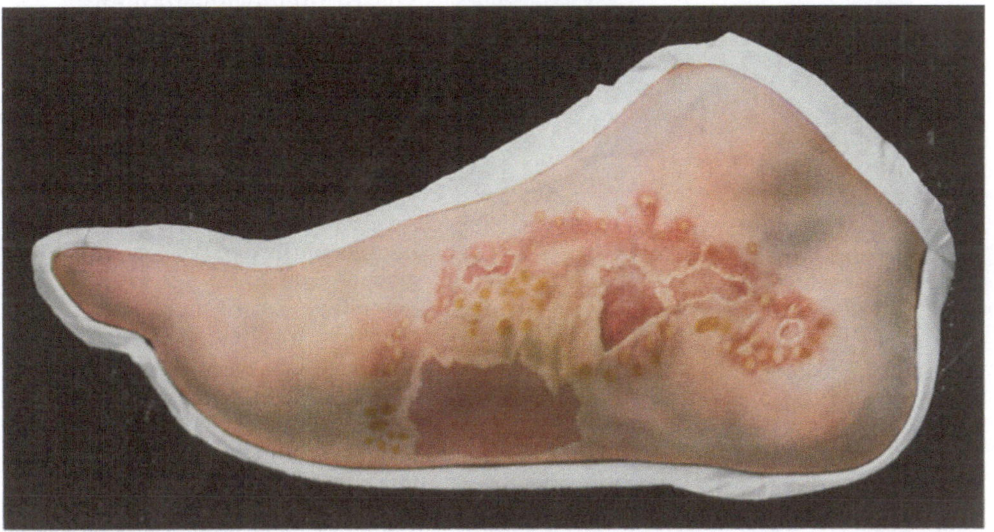

Abb. 15. Epidermophytie am Fußrand.

(Abb. 15). Die Behandlung ist die gleiche wie die der Trichophytien
und bedarf keiner gesonderten Besprechung.

3. Cutane bzw. cutan-subcutane Formen. Wenn bei den bisher besprochenen Formen die primäre Infektion der Epidermis und der
Ausbreitung der Pilze in dieser das Wesentliche und die Mitbeteiligung
der Cutis mehr sekundärer Natur (Toxinwirkung?) war, so ist die Entstehung der tiefen Trichophytieformen, d. h. derjenigen, bei denen die
tieferen Cutisschichten, und gegebenenfalls auch Teile der Subcutis,
Hauptsitz der Erkrankung sind, offenbar ausschließlich durch eine von
den Follikeln ausgehende Infektion möglich. Wir finden sie daher fast
nur an solchen Stellen der Haut, welche mit Langhaar besetzt sind. Die
Pilze wuchern vermutlich von den Mündungen der Follikel aus zunächst
in die Tiefe derselben, dringen von da in das perifollikuläre Gewebe
ein und erzeugen durch ihre Toxine eine mächtige Reaktion, die erheblich von der der Epidermis und des Papillarkörpers abweicht. Im Vorder-

grunde steht einmal eine nicht unerhebliche Erzeugung von Eiter, der sich durch die gegebenen Auslässe, d. h. die Follikel, tropfenartig nach außen entleert. Die Oberfläche solcher Herde ist daher oft von zahlreichen nebeneinander liegenden Eitertropfen besetzt. Durch die Fermente des Eiters kommt es weiterhin zu einer Auflösung der oberen Epidermisschichten und die Oberfläche der Herde erhält ein rotes feucht glänzendes Aussehen. In der Tiefe sind diese Vorgänge begleitet von akut entzündlicher Hyperämie und Ödem, fast stets auch noch von einer Wucherung von Bindegewebselementen, von der Art des Granulationsgewebes. Je nach Abstufung dieser geschilderten Vorgänge ist klinisch eine Sonderung in drei Haupttypen möglich.

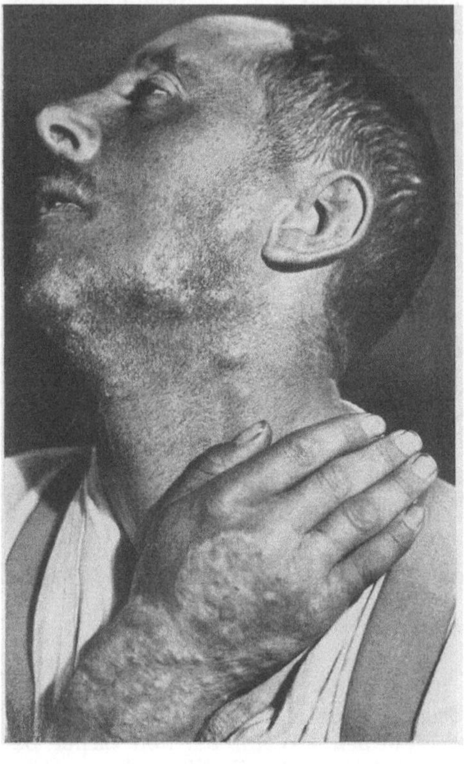

a) Die sog. Folliculitis agminata. Sie wird am häufigsten in der Bartgegend zuweilen auch an der Hand gefunden. Auf mäßig geschwollener und geröteter Haut finden sich nicht sehr dicht stehende Gruppen von Eiterpusteln an und in Follikeln, in deren Inhalt Pilze nachweisbar sind. Die Haare pflegen an den erkrankten Follikeln auszufallen, oder so lose zu sein, daß sie auf leichten Zug entfernbar sind (Abb. 16).

b) Bei Erkrankung zahlreicher dichtstehender Follikel und starker Gewebsreaktion entsteht die sog. Kerionform (Kerion Celsi). Plateauartige, runde oder ovale, ziemlich scharf gegen die Umgebung abgesetzte Erhebungen mit erodierter Oberfläche und zahlreichen follikulären „Eiterpunkten". Auf Druck quillt mehr oder weniger reichlicher Eiter aus der Tiefe nach. Durch Eintrocknen des Eiters und des von der erodierten Oberfläche abgesonderten Serums entstehen schmutzig graugelbe bis bräunliche Krusten, die leicht entfernbar sind. An Stelle der plateauartigen Erhebungen können auch halbkugelige Knoten gefunden werden (Abb. 17). Die subjektiven Beschwerden sind im allgemeinen gering und stehen jedenfalls in keinem Verhältnis zu den sichtbaren

Abb. 16. Trichophytia cutanea an Hals und Hand nebst Handgelenk.

Erscheinungen. Als eine auffallende Tatsache muß es übrigens bezeichnet werden, daß weder bei dieser noch bei anderen Formen der Trichophytie regionäre Drüsenschwellungen auftreten.

c) Eine mittlere Stellung nimmt eine Form ein, die ich als Trichophytia suffodiens bezeichnen möchte. Es kommt hier, ähnlich wie bei der von E. Hoffmann beschriebenen, durch Staphylokokken hervorgerufenen Perifolliculitis suffodiens et abscedens (s. d.) des behaarten Kopfes, zu perifollikulärer Absceßbildung von größerem Umfange in der Tiefe, weniger zu Gewebswucherungen, und es entstehen dadurch sackartige, mit Eiter gefüllte Vorwölbungen, besonders da, wo die Haut

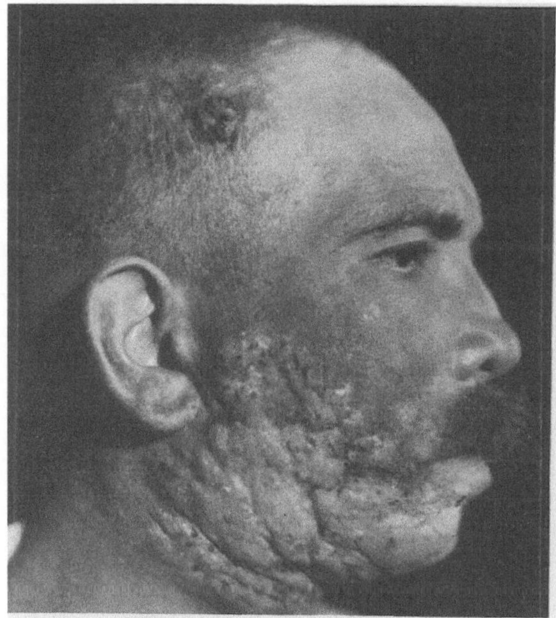

Abb. 17. Trichophytia cutanea-subcutanea (knotige Form).

locker mit der Unterlage verbunden ist (Abb. 18). Es werden hierdurch vielfach Knoten vorgetäuscht, Betastung läßt aber unschwer Fluktuation erkennen. Wird der Eiter durch Punktion entfernt, so tritt sehr rasch Ersatz durch sanguinolentes Serum ein.

Wenn die hier beschriebenen Formen in der Bartgegend vorkommen, werden sie herkömmlich als Bartflechte, Sycosis parasitaria oder trichophytica, bezeichnet. Über die Unterscheidungsmerkmale gegenüber der staphylogenen Follikulitis (Sycosis nonparasitaria) wird dort das weitere gesagt werden.

Wenn wir uns vorstehend bemüht haben, möglichst typische Bilder zu beschreiben, so ist das doch mit einer gewissen Einschränkung zu verstehen. Die Natur erzeugt im Einzelfalle fast stets mehr oder weniger

Abweichungen, die konditionale Betrachtungsweise macht dies ohne weiteres verständlich. So kann es uns nicht wundernehmen, wenn wir nicht selten mehrere Typen nebeneinander oder Übergänge von einem in den anderen vorkommen sehen. Hierzu gehört auch die Entwicklung von tiefen Trichophytieformen aus oberflächlichen, wie dies, zuweilen sogar unter der Behandlung, eintreten kann.

Eine Stellung für sich nimmt die, fast nur bei Erwachsenen auftretende, Nageltrichophytie ein. Ihre Erscheinungen sind wenig

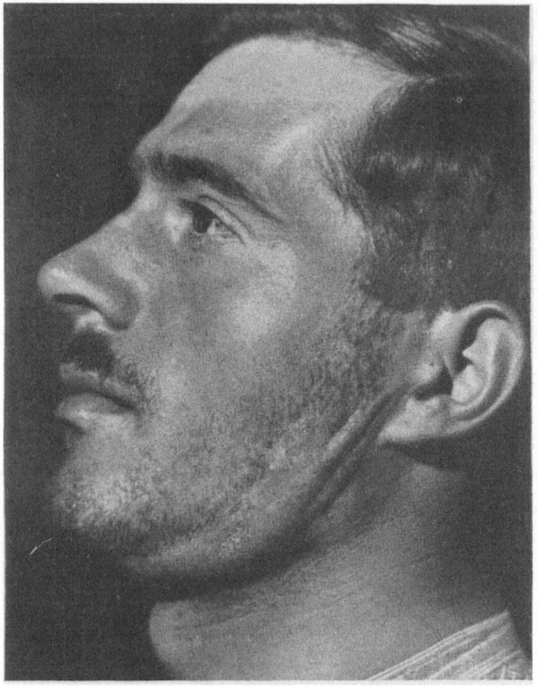

Abb. 18. Trichophytia cutanea-subcutanea (suffodierende Form).

charakteristisch. Der wuchernde Pilz schwächt oder zerstört das Gefüge der Nagelplatte und ermöglicht Lufteintritt zwischen den Hornlamellen. Man findet daher in ausgebildeten Fällen die Nageloberfläche uneben, rissig, etwas verdickt, von weißlichgrauer oder schmutziggrauer, stumpfer Farbe. Beginnende zeigen oft nur eine weißliche Fleckung (Leuconychia mycotica). Der Pilznachweis in den abgeschabten Hornspänen ist gelegentlich nur durch die Kultur zu führen. Nagelbett und -wall sind nur selten mitbeteiligt, zeigen dann aber auch nur geringe Schwellung und Rötung. — Die Diagnose ist meist nicht ganz leicht, da Eczem, Psoriasis und Favus ausgeschlossen werden müssen. Sorgfältige Untersuchung des Kranken auf Herde dieser Affektionen an anderen Körperstellen,

Dauer und Verlauf, Ansteckungsmöglichkeit usw. werden neben der Untersuchung auf den Erreger herangezogen werden müssen.

Wir haben bisher lediglich extern entstandene örtliche Ansiedelung und Ausbreitung des Pilzes im Auge gehabt und bis vor kurzem waren auch keine weiteren bekannt. Nach neueren Untersuchungen scheint es jedoch, daß auch durch Übertritt von Pilzelementen in die Blutbahn eine Verschleppung derselben und Ansiedelung in der Haut in allerdings sehr seltenen Fällen vorkommen kann. Jadassohn, der 1911 zuerst auf die als lichenartiger Ausschlag (Lichen trichophyticus) auftretenden, universellen oder regionären exanthemgleichen Pilzeruptionen aufmerksam gemacht hat, nahm ursprünglich an, daß es sich um die Ansiedlung von Pilzelementen auf allergischer Haut handele, wobei die Verbreitung der Pilze von außen her, also durch eine Art „Schmierinfektion" erfolge. Ob diese Ansicht nicht doch für einen Teil der, auch Trichophytide genannten, Affektionen zutrifft, muß weiterer Forschung vorbehalten bleiben, das außerordentlich seltene Vorkommen erschwert diese allerdings sehr; wir haben unter über 2000 genau untersuchten Fällen nur zwei gefunden. Arzt und Fuß unterscheiden drei verschiedene Formen von Trichophytosen, wie sie diese Erkrankungen bezeichnen: 1. eine exanthemartige, meist scarlatiniforme, 2. eine eczematoid-lichenoide oder vesiculo-pustulöse, 3. eine rheumatoide, ähnlich dem Erythema nodosum oder exsudativum multiforme, mit deutlicher Alteration des Gesamtorganismus: Fieber, Kopfschmerzen, Abgeschlagenheit usw. Da vorläufig die praktische Bedeutung dieser Form noch gering ist, mögen diese kurzen Ausführungen hier genügen.

Wir wenden uns noch der Behandlung der örtlichen Pilzaffektionen zu. Für die epidermidalen Formen sind die Prinzipien die gleichen, wie bei den schon besprochenen Mykosen dieser Art. Auf „freier" Haut werden Pinselungen mit Jodtinktur oder Arningscher Tinktur meist genügen, nicht aber auf behaarter, da hier die in den Follikeltrichtern liegenden Pilze nicht vom Desinfizienz erreicht werden und Anlaß zu hartnäckigen Rückfällen geben. Es ist daher von vornherein Enthaarung mittels Röntgenstrahlen zu empfehlen. Am Kopf wird sie ganz in der gleichen Weise, wie oben für die Mikrosporie angegeben, durchgeführt. Für die Bartgegend wählen wir meist eine dreistellige Bestrahlung: beide Wangen, einschließlich der Halsseiten, und Kinn; Dosis: 10—12 X/0,5 mm Al-Filter. Kleinere Herde können auch mit der Pinzette epiliert werden, falls der Patient nicht zu empfindlich ist. Nach Entfernung der Haare werden die oben genannten Pinselungen evtl. abwechselnd mit Verbänden mit $1/_4$—$1/_2\,^0/_0$ Chrysarobinsalbe angewandt. Bei nicht zu viel Herden und nicht zu großer Ausdehnung derselben ist auch ein Versuch mit dem oben beschriebenen Verfahren nach Silberstein sehr zu empfehlen, mir sind mehrere „Abortivheilungen" damit gelungen. Auch für die Behandlung der epidermido-cutanen Formen ist dieses Verfahren noch möglich, während Pinselungen nicht zu empfehlen sind, da sie keine genügende Tiefenwirkung haben und zuweilen sogar reizend wirken, so daß es unter ihrer Anwendung zu einem Tiefergreifen des Krankheitsprozesses kommt. Hier scheint uns Kombination der Salbenbehandlung (s. oben) mit Vaccineeinspritzungen am wirksamsten. Welche der verschiedenen, im Handel befindlichen Vaccinen verwandt wird, ist gleichgültig. Wir verwenden meist Trichophytin, Trichon oder Trichosykon und beginnen mit einer Verdünnung von 1:10, gehen nach 4—5 Tagen auf 1:5, dann auf 1:1 und schließlich auf reine Vaccine über. Gegeben wird jeweils 1 ccm, der auf drei, streng intracutan gesetzte Quaddeln verteilt wird. Der Kranke ist darauf aufmerksam zu machen, daß um die Injektionsstellen Rötung und Schwellung auftreten werden, daß diese Reaktion erwartet und erwünscht ist und daß sie unter Umschlägen mit verdünnter essigsaurer Tonerdelösung (1:8) rasch zurückgehen werden.

Bei den cutanen bzw. cutan-subcutanen Formen ist von Pinselungen ebenfalls abzusehen, auch Salbenbehandlung ist, namentlich im Anfang, gewöhnlich nicht sehr empfehlenswert. Ausnahme bei „Mischformen"! Regelbehandlung ist hier eine Kombination von Röntgenbestrahlung und Vaccineanwendung, daneben werden zweckmäßig örtlich Umschläge mit einer Lösung angewandt von je 1 Teil essigsaurer Tonerde und Alkohol auf 6 Teile abgekochtes Wasser. Auf diese, nach Art eines Prißnitzschen Umschlages applizierten Verbände kann man dann noch stundenweise Hitze mittels eines Wärmekissens (Leinsamensäckchen, Thermophor und ähnliches) einwirken lassen. Die hierdurch erzielte Hyperämie wirkt außerordentlich günstig und gestattet zuweilen, wenn gleichzeitig noch Vaccine gegeben wird, auf die Bestrahlung zu verzichten. Diese letztere kürzt allerdings die Heilungsdauer ganz erheblich ab, da ja nicht nur der Epilationseffekt allein in Frage kommt, sondern zweifellos auch eine Wirkung auf das kranke Gewebe, das infolge seines Gehaltes an Fibroblasten usw. hochstrahlenempfindlich ist. Zu beachten ist bei der Strahlenanwendung, daß je nach der Stärke der „entzündlichen" Erscheinungen die Normalepilationsdosis (12 X/0,5 mm Al) entsprechend vermindert werden muß, also etwa auf 8—10 X, da aktiv hyperämisches Gewebe höher strahlenempfindlich ist als gesundes. Ferner ist zu beachten, daß bei Bestrahlungen der Bartgegend regelmäßig starke Trockenheit im Munde und damit Erschwerung des Kauens auftritt, infolge der Lähmung der Speicheldrüsen durch die Strahlen. Besonders stark pflegt diese Wirkung zu sein, wenn Goldbrücken im Munde getragen werden, wegen der durch sie erzeugten Sekundärstrahlenwirkung. Im allgemeinen geht diese Lähmung in ein bis zwei Wochen vorüber, aber bei mehrmaliger Bestrahlung (Nachepilation) ist Vorsicht geboten. Fuß empfiehlt zur Nachepilation eine erwärmt auf Leinewand gestrichene Wachs-Colophoniummasse. Wir selbst sind nicht zu ängstlich, decken aber Goldbrücken gerne durch eine Plastilinumhüllung ab. Mit der hier geschilderten Behandlungsmethode sind alle Formen der tiefen Trichophytie in relativ kurzer Frist zum Rückgang zu bringen, als Nachbehandlung namentlich zur Vermeidung von Rückfällen, die von Epidermisherden ausgehen, kann Anwendung der oben erwähnten Salben noch zweckmäßig sein. Alle eingreifenden Verfahren, wie Schneiden, Auskratzen usw. sind heute nicht mehr angebracht. Die neuerdings in der Praxis viel geübte

Anwendung von ultravioletten Strahlen (Höhensonne) ist für diese Formen gänzlich zwecklos. Vermieden werden sollte übrigens bei der suffodierenden Form mehrfach wiederholte Punktion, da sich nach Entfernung des Absceßinhaltes doch immer wieder eine neue Ansammlung bildet. Eine gesonderte Besprechung bedarf noch die Behandlung der Nageltrichophytie. In leichteren Fällen versuche man Pinselungen mit Jodtinktur nach vorgängiger Abschabung der Oberfläche, damit jene möglichst tief eindringt. Tritt kein Erfolg ein, so muß der Nagel entfernt werden und nach den geschilderten Grundsätzen nachbehandelt werden.

Vorkommen, Übertragung und Vorbeugung. Vor dem Kriege kam das Leiden weitaus am häufigsten bei der ländlichen Bevölkerung vor infolge Übertragung von kranken Tieren, insbesondere von Rindern, seltener von Pferden, Hunden und Katzen. Im Kriege trat eine sehr starke Ausbreitung bei den Feld- und Etappentruppen auf, und durch diese kam es dann zu einer Verschleppung in die Heimat. Die Übertragung erfolgte weitaus am meisten durch den Rasierbetrieb, und so nimmt es nicht wunder, daß fast ausschließlich das männliche Geschlecht ergriffen wurde. Für die Vorbeugung ergibt sich daraus eine scharfe Überwachung der Rasierstuben, insbesondere Verbot des Gebrauches von Rasierpinseln, gemeinsamen Handtüchern usw. Wichtig ist auch die regelmäßige Desinfektion der Hände des Friseurs sowie der Rasiermesser.

Anhangsweise seien noch einige in den Tropen vorkommende, den Trichophytien nahestehende Pilzaffektionen kurz erwähnt. Tinea circinata, auch tropischer Ringwurm oder Dhobie itch (die Wäschekrätze), ist eine Epidermophytie, Einzelefflorescenzen und Ausbreitung sind besonders stark ausgebildet infolge der im heißen Klima „chronischen" Schweißdurchfeuchtung der Haut. Europäer erkranken nach meinen Erfahrungen meist infolge Übertragung durch die von Farbigen gewaschene — und zuweilen unberechtigt getragene! — Wäsche. Es besteht starker Juckreiz. Tinea imbricata oder Tokelau-Ringwurm wird nach Castellani durch eine, von ihm Endodermophyton genannte, Pilzart hervorgerufen, die klinischen Erscheinungen erinnern sehr an die epidermido-cutanen Formen der Trichophytien. Der Juckreiz ist gering. Mal de pinta, spotted sickness, Caraté, ruft eine eigenartige Weißfleckung der Haut mit Juckreiz vor und steht der Pityriasis versicolor nahe.

Nur mit Vorbehalt sei an dieser Stelle eine Affektion abgehandelt, über deren Entstehung die Ansichten noch sehr auseinander gehen: die **Pityriasis rosea (Gibert)**. Sie ist charakterisiert durch das Auftreten von münzen- oder medaillonartigen Flecken von eigenartigem Aussehen. Die Mitte dieser Flecke zeigt eine feine, zigarettenpapierartige Fältelung der Epidermis und eine bräunliche Verfärbung, Milchkaffeefarbe; der Rand ist dagegen ausgesprochen hellrosarot und trägt eine Schuppekrause (Collerette), deren freier Saum nach innen gerichtet ist (wie bei einer geplatzten Blase). Die Größe der Herde schwankt innerhalb gewisser Grenzen, meist von Pfennig- bis Talergröße, sie ändert sich nur unmerklich. Unverkennbar ist bei den ovalen Flecken deren Anordnung in der Hauptachse in der Spaltrichtung der betreffenden Hautstelle. Neben dieser Art von Flecken, zuweilen schon vor ihnen, wird eine andere gefunden: linsen- bis pfenniggroße, unscharf begrenzte, hell- bis dunkelrote, fast urticariaartig erhabene Efflorescenzen, deren Oberfläche auf Kratzen leicht abschuppt. Als erste Erscheinung soll meist ein sog. Primärfleck auftreten, dem dann schubweise die übrigen folgen. Rumpf, einschließlich Gesäß sind fast ausschließlich Sitz des Leidens, am Kopf, Handtellern und Fußsohlen wird es nie gefunden. Gleichzeitige Störungen an inneren Organen scheinen sehr selten zu sein; gewöhnlich haben die Patienten keine besonderen Beschwerden, nur selten wird über stärkeren Juckreiz geklagt. Befallen findet man zumeist Personen jüngeren Alters, aber nie unter 7 Jahren. Ein Erreger ist bisher nicht gefunden worden, und es ist überhaupt zweifelhaft, ob es sich um ein übertragbares Leiden handelt. Auffallend ist allerdings das gehäufte Auftreten im Herbst und Frühjahr, ferner der Umstand, daß es nicht selten unmittelbar im Anschluß an das erstmalige Tragen neuer Wollwäsche auftritt. So sah ich es unverhältnismäßig häufig bei Matrosen der Kriegsmarine nach dem Anlegen neuer Troyer (Flanellhemden). Immerhin ist eine Übertragung von Mensch auf Mensch bisher nicht festgestellt. Von den epidermido-cutanen Formen der Trichophytie wird sie durch den Pilznachweis unschwer zu unterscheiden sein. Sehr ähnlich sieht die „urticarielle" Form einer solchen des seborrhoischen Eczematoids, wenn dieses als papulöses Exanthem am Stamm auftritt, doch werden sich hier meist noch sonstige Zeichen von Seborrhöe nachweisen lassen. Das gleiche gilt für die Unterscheidung gegenüber der Psoriasis. Schwerwiegend kann dagegen die leider nicht allzuseltene Verwechslung mit einem syphilitischen Exanthem, namentlich der ringförmigen Rezidivroseola, sein. Sorgfältige Erhebung der Vorgeschichte und Fahndung auf sonstige syphilitische Symptome sowie der negative Ausfall der Blutuntersuchung werden rasch Klarheit bringen; man vermeide unbedingt, den Kranken vorher durch Vermutungen zu beruhigen. Die Behandlung des harmlosen, oft in 10 bis 14 Tagen von selbst abheilenden Leidens, besteht in Einreibungen mit 2% Salicylvaseline, Chrysarobinzinkpaste 1,0 : 1000,0 oder Bestrahlungen mit ultraviolettem Licht bis zur Erzielung eines kräftigen Erythems. Rückfälle sind nicht zu erwarten.

4. Favus.

Der Favus oder Erbgrind wird hervorgerufen durch Infektion der Haut, insbesondere des Kopfes, mit einem, Achorion Schönleinii genannten Pilz, der morphologisch und kulturell von der Trichophytongruppe verschieden ist. Er wurde von Schönlein 1839 erstmals bei der Erkrankung gefunden, aber so tief war dieser hervorragende Kliniker noch in der damals herrschenden Krasenlehre befangen, daß er ihn als Krankheitserreger nicht erkannte. Erst Gruby hat 1841 die wahre Natur festgestellt. Der Pilz hat eine unverkennbare Vorliebe für die behaarte Haut; seine Mycelfäden finden sich im Haar (Abb. 19) sowohl wie in dessen nächster Umgebung, d. h. dem Follikel. Obwohl sie das Haar ziemlich reichlich durchziehen, schwächen sie doch das Gefüge desselben nicht in dem Maße, daß es abbricht, nur grau und glanzlos wird es infolge der in die Fadenkanäle eindringenden Luft. Zu einer starken Wucherung der Pilzelemente kommt es um das Haar herum an der Follikelmündung. Hier bildet sich ein dichtes Gewirr von Mycelfäden und Sporen, letztere von verschiedener Größe, so daß eine kompakte Masse von der Form des schüsselartig erweiterten Follikeltrichters entsteht, die oft noch in der Mitte von dem zugehörigen Haare durchbohrt wird. Man nennt diese schwefelgelb aussehenden Pilzscheibchen herkömmlich Schildchen, Scutula. Sehr auffallend ist im Verhältnis zur Zahl der Erreger die ganz geringe, oft kaum wahrnehmbare Reaktion der Haut, die sich als rötlicher Ring um den Pilzherd kundgibt; und weiter auffallend ist es, daß trotzdem außerordentlich eingreifende und irreparable Veränderungen schließlich resultieren; kommt es doch mit Sicherheit jedesmal zu einer völligen Atrophie der Haarpapille sowohl wie der Follikelumgebung (Narbe). Offenbar ist der Pilz stark „human angepaßt", es unterbleibt infolgedessen eine stärkere Gewebsreaktion und damit eine ausreichende Schutzstoffbildung. Das klinische Bild ist in den meisten Fällen sehr charakteristisch und unschwer zu erkennen.

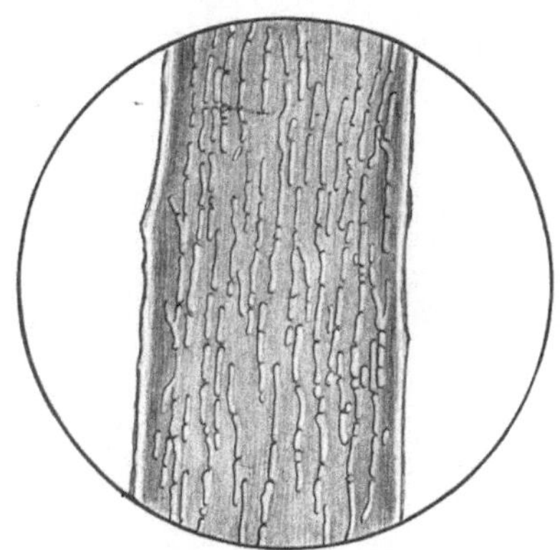

Abb. 19. Haar mit Favuspilzen.
(Aus Lenhartz-Meyer, Untersuchungsmethoden, 10. Aufl.)

Auf dem behaarten Kopf finden sich teils einzeln, teils in zusammenhängenden Komplexen, die dann fast an Baumrinde erinnern und schmutziggraugelb bis bräunlich aussehen, die beschriebenen Schildchen. Betupfen mit Alkohol oder Chloroform ruft die typische Gelbfärbung, die — auch bei den Einzelefflorescenzen — zuweilen vermißt wird, leicht hervor, sofern es nicht durch Kratzen oder Scheuern der Kranken zu Blut- und Serumaustritt und damit zu Borkenbildung gekommen ist. Neben mehr oder minder spärlichen Büscheln anscheinend noch intakter Haare finden sich ferner unregelmäßig gestaltete, haarlose Flecke, auf denen die Haut eigentümlich glatt, weiß und glänzend ist, die Stellen erkrankt gewesener Follikel sind an grubigen Einsenkungen meist noch erkennbar (Abb. 20). Der Verlauf ist durchaus chronisch und zieht sich über Jahre hin.

Sehr selten kommt es zur Übertragung auf die freie Haut; es treten dann schuppende, lebhafter gerötete Scheiben mit einem Bläschensaum auf, die zuweilen kleinste Schildchen erkennen lassen. Auch Infektionen der Nägel werden beobachtet, sie unterscheiden sich nur wenig von den Nageltrichophytien, doch ist der Pilznachweis meist schon im nativen Präparat möglich. Die Übertragung geschieht ausschließlich von Mensch zu Mensch, besonders bei jugendlichen Individuen. Verseucht ist namentlich der Osten Europas, in Deutschland tritt das Leiden heute, im Gegensatz zu früher, nur ganz vereinzelt auf. Hier werden eher noch, aber auch nur selten, Erkrankungen durch tierpathogene Varietäten gefunden, insbesondere des Mäusefavus. Dessen Erreger, Achorion Quinckeanum, erzeugt auf der Haut ähnliche Erscheinungen wie Achorion Schönleinii, bevorzugt aber vielmehr die

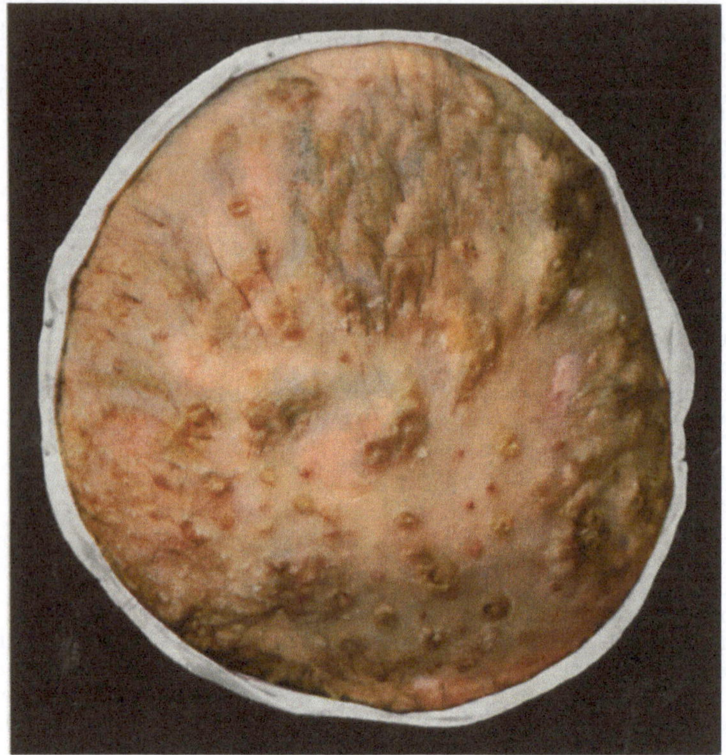

Abb. 20. Favus des Kopfes.

freie Haut und ruft auf dieser meist stärkere Reaktionserscheinungen hervor als der vorige. Die Behandlung des Favus geschieht am zweckmäßigsten durch Epilation mittels Röntgenstrahlen nach denselben Prinzipien wie bei der Mikrosporie, nur muß viel länger und intensiver nachbehandelt und auf Rückfälle geachtet werden als bei jener. Vaccineanwendung ist wenig aussichtsreich.

5. Soor.

Soor, im Volke „Schwämmchen" genannt, tritt am häufigsten als lokale Erkrankung der Mundschleimhaut auf und bedarf als solche hier nur kurzer Erwähnung, Erkrankungen der Haut sind dagegen weit seltener. Der Soorpilz, Oidium albicans (Langenbeck 1839), richtiger die Gruppe der Soorpilze, umfaßt mehrere Arten und Varietäten, ihre Stellung im System der Pilze ist noch nicht völlig geklärt, sie sind echte Gärungserreger, gehören aber nicht zu den Hefen. Sie kommen anscheinend vielfach in der Umgebung des Menschen vor und gelangen so auch in die Mundhöhle, aber erst unter gewissen Bedingungen werden sie zu Krankheitserregern. Beim Säugling und Kleinkind, sowie bei marantischen Kranken, bei denen die „physiologische" Mundreinigung sowohl, wie die mechanische nicht genügend ist, sieht man die Affektion oft auftreten. Prädilektionsstellen sind die seitlichen Ränder der Zunge und die Wangenschleimhaut. Hier zeigen sich weißliche Auflagerungen, ähnlich geronnener Milch, welche der Schleimhaut fleckförmig aufsitzen und sich leicht entfernen lassen, wobei meist eine leichte, punktförmige Blutung auftritt. Häufiges Auswischen des Mundes mit einer 3 % Borglycerinlösung und Mundspülungen mit Kamillen- oder Salbeiabkochung bringen rasche Besserung. Auf der Haut ruft Infektion mit Soorpilzen ähnliche Erscheinungen wie die durch Epidermophyton erzeugten hervor. Nicht unerwähnt sei schließlich noch, daß nach Stein bei sehr geschwächten Kranken, wo die Schutzkräfte des Körpers völlig darniederliegen, ein Einbruch der Pilze in die Blutbahn und Metastasenbildung in inneren Organen statthaben kann. Die namentlich bei Diabetes beobachteten Soorerkrankungen des Urogenitalkanals (Vulva, Blase usw.) seien hier nur gestreift.

Durch Sproß- und Hefepilze (Blastomyceten) können nach den Forschungen der letzten Jahre ebenfalls Haut- und Allgemeinerkrankungen (sog. Blastomykosen) hervorgerufen werden. Sie sind offenbar recht selten und können daher hier übergangen werden.

6. Sporotrichose.

Etwas mehr praktische Bedeutung kommt dagegen einer als Sporotrichose bezeichneten Pilzerkrankung zu, die von Schenck 1898 zuerst beschrieben, später von de Beurmann und Gougerot eingehender studiert wurde. Der Pilz, Sporotrichon, tritt in mehreren Varietäten auf, er ist charakterisiert durch ein aus septierten Fäden bestehendes Mycel mit gestielten Sporen. Saprophytisches Vorkommen auf Pflanzen ist anzunehmen; als Krankheitserreger wurde er bei Mensch, Ratte, Hund und Equiden festgestellt. Infektionen beim Menschen können cutan erfolgen oder vom Verdauungstraktus aus. Die ersteren sind die weitaus häufigeren, durch regionäre Ausbreitung und chronischen Verlauf ausgezeichnet. Es entstehen, vorzugsweise an Gliedmaßen oder dem Gesicht, gewöhnlich im Anschluß an eine Läsion (Primäraffekt), Knoten von Kirsch- bis Walnußgröße in der Cutis oder Subcutis, die syphilitischen Gummen, mehr noch tuberkulösen Knoten (Tuberculum colliquativa) ähnlich sehen, zumal sich meist noch eine Lymphangitis der befallenen Region findet. Im weiteren Verlauf gelangen die Knoten gewöhnlich zur Einschmelzung und brechen unter Bildung fistelartiger oder

geschwüriger Hautdefekte nach außen durch (Abb. 21). Auch außerhalb
der Haut kommen gleichzeitig oder „selbständig“ Knotenbildungen vor,
besonders häufig am Periost (Calcaneus, Tibia, Nasale), sie gleichen
syphilitischen Gummen vollkommen, neigen aber noch mehr als diese
zur Einschmelzung und Fistelbildung (Abb. 22). Der abgesonderte
Eiter ist eigentümlich zäh und von weißlicher Färbung. Recht selten
scheint eine Lokalisation an der Schleimhaut des Mundes und Rachens
zu sein, hier herrscht eine Ähnlichkeit mit tuberkulösen Schleimhaut-

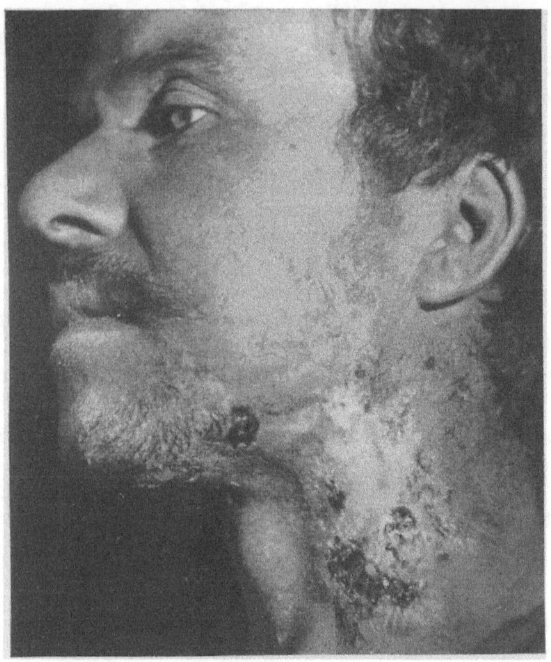

Abb. 21. Sporotrichose an Kiefer und Hals.

affektionen, auch hinsichtlich der Schwere des Krankheitsbildes, unverkennbar vor. Die akuten Formen der Krankheit, die wesentlich
unter dem Bilde einer Allgemeininfektion verlaufen, sollen hier
wegen ihrer großen Seltenheit nicht näher besprochen werden.

Die Diagnose der chronischen Form ist oft nicht ganz leicht,
nach Darier ist neben dem meist guten Allgemeinzustand zu beachten:
die Vielgestaltigkeit und das gehäufte Auftreten der Erscheinungen,
die weder recht für Syphilis noch für Tuberkulose charakteristisch sind;
das Fehlen allgemeiner Drüsenschwellungen; die Eigenartigkeit des abgesonderten Sekretes. Besonders aber sind die nachstehend aufgeführten
Untersuchungsmethoden heranzuziehen: Kultur, Intracutanreaktion mit
Sporotrichin (Vaccine), Agglutinations- und Komplementablenkungs-

probe und schließlich, als sehr wichtig, die Wassermannsche Reaktion, sofern sie negativ ausfällt. Verlauf und Prognose der Erkrankung sind im allgemeinen nicht ungünstig, zumal wenn die Behandlung nicht zu spät einsetzt. Immerhin ist Vorsicht geboten; so sahen wir unlängst

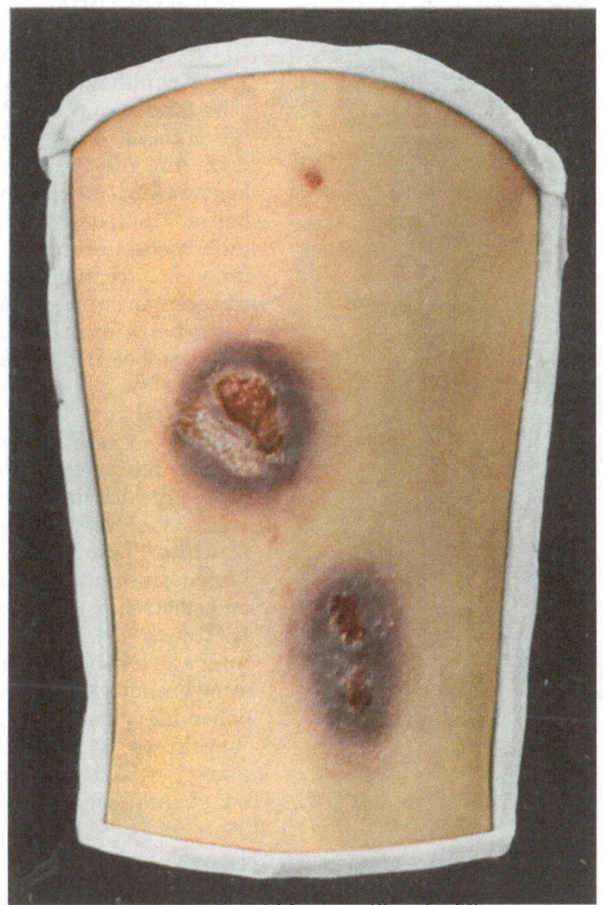

Abb. 22. Sporotrichose am Oberschenkel.

einen zunächst gutartig scheinenden Fall letal enden. Die Behandlung besteht in erster Linie in Gaben von hohen Dosen Jod, mindestens 3—4 g täglich, wenns vertragen wird, lieber mehr. Bei Unverträglichkeit der internen Joddarreichung wären intramuskuläre Einspritzungen von Jodipin zu versuchen. Zur örtlichen Behandlung hat sich uns Ausschabung und Jodoformglycerin (10%) als Verband oder Einspritzung, ferner auch Röntgenbestrahlungen (20 X/2 mm Al.) bewährt.

7. Aktinomycose.

Noch zu den Hyphomyceten gehörig, aber morphologisch und biologisch bereits eine Übergangsstellung zu den Spaltpilzen einnehmend, ist der ebenfalls in mehreren Varietäten vorkommende Aktinomycespilz, der Erreger der Aktinomycose (Langenbeck 1845, J. Israel 1885). Die Krankheit ist an sich nicht sehr häufig und eine Beteiligung der Haut ist fast immer sekundär, im Anschluß an tiefer gelegene Herde feststellbar. Einzelheiten über den Pilz sowie über die Veränderungen an den inneren Organen können hier übergangen werden. Am ehesten wird die Haut in Mitleidenschaft gezogen bei der — relativ häufigsten — Erkrankung der Unterkiefer. Es entwickelt sich dann ein ziemlich kompakter Knoten am Periost, der bald mit der darüber liegenden Haut verlötet, die dann als blauroter Tumor sich vorwölbt. Durch Einschmelzung im Inneren und Durchbruch nach außen entstehen nachher Fistelöffnungen (Abb. 23), aus denen sich dünner, gelblicher oder rötlicher Eiter entleert, in dem die charakteristischen gelben Körnchen sich finden. Die Behandlung ist fast ganz die gleiche wie die der Sporotrichose, insbesondere wirkt Jod ebenfalls als Specificum.

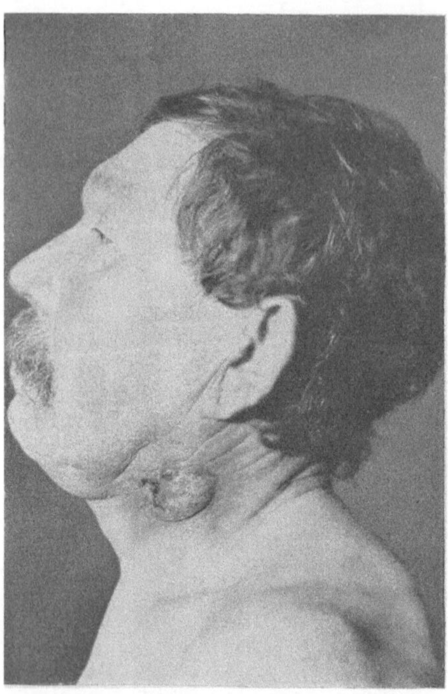

Abb. 23. Aktinomycose, Durchbruch der Fistelgänge durch die Haut (nach Partsch).
(Aus Jochmann-Hegler, Lehrb. d. Infektionskrankheiten, 2. Aufl.)

Dermatitis bacillogenes.

Von den durch Bacillen hervorgerufenen Hauterkrankungen sind die durch den sog. Tuberkelbacillus (R. Koch 1882) bedingten entschieden die wichtigsten. Mit Jadassohn nennen wir Tuberkulose der Haut alle diejenigen Veränderungen des Hautorgans, welche durch die Anwesenheit lebender Kochscher Bacillen[1] am Orte der Erkrankung hervorgerufen werden. Als selbstverständlich und vom kausalgenetischen

---

[1] Diese Bezeichnung anstelle der sonst üblichen, scheint mir zutreffender, nachdem wir heute wissen, daß der „Tuberkel" nicht spezifisch für „Tuberkulose" (Aschoffs Phthise) ist, auch pietätvoller. Berührt es doch fast beschämend, wenn ein Franzose (Darier) diese Bezeichnung (KB) gebraucht.

Standpunkte aus überhaupt nicht anders denkbar, wird bei dieser Definition jedoch unterstellt, daß die Anwesenheit der Bacillen allein nicht ausschlaggebend für die Entstehung des jeweiligen klinischen Bildes ist, sondern daß es zur Erzeugung dieses des Zusammenwirkens einer Anzahl von Faktoren bedarf, von denen die uns bekannten wichtigsten im folgenden zunächst erörtert werden sollen. An erster Stelle ist der Kochsche Bacillus zu nennen, gibt er doch dem jeweils in Betracht kommenden Krankheitsvorgang die spezifische Note. Bei ihm selbst sind wieder eine Anzahl Bedingungen als wesentlich zu beachten: zunächst Menge und Virulenz, das bedarf kaum näherer Begründung, obwohl nicht verschwiegen werden soll, daß auch da noch mancher Punkt der Klärung bedarf. Darüber hinaus ist die „Varietät" des Kochschen Bacillus noch wichtig; am häufigsten kommt wohl der Typus humanus vor; doch gibt es auch Formen, wie Tuberculosis verrucosa, wo ganz sicher der Typus bovinus überwiegt. Im allgemeinen scheint die Wirkung beider gleich zu sein, auf Ausnahmen wird an gelegener Stelle eingegangen werden. Als weiterer Faktor ist der Infektionsmodus in Betracht zu ziehen. Wir verstehen darunter den „Mechanismus" des Gelangens der Erreger an den Ort ihrer Ansiedelung in der Haut; er begreift also in sich die Art des Eindringens bzw. Vorhandenseins im Körper, wie den Weg, den sie von dieser Stelle bis zu ihrem „Ortsfestwerden" nehmen. Auf zweierlei Weise kann die Besiedelung einer Hautstelle mit Kochschen Bacillen vor sich gehen. Entweder sie dringen von außen her in die Haut oder Schleimhaut ein. Da sie die intakte Haut nicht zu durchdringen vermögen, muß eine Eintrittspforte, meist wohl eine Gewebstrennung, Verletzung, Rhagade, vorhanden sein. Auch für die Schleimhaut wird dies im allgemeinen wohl gelten, Ausnahmen, z. B. die Tonsillen, kommen vermutlich vor. Durch das Eindringen des Erregers entsteht nun an der Eintrittspforte selbst oder durch Fortkriechen im Gewebe, in deren näherer oder entfernterer Umgebung – beim Vorhandensein einer entsprechenden Disposition (s. unten) — ein Krankheitsherd. Ich bezeichno dies als „externe" Infektion (nicht „exogene"!), sie ist aber, von gewissen Formen der Hauttuberkulose abgesehen, zweifellos nicht so häufig als die andere, die ich „interne" Infektion (nicht „endogen", da jede Infektion an sich nur „exogen" sein kann) nenne. Dabei gelangen die Erreger von der Eintrittsstelle auf enteralem oder parenteralem Wege in das Innere des Körpers (Primärherd) und werden von hier nach längerem oder kürzerem Verweilen — das ist unter diesem Gesichtspunkte gleichgültig — auf dem Blutwege in die Haut verschleppt. Außer auf der Blutbahn — auch metastatische Ausbreitung genannt — kommt noch eine solche auf dem Wege der Lymphbahnen in Frage, und zwar in gewissen Fällen sogar „retrograd", d. h. entgegengesetzt dem Lymphstrom; wie Jadassohn annimmt: „durch Stauung und andere den zentripetalen Weg verlegende Momente". Immerhin ist bis jetzt der Mechanismus dieses Vorgangs noch nicht völlig geklärt; es wäre unter anderem auch eine Verschleppung durch Wanderzellen, welche phagocytierte Kochsche Bacillen enthalten, denkbar.

Als weiterer Faktor, der für Entstehung und Verlauf einer Hauttuberkulose von Bedeutung ist und früher nicht in vollem Umfange
gewürdigt wurde, muß die Disposition genannt werden. Es gibt kaum
eine Erkrankung infektiöser Natur, bei der die Reaktionsart und -fähigkeit,
denn das ist im wesentlichen die Disposition, so wichtig, so in die Augen
fallend und in so unzählig feinen Abstufungen feststellbar ist, wie bei
der Tuberkulose. Die Beziehung der Disposition zur Entstehung des
Einzelherdes von Hauttuberkulose ist offenbar eine komplexe, d. h.
sie begreift einmal in sich die spezifische Reaktionsfähigkeit des
Gesamtorganismus gegenüber dem eingedrungenen Erreger, sodann
aber auch die besondere Reaktionsart einer Hautstelle, wie sie
gegeben ist durch die dieser Stelle eigentümlichen örtlichen Verhältnisse:
örtliche oder regionäre Disposition. Es unterliegt nämlich keinem
Zweifel, daß die anatomischen und physiologischen Besonderheiten einer
Hautstelle, insbesondere die Art der Blutversorgung und -füllung, hinsichtlich der Ansiedelungsmöglichkeit der Erreger wie der Bildung örtlicher Abwehrkräfte eine ganz bedeutende Rolle spielen. Daß neben diesen
endogenen örtlichen Faktoren auch ebensolche exogener Art in Frage
kommen können (Umweltseinflüsse wie Druck, Reibung usw.), liegt
auf der Hand.

Die allgemeine Disposition hängt ihrerseits ab von einer Anzahl
Faktoren, die zum Teil dieselben sind wie bei der Entstehung der Tuberkulose innerer Organe, Lunge usw., sie können hier als bekannt vorausgesetzt und daher übergangen werden. Besondere Bedeutung kommt
jedoch einem Faktor zu, das ist der Immunitätszustand des betr.
Individuums, hier liegt der Schlüssel zum Verständnis für die Eigenartigkeit und Mannigfaltigkeit der Tuberkuloseformen. Das hatte schon
R. Koch durch seinen „Elementarversuch" am Meerschweinchen festgestellt und ist später besonders durch v. Pirquet eingehender studiert
worden. Es zeigt sich nämlich, daß beim Eindringen von Kochschen
Bacillen in die Haut eines Organismus, der schon an irgend einer Stelle
mit Tuberkulose infiziert ist, eine durchaus andersartige Reaktion
hervorgerufen wird als bei einem tuberkulosefreien. v. Pirquet prägte
für diesen Zustand den Begriff der Allergie. Die allergischen Reaktionen
sind nach Zieler u. a. wesentlich cellulärer Natur und könnten als
zweckmäßige Reaktionserscheinungen im Sinne vollkommener Abwehr-
fähigkeit (Immunität) gedeutet werden (Szász). Klinisch zeigt sich das
in einer „Entzündungsbereitschaft", welche durch eine Veränderung
der chemisch-physikalischen Eigenschaften des Zellprotoplasmas infolge
der Einwirkung der lebenden Kochschen Bacillen zustande kommt
(Selter). Die Haut eines tuberkulösen Menschen reagiert aber nicht
nur auf eingebrachte lebende Bacillen spezifisch, sondern auch auf die
Einverleibung von Bacillenextrakten, den sog. Tuberkulinen, in gleicher
Weise, d. h. durch Bildung tuberkulösen (richtiger „tuberkuloiden"
s. unten) Gewebes (Zieler). Diese Tuberkulinreaktion wird, wie wir
noch sehen werden, vielfach auch zu diagnostischen Zwecken herangezogen. Die Haut des tuberkelfreien Menschen reagiert auf Impfung
mit Tuberkulin überhaupt nicht. Die Frage, ob die allergischen Haut-

reaktionen als Immunisierungsvorgänge anzusehen sind, ist nach unserer Ansicht noch nicht gelöst. Daß eine gewisse Parallelität in gewissen Stadien der Erkrankung zwischen beiden besteht, soll nicht bestritten werden, aber gegen ihre völlige Identität lassen sich doch gewichtige Einwände erheben.

Wenden wir diese hier kurz skizzierten Ergebnisse auf den Entstehungsvorgang der menschlichen Hauttuberkulose an, so ergibt sich folgendes: Je nachdem die in eine Hautstelle hineingelangenden Kochschen Bacillen auf einen tuberkulosefreien oder einen mehr oder weniger hoch immunisierten Zustand treffen, wird unter sonst gleichen Bedingungen (was „vollkommen“ allerdings nie der Fall sein wird), ein jeweils durchaus verschiedener Vorgang ausgelöst werden und entsprechend auch ein verschiedenes klinisches Bild sich ergeben. Tuberkulosefreie Menschen gibt es aber in den Kulturstaaten eigentlich nur im Säuglingsalter, mit zunehmendem Alter wächst die Zahl der tuberkulösinfizierten und erreicht beim Erwachsenen nahezu 100%. Wenn auch beim größten Teil derselben die Erkrankung als geheilt oder mindestens latent zu betrachten ist, so haben sie doch durch das Überstehen die Fähigkeit der allergischen Reaktion erworben und erhalten. Verloren geht sie ihnen nur im Verfolg von eintretender hochgradiger Schwächung des Allgemeinzustandes, also hauptsächlich im Verlauf von gewissen schweren Erkrankungen. Zu diesen gehört u. a. auch die Tuberkulose innerer Organe ad finem vergens, und hier ist die Parallelität zwischen Allergie und Immunität bzw. der Fähigkeit zur Schutzstoffbildung oder Abwehrreaktion am deutlichsten. So kommt es, daß der tuberkulosefreie und der reaktionsunfähige tuberkulöse Organismus in ungefähr gleicher Weise auf Tuberkulineinverleibung, wie auf Kochsche Bacillen selbst, reagieren. Den Grad der Reaktionsfähigkeit der Einzelindividuen kann man sich etwa nach Art eines Spektrums angeordnet denken: an dem einen Ende stehen die völlig schutzstofflosen, am anderen die hochimmunisierten und zwischen diesen beiden sind nun alle möglichen Stufen und Übergänge denkbar und kommen auch tatsächlich vor. So wird es uns verständlich, daß im Zusammenwirken mit den oben besprochenen anderen Faktoren, außerordentlich verschiedene Vorgänge und entsprechend auch Krankheitsbilder entstehen. Sie durch Feststellung des jeweils typischen zu ordnen und durch Zusammenstellung in Einzelgruppen dem Verständnis näher zu bringen, ist notwendig, obwohl man sich darüber klar sein muß, daß die Natur an sich derartige Gruppen nicht schafft. Und es wird uns daher nicht wundernehmen können, wenn wir in praxi immer wieder Fällen begegnen, bei denen uns die Zuordnung zu einer bestimmten Gruppe mehr oder weniger große Schwierigkeiten macht, oder daß wir nicht allzu selten verschiedene klinische Formen nebeneinander finden. Mit diesem Vorbehalt an den Versuch einer Ordnung herantretend, erkennt man sehr bald, daß dies in zwiefacher Weise möglich; entweder von klinisch-morphologischen Gesichtspunkten aus oder vom Standpunkte der Immunitätslehre, wie er soeben erörtert wurde. Wir wollen versuchen, den letzteren zugrunde zu legen, es seien jedoch noch einige Bemerkungen vorausgeschickt. Zunächst was die Benennung der einzelnen Formen anlangt, so scheint es an der Zeit mit den „historischen" Namen, die teilweise aus überholten Anschauungen entstanden sind und dem heutigen Stande der Kenntnisse nicht mehr gerecht werden, aufzuräumen und zutreffendere Bezeichnungen an ihre Stelle zu setzen. Dies kann um so unbedenklicher geschehen, als bereits seit langem von Jadassohn der Vorschlag für eine sehr zweckmäßige Neugestaltung vorliegt. Wir werden also diese neuen Bezeichnungen annehmen und die älteren nur nebenher erwähnen. Daß wir auch die früher als „Tuberkulide" abgetrennten Formen, nachdem ihre Entstehung durch Kochsche Bacillen-Invasion mit Sicherheit nachgewiesen ist, zu den echten Tuberkulosen rechnen, auch wenn sie gegebenenfalls histologisch kein „tuberkulöses" Gewebe erkennen lassen, bedarf demnach keiner weiteren Erörterung. Im Zusammenhang mit der Erwähnung des tuberkulösen Gewebes, unter dem herkömmlich der gefäßlose Epitheloidzellen-Tuberkel mit Lymphocytenwall und Riesenzellen vom Langhansschen Typ verstanden wird, ist auf folgendes hinzuweisen: nach heutiger Anschauung gibt es eine spezifisch tuberkulöse Struktur überhaupt nicht, da bei Lepra, Rotz, Syphilis, Sporotrichose u. a., ja selbst bei Fremdkörpern im Gewebe sich vielfach ähnliche Strukturen finden. Andererseits gibt es echte tuberkulöse Hautaffektionen, die wichtige Merkmale des „tuberkulösen" Aufbaues nicht aufweisen. Es scheint daher zweckmäßiger, eine weniger präjudizierende Bezeichnung zu wählen und, wie es oben schon geschehen ist, von „tuberkuloidem" Gewebe zu sprechen.

Ganz kurz gestreift sei schließlich noch die Frage der Feststellung der tuberkulösen Natur einer Hautaffektion. Daß der histologische Nachweis (Probeexcision) ohne positivem Bacillenbefund nicht genügt, geht aus den eben gemachten Ausführungen schon hervor. Es wäre noch anzufügen, daß dieser letztere in Gewebsschnitten meist sehr unsicher ist; weit besser eignet sich der Tierversuch durch Übertragen von Gewebsteilen. Die meisten tuberkulösen Affektionen sind sehr bacillenarm, daher ist auch ein Nachweis in Wundsekreten oder Reizserum praktisch unmöglich. Es ergibt sich übrigens hieraus auch ihre äußerst geringe Infektiosität. Am leichtesten ist in der Praxis noch der Nachweis spezifischer Tuberkulinreaktionen durchführbar und sollte in unklaren Fällen häufiger als üblich angewendet werden. Allerdings muß bei gleichzeitiger Tuberkulose innerer Organe, namentlich der Lunge, äußerste Vorsicht beobachtet werden. Nach Zieler verfährt man so, daß abends $^1/_{10}$—$^1/_2$ mg Alttuberkulin subcutan eingespritzt wird. Tritt danach weder eine allgemeine noch eine Herdreaktion ein, so steigt man nach einigen Tagen um das 4—5fache, bis eine Reaktion eintritt, die sich kund gibt in Anschwellung und Rötung. Besonders charakteristisch ist der um den Herd auftretende hellrote schmale Saum. Für die Diagnose verwertbar ist nur diese Herdreaktion, Allgemeinreaktionen haben hierfür keine Bedeutung. Der klassischen Pirquetreaktion kommt für die Diagnose der Hauttuberkulose nur sehr beschränkt Wert zu, da beim Erwachsenen die

Verhältnisse ganz gleich liegen wie bei der Tuberkulose innerer Organe, sie können hier als bekannt vorausgesetzt werden. Zur Prüfung des Immunitätszustandes kann sie jedoch zuweilen nützlich sein, hierfür ist auch die Alttuberkulin-Salbenreaktion oder die Ektebinreaktion (beide nach Moro) verwertbar.

Wir wenden uns nunmehr den einzelnen klinischen Formen der Hauttuberkulose zu, und zwar zunächst denjenigen, bei denen der Immunitätsstand stark herabgesetzt oder gleich Null ist. Da ist zuerst zu nennen die Miliartuberkulose der Haut, eine äußerst selten zur Beobachtung kommende Affektion, die lediglich theoretisches Interesse hat und hier übergegangen werden kann.

Tuberculosis ulcerosa. Häufiger ist dagegen eine lokalisiert auftretende Form, die durch geschwürigen Gewebszerfall charakterisiert ist: Tuberculosis ulcerosa. Sie findet sich fast ausschließlich an den Öffnungen der Körperhöhlen, also an den Haut-Schleimhautübergängen von Nase, Mund, Anus und Genitale, bei Individuen, die an schwerer innerer Organtuberkulose leiden und reichlich virulente Bacillen ausscheiden. Diese dringen offenbar durch kleine, zufällige Verletzungen, wie sie an den genannten Stellen ja leicht vorkommen können, in die Cutis ein und bringen das Gewebe zum Einschmelzen, ohne daß — entsprechend dem mangelhaften Immunitätsstand — eine nennenswerte Abwehrreaktion des Gewebes zu beobachten ist. Dies gibt sich histologisch durch den Mangel an „spezifischem" Gewebe kund. Der geschwürige Zerfall setzt oft außerordentlich rasch ein, und binnen wenigen Tagen entstehen Defekte von Markstückgröße und darüber, mit gezackten, unregelmäßig gestalteten Rändern, die mehr oder weniger unterminiert sind. Der Grund ist höckrig, schmierig belegt und sondert ein dünnes eitrig-seröses Sekret ab. Die Haut zeigt in der nächsten Umgebung eine nicht eben starke, rötliche Verfärbung als schmalen Saum, keine „entzündlichen" Veränderungen. Sehr heftige Schmerzen pflegen vorhanden zu sein und werden noch gesteigert durch die normalen Körperfunktionen dieser Stellen (Nahrungsaufnahme, Defäkation, Urinieren). Sie tragen dazu bei, daß der Zustand dieser armen Kranken geradezu qualvoll wird.

Differentialdiagnostisch kommen in Betracht: ulceröser Schleimhautlupus, Ulcus molle, Lues und Diphtherie. Die drei letzteren werden sich durch Berücksichtigung der Anamnese, des sonstigen somatischen Befundes sowie den Ausfall der mikroskopischen bzw. serologischen Untersuchung leicht erkennen lassen. Schwerer ist die Unterscheidung gegenüber dem geschwürigen Lupus. Hierbei ist zunächst zu beachten, daß Lupus an Anus und Genitale praktisch nicht vorkommt. Nur im Bereiche von Mund und Nase wäre daran zu denken, aber es wird, falls Lupus vorliegt, fast stets bei genauerer Besichtigung möglich sein, die für jenen typischen Knötcheninfiltrate in der Umgebung der geschwürigen Prozesse festzustellen. Eine Behandlung ist, entsprechend der unterwertigen „Heilungsdisposition" des betreffenden Organismus quoad sanationem, aussichtslos, sie kann sich meist nur darauf beschränken, die starken Schmerzen zu lindern. Feuchte

Verbände mit Salicyl-Resorcinlösung, Salbenverband mit Zinköl, versuchsweise auch mit Granugenpaste sind angezeigt, von Anästhesinsalbe habe
ich nur sehr vorübergehend Linderung gesehen, gewöhnlich sind die
Schmerzen nachher um so schlimmer. Auch Röntgenstrahlen (10 X /0,5 mm
Al), ultraviolettes Licht oder Leuchtwärmestrahlen (Solluxlampe u. a.)
mögen versuchsweise angewandt werden, ohne daß auf ihre Wirkung große
Hoffnung gesetzt werden darf.

Die nächste Hauptgruppe umfaßt diejenigen Formen von Tuberkulose
der Haut, bei denen das Kräfteverhältnis zwischen dem angreifenden
Erreger und dem Organismus mehr oder weniger „ausbalanciert" ist;
Aber selbstverständlich — im Sinne unseres oben angewandten Ver-
gleichs mit einem Spektrum — sind unendlich viele Variationen von
„rechts" bis nach „links" hin möglich. Nimmt man nun noch hinzu,
daß auch die anderen, oben einzeln näher aufgeführten Faktoren in
verschiedenem Maße mitwirken, so wird es ohne weiteres verständlich,
daß eine bunte Reihe von Krankheitsbildern resultiert, deren Ordnung
im Sinne der Typisierung nicht ganz leicht ist und ohne die Annahme
von „Übergangsformen" überhaupt nicht durchführbar erscheint.
Drei Gruppen lassen sich im Rahmen dieser Hauptgruppe heraus-
schälen, wenn man den Infektionsmodus als weiteres Unterscheidungsmerkmal nimmt: die Tuberculosis luposa, verrucosa und colliquativa.

1. Tuberculosis luposa (Jadassohn),

gewöhnlich Lupus genannt, im Volksmunde als fressende Flechte
bekannt, ist weitaus die häufigste und wichtigste von den drei Formen.
Ihre Bedeutung für die Praxis liegt darin, daß sie — kaum lebensgefähr-
dend — die Befallenen oft stark entstellt und sie dadurch von der menschlichen Gesellschaft mehr oder minder ausschließt. Sie fristen vielfach,
selbst von ihren Angehörigen gemieden, ein Pariadasein und bedürfen besonderer Fürsorge. Aus diesem Grunde wurde seinerzeit dem Deutschen
Zentralkomitee zur Bekämpfung der Tuberkulose eine besondere
Lupuskommission angegliedert, die in Verbindung mit den Landes-
und Orts- bzw. Bezirkstuberkuloseausschüssen wertvolle Dienste
geleistet hat und noch leistet, denn die Zahl der Kranken ist nicht
unbeträchtlich. Der Verlauf der Erkrankung ist dadurch gekennzeichnet,
daß Kochsche Bacillen entweder direkt von außen oder auf dem
Blutwege in die Haut eindringen und dort eine Abwehrreaktion des
Gewebes auslösen. Diese besteht in der Bildung von tuberkuloidem
Gewebe in mehr oder minder großen Ausmaße. Dieses Gewebe findet
sich den Gefäßverhältnissen entsprechend — als Hauptansiedelungsorte
werden wohl die Capillaren in Betracht kommen — vor allem in der
Cutis, namentlich im Papillarkörper, aber auch die Subcutis pflegt
fast regelmäßig mitbeteiligt zu sein. Klinisch zeigt sich im Beginn
gewöhnlich ein dunkelroter Fleck. Wird dieser mittels Glasdruck
blutleer gemacht, so erscheint ein deutlich abgegrenztes Infiltrat von
Apfelgeleefarbe (Abb. 24) Nach Aufhebung des Druckes sieht man,

wie die Stelle des Infiltrates sich besonders rasch und intensiv düster-
rot verfärbt, sog. „Einschießen" des Blutes. Das Gefüge der Haut
ist an einer solchen Stelle erheblich geschwächt, das erkennt man
daran, daß auf Druck mit dem Knopf einer dünnen Sonde das Gewebe leicht einbricht, ja man kann oft recht weit in die Tiefe oder
seitlich unter die Ränder gelangen, ohne daß nachher eine stärkere
Blutung auftritt.

Diese drei: das Glasdruck-, Einschieß- und Sondenphänomen
sind die für die Praxis wichtigsten Hilfsmittel zur Sicherung der
Diagnose. Daneben käme die Anstellung der Tuberkulinreaktion

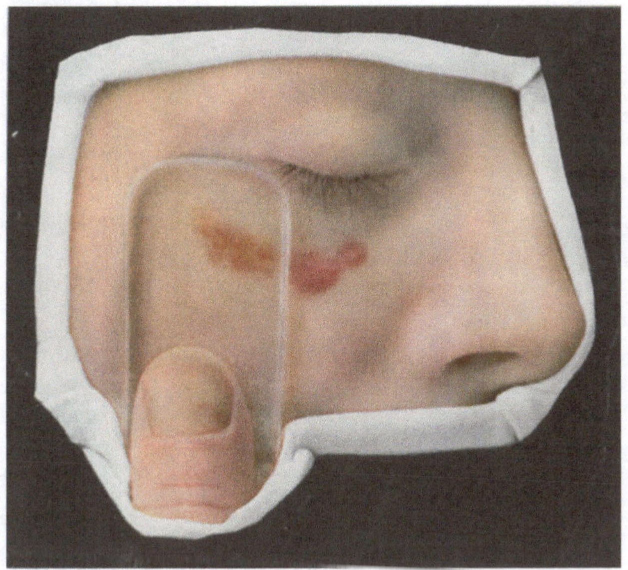

Abb. 24. Tuberculosis luposa, plane Form.
Man beachte das gelbe Infiltrat unter dem Glasspatel.

(s. oben) und der Probeausschnitt in Frage. Der weitere Verlauf
des Erkrankungsvorganges gestaltet sich nun äußerst verschieden
und hängt ab von dem Maße der Reaktionsfähigkeit des Hautorgans.
Zunächst zeigt der Prozeß Neigung zu peripherer Ausbreitung,
viel weniger besteht Neigung zum Übergreifen in die Tiefe, d. h. über die
Subcutis hinaus. Recht häufig kommt es zu zentraler Abheilung, die
allerdings oft nur eine scheinbare ist, da sie oberflächlich von statten
geht und Rezidive von der Tiefe her nicht selten sind. Dieses Rezidiv
in der Narbe ist sogar charakteristisch für die Erkrankung und kann
differentialdiagnostisch verwertet werden gegenüber der Lues, welche
nie in der Narbe rezidiviert. Bei lediglich flächenhafter Ausbreitung
entstehen Herde von ganz erheblichen Umfang, sie können z. B. das
ganze Gesicht, eine Extremität, eine Hinterbacke usw. einnehmen

(Abb. 25 u. 26). Ihre Oberfläche pflegt, von der schon erwähnten Rötung abgesehen, meist nur geringe oder mäßig starke Schuppung zu zeigen und ist oft leicht erhaben, Betastung läßt dann ein mäßiges Infiltrat erkennen. Der Kranke empfindet kaum irgendwelche Schmerzen oder Beschwerden. Diese Form der Tuberculosis luposa wird „plane" genannt. In anderen Fällen führt die Abwehrbestrebung des Organismus zur Bildung von Schutzelementen des

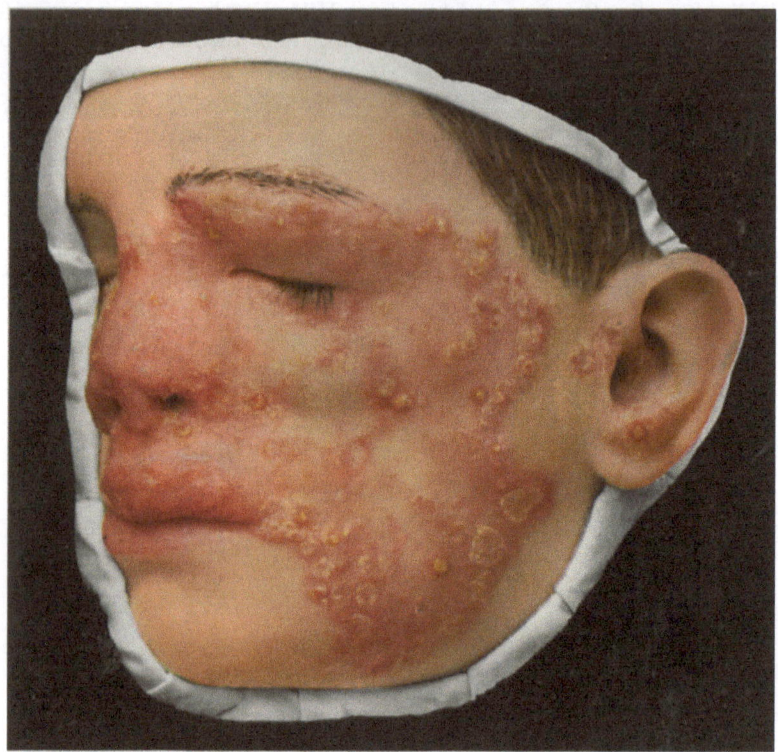

Abb. 25. Tuberculosis luposa des Gesichtes.

Gewebes in besonders erhöhten Ausmaße. Es entstehen dann mehr oder minder starke Wucherungen von Bindegewebszellen, neben einer Vermehrung des zelligen Infiltrates. Klinisch zeigt sich das im Auftreten knotiger oder plattenartiger Bildungen, die zuweilen ganz erheblichen Umfang annehmen können: Tuberculosis luposa tumida oder hypertrophica. In manchen Fällen kommt es mehr zur Ausbildung von warzigen Erhebungen infolge Wucherungen der einzelnen Papillen, zugleich tritt dann vermehrte Hornbildung in der Epidermis hinzu und es entsteht so das Bild der Tuberculosis luposa verrucosa, welche von der Tuberculosis verrucosa sich durch Genese und Fehlen

der Knötcheninfiltrate bei dieser unterscheidet. Für die Praxis hat eine
scharfe Unterscheidung keinen besonderen Wert. Bei beiden Formen,
die kaum anderswo als an den Extremitäten gefunden werden, scheint
der „Stauung" ein wesentlicher Anteil an der Entstehung zuzukommen.
Kann man mit einiger Wahrscheinlichkeit annehmen, daß die Besonderheiten der soeben beschriebenen Formen auf einer besonders intensiven, wenn auch zuweilen das rechte Maß überschreitenden Abwehr-

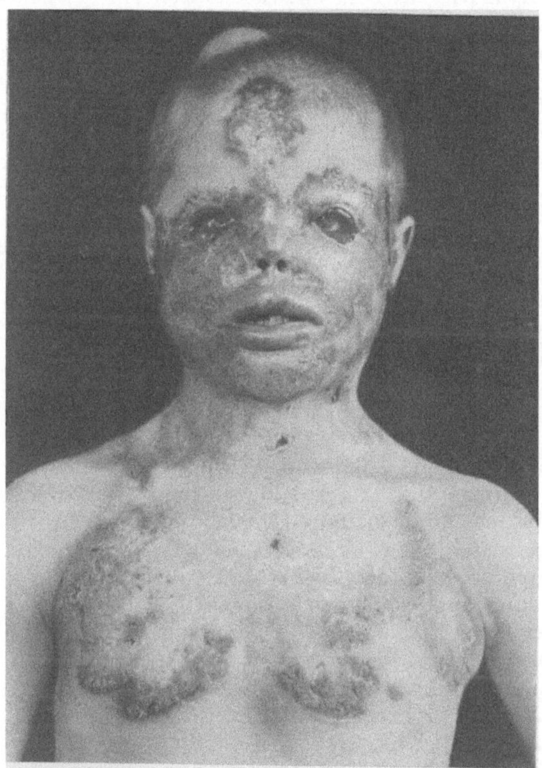

Abb. 26. Tuberculosis luposa am Gesicht, Hals und Brust, teils ulcerierend, teils narbig atrophierend.
Behaarter Kopf frei, oben rechts ein tuberkulöser Absceß, vom Knochen ausgehend.

reaktion des Körpers zurückzuführen sind, so gibt es dagegen andere,
bei denen offenbar diese Fähigkeit nicht in dem gleichen Umfange vorhanden ist. Es ist also für diese Fälle schon von vornherein anzunehmen,
daß Gewebszerstörung zu finden sein wird, und man wird das Auftreten
von Geschwüren ähnlich aufzufassen haben, wie es oben bei der Tuberculosis ulcerosa geschehen war. Von dieser unterscheidet sich die lupöse
Form durch den Sitz, soweit wenigstens Genitale und Anus in Frage
kommen, ferner durch gleichzeitig stets auch vorhandene „lupöse"
Infiltrate und durch die geringere Schmerzhaftigkeit, neben dem besseren

Allgemeinzustand (positive Tuberkulinreaktion!). Eine besondere Abart
der lupösen Form, die ebenfalls hierher gehört, ist diejenige, bei der der
Krankheitsprozeß das Gebiet der Cutis in erheblicherem Maße überschreitet und sich auch in der Subcutis oder in dem unterliegenden Gewebe
ausbreitet. An den Extremitäten führt dies zu einer diffusen Miterkrankung der Lymphgefäße und dadurch zu Stauungszuständen,
ohne daß stärkere reaktive Prozesse, also Infiltrate, dortselbst auftreten.
Als Folge der Lymphstauung entwickelt sich ein typischer elephan-
tiastischer Zustand, der zu erheblicher Vergrößerung des betreffenden
Gliedes führt und auch mit „papillären" Wucherungen einhergehen kann.
Als weitere Folge können sich Ernährungsstörungen des Gewebes und
damit Geschwürsbildung einstellen, die ähnlich der Tuberculosis ulcerosa
ohne erkennbare Reaktion seitens der Umgebung und entsprechend
auch therapeutisch wenig beeinflußbar sind. Eine weitere Form der
tiefgreifenden Tuberculosis luposa ist dadurch charakterisiert, daß der
Krankheitsprozeß sich ausgesprochen im Sinne der Atrophie abspielt.
Es ist in diesen Fällen nicht so sehr die Haut als gerade das unterliegende
Gewebe, vor allem die Knochen, die von dem Schwunde befallen werden,
und zwar ohne daß es zu irgendwelchen geschwürigen Zerfalls-
erscheinungen kommt. So sieht man im Gesicht Schwund des knorpe-
ligen und knöchernen Nasengerüstes sich fast unsichtbar vollziehen,
als wenn die Nase langsam, aber stetig nach innen geschoben würde.
Ähnlich an den Fingern, welche, besonders an den distalen Phalangen,
sich verkürzen und verdünnen, so daß schließlich der Eindruck entsteht,
als wären die einzelnen Glieder teleskopartig ineinander geschoben.
Wie dieser eigenartige Vorgang zustande kommt, entzieht sich unserer
Kenntnis, wir finden ähnliches nur noch bei der Lepra, doch werden sich
differentialdiagnostisch Schwierigkeiten kaum ergeben, da in beiden
Fällen das Leiden so weit fortgeschritten und ausgeprägt zu sein pflegt,
daß Verwechselung ausgeschlossen erscheint.

Die Zahl der klinisch möglichen Variationen der Tuberculosis luposa
ist mit den bisher angeführten zwar noch nicht abgeschlossen, aber
die noch fehlenden sind von zu rein spezialistischem Interesse, als daß
ihre Besprechung hier angezeigt wäre.

Ausbreitung und Lokalisation sind in erster Linie und ausschlaggebend bedingt durch den Infektionsmodus. In einem Teil
der Fälle muß das Eindringen der Kochschen Bacillen von außen her
in die Haut als sicher angenommen werden, das setzt das Vorhandensein
von Verletzungen der Haut als Eintrittspforten voraus. Solche
werden gefunden in kleinen Einrissen oder Rhagaden in der Umgebung
von Nase, Mund, Auge und Ohr. Bei diesem letzteren mag auch nicht
selten die Sitte des Ohrlöcherstechens in Frage kommen, wenn der die
Nadel gleitfähig machen sollende Mundspeichel des Operateurs Kochsche Bacillen enthält. Auffallend selten kommt offenbar ein Eindringen
der Erreger vom Anus oder dem Genitale aus zustande, desgleichen auch
an den Gliedmaßen, besonders an den unteren. Öfter scheint allerdings,
das gilt namentlich für den Lupus des Gesichtes, das Eindringen der
Kochschen Bacillen nicht direkt von der Haut aus zu geschehen, sondern

zunächst auf der Schleimhaut der Nase (locus Kieselbachii) zu erfolgen und erst von dort aus das Einwandern auf dem Lymphwege, und zwar retrograd, zu erfolgen. In ähnlicher Weise mag von Drüsen, die vorher auf dem Blutwege infiziert waren, ein rückläufiges Eindringen der Kochschen Bacillen in das regionäre Quellgebiet erfolgen, wie man dies namentlich am Halse, von Unterkieferdrüsen ausgehend, nicht selten sieht (Abb. 27). Die relative Häufigkeit der Tuberculosis luposa gerade im Gesicht wird hierdurch teilweise wohl erklärt. Die Erkenntnis, daß der Nasenschleimhaut eine besondere Bedeutung als Infektionspforte zukommt, macht es uns zur Pflicht, daß man mindestens in allen Fällen von Gesichtstuberkulose ihre fachärztliche Untersuchung veranlassen muß.

Die zweite Art von Infektionsmodus ist diejenige der Einschleppung der Kochschen Bacillen auf dem Blutwege, die man als hämatogene oder metastatische bezeichnet. Hierbei werden die Erreger von einem im Innern des Körpers liegenden Primärherd aus dem kreisenden Blute beigemischt und gelangen auf diese Weise in die Haut. Es ist leicht einzusehen, daß in diesem Falle die Art der Ausbreitung, insbesondere der Verteilung der einzelnen Herde eine wesentlich andere sein wird, als bei der vorhergehenden Form. Bei letzterer deutliche Beziehung zu irgend einer Eintrittspforte und Ausbreitung von dort aus, sei es durch

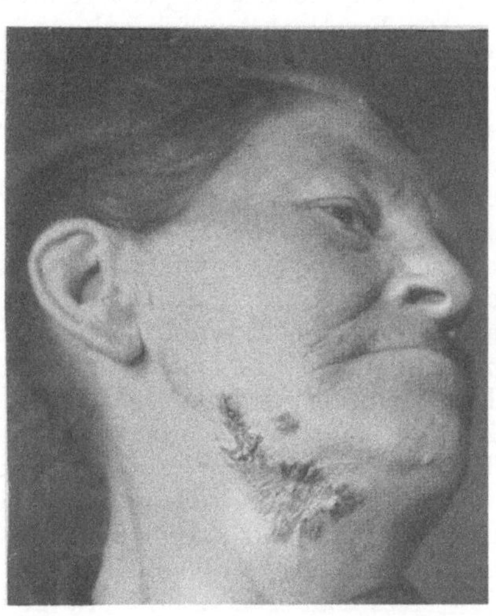

Abb. 27. Tuberculosis luposa am Unterkiefer, von tuberkulöser Lymphdrüse ausgehend.

direktes Weitergreifen oder Weiterwuchern auf dem Wege der Lymphbahnen, stets wird der „regionäre" Charakter erkennbar sein. Im ersteren Falle dagegen kommt es zu den verschiedenartigsten Anordnungen der Einzelherde: bald sind sie regellos über den Körper verteilt, bald auf eine bestimmte Region beschränkt, ein Bein z. B., aber in so verstreuter Anordnung, daß ihre Entstehung auf metastatischem Wege unverkennbar ist. Von Ausnahmen abgesehen, kann man für noch nicht zu lange bestehende Fälle als Regel aufstellen, daß bei externer Entstehung wenige und lokalisierte Herde, bei interner dagegen mehrere und verstreute vorhanden sind. Auffallend ist aber auch hier wieder, daß gewisse Stellen der Haut bei diesem Infektionsmodus fast regelmäßig frei bleiben, so z. B. der behaarte Kopf, das Genitale, Hände und Füße, ohne daß wir bis jetzt in der Lage wären, eine einwandfreie Erklärung dafür geben zu können, wir müssen uns vorläufig begnügen, eine regionäre Disposition anzunehmen; vermutlich sind die besonderen „Durchblutungsverhältnisse" sehr maßgebend.

Über die **Histologie** der Tuberculosis luposa können wir uns kurz fassen, es genügt festzustellen, daß sich vorwiegend im Bereiche der Cutis, zunächst perivasculär, später auch diffus, typische tuberkuloide Infiltrate finden, die oft aber auch noch in der Subcutis vorhanden sind. Diese letztere Feststellung ist besonders wichtig für die Wahl der einzuleitenden Behandlung: liegt es doch auf der Hand, daß alle diejenigen Behandlungsmethoden, denen keine besondere Tiefenwirkung innewohnt, bestenfalls nur die in der Cutis liegenden Infiltrate beseitigen können, während die tiefer liegenden nicht angegriffen werden und den Ausgangspunkt für Rückfälle bilden; daher dann die häufigen Rezidive in der Narbe, die für Tuberculosis luposa geradezu charakteristisch sind.

Der **Verlauf** der Erkrankung ist ausgesprochen chronisch, man kann für in der Jugend entstandene Fälle ohne Übertreibung sagen „lebenslänglich". Diese letzteren stellen das Hauptkontingent der hämatogen entstandenen, da es, namentlich nach dem Überstehen der im Kindesalter häufigen fieberhaften exanthematischen Krankheiten, Masern, Scharlach usw., offenbar zu einer Ausschwemmung von **Koch**schen Bacillen aus einem Primärherd, zu einer Generalisation des Erregers (K. E. **Ranke**) kommt (sog. postexanthematischer Lupus). So wird es verständlich, daß bei der unter dem Einflusse des Primärherdes hervorgerufenen allergischen Umstimmung des Organismus auch das Hautorgan allergisch gegenüber den eindringenden **Koch**schen Bacillen reagiert. In späteren Lebensjahren scheinen nach unserer Erfahrung die extern entstehenden Formen zu überwiegen. Wenn in solchen Fällen gleichzeitig aktive Tuberkulose anderer Organe vorhanden ist, so kann es im Einzelfalle schwer sein, zu entscheiden, welcher Infektionsmodus vorliegt. Sicher ist jedenfalls und durch die Erfahrung immer wieder bestätigt, daß derartige, gleichzeitig vorhandene „innere" tuberkulöse Erkrankungen fast stets sehr **gutartig** verlaufen, daß beispielsweise eine gleichzeitig bestehende Lungenphthise selten kavernös ist, sondern dem cirrhotischen Typ angehört. Eine bekannte Tatsache ist es ja auch, daß progrediente Phthisiker sehr selten an Tuberculosis luposa leiden. Es würde zu weit abführen, an dieser Stelle die verschiedenen Möglichkeiten der gegenseitigen Beeinflussung, der Einwirkung dispositioneller Faktoren usw. zu diskutieren. Unbedingt notwendig ist nach alledem, daß in jedem Falle von Tuberculosis luposa eine genaue Untersuchung auf sonstige, im Innern des Körpers etwa befindliche Tuberkuloseherde (namentlich auch Hilusdrüsen!) stattfindet. Wichtig und für den Erfolg der heute sehr aussichtsreichen Behandlung von fundamentaler Bedeutung ist die **möglichst frühzeitige Erkennung** der Erkrankung, solange sie noch den umschriebenen fleckförmigen Charakter aufweist. Unüberwindliche Schwierigkeiten stehen aber bei genauer Beachtung der oben näher beschriebenen Erscheinungen und Heranziehung der auch in der Praxis leicht ausführbaren Untersuchungsmethoden dem nicht entgegen. Die Hauptsache ist, daß man überhaupt an die Möglichkeit des Vorliegens einer Tuberculosis luposa denkt, darin wird in der Praxis leider gerade bei den beginnenden Fällen gesündigt. Eine Verwechselung mit anderen Hautkrankheiten ist angesichts des ausgesprochen chronischen

Charakters der Erkrankung nur in beschränktem Umfange möglich. In Betracht kommen vor allem tuberoserpiginöse Spätsyphilide, seltener Gummen; neben den fehlenden typischen Infiltraten bei diesen, werden Anamnese, Ausfall der Blutuntersuchung nach Wassermann, Verlauf („was die Lues in Wochen macht, macht der Lupus in Jahren") und schließlich auch der Ausfall der antisyphilitischen Behandlung in jedem Falle eine sichere Diagnose ermöglichen. Ja die letztere kann direkt ausschlaggebend sein, wenn es sich um einen Wassermannreaktion-negativen Fall von Spätsyphilis handelt. Als weiter noch in Betracht kommend wäre Lepra zu nennen, doch kommt das für Deutschland wegen deren Seltenheit weniger in Frage. Im gegebenen Falle wird eine sorgfältige Untersuchung auf die Kardinalsymptome dieser Krankheit (s. d.) vor Irrtum schützen. Bei Verdacht auf Aktinomykose und Sporotrichose wird die Wirkung einer versuchsweise eingeleiteten Jodmedikation wohl meist rasche Klärung bringen.

Einer gesonderten Besprechung bedarf an dieser Stelle noch die lupöse Erkrankung der Schleimhäute, von denen nur die der oberen Luft- und Speisewege in Betracht kommt, da wie schon erwähnt, die Erkrankung am Genitale praktisch nicht angetroffen wird. Obwohl die erstgenannte Erkrankung nicht eigentlich in das Gebiet der Dermatologie fällt, kann eine kurze Besprechung hier nicht unterlassen werden, zumal sich nicht selten ein unmittelbarer Übergang von Erkrankung der Haut zur Schleimhaut findet. Auch auf der letzteren beginnt die Affektion in Form einer Knötchengruppe, die allerdings weniger als Fleck denn als umschriebene warzig-höckerige Vorwölbung imponiert. In der Nase ist diese Efflorescenz meist von Borken bedeckt, löst man diese ab, so blutet es gern. Sehr bald gewinnt die kranke Stelle an Größenausdehnung, auch verändert sich die Oberfläche noch mehr, dergestalt, daß sie fast schwammigen Charakter annimmt, vermutlich infolge relativ starker Wucherung der bindegewebigen Elemente. So kann es in der Nase zur Bildung fast polypöser Wucherungen kommen. Im Munde ist dies weniger der Fall, hier breitet sich der Prozeß mehr flächenhaft aus, man kann die einzelnen Knötchengruppen als weißlichgraue, körnchenartige Gebilde schon ohne Glasdruck gut erkennen. Recht häufig bleibt es aber nicht bei dem soeben geschilderten Zustand, sondern es treten Zeichen von Gewebszerfall auf, oberflächliche Geschwürsbildung zunächst, die keine besonders große Neigung zur Ausdehnung nach Tiefe und Fläche hat, auch nicht erheblich schmerzhaft ist (Gegensatz zur Tuberculosis ulcerosa!). Erst nach längerem Bestande können sich tiefergreifende Prozesse entwickeln und auch unterliegende Gewebsteile ergriffen werden, so der Knochen am harten Gaumen, das Zäpfchen in seiner ganzen Ausdehnung, die knorpelige Nasenscheidewand usw. Die relative Gutartigkeit läßt sich aber auch dann noch an dem langsamen Entwicklungsgang und dem guten Ansprechen auf die Behandlung erkennen. Die Lokalisation der Tuberculosis luposa der Schleimhaut ist abhängig vom Infektionsmodus; nach meiner Erfahrung kommt fast ausschließlich der externe in Frage, durch direktes Eindringen, seltener die Infektion von einer erkrankten regionären Drüse aus. Besonders oft scheint das erste Eindringen der Kochschen Bacillen auf der Nasenschleimhaut durch den mit Bacillen beladenen, kratzenden Finger vor sich zu gehen. Von hier aus, gewöhnlich vom Septum oder dem Vorderende der unteren Muschel (Albanus u. a.), führt der Weg nach oben und hinten, so daß schließlich Rachen und weicher Gaumen ergriffen werden. Ein anderer Weg geht offenbar durch das Os palatinum (Canalis incisivus) auf die Schleimhaut des harten Gaumens oder — seltener — auf die des Processus alveolaris superior, d. h. das Zahnfleisch des Oberkiefers. Wangenschleimhaut, Mundboden und Zunge werden dagegen praktisch nie befallen.

Einer besonderen Erwähnung bedürfen noch einige Krankheitsprozesse, die zwar nur mittelbar mit der Tuberculosis luposa in Zusammenhang stehen, aber doch zuweilen bei ihr gefunden werden; da ist zunächst zu erwähnen Erysipel, weniger häufig bei Tuberculosis luposa des Gesichtes, wie bei solcher an den Gliedmaßen vorkommend, ausgezeichnet durch die Neigung zu hartnäckigen Rezidiven, sonst klinisch nichts abweichendes darbietend. Als weitere Affektion ist die Entwicklung eines echten Carcinoms auf dem Boden einer Tuberculosis luposa zu nennen. Und zwar kann sich dieses bilden sowohl auf noch lupös erkranktem Gewebe wie auf anscheinend abgeheilten, also auf Narbe. Daß, wie neuerdings vereinzelt behauptet wird, die Strahlenbehandlung besonders begünstigend

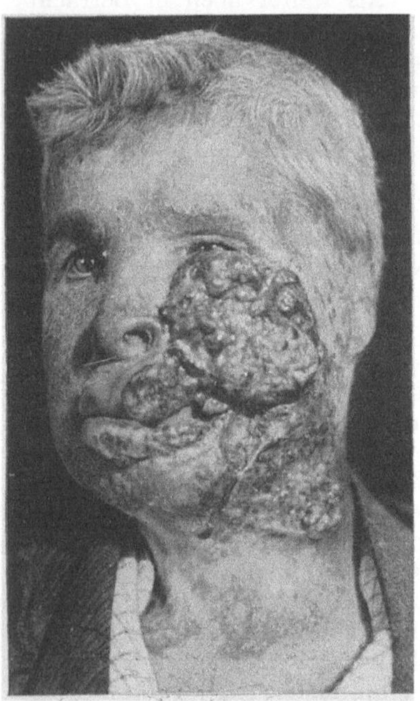

Abb. 28. Stachelzellenkrebs bei Tuberculosis luposa des Gesichtes und Halses.

wirke, scheint mir sehr zweifelhaft und nach unserer reichlichen Erfahrung nicht zutreffend. Klinisch gibt sich ein beginnendes Carcinom zu erkennen durch das Auftreten einer warzig-höckrigen, plattenartigen Vorwölbung, die rasch die Größe und das Aussehen einer Makrone annimmt und sich durch ihre feste Konsistenz auszeichnet. Histologisch handelt es sich wohl ausschließlich um das bösartige Stachelzellencarcinom, es ist daher mit dem Auftreten von Drüsenmetastasen zu rechnen. Unbehandelt wächst es verhältnismäßig rasch im Sinne peripherer Ausbreitung, weniger nach der Tiefe zu (Abb. 28). Sein Auftreten bedeutet unter allen Umständen eine ernste Komplikation und erfordert raschestes Handeln.

Außer der bisher geschilderten Tuberculosis luposa mit ihren Abarten gibt es noch zwei Varietäten, die eine gewisse Sonderstellung einnehmen; sie sind relativ selten und sollen daher hier nur kurz gestreift werden: die Tuberculosis luposa miliaris disseminata faciei und die als Lupus pernio bekannte Affektion. Die erstere tritt, wie schon der Namen andeutet, ausschließlich im Gesicht auf und überschreitet die Haargrenze kaum. Grundefflorescenz ist auch hier das Lupusknötchen mit seiner typischen Struktur, die Sonderstellung der Erkrankung ergibt sich aber 1. aus der Art der Anordnung dieser Knötchen, die als linsen- bis erbsengroße, mattrote Knötchen stets deutlich disseminiert, also isoliert auftreten und keine fleckförmigen Herde bilden, und 2. aus der Art des Verlaufs bzw. der Weiterentwicklung. Es kommt nämlich,

von einzelnen Schüben abgesehen, zu keiner Veränderung der Grundefflorescenzen, diese bleiben im wesentlichen stationär, können sich spontan zurückbilden und dann mit Hinterlassung stippchenförmiger Närbchen ausheilen. In einzelnen Fällen zeigt die Affektion, besonders im Beginn, eine gewisse Neigung zu oberflächlicher, zentraler eitriger Einschmelzung, es entstehen Eiterpusteln in der Mitte der einzelnen Knötchen, und es ergibt sich ein Bild, das der als Acne faciei bekannten seborrhoischen Affektion täuschend ähnlich sehen und zu Verwechslungen Anlaß geben kann (Abb. 29). Entscheidend für die Diagnose ist das Fehlen des typischen lupösen Infiltrates auf Glasdruck bei

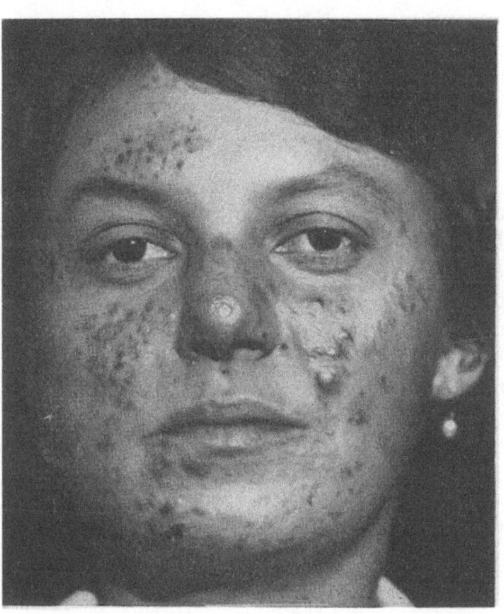

Abb. 29. Tuberculosis luposa miliaris disseminata faciei.

dieser, das plötzliche Auftreten und das Fehlen der Exacerbation ante menses bei jener. Auch eine Verwechslung mit einem akneiformen Syphilid liegt durchaus im Bereiche der Möglichkeit. In zweifelhaften Fällen sollten Blutuntersuchung, Probeausschnitt und -therapie herangezogen werden. Das Leiden, dessen Gutartigkeit auffallend ist, verdankt seine Eigenart offenbar einem besonders hohen Grad von Schutzkörperbildung, so daß die in die Haut eingeschwemmten Kochschen Bacillen lediglich eine Reaktion hervorrufen, im Verfolg deren sie rasch zugrunde gehen, ohne erheblichere Zerstörungen zu hinterlassen. Auch auf die Strahlenbehandlung spricht das Leiden durchweg gut an, was ebenfalls diese Vermutung bestätigt. Pathogenetisch nimmt es offenbar bereits eine Übergangsstellung zu den sog. Tuberkuliden ein. Eine bezüglich ihrer Pathogenese und klinischen

Abgrenzung noch reichlich strittige Affektion ist der Lupus pernio, der ebenfalls nicht häufig zur Beobachtung kommt. Man versteht darunter Hautveränderungen, die, dem Namen entsprechend, ein an Frostbeulen erinnerndes Aussehen haben. Sie treten vorzugsweise an Gesicht, Händen und Füßen, seltener an Armen, Beinen und Gesäß auf. Die charakteristischen blauroten, knotenartigen Infiltrate zeigen auf Glasdruck die gleichen oder wenigstens sehr ähnliche Einlagerungen in die Cutis, wie sie bei Tuberculosis luposa gefunden werden, auch histologisch finden sich ungefähr gleiche Bilder, wenn auch meist ziemlich tief. Kochsche Bacillen sind bisher nicht nachgewiesen; auffallend ist dagegen das völlige Fehlen der Tuberkulinreaktion, ferner das Vorkommen von Knochencysten, besonders an den Handknochen (Schaumann). Die Behandlung schließt sich der auch sonst für Hauttuberkulose üblichen an (s. dort).

2. Tuberculosis verrucosa cutis (Riehl-Paltauf 1886).

Diese besondere Form der Hauttuberkulose kommt ausschließlich und ausgesprochen lokalisiert an den Gliedmaßen, insonderheit an Händen und Füßen vor. Der Infektionsmodus ist der, daß Kochsche Bacillen durch eine Eintrittspforte, meist eine kleine Verletzung, eindringen und sich rein regionär entlang den Lymphbahnen ausbreiten, ohne daß über die zugehörigen Drüsen hinaus eine Allgemeininfektion zustande käme[1]). Es geschieht dies offensichtlich deshalb nicht, weil der jeweils befallene Organismus über genügend Schutzkräfte verfügt, um dies abzuwehren. Eine weitere Folge dieses relativ hohen Immunitätsstandes ist die besondere Ausbildung des klinischen Bildes an den Ansiedelungsstellen des Erregers. Es kommt zu Gewebsneubildungen in Form von Wucherungsvorgängen, die zwanglos auf die erhöhte Reaktionsbereitschaft des Hautorgans zurückgeführt werden können. Daß es überhaupt zum Haften der Infektion kommt, obwohl ein hoher Grad von Immunität supponiert werden muß, liegt nach meiner Ansicht an der Virulenz und Menge der eingedrungenen Erreger. Tritt doch die Affektion fast nur bei solchen Personen auf, die mit tuberkulösem Material von Mensch oder Tier in dauernde nahe Berührung kommen oder mit tuberkulösem Vieh umgehen. Wir finden sie daher bei Anatomen und Anatomiedienern, Metzgern, Tierärzten (Infektion beim Lösen der Placenta bei bestehender Uterustuberkulose der Kuh), sowie bei Melkern (Eutertuberkulose), ferner auch bei Phthisikern an den Fingern. Es liegt auf der Hand, daß gerade bei den Genannten die Möglichkeit der Einimpfung sehr virulenter Bacillen und relativ großer Mengen davon gegeben ist. Soweit die gerade hier häufige Infektion mit dem Typus bovinus in Frage kommt, wäre auch an veränderte Anpassungsfähigkeit zu denken. Die Erkrankung beginnt mit einer unscheinbaren, papelartigen Verdickung der Cutis von dunkel- oder braunroter Farbe; allmählich vergrößert sich diese durch

---

[1]) Auf die Frage, ob Tuberculosis verrucosa cutis auch durch haemotogene Einschwemmung von Kochschen Bacillen entstehen kann, soll hier nicht eingegangen werden.

peripheres Wachstum, zugleich verändert sich die vorher glatte und glänzende Oberfläche, indem sich warzige Vorwölbungen bilden und zugleich
eine vermehrte Wucherung der Epidermis, insbesondere der Hornschicht
einsetzt. Im vollausgebildeten Zustande findet sich dann ein pfennig-
bis fünfmarkstückgroßer Herd, dessen Oberfläche warzig-höckrig gestaltet
ist und mehr oder weniger starke Hornauflagerungen zeigt. Die Umgebung
ist saumartig dunkelrot, jedoch sind bei Glasdruck keine sog. Lupusknötchen bemerkbar (Abb. 30). Schmerzen oder sonstige Beschwerden

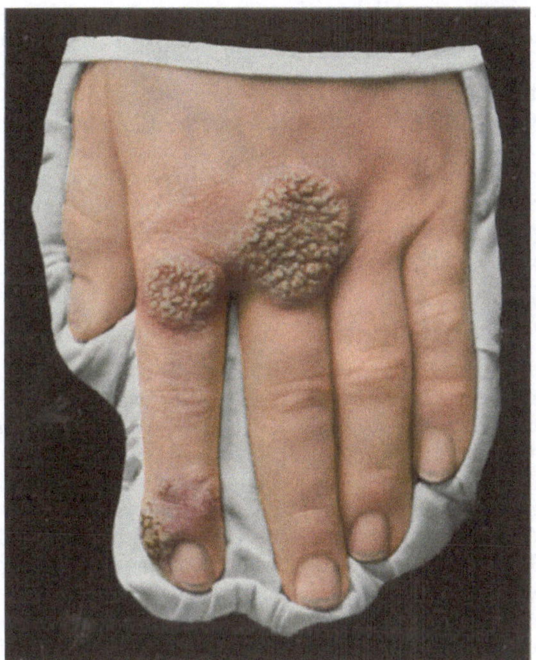

Abb. 30. Tuberculosis verrucosa cutis der Hand.

bestehen kaum. Nicht selten ist bei älteren Herden eine eitrige Einschmelzung umschriebener Art festzustellen; bei seitlichem Druck sieht
man „punktförmig" Eitertröpfchen hervorquellen. Hierdurch wird eine
gewisse Ähnlichkeit mit tiefer Trichophytie hervorgerufen; die sehr viel
langsamere Entwicklung der Tuberculosis verrucosa, die ausgesprochen
hyperkeratotischen Auflagerungen bei ihr, sowie der negative Ausfall
der Trichophytinreaktion bzw. die positive Tuberkulinprobe werden
vor Verwechslungen hinreichend schützen.

Der Verlauf ist ausgesprochen chronisch, Neigung zu spontaner
Rückbildung ist im allgemeinen nicht vorhanden, aber auch die
Neigung zur Ausbreitung ist, sowohl was den Einzelherd wie die
Entstehung neuer Herde anlangt, ziemlich beschränkt. Als nicht

seltene Komplikation sei noch die Entstehung einer Lymphangitis tuberculosa erwähnt, die mit „rosenkranzartiger" Anschwellung von kleinen Lymphknoten im Verlaufe der Lymphgefäße und Beteiligung der regionären Drüsen einhergehen kann. Zu einer weitergehenden Infektion kommt es, wie schon erwähnt, gewöhnlich nicht. Differentialdiagnostisch sind außer der Trichophytie am ehesten noch tubero-serpiginöse Lues sowie Tuberculosis luposa in Betracht zu ziehen. Erstere unterscheidet sich durch Neigung zu zentraler Abheilung und peripherem Fortschreiten, der meist positiven Wassermann-Reaktion und evtl. den Behandlungserfolg unschwer von der Tuberculosis verrucosa cutis. Schwieriger kann die Abgrenzung dagegen von der verrucösen Form der Tuberculosis luposa sein; hier wird als Regel zu gelten haben, daß beim Vorhandensein deutlicher Lupusinfiltrate auf Glasdruck dies für die Zuordnung entscheidend sein muß. Praktische Bedeutung kommt übrigens dieser Unterscheidung nicht zu, da die Behandlung in beiden Fällen die gleiche sein wird. Daß das sehr seltene Bromoderma recht ähnliche Bilder erzeugen kann, ist sicher; sorgfältige Anamnese und gegebenenfalls Aussetzen des Mittels sind zur Sicherung der Diagnose zu empfehlen.

3. Tuberculosis colliquativa, früher Scrofuloderma genannt.

Wie der von Jadassohn eingeführte Name andeutet, handelt es sich um eigenartige, durch die Anwesenheit von Kochschen Bacillen bedingte Einschmelzungsvorgänge der Haut. Wenn auch primäre Entstehung in der Haut nicht abgeleugnet werden soll und auch von uns in vereinzelten Fällen einwandfrei beobachtet wurde, so liegt doch in der überwiegenden Mehrzahl der Fälle ein Übergreifen von tuberkulösen Prozessen unter der Haut befindlicher Organe auf diese selbst, also eine sekundäre Beteiligung derselben vor. Weitaus am häufigsten sind es tuberkulös erkrankte Drüsen, seltener Sehnenscheiden, Knochen und Gelenke, von denen aus die Einbeziehung der Haut statthat. Es geht dies in der Weise vor sich, daß der betr. primäre Herd, auf dessen Genese hier nicht eingegangen werden soll, gegen die Subcutis vordringt. Gewöhnlich kommt es zugleich zu einer Verlötung zwischen Haut und Unterlage, was sich klinisch durch mangelnde Verschieblichkeit erkennen läßt. Unter den besonderen Immunitätsverhältnissen, welche bei diesen Fällen anzunehmen sind, tritt zunächst im Innern des Primärherdes eine mit Eiterbildung einhergehende Gewebseinschmelzung auf; der sich immer mehr anstauende Inhalt drängt nach der Richtung des geringsten Widerstandes, also nach außen. Demgemäß kommt es zu einer Vorwölbung der Haut in Form eines blauroten, unscharf von der Umgebung abgesetzten Knotens, der deutlich Fluktuation erkennen läßt. Sehr bald verdünnt sich die Decke dieser Vorwölbung immer mehr, entsprechend der Erhöhung des Innendruckes und der Einbeziehung der Haut selbst in den tuberkulösen Einschmelzungsprozeß, bis es schließlich zum Durchbruch nach außen kommt und eine Fistel entsteht, aus der sich dünner Eiter entleert, in dem Kochsche

Bacillen nur im Tierversuch mit einiger Sicherheit nachgewiesen werden können.

Klinisch stellt sich die Affektion in diesem Stadium so dar: in der Umgebung einer zentral sitzenden, schmalen Öffnung der Haut mit mehr oder weniger unregelmäßig gestalteten Rändern findet sich diese blaurot verfärbt und verdünnt, oft auch eingefallen. Die eingeführte Sonde läßt deutlich unterminierte Ränder erkennen, sie dringt ferner bis in eine gewisse Tiefe, ohne daß erheblichere Schmerzen dadurch ausgelöst werden, gegebenenfalls wird deutlich rauher Knochen daselbst

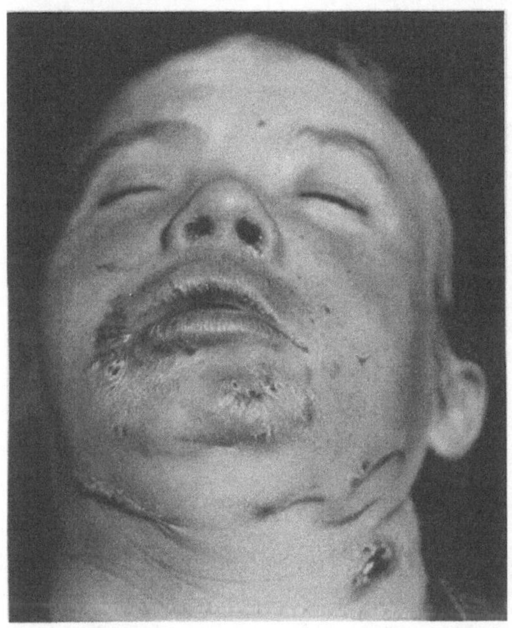

Abb. 31. Tuberculosis colliquativa am Halse und scrofulöses Eczematoid am Munde.

gefühlt. Sind mehrere Herde nahe beieinander, so können sich Verbindungen zwischen ihnen herstellen und so kann es zur Unterminierung großer Hautabschnitte kommen, namentlich in der Gegend des Halses und Unterkiefers [Cervical- und Submaxillardrüsen (Abb. 31)]. Die Erkrankung verläuft außerordentlich chronisch, kann stellenweise von selbst zur Abheilung gelangen, dafür an anderen Orten wieder neu auftreten oder auch unter teilweiser Abheilung einer Stelle an einem Rande weiterkriechen. Das dann entstehende Bild ist insofern charakteristisch, als nunmehr neben den oben geschilderten Erscheinungen auch strahlige, in ihrer Mitte angeheftete Narben auftreten (Abb. 32). Nicht unerwähnt sei schließlich noch, daß sich in der Umgebung einer Tuberculosis colliquativa echte Tuberculosis luposa entwickeln kann. Bezüglich der Unterscheidung von ähnlich aussehenden Krankheitsbildern sind eigentlich nur zwei in Betracht zu ziehen: Die gummösen Formen von Lues und Sporotrichose. Die klinischen Bilder können einander außerordentlich gleichen, auch histologisch kann die Unterscheidung schwierig sein, immerhin spricht der Nachweis von stärkeren Plasmazelleninfiltraten gegen Tuberkulose. Weiter wird die Art der Ausbildung des Einzelherdes, des Verlaufes,

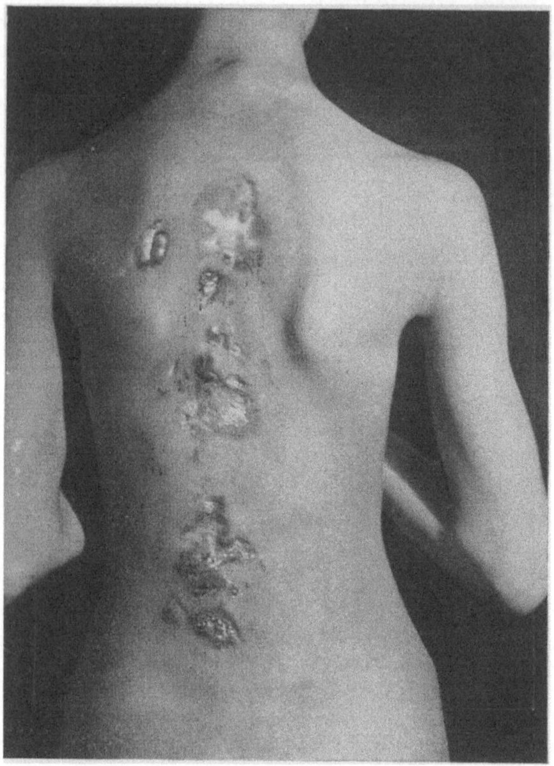

Abb. 32. Tuberculosis colliquativa, von einer primären Tuberkulose der Wirbelknochen ausgehend.

der Ausfall der Wassermann-Reaktion bzw. der Sporotrichoagglutination mit gewertet werden müssen.

Wir kommen nunmehr zur dritten Hauptgruppe der Tuberkulose der Haut, die man früher — und zum Teil jetzt — noch unter dem Namen „Tuberkulide“ zusammenfaßte. Hierher gehören Tuberculosis lichenoides, papulonecrotica und indurativa. Ihre Sonderstellung war gerechtfertigt, so lange der Kochsche Bacillennachweis bei ihnen nicht geführt war, durch ihre auffallende Gutartigkeit, durch das Auftreten von Einzelefflorescenzen ohne Neigung zu peripherer Ausbreitung oder wesentlicher Um- und Weiterbildung, verbunden mit Tendenz zu spontaner Rückbildung. Auch als „exanthematische" Tuberkulose sind diese Formen — neben der Miliartuberkulose — bezeichnet worden, und darin liegt bereits ein Hinweis auf den Infektionsmodus. Ausbreitung der Kochschen Bacillen von einem in der Tiefe des Organismus liegenden Primärherd aus durch Einschwemmung in die Haut im Sinne einer Generalisation, ähnlich wie bei den akuten Exanthemen. Hier wie da treffen nach heutiger Anschauung die Erreger auf ein Hautorgan, das sich im Zustand hoher Abwehrbereitschaft befindet und vermöge seiner Schutzstoffe in der Lage ist, die eingedrungenen Bacillen rasch abzubauen, so daß sie nur in geringem Umfange oder unvollkommen in der Lage sind, krankhafte Vorgänge auszulösen. Relativ gering ist dagegen bei dieser Gruppe die allergische Reaktion, außer vielleicht bei der Tuberculosis indurativa. Bestände Identität oder vollkommene Parallelität zwischen Immunitätszustand und allergischer Reaktionsfähigkeit, so müßten ganz andere klinische Formen erwartet werden. Auf Grund dieser Annahme werden uns die Besonderheiten des klinischen und histologischen Verhaltens gut verständlich; wir verstehen die Neigung zu disseminiertem und schubweisem Auftreten, die Schwierigkeit des Bacillennachweises wie das gelegentliche Fehlen von tuberkuloidem Gewebe. Die Besonderheiten der Lokalisation, vorzugsweises Befallen bestimmter Hautgebiete oder symmetrisches Auftreten usw., werden dagegen wohl durch dispositionelle Momente regionärer Natur (Blutversorgung) bedingt sein.

1. Tuberculosis lichenoides (Lichen scrophulosorum).

Schon Hebra hatte festgestellt, daß das Leiden bei Drüsen- und Knochentuberkulose, nicht dagegen bei Tuberkulose der Lunge gefunden wird, und daß fast ausschließlich jugendliche Individuen betroffen werden. Diese Feststellung trifft im allgemeinen auch heute noch zu, sie ist auch nach dem, was wir über Infektionsmodus und Immunitätsverhältnisse ausführten, wohl verständlich. Charakterisiert ist die Affektion durch das Auftreten von kleinsten Knötchen, die in mehr oder minder zahlreichen gruppierten Herden besonders an Rumpf, namentlich Flanken- und Bauchgegend, seltener an den Gliedmaßen oder gar im Gesicht, auftreten. Auch disseminierte Anordnung der Einzelknötchen kommt, wiewohl nicht oft, vor (Abb. 33). Die Größe der Gruppen schwankt von Geldstück- bis über Handtellergröße, die Form ist rundlich oder oval. Gewöhnlich erst bei schärferem Zusehen wird die Gestalt der Einzelknötchen, aus denen der Fleck zusammengesetzt ist, deutlich: stecknadel- bis hirsekorngroße Papelchen, die entweder flach, häufiger spitz oder konisch gestaltet sind. Ihre Oberfläche pflegt eine kleine Schuppe zu tragen, kann aber auch glatt sein. Wichtig ist die Farbe, sie kann variieren von hellem Rosa zu Bräunlich-gelb. Relativ selten ist das Auftreten von kleinsten, zentral gelegenen Eiterpusteln. Zuweilen schon im klinischen Bild, regelmäßiger bei der histologischen Untersuchung ist die Lokalisation am Haarbalg erkennbar; ob hierfür besondere pathogenetische Bedingungen anzunehmen sind, soll hier nicht

erörtert werden. Mikroskopisch findet sich meist tuberkuloides
Gewebe ohne Verkäsung, in isolierten Einzeltuberkeln, der lymphocytäre Wall ist nicht sehr ausgesprochen. Bemerkenswert ist, daß auf
Glasdruck kein so deutlich erkennbares Infiltrat in der Cutis sichtbar
wird, wie dies z. B. bei Tuberculosis luposa der Fall ist. Vermutlich
sind die verschiedenen Größenverhältnisse des tuberkuloiden Infiltrates
hierfür maßgebend. Sehr interessant ist die Art des Auftretens,
die alle die Züge aufweist, die in dem allgemeinen Teil dieses Abschnittes

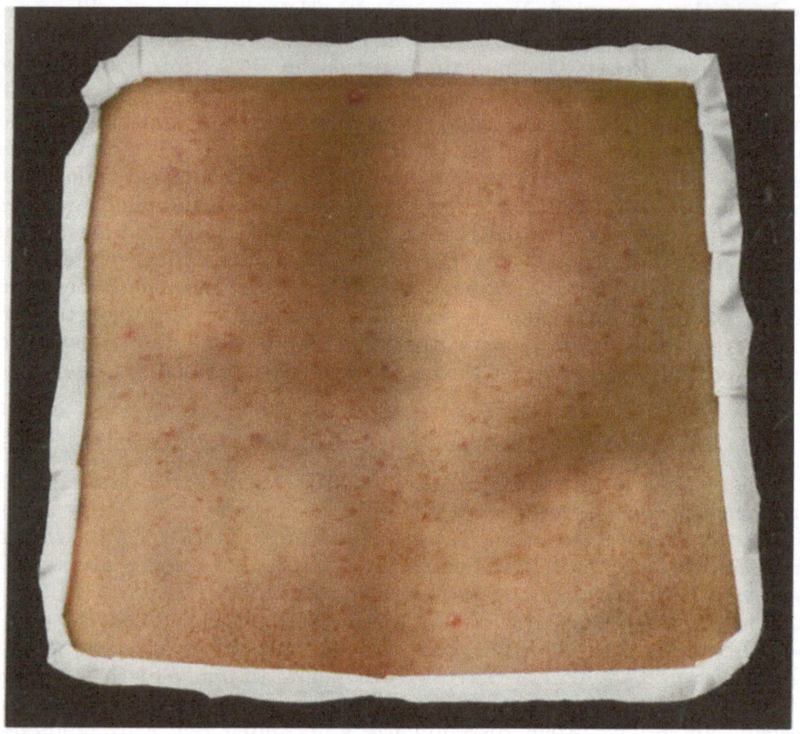

Abb. 33. Tuberculosis lichenoides am Rücken.

schon erwähnt wurden. Hier sei noch angefügt, daß es durch gewisse
Hautreize, namentlich ultraviolettes Licht, auch durch Tuberkulin-
injektionen, gelingt, die Affektion auf der Haut hervorzurufen, d. h.
die vorher latente Infektion durch eine erzwungene oder beschleunigte
Reaktion manifest zu machen. Die Gutartigkeit des Leidens wird
durch die Möglichkeit spontaner Rückbildung, mehr noch durch das
rasche Ansprechen auf die wenig eingreifende Therapie (s. unten) und
das Fehlen von stärkeren narbigen Veränderungen hinlänglich dargetan.
Schwierigkeiten bestehen eigentlich nur bezüglich der Diagnose; rein
morphologisch ist die Ähnlichkeit mit Lichen ruber und lichenoiden

Syphiliden oft recht groß, mit den letzteren auch histologisch! Es bedarf hier sorgfältiger Untersuchung auf sonstige Symptome dieser Affektionen, insbesondere auch der Schleimhaut des Mundes. Bei Lues wird die Wassermann-Reaktion fast stets positiv ausfallen, auch der Behandlungserfolg kann herangezogen werden, Verschwinden auf Salvarsan spricht für Syphilis. Oft werden schon Lebensalter, Vorgeschichte und gleichzeitig vorhandene tuberkulöse Erkrankungen, insbesondere Drüsen, auf die richtige Fährte führen.

2. Tuberculosis papulonecrotica, früher als „Folliclis" und „Aknitis" bezeichnet (Barthélemy).

Das Leiden ist durchaus nicht selten und findet sich, wie das vorhergehende, vorwiegend bei Kindern und Jugendlichen. Stets ist an irgendeiner Stelle sonst im Körper ein Primärherd, dessen Bestehen zuweilen erst durch die Entdeckung der Hautaffektion erkannt wird. Für die Praxis ergibt sich die wichtige Regel, bei allen derartigen Leiden auf Tuberkulose innerer Organe zu fahnden, wenn davon noch nichts bekannt ist; es ist uns öfter z. B. die Feststellung von Bronchialdrüsentuberkulose dadurch möglich gewesen. In pathogenetischer Hinsicht steht das Leiden in engster Beziehung zu dem vorhergehend besprochenen, man kann sich des Eindruckes nicht erwehren, daß es eigentlich nur eine durch besondere Faktoren bedingte, etwas anders geartete, Form des Krankheitsablaufes ist, selbst wenn man, wie dies z. B. auch Lewandowsky tut, noch die mit Bildung geschwüriger Hautdefekte einhergehende, als Acne cachecticorum bekannte Affektion mit dazurechnet.

Klinisches Bild: An Stelle der lichenartigen Efflorescenzen treten hier etwas größere, papelartige Bildungen auf, ein Vorgang, den wir auch von anderen Infektionskrankheiten her kennen. Daß diese sich zuweilen auch pustulös im Zentrum ausbilden können, kann in gleicher Analogie nicht überraschen, ebensowenig das Vorkommen von umschriebenem Gewebszerfall — ohne Geschwürsbildung! — der bei Abheilung dann zu Narbenbildung führt. Wenn die Prädilektionsstellen für diese Affektion andere sind als bei der lichenoiden Form, so mögen Faktoren besonderer, uns unbekannter Art den Ausschlag geben, ohne daß deswegen die prinzipielle Auffassung einer Änderung bedarf. Die Tuberculosis papulo-necrotica findet sich vorwiegend an Hand- und Fingerrücken, Knie- und Ellenbogengegend, Streckseiten der Arme und Beine, Gesäß, ohne daß andere Gegenden völlig ausgeschlossen wären. Hier entwickeln sich kleine hanfkorngroße, papelartige Knötchen in den mittleren bis oberen Schichten der Cutis, von braun- bis blauroter Farbe und ziemlich fester Konsistenz. Zuweilen ist gruppenförmige Anordnung erkennbar, oft aber auch ganz regellose Ausbreitung vorherrschend (Abb. 34). Ihre Entstehung wird vom Kranken kaum bemerkt, sie vollzieht sich, ebenso wie der weitere Verlauf, während eines Zeitraumes von mehreren Wochen. Nach gewisser Zeit kommt es im Zentrum zu Nekrosenbildung, klinisch erkennbar an einer gelblichen

Verfärbung, die an Pustelbildung erinnert. Obwohl in einzelnen Fällen
es auch zur Ausbildung echter Pusteln mit Eiterinhalt kommen kann,

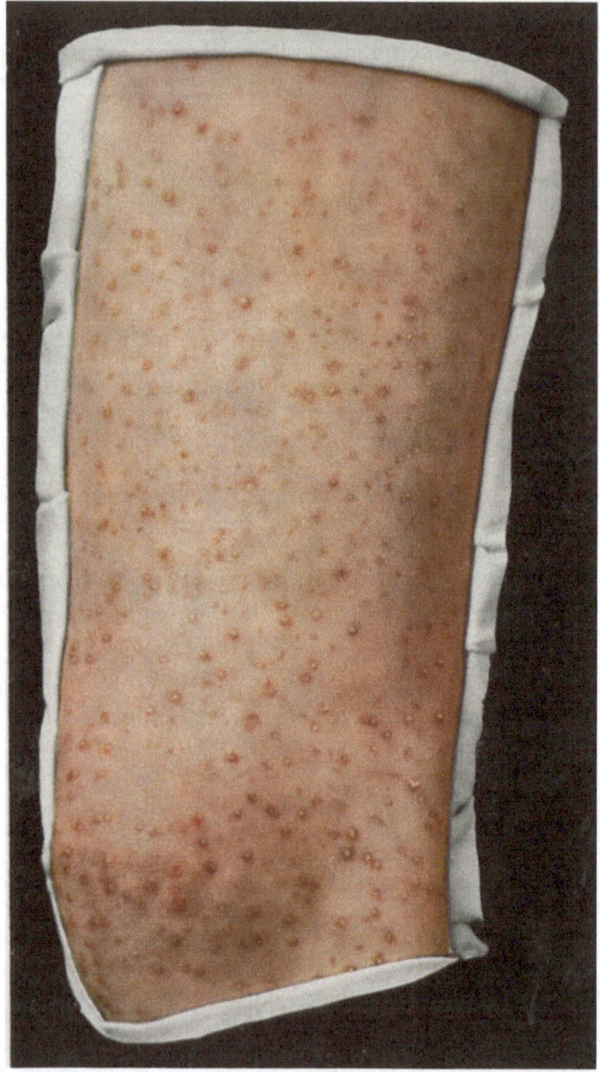

Abb. 34. Tuberculosis papulonecrotica am Bein.

so ist das doch nicht die Regel. Gewöhnlich wird der nekrotische
Inhalt resorbiert, seltener ausgestoßen, ohne daß eine Geschwürsbildung
erkennbar wird. Dieser letztere Vorgang hat anscheinend nur bei

wenig günstigen Immunitätsverhältnissen, also schlechtem Allgemeinzustand, statt, daher der Name Acne cachecticorum. An allen anderen Fällen kommt es dagegen zur spontanen Abheilung unter Bildung näpfchenartiger Narben, die außerordentlich charakteristisch und für die Diagnose wertvoll sind. Diese Abheilung vollzieht sich zuweilen unter dem Schutze einer ziemlich festhaftenden Schuppenkruste. Histologisch entsprechen die Veränderungen ganz dem klinischen Befund und bedürfen keiner besonderen Besprechung, nur ist die Beziehung zu — größeren — Gefäßen nach neueren Untersuchungen hier sehr viel deutlicher und leichter feststellbar als bei der vorhergehenden Form, wo, der oberflächlichen Lage entsprechend, nur die kleinsten, Capillaren und Präcapillaren, in Frage kamen; auch bei der nächstfolgenden Form wird die Beziehung zu den Gefäßen wieder zu betonen sein.

Differentialdiagnostisch kommt, namentlich an Händen und Füßen, Erythematodes in Betracht, der hier ganz ähnliche papelartige Infiltrate macht. Die Unterscheidung kann um so schwieriger sein, als Tuberculosis papulo-necrotica nicht allzuselten mit Erythematodes kombiniert gefunden wird. Sicheren Aufschluß kann in solchen Fällen nur die histologische Untersuchung bringen. Verwechselungen mit Acne vulgaris können wohl eher vermieden werden, wenn man das Alter des Patienten, die Lokalisation, das Fehlen von Komedonen und — bei Frauen — die Exacerbation jener ante menses berücksichtigt. Von ähnlichen papulösen bzw. papulopustulösen Syphiliden wird durch Blutuntersuchung und Behandlungserfolg am schnellsten Unterscheidung möglich sein. Viel schwieriger ist hingegen zuweilen die Abgrenzung gegen Haarbalgentzündungen, die durch Pyokokken hervorgerufen sind, namentlich bei sehr vereinzeltem Auftreten und „torpidem" Verlauf dieser kann die Ähnlichkeit recht groß sein. Die Entscheidung wird mit Sicherheit nur durch die histologische Untersuchung gefällt werden können.

3. Tuberculosis indurativa (Erythema induratum Bazin).

Die Entstehung dieses durchaus nicht seltenen, fast nur an den Unterschenkeln auftretenden Leidens ist am ehesten verständlich bei Berücksichtigung der verschiedenen Faktoren, die nach dem heutigen Stande unserer Kenntnisse dabei beteiligt sind: Anwesenheit von — auf dem Blutwege eingeschwemmten — Kochschen Bacillen, besonderer Grad von Immunität des Organismus und daneben lokale Bedingungen, von denen eine eigenartige Disposition des Gefäßsystems (Neigung zu Varicen und Stauungsvorgänge, Empfindlichkeit gegen Kälteeinflüsse, Status vasoneuroticus) hervorzuheben ist. Diese Annahme gründet sich auf die Eigenart des klinischen Bildes und den histologischen Befund. Bei letzterem finden sich typisch tuberkuloide Infiltrate in Cutis und Subcutis und stets auch durch Veränderungen an den mittleren, und meist auch an größeren Gefäßen, und zwar letztere nicht nur isoliert, sondern in deutlicher Beziehung zu jenen (Lewandowsky, Schidachi u. a.), so daß an einer Entstehung, ausgehend von diesen, örtlich zunächst erkrankten Gefäßen nicht gezweifelt werden kann.

Nebenher sei bemerkt, daß man auch sonst an der Haut des Unterschenkels Gefäßveränderungen — Endarteriitis und Endophlebitis — nicht allzu selten findet. Die fast als „physiologisch" zu betrachtende Stauung in der Unterschenkelhaut und die damit verbundene Störung der normalen Gewebsernährung und Zellfunktionen sind offenbar hierfür anzuschuldigen und erleichtern uns auch das Verständnis für die eigenartige Ausprägung, welche mancherlei Hautaffektionen gerade an den Unterschenkeln erfahren.

Die Besonderheiten des Auftretens, schubartig, gewöhnlich mit Eintritt kühlerer Witterung, ganz oder teilweise Rückbildung im Frühjahr, vorwiegendes Vorkommen bei Frauen, und zwar bei solchen, die viel stehen müssen, geben weitere Anhaltspunkte und Gründe für die Annahme oben genannter Faktoren.

Klinisch ist die Affektion charakterisiert durch ganz allmählich und zunächst meist kaum bemerktes Auftreten von plattenförmigen Einlagerungen in die Unterschenkelhaut, die sich schließlich als blaurote, wenig prominente Knoten darstellen, die, mehr oder weniger gut abgrenzbar, in verschiedener Ausdehnung nach Umfang und Tiefe, vorwiegend an der Beugeseite gefunden werden. Die Zahl der Infiltrate ist verschieden, doch sind mehrere, etwa 2—6, die Regel (Abb. 35). Schmerzen oder sonstige Beschwerden bestehen kaum, auch nicht auf Druck. Die Oberfläche ist meist glatt und glänzend, fühlt sich nicht heiß an. Zuweilen kommt es nach längerem Bestande zu zentraler Gewebseinschmelzung ähnlich wie bei der Tuberculosis colliquativa, und damit auch zur Fistelbildung oder geschwürsartigem Zerfall, im Hinblick auf die Gefäßschädigungen und Ernährungsstörungen gewiß kein ungewöhnlicher Vorgang. Ja in Rücksicht auf diese ist es eher verwunderlich, daß dies relativ selten eintritt; man darf auch dies Verhalten als Beweis für die auffallende Gutartigkeit des Vorgangs mitheranziehen.

Die Unterscheidung von anderen knotenförmigen Hauterkrankungen, speziell an den Unterschenkeln, ist nicht immer leicht; rein morphologisch überhaupt nicht durchführbar. Wenn wir die Abgrenzung gegenüber der relativ seltenen Tuberculosis colliquativa der Haut übergehen, zumal sie praktisch für die Behandlung nicht ins Gewicht fällt, so käme in erster Linie diejenige vom syphilitischen Gumma in Betracht; zumal auch dessen Entwicklung gleich schleichend und beschwerdenlos erfolgt. Immerhin ist hier Ausgang und Verbindung mit den Knochen — Tibia — daher auch Sitz vorzugsweise an der Streckseite, zu beachten. Anamnese, Blutuntersuchung und sonstige Symptome sind zu berücksichtigen. Treten Erscheinungen von Gewebszerfall auf, so geschieht dies beim Gumma sofort mit Bildung der charakteristischen, locheisenartigen Geschwüre, nie mit Fistelbildung. Die Abheilung erfolgt beim Gumma in der Regel unter Bildung kreisrunder, eingesunkener oder am Knochen anhaftender Narben, was nach unserer Erfahrung bei der Tuberculosis indurativa in dieser Art nie der Fall ist. Daß, allerdings sehr selten, auch in der Sekundärperiode der Syphilis, im Anschluß an endophlebitische Prozesse, knotenartige Tumoren an den Unterschenkeln auftreten können, sei nur nebenbei erwähnt, ihre Erkennung dürfte bei sorgfältiger Allgemeinuntersuchung und Kenntnis ihres Vorkommens nicht allzu

schwer sein. Auch die Unterscheidung von der als Erythema nodosum
s. contusiforme bekannten knotenartigen Affektion der Unterschenkel-

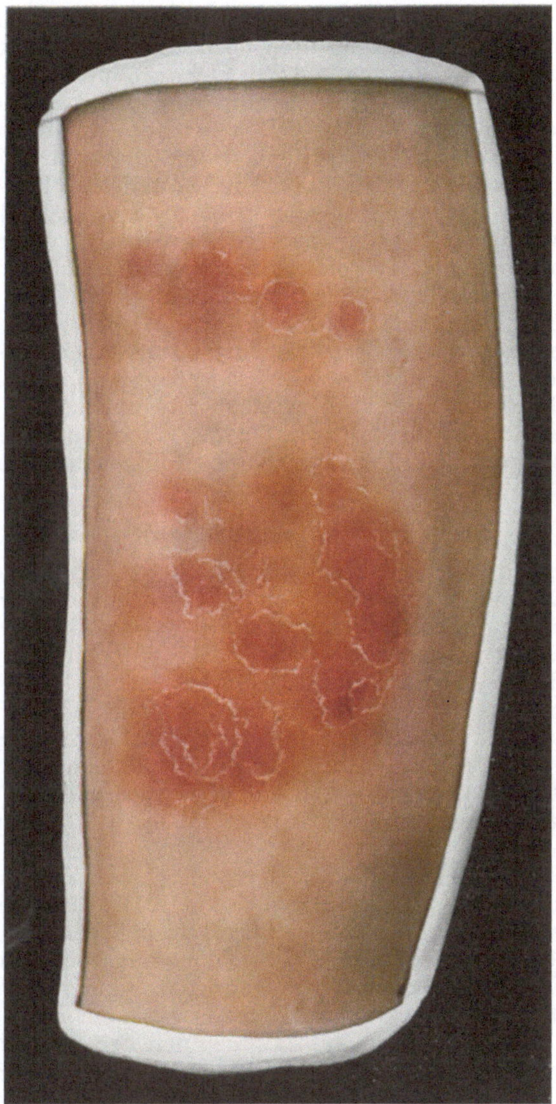

Abb. 35. Tuberculosis indurativa, an der Vorderseite eines Unterschenkels.

haut ist nicht so schwierig, wie dies angesichts des morphologisch recht
ähnlichen Verhaltens scheinen könnte. Die Akuität der Entwicklung

bei diesem, die Neigung zu baldiger Rückbildung unter Auftreten des
eigenartigen, an Kontusionen erinnernden Farbenspieles der Haut,
die oft zugleich bestehenden Gelenkschmerzen sind neben dem Fehlen
eines tuberkulösen Primärherdes (Bronchialdrüsen) zu beachten. Neuerdings kommt differentialdiagnostisch noch eine durch die gegenwärtige
Mode der kurzen Frauenröcke und der Florstrümpfe bedingte Affektion
der Unterschenkelhaut in Frage: Pernionen. Sie sind jedoch durch
ihren fast regelmäßigen Sitz an der Außenseite, durch ihre unscharfe
Begrenzung, ihre teigige Beschaffenheit und die mehr blaue als rote
Verfärbung, namentlich aber durch die auffallende Kälte gegenüber
der Haut in der nächsten Umgebung relativ leicht zu erkennen. Die
Tuberculosis indurativa ist an sich eine gutartige Erkrankung, die
auch spontan zur Abheilung kommen kann, auf die später zu schildernde
Behandlung reagiert sie fast durchweg ausgezeichnet. Ihre baldige und
richtige Erkennung ist oft dadurch wertvoll, daß sie zuweilen den
ersten Fingerzeig für das Bestehen eines im Innern gelegenen Primärherdes darstellt. Es darf daher in solchen Fällen, wo noch keine Kenntnis
davon besteht, eine sorgfältige diesbezügliche Untersuchung nicht unterlassen werden. Es ist uns bisher in jedem Falle gelungen, einen solchen
Herd, meist Bronchialdrüsentuberkulose (Röntgenaufnahme) ausfindig
zu machen.

Die Behandlung der Hauttuberkulose.

Die Behandlung der Hauttuberkulose hat im Laufe der Jahre
manche Wandlung durchgemacht und ist namentlich durch die Einführung der Strahlenbehandlung wesentlich vervollkommnet worden.
Die im folgenden niedergelegten Ratschläge gründen sich auf den Erfahrungen, die an einem sehr großen und gut nachbeobachteten Material
gewonnen wurden, beschränken sich aber lediglich auf die an der
Freiburger Hautklinik geübten Methoden. Zwecks Erleichterung
der Darstellung erscheint es zweckmäßig, die Behandlung der Tuberculosis luposa vorwegzunehmen und erst danach die bei den übrigen
Formen notwendigen Modifikationen der „Regelbehandlung" zu
besprechen.

Als Grundprinzip und dem Geiste der konditionalen Einstellung
entsprechend, ist die Kombination örtlicher Behandlung mit
allgemeiner aufzustellen. Das will besagen, daß unser therapeutisches
Handeln sich nicht erschöpfen darf in Maßnahmen, die lediglich an den
einzelnen Krankheitsherden direkt angreifen, sondern daß es Pflicht
sein muß, den gesamten Organismus, von dem die Haut in ihren
Funktionen abhängt, in dem Kampf gegen den Erreger zu unterstützen.
Und dies ist umso notwendiger, da bei der Tuberculosis luposa, wie bei
fast allen anderen Formen, stets auch mit außerhalb der Haut, an
Drüsen und inneren Organen lokalisierter Tuberkulose zu rechnen ist.

Die Allgemeinbehandlung kann nach zwei Richtungen erfolgen:
sie kann sich einmal eine Hebung des Allgemeinzustandes zum
Ziel setzen, in der Annahme, daß dadurch auch die Fähigkeit des
Organismus zu erhöhter Schutzstoffbildung gesteigert wird;

sie kann ferner aber durch Einverleibung spezifischer Stoffe, Tuberkulin z. B., diese letztere direkt anzuregen suchen. Um diesen zweiten Weg gleich vorwegzunehmen, sei gesagt, daß so sehr sich auch das Tuberkulin für diagnostische Zwecke eignet, sein Wert in dieser Hinsicht durchaus zweifelhaft ist. Wir können uns wenigstens bisher nicht davon überzeugen, daß durch Einspritzungen nach R. Koch u. a. oder Einverleibungen nach der Moroschen oder Ponndorfschen Methode z. B., eindeutige Erfolge erzielbar sind. Was die Hebung des Allgemeinzustandes anlangt, so steht eine rationelle Ernährungstherapie, insbesondere die Zufuhr von Fett in jeder Form und jeder erträglichen Menge, an der Spitze. Daß daneben eine möglichst günstige Gestaltung der Unterbringung und Lebensweise anzustreben ist, bedarf keiner näheren Ausführung. Als ein sehr wertvoller Faktor hat sich hierbei ferner das Licht erwiesen, sei es als Sonnenbestrahlung, sei es von künstlichen Lichtquellen. Das erstere wird am besten nach den von Bernhard und von Rollier in der Schweiz ausgearbeiteten Methoden angewandt, auf die bezüglichen Arbeiten dieser Autoren sei verwiesen. In Deutschland lassen sich Sonnenbestrahlungen nur an wenigen Orten in gleicher Weise durchführen (z. B. Allgäu), darum war die Verwendung künstlicher Lichtquellen nicht zu umgehen. Man muß sich dabei allerdings bewußt bleiben, daß die Wirkung der Sonne im Hochgebirge noch durch andere Faktoren, insbesondere die Luftdruckveränderungen, unterstützt wird, daß ferner der Gehalt des Sonnenlichtes an ultravioletten Strahlen quantitativ und qualitativ nicht an den der von uns zur Bestrahlung benutzten Lichtquelle, der Quecksilberdampflampe, auch „künstliche Höhensonne" genannt, heranreicht. Das ergibt sich schon aus der sehr viel stärkeren erythemerzeugenden Wirkung des künstlichen Lichtes, welches auf Haut und Schleimhaut in Sekunden oder Minuten dieselben Wirkungen hervorruft, wie die Sonne in Stunden. Es ist hier nicht der Ort in eine Kritik der verschiedenen Lichtquellen und der von ihnen erzeugten Strahlung einzutreten, wir stehen auf Grund langjähriger Erfahrung auf dem Standpunkte, daß die Erzeugung eines kräftigen Erythems durch den ultravioletten Teil des Quecksilberdampflichtes das Wesentliche ist. Dieses Erythem tritt im Gegensatz zum Wärmeerythem nicht unmittelbar während oder nach der Strahlenwirkung auf, sondern erst mehrere Stunden später. Es bleibt ein bis mehrere Tage bestehen, blaßt allmählich ab und hinterläßt in der Regel eine Pigmentierung. Es unterliegt nach unseren klinischen Erfahrungen, wie nach den Untersuchungen Kellers an meiner Klinik, keinem Zweifel, daß die bei der Erzeugung dieses Erythems in der Haut sich abspielenden Vorgänge mit denen, die durch Leuchtwärmestrahlen hervorgerufen werden, nicht identisch sein können, und daß sie es sind, welche die von uns erwünschten und erstrebten Allgemeinwirkungen hervorrufen. Im Gegensatz zu Rollier u. a. vermögen wir die Pigmentbildung in keiner Weise als wesentlich oder entscheidend für die Strahlenwirkung anzusehen. Auf diese Frage näher einzugehen, würde zu weit abführen, wir wenden uns vielmehr noch kurz den Wirkungen der erythemerzeugenden Strahlung zu. Ob durch die Erythemerzeugung direkt eine Bildung von Immunkörpern angeregt wird, das läßt sich nicht mit Sicherheit sagen. Daß dies aber in indirekter Weise durch eine Hebung des Allgemeinzustandes geschieht, kann kaum bezweifelt werden. Sieht man doch fast regelmäßig als Folge der Bestrahlungen bei den Kranken ein ausgesprochenes Gefühl von Erfrischung und gesteigerter Spannkraft, guten Schlaf und vermehrte Eßlust auftreten, welch letztere unseren ernährungstherapeutischen Bestrebungen zugute kommt. Nicht verschwiegen darf allerdings werden, daß in einzelnen seltenen Fällen auch ungünstige Nebenwirkungen beobachtet werden: Kopfschmerz, Übelbefinden, Schwindel, Brechneigung, Schlaflosigkeit, ja sogar Fieber und Eiweiß im Urin. Reaktionserscheinungen an Krankheitsherden werden bei der Haut im allgemeinen als erwünscht zu bezeichnen sein, nicht jedoch an der Lunge z. B., bei gleichzeitiger Lungentuberkulose sei jedenfalls nach dieser Richtung Vorsicht geboten. Angewandt wird das ultraviolette Licht in Form sog. Allgemeinbestrahlungen, d. h. es wird jeweils ein möglichst großer Teil der Körperoberfläche der Strahlung ausgesetzt. Wir pflegen in einer Sitzung gleichzeitig Ober- und Unterkörper einschließlich der Gliedmaßen zunächst an der Vorder- und sodann an der Rückseite zu bestrahlen. In einer zweiten Sitzung werden dann noch rechte und linke Seite in gleicher Weise behandelt. Die Patienten liegen hierbei auf Ruhebetten, welche eine gestreckte Lagerung ermöglichen. Das Gesicht wird gewöhnlich abgedeckt. Die Dauer der Einzelbestrahlung richtet sich nach der Intensität des Lichtes der Lampen — wir benutzen stets zwei zu gleicher Zeit — und der Strahlenempfindlichkeit der Haut des betr. Kranken. Die Strahlung der Lampen wird regelmäßig ausdosiert und dann nach Höhensonneneinheiten appliziert. Mit steigender Gewöhnung der Haut müssen die Dosen immer mehr erhöht werden, damit der von uns erstrebte Effekt, ein kräftiges, vom Patienten gerade noch als erträglich empfundenes Erythem, jeweils erreicht wird. Hat die Gewöhnung einen gewissen maximalen Grad erreicht, so wird eine Pause von einigen Wochen eingeschoben und dann wieder mit erheblich herabgesetzten Dosen von neuem begonnen. Das Intervall zwischen zwei Bestrahlungen richtet sich je nach dem Abklingen des Exanthems, gewöhnlich wird nach 4—7 Tagen die Bestrahlung wiederholt.

Neben der Allgemeinbehandlung werden nun die Krankheitsherde selbst noch örtlich mit Strahlen angegriffen. Hier verwenden wir Röntgen- bzw. Radiumstrahlen und ebenfalls auch ultraviolettes Licht. Am meisten wird von den Röntgenstrahlen Gebrauch gemacht (Dosis: 20 X/2 mm Al-Filter). Sicheres wissen wir allerdings über deren Wirkung noch nicht, fest steht nur, daß ihnen eine direkt abtötende Wirkung auf die Kochschen Bacillen nicht zukommt, ferner läßt sich aus den von uns durchgeführten histologischen Untersuchungen erkennen, daß das tuberkuloide Gewebe verschwindet und an seine Stelle Bindegewebe tritt. Es liegt nahe, anzunehmen, daß die Beseitigung der Kochschen Bacillen sowohl, wie des durch sie erzeugten Gewebes durch fermentative Vorgänge erfolgt, daß der

Ersatz durch Bindegewebe weiterhin durch eine Art Reizwirkung der Röntgenstrahlen hervorgerufen wird, Vorgänge, die in engstem Zusammenhange denkbar sind. Wir müssen aber bekennen, daß hier der Forschung noch viel zu tun übrig bleibt. Ausreichend sind wir dagegen über die klinisch erkennbare Wirkung der Röntgenstrahlen unterrichtet. Da fällt vor allem ihre Beeinflussung aller derjenigen Formen der Tuberculosis luposa ins Auge, die mit Wucherungen oder Geschwürsbildung einhergehen (sog. Lupus hypertrophicus s. tumidus und ulcerosus). Daß aber auch bei den flachen Formen Bestrahlung mit Vorteil angewendet werden kann, ja daß sie in gewissem Sinne notwendig ist, habe ich seit langem verfochten. Besonders leitete mich dabei der Gedanke an die „Tiefenausheilung", d. h. an eine Beeinflussung der in den tieferen Cutisschichten, oft auch noch in der Subcutis, liegenden Krankheitsherde, die wohl als die häufigsten Ausgangspunkte von Rückfällen anzusehen sind. Auf eine genaue Darstellung der Röntgenbehandlung kann an dieser Stelle nicht eingegangen werden, das muß Sonderwerken vorbehalten bleiben. Setzt doch die Anwendung dieser Strahlen eine gewisse Vorbildung in Biologie und Methodik voraus. Selbstverständlich darf bei der systematischen kombinierten Strahlenbehandlung die Anwendung der Röntgenstrahlen nur in gewissen Intervallen erfolgen, um eine Kumulation der Strahlenwirkung und damit die Gefahr der Schädigung zu vermeiden.

Gewisse Veränderungen der Haut der nächsten Umgebung eines Herdes müssen übrigens auch so schon in Kauf genommen werden, ohne daß man das als Schädigung bezeichnen kann; das betrifft die Entstehung von Gefäßerweiterungen und Pigmentflecken. Allerdings halten sich diese meist in solchen Grenzen, daß keine erhebliche kosmetische Verunstaltung entsteht. Dafür pflegt aber die erkrankte Stelle selbst durch ein zartes Narbengewebe ersetzt zu werden, das nahezu normale Hautfärbung hat, und nur selten kommt es zur Ausbildung der als Alabasterhaut bekannten Veränderung, die, wie der Name sagt, durch ihre weiße Farbe auffällt. Keine Rücksicht auf kosmetische Wirkung braucht dagegen bei der Bestrahlung der Schleimhäute genommen werden, sofern dies direkt geschieht, also z. B. vom Munde aus. Bei indirekter, d. h. percutaner Bestrahlung (Nase, Wangenschleimhaut) ist dagegen besondere Vorsicht geboten. Wie häufig im Einzelfalle Bestrahlungen auf eine Hautstelle gegeben werden können, wie groß also die Gesamtdosis ist, die eine Hautstelle verträgt, ohne daß eine Schädigung eintritt, das läßt sich nicht in wenigen Worten auseinandersetzen, das ist eine Sache jahrelanger Erfahrung und Übung. An die Röntgenbehandlung der Tuberculosis luposa sollte daher auch nur der herangehen, der neben den notwendigen allgemeinen Kenntnissen über biologische Strahlenwirkung und Dosimetrie auch über eine genügende Schulung an einem größeren Krankenmaterial verfügt. Wenn vereinzelt vor der Anwendung von Röntgenstrahlen gewarnt wird, so kann dies nur so erklärt werden, daß die vorstehend erwähnten Voraussetzungen bei solchen Autoren nicht vorhanden sind. Nachdem wir viele hundert Fälle nach dieser Methode erfolgreich behandelt haben, kann jenen nur der Rat gegeben werden, erst richtig „röntgen" zu lernen, ehe sie Werturteile fällen.

Ungleich einfacher und auch vom weniger Geübten ausführbar, ist dagegen die örtliche Behandlung mit ultravioletten Strahlen. Allerdings ist diese auch bei weitem nicht so wirksam und läßt namentlich die von mir so besonders erstrebte Tiefenwirkung vermissen. Immerhin kann sie in geeigneten Fällen herangezogen werden, und wird von uns namentlich für die örtliche Behandlung im Intervall zwischen zwei Röntgenbestrahlungen gern verwandt. Entsprechend der sehr viel weniger zellschädigenden Wirkung dieser Strahlen ist die Gefahr der Überdosierung und damit der Verbrennung nicht so naheliegend, Kumulation kommt praktisch überhaupt nicht in Frage. Ähnlich wie bei den Allgemeinbestrahlungen handelt es sich auch hier darum, eine örtliche Reaktion zu erzielen, die allerdings, da es sich ja um sehr viel umschriebenere Stellen handelt als bei jener, auch viel hochgradiger sein darf, ohne daß ein für den Kranken unerträglicher Zustand erzeugt würde. Verwendet wird für diese Bestrahlungen ebenfalls eine Quecksilberdampflampe, und zwar in der Form der Kromayerschen Lampe, die sich von der künstlichen Höhensonne durch wesentlich kleinere Abmessungen und Wasserkühlung des Leuchtrohres auszeichnet. Die ursprüngliche Behandlung, wie sie von dem Schöpfer der Lichtbehandlung, dem 1904 verstorbenen genialen Niels Finsen inauguriert wurde, bestand in der Verwendung starker Kohlenbogenlampen, aber in demselben Maße wie diese Lampen auch sonst von modernen Konstruktionen überholt worden sind, ist dies auch hier durch die Quecksilberdampflampe der Fall gewesen. Entsendet diese doch bei weitem mehr ultraviolette Strahlen als jene, bei unverhältnismäßig niedrigerem Stromverbrauch, von der Umständlichkeit der Apparatur und der Bedienung derselben ganz abgesehen. Außer der Haut ist auch die Bestrahlung der Schleimhäute mit ultravioletten Strahlen durchaus möglich. Aber in praxi hat sich, angesichts der oben geschilderten günstigen Wirkung der Röntgenstrahlen und infolge mancher Schwierigkeiten hinsichtlich exakter Applikation und Dosierung, doch ergeben, daß auf ihre Verwendung in dieser Beziehung besser ganz verzichtet wird. Wir nehmen daher schon seit längerer Zeit von ihrer Verwendung bei Schleimhautaffektionen Abstand.

Mit diesen hier im einzelnen kurz geschilderten Methoden wird in zweckmäßiger Kombination, etwa nach dem von mir angegebenen Schema, welches selbstverständlich in weitem Umfange Abänderungen zuläßt, der einzelne Fall in Angriff genommen. In den meisten Fällen wird sich dann schon nach wenigen Bestrahlungen eine unverkennbare Besserung des Krankheitsbildes erkennen lassen, hypertrophische Wucherungen bilden sich zurück, geschwürige Stellen fangen an, sich zu überhäuten. Aber ganz wesentlich und für den endlichen Heilungserfolg ausschlaggebend ist der Allgemeinzustand des Kranken, je besser, desto günstiger auch die Aussichten für eine relativ rasche Heilung. Allerdings nimmt diese auch so reichlich Zeit in Anspruch, denn der Ersatz des kranken Gewebes geht nur ganz schrittweise vor sich. Aber auch nach erfolgter Abheilung ist mit dem Auftreten von Rückfällen besonders in den Randpartien zu rechnen, längere Nachkontrolle der Patienten daher ratsam. Es gelingt oft, kleine Rezidive mit wenigen Lichtbestrahlungen wieder zu beheben, darauf sind die Kranken aufmerksam zu machen. Leider werden diese Mahnungen nicht immer von ihnen beherzigt, und so sieht man Patienten, die zunächst als geheilt entlassen wurden, zuweilen mit erheblichen Rückfällen wieder auftauchen, wenn sie sich längere Zeit der Kontrolle entzogen hatten. Auf jeden Fall tut man gut, jeden Kranken von vorneherein auf die Schwere seines Leidens und die lange Dauer der Behandlung in schonender Weise aufmerksam zu machen.

In neuester Zeit ist unser therapeutisches Rüstzeug durch eine Methode bereichert worden, die recht vielversprechend erscheint. Es handelt sich um eine Art Ätzbehandlung mit einem, Pyotropin genannten, Mittel. Im Gegensatz zu den früher vielfach angewandten Ätzmethoden (Pyrogallus nach Veiel, Salzsäure nach Taege usw.) ist diese Methode nicht übermäßig schmerzhaft und scheint auch eine gewisse Tiefenwirkung zu haben. Schmerzhaft ist eigentlich nur die Auftragung des Mittels bzw. der beiden nacheinander zur Anwendung gelangenden Flüssigkeiten, sobald der Salbenverband angelegt ist, sind keine erheblichen Beschwerden mehr zu erwarten. Wir pflegen bei empfindlichen Patienten die Behandlung im Chloräthylrausch vorzunehmen, auch Solästhin ist hierfür sehr brauchbar. Größere Flächen müssen natürlich unterteilt werden, namentlich wenn die Bewegungsfähigkeit der Kranken nicht zu sehr behindert werden soll. Die Abheilung der geätzten Stellen geht verhältnismäßig rasch vor sich, Granugenpaste hat sich uns zur Unterstützung hierbei sehr bewährt. Als Erfolg kann man meist eine glatte, hautfarbene Narbe buchen, die kosmetisch sehr befriedigend ist. Für sehr ulcerierte oder sehr verrucöse Formen von Tuberculosis luposa eignet sich das Verfahren zunächst nicht, hier ist Röntgenbehandlung unbedingt vorauszuschicken, wie uns überhaupt scheint, daß besonders gute Resultate durch eine Kombination unserer bisherigen Therapie mit dieser neuen erzielt werden können. Mehr läßt sich zur Zeit noch nicht sagen, und es müssen erst noch weitere Erfahrungen gesammelt werden, namentlich auch bezüglich der Rückfallmöglichkeiten.

Die von Lang-Wien eingeführte Methode der totalen Exstirpation eines Lupusherdes und seines Ersatzes evtl. durch Transplantation kommt als Regelbehandlung nicht mehr in Frage, immerhin kann in geeigneten Fällen auch von ihr Gebrauch gemacht werden. Nicht zu empfehlen ist dagegen die Methode von Freund, welcher ebenfalls die Excision empfiehlt, danach aber die offene Wunde einer Röntgenbestrahlung unterzieht, um sie nachher der Sekundärheilung zu überlassen.

Wir hätten nach dieser Darstellung der Regelbehandlung noch die Abweichungen zu besprechen, die bei anderen Formen der Hauttuberkulose notwendig werden. Es ist von vornherein zu erwarten, daß die der Tuberculosis luposa nahestehenden Formen dies auch bezüglich der Behandlung sind. Und das trifft in der Tat auch zu, nur insofern besteht eine grundsätzliche Abweichung, als bei Tuberculosis colliquativa sowohl wie Tuberculosis verrucosa die Verwendung ultravioletten Lichtes örtlich zu unterbleiben hat, da die Tiefenwirkung dieser Strahlen nicht hinreicht, um das in der Tiefe liegende kranke Gewebe zu treffen. Im übrigen vollzieht sich aber die Verbindung von örtlicher Röntgenbestrahlung und allgemeiner Bestrahlung mit ultraviolettem Licht ganz in derselben Weise wie oben beschrieben. Ja ich möchte diese, noch nicht sehr bekannte Art des Vorgehens, d. h. also Kombination von Röntgen- mit Allgemeinbestrahlung besonders empfehlen, da sie außerordentlich dankbar ist. Heilung wird fast in allen Fällen, und zwar meist in erheblich kürzerer Frist erzielt als bei der Tuberculosis luposa. Auf die interessanten Probleme in pathologischer Hinsicht, die durch dieses differente Verhalten an sich nahestehender Prozesse aufgezeigt werden, kann an dieser Stelle natürlich nicht eingegangen werden.

Bei der Gruppe der exanthematischen Tuberkulosen vereinfacht sich, ihrem ,,milden'' Charakter entsprechend, die Behandlung noch mehr. Hier wird im allgemeinen auf die Verwendung der Röntgenstrahlen verzichtet werden können, da Allgemeinbestrahlungen mit ultraviolettem Licht und Ernährungstherapie hier meist völlig genügen. Das bezieht sich auf die Tuberculosis lichenoides sowohl wie auf Tuberculosis papulonecrotica, auch auf ganz leichte Formen der Tuberculosis indurativa. Bei letzterer wird es sich im allgemeinen empfehlen, die Knoten örtlich zu röntgen.

Daß bei Tuberculosis ulcerosa eigentlich jede Behandlung, von rein symptomatischer abgesehen, zwecklos ist, sei hier nochmals erinnert. Ein Versuch mit Röntgenstrahlen kann allenfalls gemacht werden.

Abschließend sei noch einmal darauf hingewiesen, daß es bei der Hauttuberkulose ganz ähnlich wie bei Lungentuberkulose darauf ankommt, nicht nur den Krankheitsherd direkt zu beeinflussen, sondern den gesamten kranken Organismus zum Zielpunkt der therapeutischen Bestrebungen zu machen.

Ulerythema centrifugum.

Ulerythema centrifugum [1]) (Unna), früher als Lupus erythematodes (Cazenave), Seborrhoea congestiva (Hebra) usw. bezeichnet, wird zweckmäßig im Anschluß an die Tuberkulose abgehandelt, obwohl der von vielen Forschern angenommene Zusammenhang durchaus nicht unbestritten ist. Von einzelnen Autoren, namentlich angelsächsischer Länder, wie erst kürzlich von Mac Leod, wird jeder Zusammenhang mit Tuberkulose geleugnet unter Hinweis darauf, daß Tuberkulose zu häufig sei, als daß aus dem gleichzeitigen Vorkommen

---

[1]) Wenn diese Bezeichnung auch nicht auf alle Formen des Krankheitsbildes ihrem Sinne nach paßt, so ziehe ich sie doch der bisherigen Benennung ,,Lupus erythematodes'' aus didaktischen Gründen und aus Rücksicht auf die Patienten vor.

von Ulerythema centrifugum und Tuberkulose zwingende Schlüsse
gezogen werden könnten. Sie heben ferner hervor, daß die Histologie
der Affektion für Tuberkulose keinerlei Anhaltspunkte gebe u. a. m.,
aber es lassen sich doch auch gewichtige Beweise dafür anführen. Wenn
so ausgezeichnete und zuverlässige Untersucher wie Arndt, Bloch,
Gougerot u. a. in den Herden von Ulerythema centrifugum mit Sicherheit Kochsche Bacillen haben nachweisen können, so kann das nicht
übergangen werden, und man wird heute höchstens zu einem non liquet
kommen. Es würde zu weit führen, hier in eine Kontroverse über das
Für und Wider einzutreten, wir schließen uns Jadassohns Standpunkt
an, der dahin geht, daß ein gesetzmäßiger Zusammenhang zwischen
Ulerythema centrifugum und Tuberkulose bisher nicht erwiesen ist,
daß aber neben Fällen unbekannter Ätiologie es auch solche gibt, welche
als „Tuberkulide" anzusehen sind. Nahezu den gleichen Standpunkt
vertritt Brocq, ihm ist Ulerythema centrifugum ein Syndrom, kein
einheitlich ätiologisch umgrenzter Begriff; auch Unna äußert sich
ähnlich. Unter unserem, relativ großen Material sind zahlreiche Fälle,
bei denen sichere Tuberkulose gleichzeitig vorhanden war; sehr selten
allerdings der Lunge, aber oft der Drüsen — auch Bronchialdrüsen —
ferner die papulonekrotische und indurative Form der Hauttuberkulose.
Aber wir haben ebenso genug Fälle gesehen, bei denen auf keine Weise
Tuberkulose nachweisbar war. Bestätigen können wir gewisse Feststellungen, die immer wiederkehren, ätiologisch aber zur Zeit noch nicht
voll ausgewertet werden können. Zunächst die regionär verschiedene
Verteilung der Krankheitsfälle der Zahl nach: bei uns auffallend
zahlreich, in Norddeutschland selten, so auch in Basel, wie in der
Schweiz anscheinend überall. Ferner die Bevorzugung des weiblichen
Geschlechtes gegenüber dem männlichen, bei unseren rund 150 Fällen
(1915—20) wie 2 : 1. Auch bezüglich des Alters können wir bestätigen,
daß die Erkrankung vorzugsweise zwischen dem 20. und 40. Lebensjahre
vorkommt, vorher und später nur in Ausnahmefällen. Wir sind damit
schon bei den rein dispositionellen Momenten angelangt; nach Darier
u. a. würden auch Störungen der Verdauungsorgane oder der Funktion
der weiblichen Geschlechtsorgane hier anzureihen sein. Wir sind aus
eigner Anschauung allerdings nicht in der Lage, dem beipflichten zu
können. Dagegen müssen wir Jadassohn darin recht geben, daß gewisse
örtliche dispositionelle Momente in einer Neigung mancher Hautstellen
zu „Asphyxie" gegeben sind. Ganz eindeutig ist, auch nach unseren
Beobachtungen, die Mitwirkung gewisser exogener Faktoren klimatischer Art, Kälte und Sonnenbestrahlung, wenn auch nicht in
allen Fällen, so doch bei vielen. Ein Hinweis hierauf findet sich ja schon
in der Tatsache, daß „offen" getragene Körperstellen geradezu als
Prädilektionsstellen befallen werden: Gesicht, insbesondere Nase und
Wangen, Ohren, auch Fingerrückseiten, Zehen. In einigen Fällen gaben
die Kranken selbst an, daß unmittelbar im Anschluß an eine starke
Sonnenbestrahlung oder Kälteeinwirkung die Affektion aufgetreten sei
oder sich verschlimmert habe. Eine Übersicht über die zahlenmäßige
Verteilung hinsichtlich der Berufe in unserem Material ergibt eine

ganz ausgesprochene, stärkere Beteiligung solcher, die vorwiegend
im Freien tätig sind, also in Landwirtschaft, Gärtnerei und auch
Kutscher, Holzhauer usw. Aber wir möchten ausdrücklich betonen, daß,
neben diesen exogenen, notwendig auch das Vorhandensein endogener
Faktoren für die Entstehung des Krankheitsprozesses postuliert werden
muß. Die Schwierigkeit liegt nur darin, diese zu bestimmen. Geschlecht
und Lebensalter geben keine verwertbaren Anhaltspunkte; daß Tuberkulose, vielleicht die Toxine der Kochschen Bacillen, möglicherweise
eine gewisse Rolle spielen, war eingangs schon erwähnt. In manchen
Fällen hat man den Eindruck, daß eine gewisse Schwäche der All-
gemeinkonstitution, Unterernährung etwa, einen erheblichen Einfluß haben, der Erfolg roborierender Behandlung (s. unten) ist oft in die
Augen fallend und würde diese Annahme stützen. Aber man wird dabei
doch den Gedanken nicht los, daß meist noch etwas anderes dahinter
steckt; in Betracht käme etwa ein verborgener Eiterprozeß, z. B. in
einer tiefliegenden Drüse, nicht unbedingt tuberkulöser Art!, durch den
Giftstoffe in die Blutbahn gelangen, welche die Haut sozusagen sensi-
bilisieren und dann bei Einwirkung eines oder mehrerer der übrigen,
oben erwähnten Faktoren zur Auslösung des Krankheitsvorganges
führen. Außer dem schon gestreiften Behandlungserfolg spricht auch
die von uns geübte Prophylaxe mit für diese Annahme. Auch der
Obduktionsbefund mancher Fälle von sog. exanthematischem Ulerythema centrifugum ist in diesem Sinne zu verwerten. Ob die Erkrankung nach dem Einteilungsschema richtiger zu den endogenen
oder, wie hier geschehen, zu den vorwiegend exogenen Affektionen zu
stellen ist, diese Frage soll hier nicht weiter erörtert werden.

Das klinische Bild ist in ausgesprochenen Fällen durchaus charakteristisch und fest umrissen. Die Grundefflorescenz wird gebildet
durch relativ scharf begrenzte Flecke von eigentümlich sattroter Farbe,
die anfangs linsengroß, sich im Verlaufe von Wochen oder Monaten
durch peripheres Wachstum allmählich vergrößern. Die Oberfläche bedeckt sich sehr bald mit grauweißlichen Schuppen, die auffallend fest
mit der Unterlage verbunden sind und sich mit dem Fingernagel kaum
abstreifen lassen. Hebt man mit der „Zilienpinzette" eine solche Schuppe
vorsichtig ab, so erkennt man gewöhnlich schon mit bloßem Auge,
daß an der Unterseite zahlreiche Hornstacheln hervorstehen, so daß
das Bild eines Striegels entsteht. Diese Vorsprünge erweisen sich mikroskopisch als Horngebilde, die in den — erweiterten — Haarfollikeln
stecken. Ihre Feststellung ist für die Diagnose verwertbar. Wichtig
ist, daß diese Schuppung sich selten bis zum Rand des Fleckens erstreckt,
dieser ist meist frei und läßt zuweilen eine leichte Elevation erkennen.
Auch die gesamte Efflorescenz kann manchmal etwas erhaben sein,
so daß der Eindruck eines Infiltrates entsteht, in Wirklichkeit handelt
es sich aber wohl um ein Ödem. Im weiteren Verlauf stoßen sich in der
Mitte der Efflorescenz die Schuppen ab, und es kommt eine blasse,
feinnarbige Haut zum Vorschein. Diese zentrale Abheilung mit
Narbenbildung ist so charakteristisch, daß sie Unna zur Verwendung
bei der Benennung für geeignet gehalten hat ($o\dot{v}\lambda\acute{\eta}$ = Narbe). Als

weiteres, dieser Affektion besonders eigentümliches Zeichen sei noch der auffallenden Schmerzhaftigkeit beim Darüberhinstreichen mit dem Fingernagel gedacht; es gibt keine ähnlich aussehende Efflorescenz, welche eine so deutliche Überempfindlichkeit auf verhältnismäßig leichte Berührung zeigt: die Kranken zucken merkbar zusammen oder verziehen das Gesicht, wenn man von der gesunden Haut her auf die erkrankten Stellen kommt. Im weiteren Verlaufe kommt es öfters zur Berührung und Verschmelzung der peripher wachsenden Flecken, und auf diese Weise entstehen dann Herde mit serpiginös gestaltetem Rand. So ist auch, da die vorderen Wangenpartien und der Nasenrücken bevorzugt befallen werden, das Zustandekommen der schmetterlingsartigen Figuren im Gesicht zu erklären. Das vorstehend beschriebene Bild kann sich in dieser Form viele Jahre unverändert halten, insbesondere auch völlig stationären Charakter annehmen; Modifikationen treten eigentlich nur dort auf, wo dies durch gewisse Eigenarten des Standortes bedingt ist. So sehen wir auf dem behaarten Kopf, der relativ häufig miterkrankt, die Schuppenauflagerung selten sehr großen Umfang annehmen, dagegen ist die oben bereits erwähnte Erweiterung der Follikel meist sehr deutlich, und zwar auch auf den narbig veränderten Partien erkennbar. An den Fingern und Zehen, wo die Rückseite der Phalangen gern befallen sind, ist der Farbton regelmäßig dunkelbläulichrot und erinnert an Pernionen, oft so sehr, daß Verwechslungen möglich sind. Narbige Atrophie wird hier meist nur in sehr geringem Umfange gefunden, auch die periphere Ausbreitung der Einzelflecke ist gering. Am Ohr, welches fast stets mehr oder weniger miterkrankt ist, pflegt vornehmlich der äußere Rand der Helix befallen zu sein, auch hier ist der bläulichrote Ton vorherrschend. Bei längerem Bestehen entwickelt sich beinahe regelmäßig eine starke Atrophie, so daß der knorpelige Teil der Ohrmuschel als scharfer gezackter Rand hervortritt. Von sonstigen Körperstellen, die — allerdings seltener — befallen werden, sei Brust und Rücken im Bereich des Halsausschnittes bei Frauen (Lichtwirkung!) und das Gesäß bei Männern (Kältewirkung!) erwähnt. Ferner muß noch daran erinnert werden, daß auch auf der Lippenschleimhaut, selten weiter nach innen, Flecke gefunden werden, die allerdings nicht immer eine Schuppung tragen und zentral nicht atrophieren. Ihre Farbe ist ein frisches Dunkelrot, erweiterte Follikel, von akzessorischen Talgdrüsen, sind öfters erkennbar.

Die Histologie dieser bisher beschriebenen „Normalform", die auch als diskoide bezeichnet wird, entspricht im wesentlichen dem klinischen Bild; als auffällig muß nur eine bis in die Tiefe der Cutis reichende, besonders um die Schweißdrüsen vorkommende zellige Infiltration erwähnt werden, ferner das Vorkommen von merkwürdigen bizarr geformten Gewebselementen im Coriumbindegewebe, die am ehesten an Gußspritzer von flüssigem Metall in Wasser erinnern. Man geht wohl nicht fehl in der Annahme, daß es sich um Reste von kollagenen Fasern handelt, die, worauf Unna hingewiesen hat, unter dem Einfluß der „Toxine" degenerieren.

Neben dieser bisher behandelten Form des Ulerythema centrifugum gibt es noch eine **akut** einsetzende und verlaufende, die von einer **exanthemartigen Ausbreitung** der Flecke begleitet ist, bei welch letzteren aber die Hornschuppenbildung und die narbige Atrophie fortfällt. Neben hohem Fieber stehen starke **Allgemeinerscheinungen** im Vordergrunde, etwa nach Art einer Septikämie, der Verlauf ist dementsprechend schwer und führt in den meisten Fällen zum Tode. Glücklicherweise ist diese Abart selten, ein weiteres Eingehen erübrigt daher; immerhin sei darauf hingewiesen, daß in solchen Fällen besonders genau auf **versteckte Eiterherde** im Körper gefahndet werden muß (Mandeln, Zähne, Pyelon, Nasennebenhöhlen usw.). Uns hat sich in einem sehr schweren Falle Collargol (1% intravenös) sehr gut bewährt. Etwas häufiger sind dagegen schon Fälle, die zwar noch als **diskoide** Form anzusehen sind, die aber doch hinsichtlich Größe der Ausbreitung und Intensität des Prozesses eine Sonderstellung einnehmen. Bei diesen Fällen wird ein Berücksichtigen des Allgemeinzustandes und der endogenen, dispositionellen Momente bei der Behandlung ganz besonders geboten sein.

Die **Regelbehandlung** für die gewöhnliche chronische Form ist die wiederholt ausgeführte Durchfrierung der Einzelherde mit Kohlensäureschnee, 10 bis 30 Sekunden je nach Sitz, Stärke des Infiltrates usw. Das Intervall zwischen je zwei Frierungen sei nicht zu kurz bemessen, die jeweils eintretende „entzündliche Reaktion“ muß auf jeden Fall erst vollkommen abgeheilt sein. Als Zwischenbehandlung, sowie zur Vorbereitung bei starker Schuppung ist Anwendung einer 1% Salicylvaseline zu empfehlen. Röntgen- und Lichtbehandlung mag in hartnäckigen Fällen mit herangezogen werden, wir bedienen uns im Gegensatz zu früher ihrer heute nur noch in Sonderfällen. Großen Wert legen wir dagegen in allen schwieriger gelagerten Fällen auf gleichzeitige Allgemeinbehandlung: Mast- und Liegekur, Arsengaben, gewöhnlich in Form von Solarsoneinspritzungen, dabei Schutz vor jeder starken Strahleneinwirkung (Sonne, ultraviolettes Licht). Außer Arsen ist auch Terpentin in Form der von Klingmüller angegebenen Injektionen (Olobintin) für solche Fälle zu empfehlen. Nicht ungünstig scheint auch die kombinierte Anwendung von Pinselungen mit Jodtinktur und nachfolgendem Verband mit 5% weißer Präcipitatsalbe zu wirken; während wir von der Holländerschen Jod-Chininbehandlung eindeutige Erfolge nicht gesehen haben. In einzelnen, sehr hartnäckigen und ausgebreiteten Fällen sahen wir dagegen unter systematischer Alttuberkulinanwendung auffallend rasch Abheilung eintreten; da auch Trichophytin ähnlich, wenn auch schwächer wirkt, so handelt es sich offenbar nicht um eine spezifische Wirkung, sondern eine unspezifische, aus der sich irgendwelche Rückschlüsse auf die Natur des Leidens nicht ziehen lassen. Ähnlich steht es wohl auch bezüglich der von amerikanischen Autoren verwandten Streptokokkenvaccine. Über die neuerdings viel empfohlenen Krysolganbehandlung können wir aus eigener Erfahrung nicht viel Günstiges berichten. Vorsicht ist bei diesem Mittel angesichts der berichteten Fälle von allgemeiner Dermatitis geboten.

Nicht unerwähnt sei schließlich noch, daß das Leiden zu den Affektionen gehört, die man als präcanceröse zu bezeichnen pflegt. Das heißt, es kommt, allerdings nicht zu häufig, vor, daß auf einer Narbe von Ulerythema centrifugum nach längerem Bestehen, wahrscheinlich unter Mitwirkung etwelcher, uns bisher unbekannter Faktoren ein Hautcarcinom vom Typus des Stachelzellenkrebses entsteht.

Rotz.

Rotz (Malleus), auch Hautwurm genannt, ist heute eine so seltene Erkrankung, daß sie hier nur kursorisch abgehandelt werden soll. Über Entstehung und Verlauf geben die einschlägigen Lehrbücher Aufschluß. Bei der akuten Form kann es zum Auftreten eines pustulösen, pockenähnlichen Exanthem (ohne Dellung der Pusteln) sowie zu erysipelartiger Lymphangitis kommen. Bei der chronischen Form sind die Erscheinungen ziemlich die gleichen, nur entwickeln sie sich langsamer, evtl. über Jahre sich erstreckend. Die Haut über den chronisch-entzündlich veränderten Lymphsträngen hat eine Neigung zu charakteristischer Geschwürsbildung, die eine gewisse Ähnlichkeit mit spätsyphilitischen Ulcerationen aufweist. Die Diagnose wird gesichert durch den positiven Ausfall der Malleinreaktion, positiven Impfausfall beim Meerschweinchenbock (Orchitis), sowie durch den Nachweis rotzkranker Tiere, namentlich Pferde, in der Umgebung des Kranken. Der an sich sehr zuverlässige Komplementbindungsversuch wird nur an größeren Instituten, welche dauernd Rotzbacillenkulturen vorrätig haben, ausführbar sein. Eine dermatologische Behandlung wird nur bei der chronischen Form in Frage kommen. Hier werden örtlich energisches Ausbrennen oder Ausätzen mit Phenol, innerlich Jodkali, Hg, evtl. auch Salvarsan neben Malleininjektionen empfohlen. Die Prognose ist auf jeden Fall sehr ernst.

Milzbrand.

Milzbrand (Anthrax, auch Pustula maligna), heute eine relativ seltene Erkrankung, soll hier nur so weit besprochen werden, als die Haut in Frage kommt. Diese stellt in der überwiegenden Mehrzahl der Fälle die Eintrittspforte für den Erreger dar, der durch eine — oft unbemerkt gebliebene — Verletzung eindringt. Als örtliche Reaktion entsteht an einer derartigen Stelle ein flohstichartiger, roter Fleck. Infolge seröser Durchtränkung der Epidermis wandelt sich dieser zur Blase um, deren Inhalt aber nur getrübt, nicht rein eitrig ist. Die Bezeichnung „Pustula" ist demnach nicht ganz zutreffend. Entsprechend dem Weiterdringen der Bacillen im Gewebe breiten sich nun bald Rötung und Ödem peripher von der Ursprungsstelle aus. Auch in die tieferen Hautschichten dringt der Prozeß vor und erzeugt dort ebenfalls ein — gallertiges — Ödem. All dies kann sich im Verlauf weniger Tage oder Stunden abspielen, je nach der Virulenz des Infektionsmateriales und den Immunitätsverhältnissen des Befallenen. Sehr bald stellt sich zentral eine Nekrotisierung des Gewebes ein, als

Folge der durch die Bacillentoxine verursachten Störung der Eukolloidität des Gewebes. Gleichzeitig, oft wahrscheinlich schon vorher, treten Bacillen ins Blut über, und man wird auch in den Fällen, wo zunächst keine Anhaltspunkte dafür vorliegen, annehmen müssen, daß bereits eine Bacillämie vorliegt.

Gesichert wird die Diagnose durch den bakteriologischen Nachweis, insbesondere durch Tierversuch. In vielen Fällen wird schon der Beruf des Befallenen den Verdacht rege werden lassen. In Deutschland sind fast nur Schlächter, Abdecker, Schäfer, Gerber und Viehhändler erkrankt gemeldet, aus dem Ausland wurden auch Infektionen durch Rasierpinsel, Roßhaare, Haarstaub u. a. m. veröffentlicht. Bei den erstgenannten Berufen sind ganz besonders häufig die oberen Gliedmaßen, namentlich die Außenseiten der Unterarme (Reißen an den Rippenenden beim Herausnehmen der Eingeweide) Sitz der Infektion. Die Erkrankung ist zweifellos ernst, aber bei rechtzeitigem Erkennen und energisch durchgeführter Behandlung ist die Prognose doch nicht so ungünstig. Nachdem auf v. Bergmanns Rat die früher üblichen Einschnitte unterlassen werden, ist erstes Gebot absolute Ruhigstellung des betreffenden Körperteils sowohl wie des Kranken selbst. Feuchte Umschläge und Hitzezuführung mögen örtlich zweckmäßig sein; über die Abriegelung des Herdes mit Eigenblutumspritzung nach Läwen liegen größere Erfahrungen noch nicht vor; ein Versuch ist sehr zu empfehlen. Neuerdings kommt auch Serumanwendung mehr in Aufnahme, entweder als intravenöse Einspritzung oder örtlich, in die Umgebung der Erkrankungsstelle, oder auch beides kombiniert. Die Größe der Dosen wird verschieden angegeben, 50 bis 100, ja 150 ccm. Als recht wirksam werden auch Neosalvarsaneinspritzungen gerühmt in den üblichen Dosen. In welcher Weise allerdings hier die Wirkung des Mittels zu denken ist, das entzieht sich unserer Kenntnis zur Zeit noch. Nach Salvat Navarro gibt man zweckmäßig Salvarsan intravenös, kombiniert mit Milzbrandserum subcutan, daneben evtl. noch Normalserum intravenös und subcutan.

Lepra.

Lepra (Aussatz, Elephantiasis der Griechen) war im Altertum bereits bekannt und im Mittelalter auch in Deutschland sehr verbreitet. Noch heute erinnern die „Gutleutspitäler" an die damaligen Aussatzhäuser oder Leprosorien, aus ihnen haben sich später vielfach unsere städtischen Krankenhäuser entwickelt. Heute kommt in Mittel- und Westeuropa Lepra nur bei Fällen vor, die eingeschleppt sind. In Nord- und Osteuropa (Norwegen und Rußland), ferner in Asien, Afrika, Mittel- und Südamerika, sowie in den südlichen Teilen von Nordamerika ist sie dagegen noch immer heimisch. Allerdings tritt sie nicht überall gleich häufig in Erscheinung, da klimatische und hygienische Faktoren hinsichtlich ihrer Verbreitung eine wesentliche Rolle spielen. Der Erreger ist der von A. Hansen 1873 entdeckte und von ihm und Neißer näher studierte Leprabacillus, ein Pilz, der morphologisch große Ähnlichkeit mit dem Kochschen Bacillus hat und jenem auch im Bakteriensystem sehr nahe steht. Er ist, wie jener, unbeweglich und säurefest, auch nach den gleichen Methoden darstellbar. Gefärbt erscheint er etwas gedrungener als jener. Züchtung und Übertragung auf Tiere ist bisher nicht gelungen. Bei Übertragung auf den Menschen ist die Latenzzeit bis zum Auftreten klinisch erkennbarer Erscheinungen relativ lang, ja sie kann unter Umständen Jahre betragen. Pathobiologisch ist der Leprabacillus dadurch ausgezeichnet, daß er außer für die Haut und Schleimhaut eine besondere Vorliebe für das Nervensystem hat, also neurotrop ist. Nach meiner Erfahrung möchte ich sogar annehmen, daß seine Ausbreitung und Vermehrung im Nervengewebe mindestens gleichzeitig, wenn nicht noch vor derjenigen der Haut, statthat. Man unterscheidet seit langem, entsprechend der besonderen individuellen Reaktion, auf den „Tropismus" allein kommt es selbstverständlich nicht an, eine Form des Auftretens, bei der knotenartige Hauttumoren im Vordergrunde des klinischen Bildes stehen, Lepra tuberosa, von einer zweiten, bei der Erscheinungen von seiten des Nervensystems vorwiegen, Lepra maculo-anaesthetica. Beide Formen lassen sich aber nicht durchaus scharf voneinander abgrenzen, ja in den meisten Fällen hat man es mit Mischformen zu tun, bei denen dann je nachdem die eine oder andere Form vorwiegt oder beide sich ungefähr die Wage halten. Man spricht dann auch wohl von der gemischten Form, Lepra mixta. Besonders wichtig, aber nicht immer ganz leicht, ist die Erkennung der Frühfälle. Als frühestes Anzeichen kann eine gewisse Verdickung der Nase gelten, die auf die Entstehung kleiner, harter Knötchen zurückzuführen ist. Gleichzeitig fallen die Augenbrauen aus. Nach einer gewissen Zeit treten, vorzugsweise im Gesicht, aber auch an Rumpf und Gliedern, rote Flecken von Linsen- bis Talergröße, zuweilen noch größer auf. Anfangs etwas lebhafter gefärbt, nehmen sie sehr bald einen nahezu sepiabraunen Farbton an. Am Rande ohne scharfe Begrenzung in die umgebende Haut übergehend, heben sie sich meist doch durch ein leichtes Infiltrat deutlich aus dieser hervor. Histologisch finden sich an derartigen Stellen regelmäßig sehr zahlreiche, in Reihen oder Zügen angeordnete Leprabacillen, namentlich in den Saftspalten der Cutis, aber auch bis in die Subcutis hinein. Zugleich mit dem Auftreten der Flecken ist beinahe regelmäßig eine eigenartige Verdickung des Nervus ulnaris, ein- oder beiderseitig, später auch des Nervus auricularis magnus feststellbar. Man fühlt sie als harte, runde Gebilde, etwas stärker als eine Federspule, die unter dem fühlenden Finger auf der Unterlage verschiebbar sind, ohne daß irgendwelche Schmerzen auftreten und ohne daß klinisch zunächst Folgewirkungen, also Parästhesien, Atrophien usw. erkennbar sind. Die oben beschriebenen Flecke können nun entweder unter Hinterlassung einer Pigmentierung abheilen oder sich infolge Zunahme des Infiltrates allmählich zu Knoten umbilden. Diese Knoten finden sich über den ganzen Körper verstreut und mehr oder weniger dicht stehend. Da sie in den tieferen Cutisschichten und in der Subcutis zur Entwicklung kommen, so ist die Haut darüber wenig verändert. Besonders aber treten sie im Gesicht an Stirn, Nase und Wangen, auch Ohren auf und geben diesem, zumal es durch das Verschwinden des Mienenspiels eigenartig starr wird, einen abschreckenden Ausdruck (Facies leonina). Bei denjenigen Fällen, wo eine stärkere Beteiligung des Hautorganes entfällt, bzw. wo die Nerven vorwiegend befallen sind, treten landkartenartige Flecke, hyper- oder depigmentiert auf der Haut auf, die sich durch völlige Gefühllosigkeit auszeichnen; auch zu pemphigusartigen Blasenbildungen und zu Ulcerationen kommt es im weiteren Verlauf recht häufig. Daneben treten Contracturen, namentlich an Hand- und Fußgelenken, sowie sonstige trophische Störungen auf, Atrophien und Lähmungen von Muskeln sowohl wie elephantiastische Verdickungen. Im weiteren Verlauf erkranken auch Knochen und innere Organe in verschiedenem Umfange, doch erstreckt sich diese Entwicklung über viele Jahre oder Jahrzehnte. An den Fingern und Zehen zeigt sich die Knochenerkrankung zuweilen ähnlich wie bei Tuberculosis luposa mutilans, indem die einzelnen Phalangen sich teleskopartig ineinander schieben. Besonders wichtig für alle Stadien und Formen ist die fast stets, auch im Frühstadium vorhandene Erkrankung der Nasenschleimhaut, die sich am leichtesten durch den Bacillenbefund im Nasensekret nachweisen läßt.

Dieser kurze Überblick möge genügen, für ausgebildete Fälle ist eine Verwechslung kaum denkbar, in ganz frühen Fällen kann beim Weißen Urticaria pigmentosa noch in Frage kommen, doch wird unter Berücksichtigung der oben geschilderten Merkmale sowie der Vorgeschichte, im Zweifelfalle durch Probeausschnitt und positivem Leprabacillenbefund sich rasch eine Entscheidung ermöglichen lassen. Diese ist um so notwendiger, da Lepra nach dem Reichsseuchengesetz anzeigepflichtig ist. Es wird sich empfehlen, auch im Verdachtsfalle mit dem zuständigen beamteten Arzt möglichst bald Fühlung zu nehmen. Sicher festgestellte Fälle müssen, der gesetzlichen Vorschrift entsprechend, isoliert werden. Die Ansteckungsmöglichkeit ist zwar für die Umgebung nicht sehr groß, aber bei sehr engem Beisammenleben doch gegeben. Vermutlich ist die Nasenschleimhaut die Eintrittspforte für den Erreger, während das bacillenhaltige Nasensekret für die Übertragung hauptsächlich in Betracht kommt.

Die Behandlung ist im großen und ganzen machtlos, die Krankheit führt langsam aber sicher zum Tode. Neuerdings scheint nach Nachrichten, die mir aus Holländisch-Indien zugegangen sind, das schon früher angewandte Verfahren der Chaulmoograöleinspritzungen in abgeänderter Weise bessere Resultate zu zeitigen. Ich habe in einem beginnenden Falle mit Terpentinöleinspritzungen ($20^0/_0$) auffallende Rückbildung der Leprome eintreten sehen. Ähnliche Erfahrungen damit wurden kürzlich auch von anderer Seite berichtet.

Ulcus molle.

Als Ulcus molle, weicher Schanker, wird eine geschwürige Affektion bezeichnet, die durch den 1889 von Ducrey entdeckten, von Unna und Krefting näher studierten Streptobacillus hervorgerufen wird, gewöhnlich am Genitale sitzt und durch den Verkehr übertragbar ist.

Die Form des Streptobacillus, der in der Kultur in Ketten-, im Abstrichpräparat meist in „Fischzugform" liegend gefunden wird, ist schlank, mit abgerundeten Ecken. Die Stäbchen sind unbeweglich, bilden keine Sporen und lassen sich mit den gewöhnlichen Anilinfarben leicht färben. Besonders gut eignet sich die Pyronin-Methylgrünfärbung. Gramfärbung fällt negativ aus. Kultur auf Blutagar geht nicht besonders leicht an, vermutlich weil im Geschwürssekret nicht genügend virulente Bacillen vorhanden sind. Übertragung außer auf Menschen auch auf Affen und Katzen möglich. Die Bacillen sondern Stoffe ab, die stark chemotaktisch und nekrotisierend wirken. Die Infektion kommt dadurch zustande, daß Erreger durch feine Einrisse in die Haut eindringen und sich dort vermehren. Bis zum Auftreten der ersten klinischen Erscheinungen vergehen meist nur wenige Tage, durchschnittlich etwa 4—5, ich habe aber auch längere Inkubationen gesehen, in einem einwandfreien Falle von 12 Tagen. Zunächst bildet sich an der Eintrittspforte ein kleines Knötchen, das aber sehr schnell in ein Eiterbläschen übergeht und daher ärztlich nur sehr selten zur Beobachtung kommt. Das Bläschen platzt, und es tritt ein linsengroßer Substanzverlust zutage, der sich dann rasch nach der Tiefe wie nach der Peripherie vergrößert. Allerdings hält sich diese Größenzunahme zuallermeist in ziemlich engen Grenzen; über Pfenniggröße wird der entstehende Substanzverlust nur selten sein, meist sich darunter

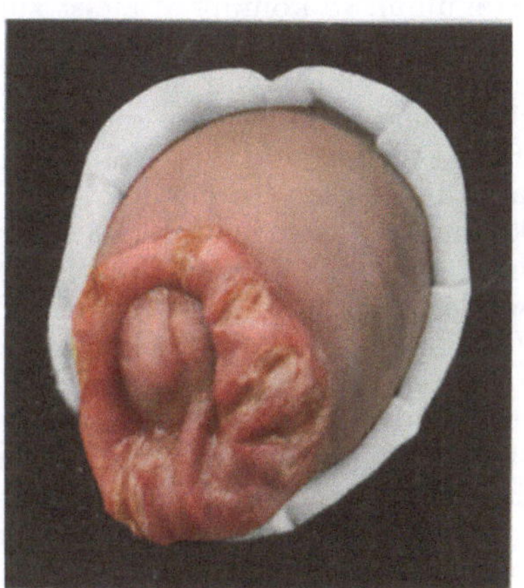

Abb. 36. Ulcera mollia an der Umschlagsstelle des Präputiums.

halten. Sehr charakteristisch und den gewebszerstörenden Eigenschaften des Erregers entsprechend ist es, daß die Gewebseinschmelzung in der Tiefe, d. h. den mittleren und unteren Schichten der Cutis, regelmäßig umfangreicher ist als nach der Oberfläche zu. Es kommt dadurch zur Ausbildung unterminierter Ränder, die bereits nach kurzem Bestehen erkennbar sind, wenn man mit einer feinen Sonde eingeht. Die Hautöffnung des Geschwürs ist im wesentlichen rund und doch sind die Ränder oft ausgezackt, der Geschwürsgrund ist meist uneben und mit einem serös-eitrigen Sekret bedeckt (Abb. 36), in dem sich der Erreger unschwer nachweisen läßt, namentlich dann, wenn man das Sekret möglichst aus den Randpartien des Kraters entnimmt. Trotz der ausgesprochenen Giftwirkung der Bacillentoxine ist es auffallend, wie verhältnismäßig gering die Reaktion des umgebenden Gewebes auf die Infektion ist. Von einem, meist unerheblichem Ödem abgesehen, sind stärkere entzündliche Erscheinungen nur selten wahrnehmbar. Auch histologisch sind die Veränderungen örtlich sehr beschränkt. Man sieht außerhalb der nekrotisierten Zone vor allem sehr schöne Plasmazelleninfiltrate neben endo- und perivasculären Veränderungen. Öfters sind mehrere Ulcera der beschriebenen Art vorhanden, entstanden wohl entweder durch gleichzeitige, mehrfache Infektion oder durch Autoinoculation seitens des bacillenhaltigen Sekretes des Erstinfektes. Der Sitz der Geschwüre wird entsprechend da zu suchen sein, wo die Haut des Genitales besonders leicht zu Verletzungen neigt, beim Manne am Frenulum, dann auf der Innenseite des Praeputiums. Auch am Orificium der Harnröhre wird es gelegentlich gefunden. Für den weniger Erfahrenen kann dann leicht das Bestehen einer Gonorrhöe vorgetäuscht werden, da sich an der Mündung eitriges Sekret zeigt und die Geschwürsbildung durch die aneinanderliegenden Lefzen der Mündung verdeckt wird. Sitzt der geschwürige Prozeß am Frenulum, so kommt es meist zur Zerstörung dieses Gebildes, ganz oder teilweise, d. h. es wird quasi durchlöchert; letzteres ist besonders dann gern der Fall, wenn sich das Ulcus in den beiden Nischen oder einer derselben befindet, die sich zu beiden Seiten des Bändchens finden. Beim Weibe sind als Prädilektionsstellen die hintere Commissur und die Innenseite der kleinen Labien zu bezeichnen, in der Vagina kommt, entsprechend derem Bau (Pflasterepithel), eine Infektion kaum in Frage, erst an der Cervix liegen offenbar die Verhältnisse hierfür wieder günstiger, aber es wird nur in seltenen Fällen dort zu einer Deponierung des Virus kommen.

Neben der bisher beschriebenen Form des Ulcus molle gibt es noch eine andere, nicht eben häufige, die die Bezeichnung „Ulcus" eigentlich zu Unrecht trägt. Hier entwickelt sich aus dem anfänglichen Bläschen kein Geschwür, sondern es tritt eine Wucherung des Cutisgewebes, im wesentlichen der Papillarschicht, ein, so daß eine kleine papelartige Efflorescenz entsteht, die nach Art eines Tafelberges aus der umgebenden Haut hervorragt und an ihrer leicht höckrigen Oberfläche mit etwas serös-eitrigem Sekret bedeckt ist. Die Erkennung dieses „Ulcus molle elevatum" ist für den weniger Geübten nicht immer ganz einfach, Verwechselung mit einer isolierten syphilitischen Papel ist immerhin möglich; der negative Spirochätenbefund sollte hier auf die richtige Spur helfen.

Wenn nun auch rein örtlich die Infektion nur ausnahmsweise einen größeren Umfang annimmt, so kommt es gar nicht selten zu einer anderen Ausbreitung, nämlich auf dem Lymphwege. Es schwellen, gewöhnlich einseitig, eine oder mehrere Drüsen der Leiste an („Bubo"). Der Weg, den die Erreger hierbei genommen haben, läßt sich nicht selten dadurch erkennen, daß am Dorsum penis ein runder, schmerzhafter Strang von Federkielstärke auftritt, der bis in die Leistenbeuge verfolgt werden kann (Lymphangitis). Anfangs macht die Drüsenschwellung nur unerhebliche Beschwerden; legt sich der Kranke keine Schonung auf, so nimmt Schwellung und Schmerz bald erheblich zu. Die Haut über dieser Stelle wird gespannt und zeigt bald entzündliche Rötung: ein Zeichen, daß der Krankheitsprozeß von der Drüse aus, unter Verlötung der Drüsenkapsel mit der Haut, auf diese selbst übergegriffen hat. Auch in der Drüse entfalten die Streptobacillentoxine ihre zerstörenden Eigenschaften, und nach wenigen Tagen kommt es zur Erweichung und eitrigen Einschmelzung im Innern jener. Der gebildete Eiter drängt nach der Stelle des geringsten Widerstandes, also nach der Haut zu. Diese wölbt sich über dieser Stelle, d. h. da, wo sie am meisten verdünnt ist, noch stärker hervor und nimmt einen blauroten Farbton an. Schließlich hält die dünne Hautdecke dem Drucke nicht mehr stand, und es entsteht eine fistelartige Öffnung, aus der wäßrig-eitriges Sekret entleert wird. — In seltenen Fällen kann es auch von der Fistel aus zu einem Einwandern der Bacillen in die Lymphbahnen der umgebenden Haut kommen und sich dann ein ähnlicher Prozeß entwickeln, wie er oben bei der von außen erfolgten Infektion beschrieben wurde. Im Gegensatz zur Haut des Penis hat aber an dieser Stelle der Prozeß eine ausgesprochene Neigung zum Weiterumsichgreifen, dem praktisch kaum Grenzen gesetzt sind. So sah ich Fälle, bei denen das „Ulcus molle migrans" die ganze Unterbauchgegend und einen großen Teil der Schenkelhaut ergriffen hatte. Ist in einem solchen, unter Umständen mehrere Jahre bestehenden Falle das ursprüngliche Ulcus am Penis abgeheilt und auch der Bubo verschwunden, so können für die Diagnose erhebliche Schwierigkeiten bestehen, sofern dem Untersucher die Affektion nicht bekannt ist. — Einer anderen Ausbreitung in der Haut sei an dieser Stelle noch Erwähnung getan. Zuweilen findet sich als Folge eines am inneren Präputialblattes sitzenden Ulcus molle eine relative Phimose, entstanden durch konsekutive ödematöse Schwellung der Vorhaut. Wird in einem solchen Falle, was an sich richtig und notwendig ist, die Phimose gespalten oder gar gleichzeitig circumcidiert, so läßt sich eine Verunreinigung der Schnittränder mit dem bacillenhaltigen Sekret nur schwer vermeiden, und diese werden „schankrös". Sie schwellen an, die Wundflächen vereinigen sich trotz Naht nicht, die Nähte schneiden vielmehr durch, und es liegen die Schnittflächen mit eiterigem Sekret bedeckt offen.

Dio Diagnose ist unter Berücksichtigung der angegebenen Merkmale meist nicht schwierig. Der Bacillennachweis gelingt bei Entnahme des Sekrets aus den Randpartien, unterhalb der Hautränder, unschwor. Differentialdiagnostisch kommen nur wenige Affektionen in Betracht. Zunächst Herpes genitalis: er tritt stets als oberflächliche Erosion auf, nie als Geschwür, und heilt unter einer indifferenten Behandlung innerhalb weniger Tage ab. Abschürfungen, sog. Wundscheuern, entstanden sub coitu oder durch andere Traumen, sind ebenfalls stets erosiv und heilen unter einer gleichen Behandlung ab. Auch der echte syphilitische Primäraffekt ist in seiner typischen Form kein Ulcus, sondern eine Erosion; die mehr oder minder große „Härte" seines Grundes kann nicht als absolut sicheres Unterscheidungsmerkmal angesehen werden. Dagegen wird der positive Spirochätennachweis hier wohl stets gelingen. Schwierigkeiten entstehen eigentlich nur dann, wenn es sich um eine Mischinfektion von Syphilis und Ulcus molle handelt, wenn also ein sog. Mischschanker, Ulcus mixtum, vorliegt. Hier versagt der Spirochätennachweis vielfach, im Schanker wie in der Drüse, und man ist bei bestehendem Verdacht auf den schließlichen Ausfall der Wassermannschen Blutprobe angewiesen. Selbstverständlich lassen sich auch durch Untersuchung der evtl. in Betracht kommenden Infektionsquelle vielfach Zweifel beseitigen. Das bezieht sich allerdings nur auf das Vorhandensein der Syphilis, bezüglich des Ulcus molle ist dagegen die auffallende Tatsache festzustellen, daß die Feststellung einer Erkrankung beim Weibe, auch bei sicher anzunehmender Ansteckung durch die Betreffende, recht häufig versagt. Es bleibt, wie schon Bruck und Sommer vermutet und neuerdings Bruch, Brauß, Saelhof nachgewiesen haben, nur die Möglichkeit übrig, anzunehmen, daß der Streptobacillus als Saprophyt in der Vagina (und Urethra) sowie im Präputialsekret vorhanden sein kann, ohne für die Träger pathogen zu werden. Recht brauchbar für die Sicherstellung der Diagnose des Ulcus molle hat sich die Übertragung von Sekret aus der Geschwürsstelle auf freie Haut, etwa am Unterbauch, mittels des üblichen Impfstriches erwiesen. Bei positivem Befund sieht man am nächsten Tag Rötung längs des Striches auftreten; nach einigen Tagen heilt diese Stelle von selbst ab.

Angefügt seien noch wenige Worte über das Vorkommen des Ulcus molle: im Verhältnis zu den anderen, hauptsächlich durch den Geschlechtsverkehr übertragenen Krankheiten, Tripper und Syphilis, kommt Ulcus molle in Deutschland relativ selten vor; doch unterliegt dies regionären Schwankungen. Soweit übersehbar, scheinen die Hafenstädte sowie der Osten reichlicher damit bedacht zu sein. Es handelt sich dort vermutlich um Einschleppungen aus Gegenden, deren hygienischen Verhältnisse, namentlich hinsichtlich der Körperpflege, zu wünschen übrig lassen.

Extragenitale Lokalisationen von Ulcus molle können selbstverständlich vorkommen, sind aber recht selten.

Ein Übertreten der Streptobacillen in die Blutbahn kommt nicht in Frage, es gibt also keine Allgemeininfektion. Dementsprechend gibt es auch keinen serologischen Nachweis.

Für die Behandlung des Ulcus molle empfiehlt sich am zweckmäßigsten die gründliche Ausätzung mit Phenol (Acid. carbol. liquefact.). Man benutzt dazu dünne Wattestäbchen, die nicht zu reichlich getränkt sein dürfen, damit Überlaufen überschüssiger Flüssigkeit und Verätzung der Umgebung vermieden wird. Wichtig ist, daß man in alle Buchten und Taschen des Geschwürs hineinfährt; man darf also nicht zu zaghaft vorgehen. Gefahr der Nierenschädigung ist gering, doch wird man bei Patienten, die an Nephritis leiden oder vor kurzem gelitten haben, besser davon absehen und dafür — unter Anästhesierung — mit dem Glüheisen in gleicher Weise verfahren. Nach Aufpudern von reichlich Dermatol oder ähnlichem wird ein trockener Verband angelegt. Am nächsten Tag wird diese Prozedur noch einmal wiederholt, und danach nur mit dem Pulver weiter verbunden, bis Abheilung eingetreten ist. Das nimmt gewöhnlich 4—5 Tage in Anspruch. Man mache sich zur Regel, jeden Fall von Ulcus molle noch mehrere Wochen nachzubeobachten, auch nach 6—7 Wochen eine Wassermannsche Blutuntersuchung vorzunehmen, da in keinem Falle absolute Sicherheit besteht, daß es sich nicht zugleich um ein Ulcus mixtum gehandelt haben könne.

Tritt Drüsenschwellung auf, so kann man zunächst versuchen, durch Bettruhe und aufgelegte Eisblase antiphlogistisch zu wirken. Richtiger erscheint vom physiologischen Standpunkte aus Anwendung von Wärme; unbedingt angebracht ist diese, sobald man den Eindruck gewinnt, daß der Prozeß im Fortschreiten ist. Man läßt dann bei Bettruhe so lange feuchte Umschläge kombiniert mit Hitzeanwendung machen, bis sich an irgendeiner Stelle Erweichung zeigt. Nun ist es Zeit unter Chloräthylgefrierung zu punktieren. Man benutzt dazu eine möglichst weite Kanüle (ja keine Pravazspritze!) und saugt mit einer aufgesetzten Rekordspritze den Eiter ab. Oft läßt sich auch der Eiter durch sanften Druck auf die Umgebung aus der gesetzten Öffnung herausbefördern. Ist die Absceßhöhle im wesentlichen entleert, so wird so viel $10\,^0/_0$ Jodoformglycerinemulsion eingespritzt, daß sie prall gefüllt erscheint. Nach Entfernen der Kanüle läßt man nun die überschüssige Flüssigkeit austreten und legt einen dicken, aufsaugenden Verband an. Der Kranke steht, auch wenn er Fieber hat, auf und geht tagsüber umher (Behandlung also zweckmäßig morgens!). Durch die Bewegungen des Patienten wird dann das sich bildende Sekret automatisch herausbefördert und jede Sekretstauung vermieden, worauf großer Wert zu legen ist. Darum darf auch die Punktionsöffnung nicht zu klein sein, auch muß sie beim Verbandwechsel jeweils wieder geöffnet werden, falls sie verklebt sein sollte. Guter Abfluß des Sekretes ist eine Hauptbedingung für einen guten Erfolg. Unter dieser Behandlung gelingt es, bei peinlicher Einhaltung der gegebenen Vorschrift, in jedem Falle, binnen weniger Tage, oft ohne Berufsstörung, den Bubo zur Abheilung zu bringen. Verzögert sich die Erweichung oder bleiben indolente Schwellungen der Drüsen zurück, so kann man mit Vorteil Röntgenbestrahlung anwenden (20 X/2 mm Al-Filter). Ganz veraltet und auf jeden Fall zu widerraten ist die früher viel geübte Incision und Ausschabung. Derartig behandelte Bubonen pflegen in Wochen und Monaten nicht zur Abheilung zu kommen. Für Fälle von schankrösem Bubo oder von Ulcus molle migrans empfiehlt sich radikale Entfernung des gesamten Drüsengewebes und der umliegenden Haut bis auf die Bauchfascie. Die oft über handflächengroße Wunde heilt nach meiner Erfahrung ganz überraschend schnell und mit feiner, nicht störender Narbe. Neuerdings wird Pyrogallussalbenverband empfohlen, ein Versuch mag immerhin angezeigt sein.

Diphtherie der Haut.

Daß der Diphtheriebacillus auch auf der Haut krankhafte Erscheinungen hervorrufen kann, ist eine in der Praxis noch viel zu wenig gewürdigte Tatsache. In weiterem Sinne gehört hierher auch die Wunddiphtherie, die zu studieren im Kriege Gelegenheit genug war, sie soll jedoch im folgenden, als in das Gebiet der Chirurgie gehörig, nicht weiter besprochen werden. Auf zwei Wegen kann der Diphtheriebacillus auf die Haut gelangen, entweder, und das ist wohl das häufigste, von der

erkrankten Schleimhaut des betr. Patienten aus, also eine Art Autoinokulation. Oder die Ansteckung der Haut erfolgt von außen her,
aus der Umgebung, entweder von einem Kranken direkt aus oder durch
infizierte Stoffe oder Gegenstände. In einem solchen Falle ist also
keine Schleimhautdiphtherie bei dem so Infizierten — wenigstens primär
— vorhanden. Zum Haften der Infektion ist das Vorhandensein einer

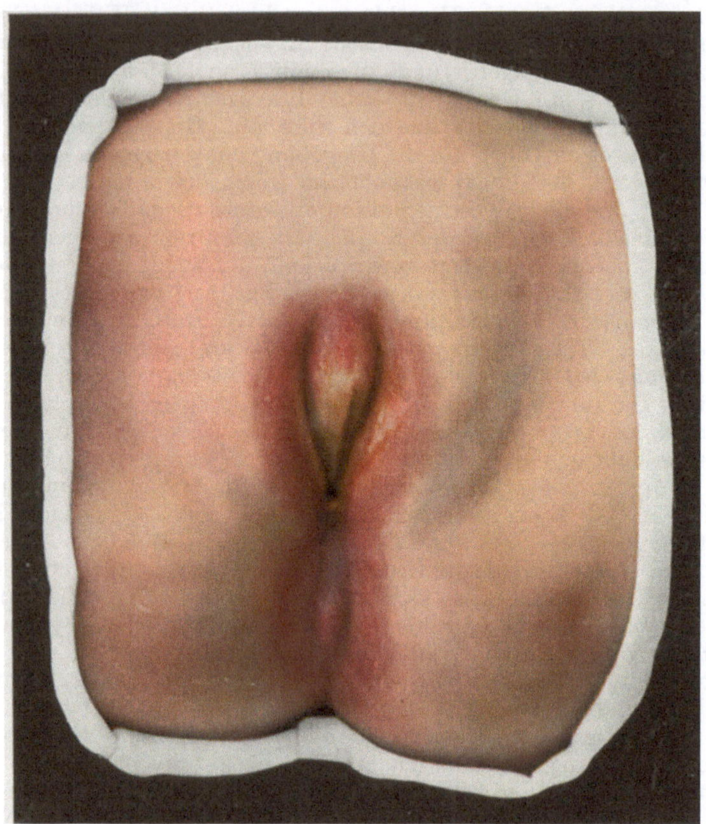

Abb. 37. Diphtherie der Vulva eines kleinen Mädchens.

Eintrittspforte unerläßlich, da ein Durchdringen durch die unverletzte Haut nicht möglich zu sein scheint. Die Art dieser Hautläsion
kann offenbar verschieden sein, d. h. es kommen nicht nur Einrisse
oder Gewebstrennungen in Frage, sondern es genügt offenbar schon eine
gewisse Schädigung der Epidermis, um den Diphtheriebacillen die
Ansiedelung zu ermöglichen. Und es ist auch in Analogie mit dem Haften
der diphtherischen Infektion auf der Schleimhaut durchaus denkbar,
daß die in der Stachelschicht der Epidermis kursierende Epithellymphe
neben den saftreichen Zellen dieser Schicht für die Ansiedlung des Erregers

genügt. Bei dieser ersten Form der Hautdiphtherie werden demgemäß als Lokalisationen vor allem solche Stellen in Frage kommen, wo Epidermis oberflächlich erodiert wird; das ist besonders an den „intertriginösen Stellen" der Fall: Rima ani, Genitocruralfalte, Innen- und Außenseite der Vulva kleiner Mädchen mit ihrem zarten Epithel (Abb. 37), auch die Gegend hinter den Ohren bei Kindern gehört wohl hierher.

Klinisch manifestiert sich die Tätigkeit der Diphtheriebacillen bei dieser Form durch eine mäßig starke Hyperämie, deren mittlere Partien infolge der schon erwähnten Abhebung der oberen Epidermisschichten serös-eitrige Absonderung zeigen. Die noch vorhandenen Stachelzellschichten sind öfters nekrotisiert und dann grauweißlichgelb verfärbt; eine gewisse Ähnlichkeit mit dem bekannten diphtherischen Belag der Rachenschleimhaut ist unverkennbar. Aber es muß ausdrücklich betont werden, daß auch ganz uncharakteristische Erosionen vorkommen, denen man ihre wahre Natur nicht ansieht, und die sicher recht häufig nicht erkannt werden. Auch in der Umgebung von Mund und Nase sind diese unscharf begrenzten Flecke zuweilen zu finden, namentlich wenn die Schleimhaut dieser Öffnungen befallen ist. Hier wird allerdings auch manchmal mit tiefergehenden Läsionen, insbesondere Rhagaden, zu rechnen und somit auch ein Übergreifen des Prozesses auf die Cutis gegeben sein. Damit ist aber auch ein erheblich stärkerer Gewebszerfall verbunden, und so sehen wir nun das diphtherische Geschwür auftreten. Dieses ist bedeutend schärfer abgegrenzt als die Erosion, meist rund oder oval und von einem blaurotem Saum als Reaktionszone umgeben. Die Toxinwirkung erstreckt sich offenbar nicht allzuweit in die Umgebung, auch scheint ein Weiterwandern der Diphtheriebacillen, auf dem Lymphwege z. B., nicht vorzukommen. Der Grund ist ziemlich glatt und trägt die typische pseudomembranöse Auflagerung. Tritt diese oberflächliche Geschwürsbildung am Rumpf oder den Gliedmaßen und womöglich multipel auf, so kann eine Verwechslung mit der früher als Ekthyma bezeichneten Pyodermie in Frage kommen. — Tritt eine solche Geschwürsbildung am Penis auf, so liegt Verwechselung mit weichem Schanker nahe. In allen diesen Fällen kann nur der Bacillennachweis die Feststellung des wahren Charakters bringen, wobei aber Verwechselungen mit den nicht seltenen Pseudodiphtheriebacillen ausgeschaltet werden müssen (Neißers Polkörperchenfärbung, Tierversuch). Das Allgemeinbefinden ist bei allen Formen nur insoweit gestört, als der Patient örtliche Beschwerden hat; beherbergt er selbst Diphtheriebacillen auf seinen Schleimhäuten, so befindet er sich gewöhnlich in einer Art chronischem Stadium, das ist z. B. bei der Nasendiphtherie das Gewöhnliche, oder er muß als echter Bacillenträger angesprochen werden.

Die Behandlung ist in erster Linie eine örtliche, d. h. die Oberfläche der erodierten oder ulcerierten Stellen wird mit keimtötenden Mitteln bearbeitet. Uns hat sich besonders gut Trypaflavin in Lösung und als Salbe bewährt. Auch feuchte Verbände mit Argentum-nitricum-Lösung ($^1/_4$—$^1/_2\,^0/_0$) sind zuweilen zweckmäßig. Nebenher wird man die

Einspritzung von Diphtherieserum nicht vernachlässigen, das gilt namentlich für die ulcerösen Formen; für die erosive ist seine Wirkung wohl nicht allzu hoch anzuschlagen.

Als selbstverständlich sei noch angefügt, daß die nach Diphtherieseruminjektionen auftretenden urticariellen Ausschläge in das Gebiet der Serumkrankheit gehören und mit Diphtherie nichts zu tun haben.

Ulcus vulvae acutum.

Als Ulcus vulvae acutum beschrieb Lipschütz 1912 eine geschwürige Affektion des weiblichen Genitales und wies als Erreger einen Bacillus nach, der mit dem Döderleinschen, im sauren Vaginalsekret vorkommenden Scheidenbacillus identisch zu sein scheint. Es handelt sich um ziemlich dicke, mittellange Stäbchen mit eckigen Enden,

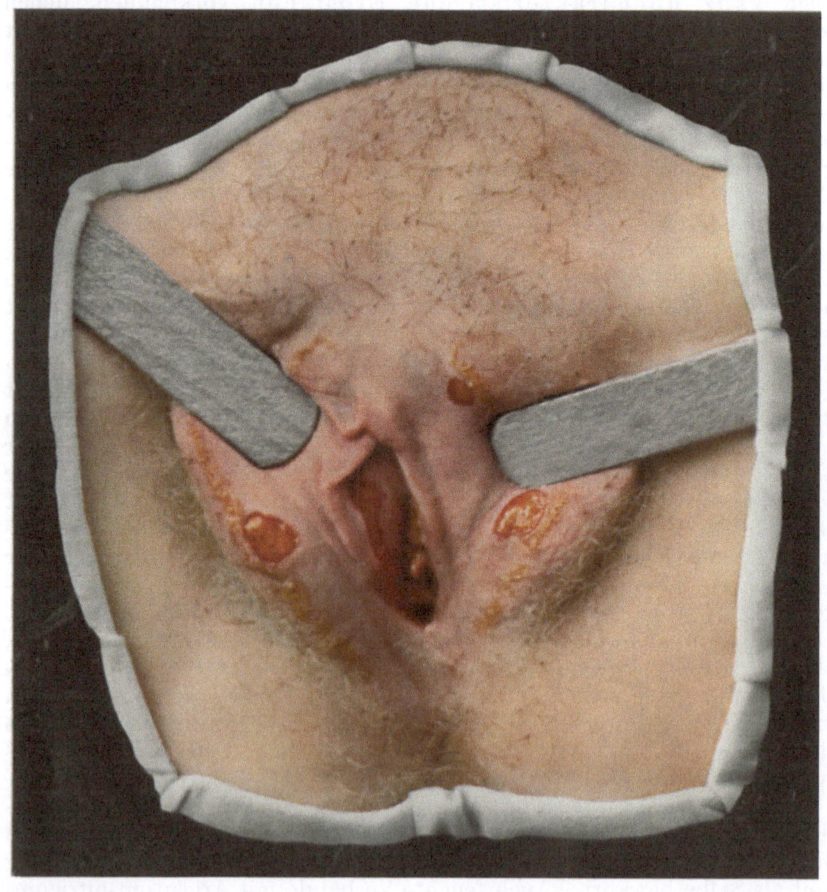

Abb. 38. Ulcus vulvae acutum (Lipschütz).

die sich mit Methylviolett gut färben und grampositiv sind. Auch im Gewebe ist der Bacillus crassus nach Gram, Pappenheim oder Giemsa nachweisbar. Daß der, an sich als harmloser Saprophyt anzusehende, Bacillus in gewissen Fällen pathogen wird, soll auf eine besondere Disposition zurückzuführen sein. Das mag zutreffen, aber daneben scheint mir das Vorhandensein einer Läsion als Eintrittspforte mindestens ebenso notwendig und wichtig zu sein. Geschlechtsverkehr als Anlaß hierzu kommt weniger in Frage, wird doch das Leiden ganz vorwiegend bei jüngeren oder älteren Virgines beobachtet. Ich möchte eher an Hautverletzungen — Wundscheuern — denken, wie sie z. B. durch das Tragen ungeeigneter Menstruationsbinden bei gleichzeitigen Körperbewegungen (Gehen, Radfahren, Tennisspielen) leicht hervorgerufen werden. Zu allermeist ist die Innenseite der großen oder kleinen Labien Sitz der plötzlich auftretenden Affektion. Unter der Wirkung der Bacillentoxine entsteht ein oberflächliches Geschwür mit unregelmäßig gestalteten Rändern, die meist etwas unterminiert sind (Abb. 38). Ein „pseudodiphtherischer" Belag wird oft auf der Geschwürsfläche gefunden. Von Anfang an besteht starke Schmerzhaftigkeit. Ob die von Lipschütz und Brünauer beschriebenen Gefäßveränderungen (Intimawucherungen usw.) wirklich als charakteristisch anzusprechen sind, ist mir einigermaßen zweifelhaft, da man solche bei vielen, längere Zeit bestehenden, infektiösen Reaktionsprozessen findet. Klinisch sind in der Umgebung des Ulcus zuweilen stärkere Entzündungserscheinungen nachweisbar, doch gehört dies nicht unbedingt zum Krankheitsbilde. Wir sahen mehr Fälle, die ganz reaktionslos verliefen. Eine Störung des Allgemeinbefindens wird nur sehr selten vorkommen; Allgemeininfektionen dürften ausgeschlossen sein. Im großen und ganzen ist das Leiden als gutartig zu bezeichnen, spontane Abheilung kommt vor. Zuweilen sieht man aber auch recht hartnäckige Fälle, denen man nur durch mehrmaliges Ätzen mit Phenol und evtl. Argentum-nitricum-Umschlägen beikommen kann. Als Regelbehandlung wird sich Ätzen und Jodoformaufstreuung empfehlen. Mit Rückfällen ist zu rechnen.

Differentialdiagnostisch sind zu berücksichtigen: Syphilis, Diphtherie, Herpes genitalis, Aphthen, gonorrhoische und tuberkulöse Geschwüre, vor allem aber Ulcus molle und Ulcus gangraenosum; ferner das bei uns sehr seltene Ulcus rodens vulvae, auch Esthiomène genannt.

Rhinosklerom.

Rhinosklerom (Hebra 1870) wird ein chronischer, infektiöser Granulationsprozeß genannt, der gewöhnlich an der Nase und Oberlippe, aber auch im Schlund, Kehlkopf, Trachea und an der Zunge, sowie an der Ohrmuschel vorkommt. Als Erreger ist durch v. Frisch ein dem Friedländerschen Pneumokokkus morphologisch sehr nahestehender, gramnegativer Kapselbacillus festgestellt. Dieser gelangt anscheinend durch Läsionen der Schleimhaut in das submuköse Gewebe und siedelt sich vor allen in den Lymphbahnen an.

Sehr bald dringt er auch in Zellen ein und ist vor allem in den Mikulicz-schen Zellen zu finden. Das klinische Bild ist ausgezeichnet durch das Auftreten einer knorpelharten Anschwellung an den Nasenflügeln, die allmählich auch auf die angrenzenden Teile der Nase sowie auf die Oberlippe übergeht. Die Haut über dieser Anschwellung ist dunkel- bis bläulichrot gefärbt, ähnlich verfärbt ist auch die Schleimhaut der Nase, die sich aus den Nasenlöchern vorzustülpen pflegt. Das Leiden ver-läuft außerordentlich langwierig und ist durch keine Behandlung aufzuhalten; neuerdings soll durch Röntgenstrahlen in einzelnen Fällen Besserung erzielt worden sein. In Deutschland ist die Erkrankung recht selten, häufiger dagegen in Polen, Rumänien und Südost-rußland, Italien und Ägypten. Sie kommt im wesentlichen nur bei sozial niedrig stehenden Volksklassen vor.

Erysipeloid.

Erysipeloid, früher auch Erythema migrans, chronisches Erysipel oder Pseudoerysipel genannt, von Rosenbach 1884 zuerst beschrieben, der einen, dem Rotlaufbacillus der Schweine nahestehenden, aber nach seiner Ansicht nicht mit diesem identischen Erreger feststellte. Heute kann es als sicher gelten, daß ein großer Teil der Fälle von Erysipeloid auf diesen Erreger zurückzuführen sind; ob aber sämtliche durch ihn entstehen, wie viele Autoren anzunehmen geneigt sind, muß doch zweifel-haft bleiben. Außer bei Schlächtern und Tierärzten wird die Krankheit fast nur bei Angehörigen solcher Berufe beobachtet, die mit Fleisch, insbesondere von Wild und Geflügel umzugehen haben, Wildbrethändler, Köche usw. In manchen Fällen gelingt es auch, eine Verletzung als Eintrittspforte für den Erreger nachzuweisen. Sitz, sowie mehr oder minder große Akuität des Leidens, werden abhängen von der Art der Verrichtung wie des infizierenden Materials. So sieht man bei Köchen den Beginn der Hauterscheinungen vorwiegend an der Hand, bei Schlächtern dagegen am Unterarm. Bei letzteren tritt, da zahlreiche, virulente Bacillen im Material vorhanden zu sein pflegen, die Affektion heftiger, „akuter" auf als bei ersteren, wo es sich um mehr oder minder abgehängtes Fleisch handelt, und dementsprechend auch die Lebens-fähigkeit der Erreger herabgesetzt anzunehmen ist. Wenn aus Amerika auch Infektionen durch die Scheren von Hummern und Krebsen berichtet werden, so könnte das durch die Neigung dieser Tiere, faules Fleisch als Nahrung benutzen, erklärt werden. Ähnlich wie der Erreger des echten Erysipels hat auch der Rotlaufbacillus eine ausgesprochene Neigung, in den Lymphbahnen sich anzusiedeln und auszubreiten, ohne daß es zu Gewebseinschmelzung, also zu Abszeßbildung mit allen ihren Eigenheiten, kommt. Auch die sonstigen Reaktionserscheinungen des Gewebes lassen auf eine relativ geringe „Toxicität" des Bacillen-giftes schließen. Es kommt nämlich nur zu einer serösen Exsudation in die Gewebsinterstitien und zu einer Hyperämie mäßigen Grades. Die zellige, perivasculäre Infiltration ist ziemlich gering.

Das klinische Bild läßt dementsprechend eine mäßige Schwel-lung und Rötung erkennen, letztere meist mit einem deutlich bläulichen Unterton. Gegen die gesunde Haut grenzt sich die Rötung stets scharf ab; die Ränder schieben sich aber nur langsam weiter vor, und sehr bald kommt es zu spontanem Stillstand. Nur selten findet sich eine Beteiligung der zugehörigen Lymphgefäße und Drüsen — in etwa 15% —, wenn diese aber miterkranken, so nimmt die Rückbildung dieser Komplikation längere Zeit in Anspruch. Fieber oder sonstige Störungen des Allgemeinbefindens kommen für gewöhnlich nicht vor. Zuweilen wird örtlich über Brennen oder Spannung geklagt; sehr selten über Gelenksschmerzen. Es handelt sich also um eine verhältnismäßig milde Infektion, die in vielen Fällen von selbst zur Abheilung gelangt, manchmal auch einige Wochen dazu braucht und nur in Ausnahmefällen einen mehrmonatigen Bestand hat. Eine Übertragung auf andere Personen kommt kaum in Frage. Nicht allzuselten sieht man als Folgeerscheinung, namentlich bei etwas länger bestehenden Fällen, eine chronische, ödematöse Schwellung zurückbleiben, deren Beseitigung erheblich mehr Schwierigkeiten machen und viel längere Zeit in Anspruch nehmen kann als die ursprüngliche Affektion.

Die Erkrankung, so typisch sie an sich ist, bietet doch Anlaß zu Verwechslungen; in erster Linie natürlich mit dem echten Erysipel. Von diesem unterscheidet sie sich vor allem durch die geringere „Akuität", den Mangel an örtlichen und allgemeinen Beschwerden, wie sie bei jenem meist vorhanden sind. Auch die bläuliche Verfärbung des hyperämischen Bezirks gibt einen gewissen Fingerzeig. Schwieriger ist dagegen bei Sitz an den Fingern die Unterscheidung gegenüber einem Panaritium subcutaneum oder tendinosum; doch wird sich durch eine sorgfältige Untersuchung (Sonde: lokalisierter Schmerz) und die Beobachtung des Allgemeinbefindens die Diagnose wohl klären lassen.

Die Behandlung ist einfach. Das wesentlichste ist Ruhigstellung und milde Hyperämisierung mittels feuchtwarmer Umschläge mit essigsaurer Tonerdelösung oder Salicyl-Resorcinlösung (Rez. 4). Weiterhin kann auch Salbenverband (Zinköl, Borsalbe) in Frage kommen, wenn Spannungsgefühl od. dgl. auftritt. In allen ausgeprägten Fällen wird man nicht zögern dürfen, Schweinerotlaufserum anzuwenden. Es gibt deren mehrere (Susserin-Hoechst, Schweinrotlaufserum Eulenburg, desgleichen Behring-Marburg). Man spritzt am besten 10 ccm intramuskulär. Man muß stets ausdrücklich Serum für Humananwendung verlangen, da das für Veterinärzwecke bestimmte menschenpathogene Keime anderer Art als Verunreinigung enthält.

Dermatitis kokkogenes.

Zu den durch Kokken hervorgerufenen Hautkrankheiten gehören alle diejenigen, die durch Strepto-, Staphylo- und Gonokokken hervorgerufen werden. Und zwar gleichgültig, ob diese Erreger von außen her (extern) an die Haut gelangen oder auf dem Wege der Blut- bzw. Lymphbahnen (intern) dorthin kommen.

Dermatitis strepto- et staphylogenes.

Die durch Strepto- und Staphylokokken, den sog. „banalen" Eiterkokken, „Pyokokken", hervorgerufenen Affektionen der Haut gehören
wohl zu den häufigsten überhaupt und beanspruchen ein großes praktisches Interesse. Für die extern entstandenen wird vielfach auch die
Bezeichnung „Pyodermie" gebraucht, er soll auch hier als Sammel-
name für diese Formen entsprechend verwandt werden. Wie schon oben
bei den Mykosen dargetan, so ist auch bei diesen Erkrankungen die
Entstehung an das Zusammentreffen oder Zusammenwirken einer Anzahl
von Faktoren geknüpft, die teils den Erreger, teils den befallenen Organismus betreffen.

Was zunächst den Erreger anlangt, so kommen vor allem die
Arten in Betracht, die auch schon auf der normalen, nichterkrankten
Haut gefunden werden. Es sind dies von Streptokokken: Streptococcus
longus, von Staphylokokken: Staphylococcus albus und aureus
sowie citreus. Es muß aber darauf hingewiesen werden, daß von Bedeutung nur die Zugehörigkeit zu den beiden Hauptgruppen ist, daß
dagegen — entsprechend der großen Schwierigkeit in der Klassifikation
— die Varietäten der Untergruppen für Besonderheiten der Pathogenese
nur in sehr beschränktem Umfange herangezogen werden können. In
welchen Mengenverhältnissen die „Pyokokken" sich auf der Haut finden,
darüber gehen die Ansichten erheblich auseinander. Nach Darier
sollen es — mit anderen Bakterien zusammen — über 40 Tausend auf
den Quadratzentimeter sein, andere Autoren schätzen diese Zahl wesentlich geringer. Wie dem auch sei, man wird jedenfalls in vielen Fällen
nach Art der Entstehung und des Auftretens eher daran denken müssen,
daß die Krankheitserreger frisch auf die Haut gebracht wurden und
nicht schon längere Zeit dort sich befunden haben. In anderen Fällen
wieder wird es sich offenbar um eine Vermehrung autochthoner Kokken
handeln, verbunden mit einer Steigerung der Virulenz, so daß aus
den vorher apathogenen Saprophyten mehr oder weniger hochpathogene
Keime werden. Welche Momente oder Faktoren zu dieser Zustandsänderung beitragen oder sie bedingen, das ist oft nicht sicher zu entscheiden, soweit gewisse dispositionelle Faktoren in Betracht kommen,
wird weiter unten noch das Nötige zu sagen sein. An dieser Stelle sei
noch gewisser biologischer Eigenarten der Pyokokken gedacht:
zunächst eines auffallenden Unterschiedes zwischen Strepto- und
Staphylokokken. Während nämlich die letzteren eine Vorliebe für
das Befallen der drüsigen Gebilde, insbesondere deren Ausführungs-
gänge haben, greifen die ersteren diese im allgemeinen überhaupt
nicht an (Jadassohn). Auch in bezug auf die im Gewebe erzeugten
Veränderungen bestehen gewisse Unterschiede, so erzeugen die Streptokokken, in Epidermis und Papillarkörper wenigstens, eigentlich nie
eine Eiterung, sondern sie sind „serotaktisch", das auftretende
Sekret ist, wenn nicht rein serös, so doch höchstens leicht getrübt, während
die Staphylokokken nahezu immer den typischen Eiter hervorrufen,
„leukocytotaktisch" sind.

Eine weitere Frage ist die der „Mischinfektion", die mir trotz ausgezeichneter Arbeiten, von Lewandowsky vor allem, bisher noch nicht geklärt erscheint, und die durch die Arbeiten Grüters, der in bisher als Pyodermien angesehenen Affektionen das Herpesvirus fand, wieder sehr in den Vordergrund gerückt worden ist. Es finden sich nämlich in zahlreichen Fällen nicht nur Pyokokken einer Hauptart, sondern beider, und es ist dann mit den heutigen bakteriologischen Methoden durchaus nicht mit absoluter Sicherheit festzustellen, ob etwa ein in Reinkultur gezüchteter Kokkus auch wirklich als einziger und ausschließlicher Erreger in Betracht kommt, oder ob er vielleicht nur ein Begleiter einer anderen Infektion ist, die, wenn sich Grüters Untersuchungen bestätigen, überhaupt nicht kokkogen wäre, sondern auf das bisher noch nicht entdeckte, aber sicher vorhandene Herpesvirus zurückzuführen wäre. Wie dem aber auch sei, sicher ist, daß die biologischen Eigenschaften der Erreger trotz zahlreicher Untersuchungen noch bei weitem nicht völlig aufgedeckt und hinsichtlich ihres Einflusses auf den Krankheitsvorgang erkannt sind.

Nächst der individuellen Eigenart der Erreger ist als weiterer wichtiger Faktor der Infektionsweg zu nennen. Von den beiden Hauptmöglichkeiten der externen und der internen Infektion der Haut sprachen wir schon einleitend. Über die letztere braucht nicht viel gesagt zu werden, sie vollzieht sich nach den Gesetzen, wie sie bei allen septischen oder bakteriämischen Prozessen immer wiederkehren. Bei der ersteren sind dagegen mehrere Punkte zu beachten. Zunächst: die Pyokokken dringen nie durch die unverletzte Haut, es muß also stets eine Infektionspforte in Gestalt einer Verletzung (Einriß, Rhagade) vorhanden sein, auch eine „Erweichung" der Epidermis durch chemische Alterantien (Schweiß, Wasser usw.) gehört hierher. Unklar sind in dieser Beziehung die Verhältnisse in den Drüsen der Haut und deren Ausführungsgängen. Ich halte es für nicht ganz ausgeschlossen, daß das hier in manchen Fällen erfolgende Eindringen des Erregers auf ähnliche chemische Veränderungen (Erweichung) des betreffenden Drüsenepithels zurückzuführen ist. Daran, daß die genannten Gebilde bei gewissen Formen von Pyodermien die Eintrittspforte sind, kann an sich nicht gezweifelt werden. In anderen Fällen wieder erfolgt die Infektion von der „freien" Haut aus durch die erwähnten Läsionen, und hierbei ist es nun von besonderer Bedeutung, wie weit sich diese letzteren nach der Tiefe zu erstrecken. Denn davon hängt es ab, wo die primäre Ansiedelung und die sich daran anschließende Weiterverbreitung des Prozesses statthat. Mit Jadassohn unterscheidet man in dieser Hinsicht eine epidermidale, eine epidermidocutane, eine cutane, eine cutan-subcutane und eine subcutane Lokalisation. Selbstverständlich wird es auch vorkommen, daß Mischformen auftreten, aber auch reine Formen sind durchaus keine Seltenheit und rechtfertigen diese Unterscheidung nicht nur aus didaktischen Gründen.

Neben den bisher besprochenen, wesentlich exogenen Faktoren, kommen nun noch endogene in Betracht. Diese lassen sich einteilen in solche örtlicher Natur und allgemeine. Zu den ersteren sind zu rechnen alle die Besonderheiten, die durch den anatomischen Bau oder durch die physiologische Funktion einer Hautstelle, richtiger einer „Region" gegeben sind. Neben Zahl und Funktion (Schweiß!) der drüsigen und sonstigen Anhangsgebilde sind da die Durchblutungsverhältnisse, einschließlich der Lymphbewegung, ganz besonders zu erwähnen. Auch der Einfluß, der durch benachbarte Regionen etwa ausgeübt wird, z. B. von der Schleimhaut von Nase, Mund, Genitale, Rectum, ist hier in Betracht zu ziehen. Als nicht in strengem Sinne endogen, aber doch bei der Erwähnung der regionären Verhältnisse hier anzuführen, sind die Einwirkungen, denen gewisse Hautstellen regelmäßig oder häufiger durch Umweltseinflüsse, Druck, Reibung, klimatische Faktoren usw. ausgesetzt sind.

Schließlich sind noch die allgemeinen Faktoren zu erwähnen, die in der individuellen Disposition begründet sind. Es gibt zweifellos Personen, die wenig empfänglich, und ebenso solche, die hoch empfänglich für gewisse Infektionen sind. Diese Reaktionsfähigkeit gegenüber der Infektion gründet sich nach unseren heutigen Anschauungen vorwiegend auf der Fähigkeit des Organismus zur Schutzstoffbildung. Und diese wieder ist entweder erbgebunden oder durch den augenblicklichen Allgemeinzustand bedingt: bei Kachexie bzw. Unterernährung also oft herabgesetzt. Mir scheint darüber hinaus aber sogar das Verhalten des Körpers hinsichtlich Ruhe oder Bewegung einen ganz erheblichen Einfluß auszuüben. Die günstigen therapeutischen Erfahrungen, die man bei Berücksichtigung dieser Momente regelmäßig macht, lassen sich wohl kaum anders deuten, als daß hier Kräfte auf der einen Seite gespart werden, die auf der anderen beim Heilungsvorgang willkommen sind.

Dermatitis streptogenes.

a) Epidermidale Formen.

Die häufigste Art ist die nach Jadassohn als **Streptodermia superficialis crustosa,** auch vesiculosa, bullosa und vesiculocrustosa, bezeichnete, die früher unter dem Namen Impetigo contagiosa oder vulgaris bekannt war. Pathogenetisch ist der Vorgang vermutlich folgender: Die Streptokokken dringen in die Epidermis ein, siedeln sich in den oberen Lagen der Stachelzellschicht an und vermehren sich zugleich. Durch ihre Toxine wird ein „serotaktischer" Reiz gesetzt, die Epithellymphe strömt diesen Stellen zu, hierdurch wird im Bereiche der Stelle die Hornschicht abgehoben, und es entsteht ein Bläschen. Hält die Decke des Bläschens stand und strömt weiter Serum zu, so kann sich eine Blase entwickeln. Allerdings ist diese letztere Form verhältnismäßig selten und nur an solchen Stellen zu beobachten, wo die Hornschicht ungewöhnlich dick ist. In den allermeisten Fällen wird offenbar durch den Binnendruck des Bläscheninhaltes, vielleicht auch durch dessen toxischen Inhalt oder durch verdauende Fermente die die Bläschendecke bildende Hornschicht zerstört, so daß die Stachelzellschichtlagen offen zutage liegen. Dieser Vorgang spielt sich an den Stellen der Hautdecke, die relativ dünne Hornschicht haben, so rasch ab, daß für gewöhnlich das Bläschenstadium gar nicht zur Beobachtung kommt. Eine stärkere nekrotisierende Wirkung der Kokkentoxine auf die Stachelschicht ist im allgemeinen nicht vorhanden, diese also kaum verändert. Auch auf den Papillarkörper, viel weniger noch auf die übrige Cutis, ist die Wirkung der Gifte offenbar nur sehr gering. Das gibt sich klinisch schon daran zu erkennen, daß keine Zeichen irgendwelcher Gefäßreaktion, ebensowenig wie Schmerzen, auftreten. An sich würden die oben erwähnten Erosionen kaum sehr auffallen, da sie sich aber mit dem zu Krusten eintrocknenden Serum bedecken,

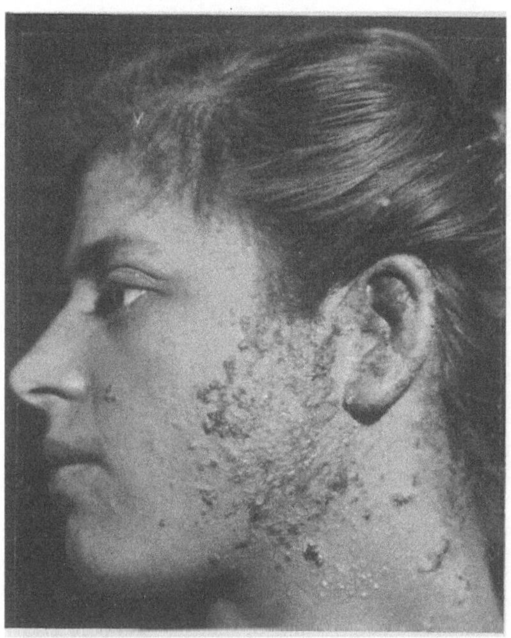

Abb. 39. Streptodermia superficialis crustosa an Ohr und Wange bei Otitis media.

heben sie sich sehr scharf aus der gesunden Umgebung ab. Nimmt man nun noch die Tatsache hinzu, daß das austretende Serum offenbar reichlich virulente Erreger mit sich führt, da es ja ein idealer Nährboden ist, so versteht man, daß in der näheren und weiteren Umgebung Tochterherde entstehen können, die dann einen gleichen Entwicklungsgang durchmachen. Trägt man ferner noch nach, daß die Farbe der erwähnten Krusten in typischen Fällen durchsichtig bernsteingelb ist, da ja weder Eiterkörperchen noch Schuppen in nennenswertem Umfange beigemischt zu sein pflegen, so ist das klinische Bild der Affektion eigentlich schon genügend klar gezeichnet. Der Hauptsitz dieser Affektion ist das Gesicht, hier tritt es in seiner typischsten Form auf (Abb. 39) und wird namentlich bei Kindern recht häufig gefunden. Zuweilen

sind die einzelnen Infektionsherde disseminiert, die Größe des Einzelherdes überschreitet dann Pfenniggröße kaum. Sehr häufig fließen
aber mehrere Herde zusammen, und es entstehen geradezu flächenhaft ausgebreitete Formen (Abb. 40). Meist ist die Umgebung von
Mund und Nase, aber auch Augen und Ohren der Ausgangspunkt
für die Krankheit, und vielfach sieht man, wie die Weiterverbreitung
in die Umgebung als Schmierinfektion durch Manipulationen mit
den Fingern oder Nägeln vor sich gegangen ist. Aber auch auf die
Umgebung des Kranken kann die Affektion offenbar leicht übertragen werden, entweder direkt oder durch Gebrauchsgegen-

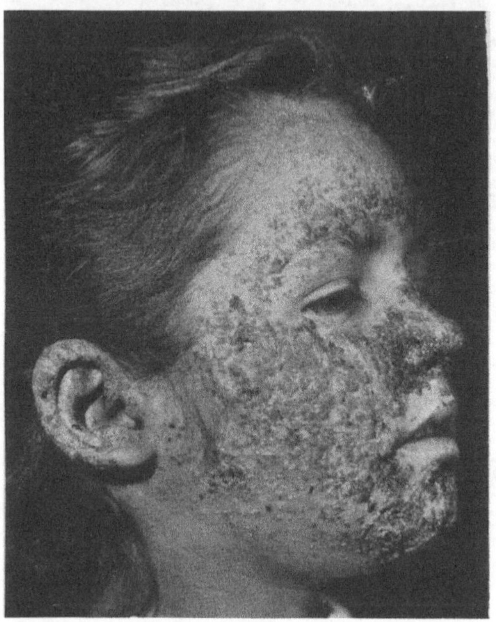

Abb. 40. Streptodermia superficialis crustosa (Impetigo contagiosa) des Gesichtes.

stände, namentlich Handtücher, Waschlappen usw., auch Fecht-
masken u. ä. Zuweilen werden Gruppen oder Massenerkrankungen
beobachtet, besonders in Schulen, Kindergärten, Internaten usw.,
auch Rasierstuben sind zu nennen. Außer im Gesicht wird die krustöse
Form regelmäßig nur noch auf dem behaarten Kopf gefunden, hier
allerdings meist in verstreuten Einzelherden. Erkennung und Behandlung werden durch das Verbacken der Krusten mit den Haaren oft recht
erschwert. Wie schon oben bei den Epizoonosen erwähnt, ist eine Kombination gerade dieser Form der pyogenen Erkrankungen mit jenen
recht häufig (Sekundärinfektion). Selbstverständlich können auch
an anderen Körperstellen Krankheitsherde vorkommen, aber krustös
bzw. vesiculo-krustös werden sie nur dort sich gestalten, wo die Horn-

schicht eine gewisse Stärke nicht überschreitet. Kommt es z. B. an
Händen und Füßen zu Infektionen, so unterbleibt das Verschwinden
der Bläschendecke, und das angelockte Serum staut sich unter der Hornschicht, hebt diese peripher fortschreitend ab, und es entsteht eine mit
leicht getrübtem Serum angefüllte Blase. Man sieht sie namentlich
an den Fingern gar nicht so selten, sie können zuweilen ganz erheblichen Umfang annehmen, aber stets ist auch bei ihnen das Fehlen
jeder peripheren Reaktionzone, also von Rötung, Schwellung
und Schmerz, festzustellen. Obwohl wir eingangs betonten, daß die
Affektion einen durchaus lokalen und „oberflächlichen“ Charakter
habe, muß doch darauf hingewiesen werden, daß zuweilen auch Infektionen der regionären Drüsen infolge Verschleppung der Kokken
auf dem Lymphwege mit Absceßbildung beobachtet worden sind.
Ja es sind weiterhin sogar Entzündungen der Niere — bei Kindern
vornehmlich — als auf dem gleichen Wege entstanden beschrieben worden.
Man mache es sich daher zur Regel, in allen Fällen eine fortlaufende
Kontrolle des Urins durchzuführen.

Die Behandlung gestaltet sich relativ einfach, sie hat sich zum
Ziele zu setzen die Abtötung der Eiterkokken, die Überhäutung der
Erosionen und natürlich auch die Verhütung weiterer Infektionen.
Diesen Forderungen wird dadurch genügt, daß zunächst die Krusten
vorsichtig entfernt werden. Das geschieht durch Ablösen mit der
Pinzette, Abweichen mit Öl oder mit Salicylvaselineverbänden. Die
danach zutage liegenden erodierten Epidermisflächen werden nunmehr
— etwa einmal täglich — mit einer $2-5\%$ Argentum-nitricum-Lösung
gepinselt bzw. abgerieben. Besonders ist ferner darauf zu achten, daß die
beschriebenen Pinselungen stets auf die erodierten Flächen stattzufinden
hat und nicht etwa auf die Krusten, da dies ganz zwecklos ist. Dann wird
ein die Umgebung der Herde reichlich mit einbeziehender Salbenverband
mit 5% Präcipitatsalbe oder 10% Xeroformsalbe aufgelegt, der zwei-
bis dreimal am Tage erneuert wird. Sind Salbenverbände aus irgendwelchen Gründen nicht angebracht, so kann statt ihrer auch Zinnober-
Schwefelschüttelmixtur (Rez. 28) aufgepinselt werden. Alles Berühren
der Herde mit den Fingern ist strengstens zu verbieten. Die Umgebung
des Kranken ist auf etwaige Infektionsträger oder Infektionsgegenstände
einer genaueren Durchmusterung zu unterziehen. Bei der bullösen Form
wird die Blase mit der Schere geöffnet und ringsherum am Rande
abgetragen, die übrige Behandlung ist danach die gleiche wie oben.

b) Epidermido-cutane Form.

Streptodermia epidermido-cutanea ecthymatosa, früher als Ecthyma
bekannt, entsteht offenbar dann, wenn die Erreger — durch Verletzungen, Kratzwunden oder Rhagaden — in den Bereich des Papillarkörpers der Cutis gelangen. Es scheint aber, daß daneben für das
Zustandekommen des Krankheitsbildes dispositionelle Faktoren
von entschiedener Bedeutung sind. Nach den reichlichen Erfahrungen
während des Krieges möchte ich als sicher annehmen, daß die Streptokokken ihre pathogene Wirkung nur dann in vollem Umfange, ihrer

an sich ja nicht sehr hohen Virulenz entsprechend, auszuwirken vermögen, wenn das befallene Gewebe eine gewisse Schwächung seiner Widerstandskraft aufweist. Man sieht daher einmal die Affektion an bestimmten Körperstellen mit Vorliebe auftreten, die eine derartige „Unterwertigkeit“ habituell an sich haben, das sind vor allen Dingen die Unterschenkel, deren Haut durch die chronische Stauung offenbar für alle Infektionen einen ganz besonders geeigneten Nährboden abgibt. Es ist einleuchtend, daß aber auch an anderen Körperstellen die Haut eine ähnliche Disposition aufweisen kann, nämlich dann, wenn im ganzen ein mehr oder weniger hochgradiges Darniederliegen der Abwehrkräfte des Organismus vorhanden ist. Das wird am ehesten bei sehr dekrepiden Individuen der Fall sein, und so sehen wir die Streptodermia epidermidocutanea ecthymatosa bei „skrofulösen“, diabetischen usw. Kranken oder alten Alkoholikern. Ferner besonders gern bei Säuglingen und Kleinkindern, namentlich wenn sie unterernährt oder durch andere Krankheiten „dekomponiert“ sind. Daß bei Pediculosis, Scabies und Pulicosis durch die zahlreichen Kratzeffekte die Implantation der Kokken sehr erleichtert wird und daher häufig damit vergesellschaft — superinfiziert — gefunden wird, liegt auf der Hand und wurde schon dort angedeutet. Manche unterscheiden sogar noch eine besondere Form als Ecthyma cachecticorum von der gewöhnlichen, um damit die Fälle zu kennzeichnen, bei denen durch die mangelnde Widerstandsfähigkeit des Organismus die entstehenden Substanzverluste besonders groß sind (s. unten).

Aus alledem läßt sich das klinische Bild unschwer ableiten. Es bilden sich in den oberen Cutisschichten an ein oder mehreren Stellen flache Infiltrate, die meist einen bläulichroten Farbton aufweisen. Exsudatansammlung in der Epidermis führt zur Entstehung einer schlaffen Blase von geringer Ausdehnung und trübserösem Inhalt, seltener zu einer Eiterpustel. Diese bleibt jedoch nicht lange bestehen, sondern öffnet sich, und es tritt eine oberflächliche Ulceration zutage, die von einer schmalen geröteten Zone, oft nur angedeutet, umgeben ist. Das Geschwür ist ziemlich scharfrandig, vielfach wie mit dem Locheisen geschlagen, und vergrößert sich langsam etwas, überschreitet aber Markstückgröße fast nie. Die Größe der reaktiven Randzone ist offenbar abhängig von der Virulenz der Kokken einerseits und der Reaktionsfähigkeit der Haut andererseits; daher kommen auch breitere Zonen vor. Schmerzen werden in nennenswertem Maße nur selten empfunden. Zu Lymphgefäß- oder -drüsenentzündungen kommt es nur ausnahmsweise; eher läßt sich manchmal eine „indolente“ Drüsenschwellung mäßigen Grades, z. B. der Leistendrüsen, feststellen. Wenn in einzelnen Fällen der Gewebszerfall nach Umfang und Tiefe in größerem Ausmaße statthat, so deutet das stets auf örtliche oder allgemeine „Unterwertigkeit“ hin und wird vom Kundigen schon an der etwa vorhandenen Stauung oder der schlaffen, schlecht durchbluteten Hautbeschaffenheit erkannt. Es ist ohne weiteres einzusehen, daß die „Heilungstendenz“ jeder derartigen Affektion eng mit diesem Zustand zusammenhängt, und daß auch die therapeutischen Maßnahmen davon wesentlich beeinflußt werden. Es ist ferner zu erwarten, daß die Abheilung nur unter Hinterlassung eines Substanzverlustes und demnach unter Bildung einer mehr oder weniger tiefen Narbe statthat, die entweder pigmentlos oder auch hyperpigmentiert sein kann.

Die Behandlung setzt sich Beseitigung der Keime und Anregung der umgebenden Haut zur Deckung des Defektes zum Ziel. Erste Vorbedingung hierfür ist zunächst möglichste Ruhigstellung, also im allgemeinen Bettruhe evtl. mit Hochlagerung der Beine. Zur Ablösung und Entfernung der auf den Geschwüren sich bildenden Krusten und des darunter etwa angesammelten Sekretes sind zunächst feuchte Verbände mit Salicyl-Resorcinlösung (Rez. 4) oder $^{1}/_{4}-^{1}/_{2}\,^{0}/_{0}$ Argentum-nitricum-Lösung zu empfehlen. Auch Pinselungen der einzelnen Stellen mit $2-5\,^{0}/_{0}$ Argentum nitricum können schon begonnen werden. Nach 2—3 Tagen geht man dann zu Verbänden mit $10\,^{0}/_{0}$ Xeroformsalbe oder $5\,^{0}/_{0}$ Präcipitatsalbe über, bis sich deutliche Granulationsneigung zeigt. Meist erfolgt dann rasche Abheilung; sollte sich diese jedoch wegen mangelnder Regenerationsfähigkeit des Gewebes hinausziehen, so wird sich die Anwendung von Granugenpaste oder Schwarzsalbe (Rez. 12) sehr zweckmäßig erweisen. Auch $2\,^{0}/_{0}$ Pellidolsalbe ist bei mangelnder Überhäutung oft angebracht.

Daß dem Kräftezustand des Patienten besondere Aufmerksamkeit zu schenken ist, bedarf nach dem Gesagten wohl kaum besonderer Betonung.

c) Cutane Form.

Streptodermia cutanea lymphatica, Erysipelas oder Wundrose, entsteht dadurch, daß Streptokokken in die Lymphspalten der Cutis gelangen und sich dort unter Vermehrung ausbreiten. Auch hier finden sich wieder die gleichen Eigenschaften wie bei den vorhergehend besprochenen Affektionen: die geringe Leukocytotaxis, also keine besonders betonte Neigung zur Erregung von Eiterung und ferner, wohl damit zusammenhängend, wenig Neigung zur Nekrotisierung des Gewebes. Dabei ist die Giftstoffwirkung durchaus nicht gering, das ergibt sich aus dem meist vorhandenen Fieber, evtl. mit Schüttelfrost, und der Beeinträchtigung des Allgemeinbefindens. Die örtlich ausgelösten Beschwerden pflegen, von einigem Brennen abgesehen, nur unerheblich zu sein. Klinisch manifestiert sich der Prozeß dadurch, daß die Haut der ergriffenen Stelle prall geschwollen und hoch- bis bläulichrot verfärbt ist. Infolge der Volumenzunahme der Cutis wird die an sich gewöhnlich nicht beteiligte Epidermis stark gespannt, und so kommt es zu einem eigentümlich glänzenden Aussehen der befallenen Hautstellen. Daß der Krankheitsprozeß sich vorwiegend in den oberen Cutisschichten abspielt, erkennt man daran, daß auf Fingerdruck nur eine mäßig tiefe Eindellung in dem „entzündlich-ödematösen" Gewebe entsteht. Gegen die gesunde Haut hebt sich der erkrankte Bezirk durch scharfe Abgrenzung am Rande ab. Allerdings ist diese Grenze keine feststehende, sondern vielfach besteht eine deutliche Neigung zum Weiterkriechen des Prozesses, was sich an dem andauernden

Vorschieben der Ränder gut verfolgen läßt. Andere Fälle, namentlich scheinen das diejenigen mit „habituellem Auftreten" zu sein, sind durchaus „fix". Nach meinen Erfahrungen sind auch die oben erwähnten Allgemeinerscheinungen in diesen Fällen entweder gar nicht vorhanden oder nur sehr gering ausgeprägt. Der Verlauf der Erkrankung ist an eine auffallende Periodizität gebunden, indem am 7. oder 9., seltener am 5. Tage der Krankheit eine Art Krise unter Absinken der Temperatur und Besserung des Befindens einzutreten pflegt. Ein Übergang in allgemeine Sepsis ist sehr selten, ebenso auch Todesfolge durch Toxinwirkung. Ihren Ausgang nimmt die Affektion von einer meist unscheinbaren und daher oft gar nicht beachteten Wunde der Haut oder Schleimhaut. Und namentlich dort, wo Hautstellen leicht Verletzungen ausgesetzt sind, durch Kratzen, Scheuern usw., sind auch die Prädilektionsstellen des Leidens. Hierzu gehören besonders Mund, Nase, Scrotum. Die überwiegende Mehrzahl der Gesichtserysipele nimmt ihren Ausgang von der Nasenschleimhaut, sie neigen gewöhnlich zu häufigen Rezidiven, sind aber relativ gutartig. Gar nicht selten ist auch ein Auftreten von Erysipel im Anschluß an chronische geschwürige Veränderungen der Haut, wie z. B. bei Ulcus cruris, ulceriertem Lupus, Knochenfisteln usw., zu beobachten. Eine besondere Form des Erysipels ist diejenige, bei der eine seröse bzw. serös-eitrige Exsudation in die Epidermis eintritt. Diese

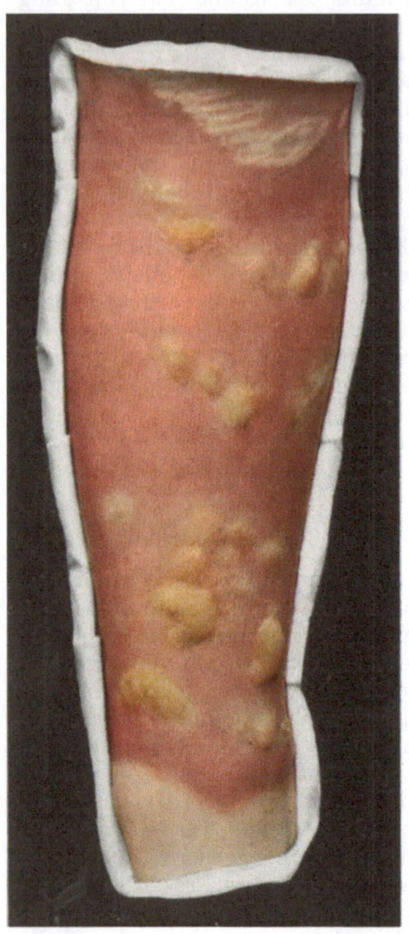

Abb. 41. Erysipelas bullosum am Arm.

wird dadurch in Form von Blasen verschiedener Größe und Ausdehnung abgehoben (Abb. 41). Wieder in anderen Fällen kommt es zu einem Übergreifen des Prozesses auf das Unterhautgewebe, dessen Resistenz gegenüber der Kokkentoxinen offenbar erheblich geringer ist, eitrige Einschmelzung ist darum die Folge, es entsteht der „erysipelatöse" Absceß.

Die Behandlung hat in erster Linie dafür zu sorgen, daß der

erkrankte Organismus in Stand gesetzt wird, erfolgreich sich gegen die Infektion zur Wehr zu setzen, daß er also seine Kraft auf die Erzeugung von Schutzstoffen konzentrieren kann. Es sind ihm daher keine sonstigen Leistungen zuzumuten, wie sie bei Fortsetzung der Berufstätigkeit z. B. an ihn gestellt werden. Es wird sich also strenge Bettruhe empfehlen. Ob die vielfach empfohlene Einspritzung von Streptokokkenserum oder Vaccine wirklich im Sinne einer spezifischen Immunisierung aufzufassen ist, erscheint zweifelhaft, aus mancherlei Gründen dürfte es sich hierbei eher um eine Reiztherapie unspezifischer Art handeln. Wir ziehen daher schon seit längerem vor, statt ihrer Terpentinöl (Rez. 24) oder Olobintin zu verwenden.

Recht günstig wirken in ähnlichem Sinne auch Allgemeinbestrahlungen mit ultraviolettem Licht, wie wir sie schon bei der Tuberkulosebehandlung kennen gelernt haben. Die von einigen empfohlenen örtlichen Bestrahlungen mit diesem Licht möchten wir dagegen nicht für besonders wirksam halten. Wir verwenden für diesen Zweck lieber andere hyperämisierende Verfahren, Alkohol- oder Salicyl-Resorcinumschläge, eventuell mit zeitweiser Bestrahlung mit der Solluxlampe oder einem ähnlichen Leuchtwärmestrahler. Die vielfach angewandten Pinselungen mit Jodtinktur oder Verbände mit Salben, namentlich Ichthyol, leisten nach meiner Erfahrung nicht viel mehr. Treten Blasen auf, so sind diese zu öffnen, abzutragen und die

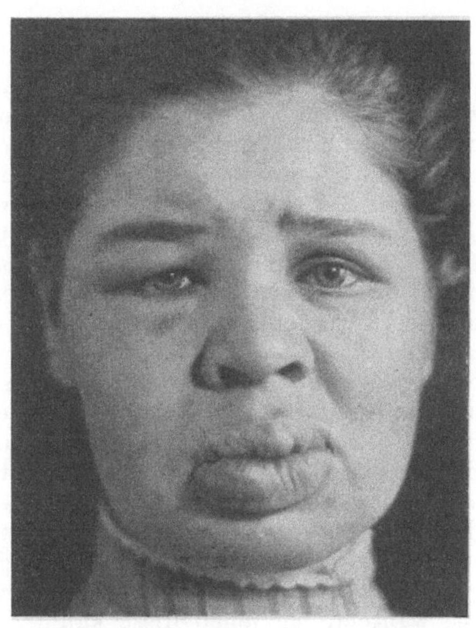

Abb. 42. Makrocheilie nach recidivierendem Erysipel.

nässende Fläche mit Argentum-nitricum-Lösung zu pinseln. Beim rezidivierenden Gesichtserysipel, das meistens von der Nase ausgeht, empfiehlt es sich sehr, die Nasenschleimhaut täglich mit $1^0/_0$ Argentumnitricum-Lösung zu pinseln und $1^0/_0$ Präcipitatsalbe mit einem Glasstäbchen einstreichen zu lassen. Die, ähnlich wie beim Erysipeloid, manchmal nach habituellem Erysipel zurückbleibenden ödematösen Schwellungen (Abb. 42), eine Folge der chronischen Beanspruchung des Lymphbahnsystems einer solchen Hautstelle, können versuchsweise mit Röntgenstrahlen behandelt werden (5 X/0,5 mm Al-Filter, Serie).

Treten Erysipele auf, die von Wunden oder Geschwürsflächen oder Fisteln ausgehen, so ist für gründliche Entfernung des Sekretes Sorge zu tragen und Verbände, evtl. Tampons mit desinfizierenden Lösungen (Trypaflavin, Rivanol usw.), die öfter gewechselt werden, anzuwenden.

10*

Sind Rhagaden (am Mund, Nase, Ohrläppchen, Fingern) als Eintrittspforten anzunehmen, so müssen sie ebenfalls mit Argentum-nitricum-
Lösung gepinselt und dann mit 10% Xeroformsalbe verbunden werden.

Infolge der hohen Übertragbarkeit des Erysipels ist es eine
unbedingte Notwendigkeit, solche Kranke von anderen fernzuhalten,
sie also zu isolieren. Instrumente, Verbandmaterialien und Hände
des Personals sind vor Verunreinigung mit etwaigen Sekreten zu schützen,
andernfalls einer gründlichen Desinfektion zu unterwerfen.

Dermatitis staphylogenes.

Nach den grundlegenden Untersuchungen Bockharts (1887) und
den neueren, besonders von Jadassohn und seinen Schülern, sind hier
je nach der Eintrittspforte in die Haut verschiedene Krankheitsbilder
zu beobachten. Die Vorliebe dieser Kokken für eine Lokalisation
in und um die Hautdrüsen war oben schon erwähnt worden; selbstverständlich bedeutet das keine Ausschließlichkeit, und schon Bockhart
hat, zum Teil experimentell, nachgewiesen, daß auch beim Druchtritt
durch „freie" Haut die charakteristischen Erscheinungen auftreten.
Diese bestehen im Gegensatz zu der streptogenen Infektion darin, daß
durch die Kokkentoxine nicht nur Serum, sondern auch Leukocyten
angelockt werden, während eine Zerstörung der Hornschicht unterbleibt. Es entstehen auf diese Weise pustulöse Efflorescenzen, sei
es vorwiegend oberflächlich, sei es auch mit Beteiligung tieferer Schichten
der Haut. Die Staphylokokken haben ferner eine ausgesprochene Neigung,
das befallene Gewebe zum Absterben zu bringen, Nekrose und Narbenbildung wird also vielfach den Verlauf begleiten. Es mag dies teilweise
auch mit der bei ihnen durchschnittlich höheren Virulenz — gegenüber
den Streptokokken — zusammenhängen, denn, wie wir noch sehen
werden, gibt es Formen von Staphylodermien, bei denen die Gefahr
einer Allgemeininfektion durchaus nicht als Seltenheit zu betrachten
ist, während bei jenen diese kaum in Frage kommt.

Wir wenden uns zunächst den Lokalisationen der staphylogenen
Infektion am Haarbalg zu, die mit zu den am häufigsten beobachteten
Hautaffektionen gehören. Hierher ist zu rechnen die oberflächliche
und die tiefe Form der Folliculitis mit ihren verschiedenen Abarten,
sowie der Furunkel und Karbunkel.

a) **Staphylodermia follicularis superficialis,** auch als Impetigo
Bockhart bezeichnet, findet sich am häufigsten an behaarten Stellen,
ausgehend von den Bälgen der Langhaare, kann aber auch an den Follikeln
der Lanugohaare vorkommen, also auf der „freien" Haut auftreten.
Es handelt sich um eine in der Epidermis des Follikeltrichters
stattfindende Ansiedlung und Vermehrung der Erreger, die zur Entstehung einer etwa linsengroßen Pustel führt, welche der Follikelmündung aufsitzt und — beim Langhaar regelmäßig — von einem Haar
durchbohrt ist (Abb. 43). Hebt man die Decke der Pustel ab und
tupft den eitrigen Inhalt ab, so liegt der seichte, leicht erodierte
Trichter zutage. Aus der Tiefe quillt aber dann keinerlei Eiter nach,

auch kann man sich durch Zug am Haar davon überzeugen, daß dieses vollkommen festsitzt. Die Umgebung der Pustel zeigt meist eine angedeutete reaktive Randzone, einen schmalen roten Hof. Außer manchmal leichtem Jucken sind keinerlei subjektive Beschwerden vorhanden. Diese Affektion ist relativ harmlos, als Einzelefflorescenz findet sie sich ungeheuer oft auf der Haut und wird sicher in den meisten Fällen vom Träger gar nicht wahrgenommen. Scheuern oder Reiben der — evtl. schweißfeuchten und daher aufgeweichten — Haut, Zerrungen an den Haaren, wie sie bei der Massage oder beim Ein-

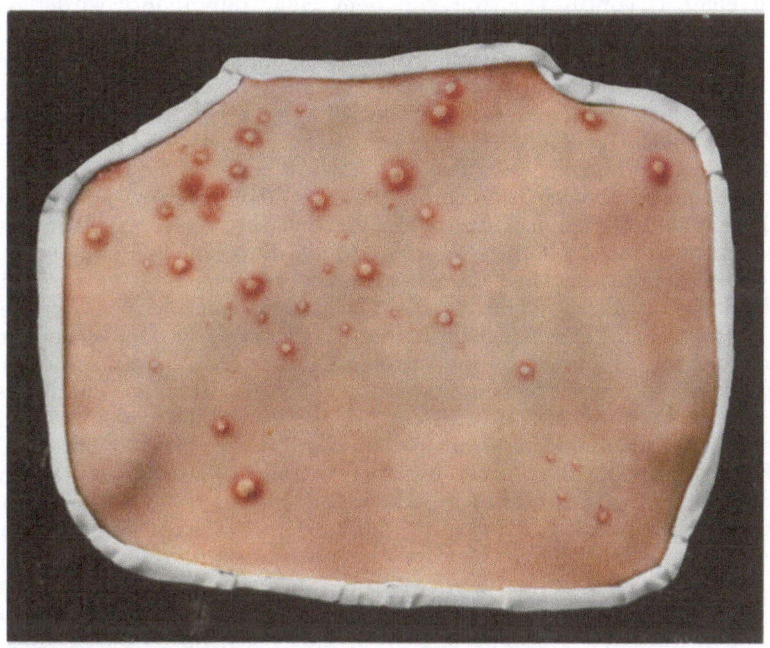

Abb. 43. Staphylodermia follicularis superficialis (Impetigo Bockhart) am Rücken.

reiben von Salben in die Haut leicht vorkommen, und ähnliche Vorfälle geben mit Vorliebe den Anlaß zur Entstehung. In weitaus den meisten Fällen heilen die Efflorescenzen ohne besondere Behandlung ab, namentlich wenn sie auf der freien Haut sitzen. Im Bart (auf dem behaarten Kopf sind sie sehr selten) oder am Mons veneris finden sie sich zuweilen sehr zahlreich und von gewisser Hartnäckigkeit. Ihre Behandlung soll bei der folgenden Form mitbesprochen werden.

b) **Staphylodermia follicularis profunda** findet sich in ihren typischen Formen nur an den mit Langhaar ausgestatteten Körperstellen, namentlich der Bartgegend. Dort wird sie herkömmlich Sycosis nonparasitaria s. staphylogenes oder Bartflechte genannt. Auf dem behaarten Kopf wird sie selten beobachtet, hin und wieder dagegen am Mons veneris. Ihre Entstehung wird dadurch bedingt, daß die Kokken in die Tiefe des Follikels eindringen bis zur Haarwurzel, während sie die in den Follikel mündende Talgdrüse freilassen. Sie erzeugen dort im Epithel zunächst die gleichen Erscheinungen wie bei der oberflächlichen Form, ein eitriges Exsudat, aber gleichzeitig treten stets auch Reaktionserscheinungen um den Follikel herum in Form einer hyperämischen Schwellung auf. Histologisch ist die Bildung perivasculärer Infiltrate und ödematöser Erweiterung der Lymphspalten und -gefäße erkennbar. Klinisch zeigt sich das an einer gewissen Erhabenheit der Stelle über die Umgebung, sowie am Auftreten einer Eiterpustel, die von dem Haar durchbohrt wird. Der zerstörende Einfluß der Kokkentoxine erstreckt sich zunächst auf die Haarpapille, die so weit wenigstens geschädigt wird, daß das Haar von ihr gelöst wird und auf Zug mit der Pinzette sich ohne Schmerz ausziehen läßt. An dem Haar ist regelmäßig eine glasige Schwellung der anhaftenden inneren Wurzelscheide festzustellen, als Zeichen für das oben erwähnte Ödem des Follikelepithels. Der im Follikel sich ansammelnde Eiter ist infektiös, denn in der Umgebung eines erkrankten Follikels treten meist zahlreiche neue auf. Es können auf diese Weise ganze Flächen befallen werden; stehen die kranken Follikel dann sehr dicht, so entstehen beinahe plattenartige, aber relativ oberflächlich in der Haut liegende Infiltrate. Abgesehen von mäßigem Brennen oder Jucken macht die Affektion keinerlei Beschwerden oder Allgemeinerscheinungen. Sie ist außerordentlich hartnäckig, kann an demselben Follikel immer wieder auftreten, solange das Haar vorhanden ist oder wieder nachwächst. Da in dem den Follikel umgebenden Gewebe in der Regel keinerlei Zerstörungen desselben statthaben, so hinterläßt die Erkrankung bei der Abheilung keine Narbe, nur bisweilen eine linsengroße Depigmentierung. Besonders häufig tritt das Leiden an der Oberlippe des Mannes auf, die bei starker Reaktion zuweilen rüsselartig anschwillt. Und hier ist nun noch eines für die Entstehung wahrscheinlich recht wichtigen Faktors zu gedenken: des Nasensekretes. Man findet fast regelmäßig eine durch Rhinitis hervorgerufene vermehrte Absonderung von Nasenschleim. Dieser netzt beim Herabrinnen die Haut der Oberlippe und erzeugt eine Reizung; besonders mögen die in ihm enthaltenen Fermente dabei wirken, indem sie die Epidermis oberflächlich zerstören. Daneben spielt wohl auch die Auflockerung und Durchfeuchtung der Epidermisschichten eine nicht unwesentliche Rolle, indem durch sie die Ansiedelung und Vermehrung der Kokken begünstigt wird. Nächst der Oberlippe sind es die Seitenpartien der Wangen, die „Kandarengegend“, die häufiger erkranken, während Kinn, Hals usw. fast stets frei bleiben. Warum nun gerade die vorgenannten Seitenpartien mit Vorliebe erkranken, ist nicht ohne weiteres ersichtlich; vielleicht bietet die seborrhoische Disposition dieser Stellen ebenfalls einen besonders geeigneten Boden für das Haften der Infektion.

Differentialdiagnostisch kommt zunächst die vorher besprochene oberflächliche Form der Folliculitis in Frage; abgesehen davon, daß diese in ausgedehnter Weise in der Bartgegend überhaupt kaum vorkommt, läßt sich auch durch die Zugprobe am Haar leicht feststellen, welche Art vorliegt. Wichtiger ist die Unterscheidung von der ebenfalls gewöhnlich als Bartflechte bezeichneten Fadenpilzerkrankung, die oben besprochen wurde. Von dieser unterscheidet sie sich zunächst schon durch die verschiedene Lokalisation, da diese letztere an der Oberlippe ganz selten, dagegen an Kinn und Hals als Prädilektionsstellen auftritt. Follikuläre Pusteln treten zwar auch bei ihr auf, aber selten mehrfach und mit einer erheblich tiefer reichenden Infiltration, die zudem vielfach zur Bildung von cutan-subcutanen Abscessen führt. In den meisten Fällen wird durch den Pilznachweis die Diagnose leicht und schnell gesichert werden können.

Die Behandlung ist für die oberflächliche Form ganz ähnlich der für die Streptodermien angegebenen. Die Eiterpusteln werden geöffnet und mit Argentum-nitricum-Lösung nachgepinselt oder vorsichtig mit Acid. carbol. liquef. betupft. Unter Verbänden mit Xeroform- oder Präcipitatsalbe tritt dann rasch Abheilung ein. Bei der tiefen Form genügt diese Behandlung bei weitem nicht, ihre erwähnte Hartnäckigkeit ist auf die geschützte Lage der in der Tiefe des Haarbalges befindlichen Kokken zurückzuführen, die von keinem Desinfektionsverfahren hier erreicht werden. Und ebenso sind Rückfälle so lange zu erwarten, als noch Haarbildung in den Follikeln statthat, denn dadurch wird es den Erregern immer wieder möglich, in neue Follikel einzudringen und diese zu infizieren. Der einzige Weg, diesen Circulus vitiosus zu unterbrechen, ist der der Epilation. Diese wird mittels Röntgenstrahlen vorgenommen, wie wir dies schon bei den Pilzerkrankungen kennen gelernt haben. Verschieden von dem dort geschilderten Verfahren gestaltet sich die Nachbehandlung, die hier von der gleichen Wichtigkeit wie dort ist. Ihr Zweck muß es sein, die auf der Haut verbliebenen Kokken restlos abzutöten; hierzu bedienen wir uns der oben erwähnten desinfizierenden Salben, abwechselnd mit Abwischen der Haut mit 1⁰/₀₀ Sublimatspiritus (Rez. 15). Auch Zinnober-Schwefelschüttelmixtur (Rez. 17) leistet gute Dienste, besonders bei Salbenüberempfindlichkeit. Sobald sich wieder neue Haare zeigen, muß regelmäßig rasiert werden mit nachfolgender Sublimatspiritusabreibung. In sehr hartnäckigen Fällen bleibt zur Verhütung von Rückfällen nichts anderes übrig, als eine Dauerepilation vorzunehmen, also so intensiv Röntgenstrahlen zu verabfolgen, daß die Haarpapillen nicht nur vorübergehend, sondern dauernd ihre Tätigkeit einstellen. Selbstverständlich muß vorher das Einverständnis des Kranken hierzu eingeholt werden, auch empfiehlt es sich, ihm die Möglichkeit der Bildung einer Röntgenhaut — es kommt namentlich die Entstehung von Gefäßerweiterungen und Pigmentverschiebungen in Betracht — vorher anzukündigen. Die durch ihr Leiden sehr geplagten Kranken werden dieses kleinere Übel meist gern in Kauf nehmen. Welche Strahlendosen im Einzelfalle anzuwenden sind, ferner ob mit einer Dosis oder in mehreren (in dosi refracta) vorzugehen ist, das muß nach Lage des Einzelfalles entschieden werden.

Wie schon eingangs erwähnt, kommt die tiefe Folliculitis in der geschilderten typischen Ausbildung nur in der Bartgegend vor, zuweilen

noch am Mons veneris. Auf dem behaarten Kopf ist sie dagegen sehr
selten so ausgebildet und ausgebreitet, hier finden sich dagegen mehrere
Abarten, die, wenn auch nicht sehr häufig, doch immerhin ein gewisses
praktisches Interesse haben. Es handelt sich um die nachstehenden
Affektionen, die anhangsweise kurz besprochen werden sollen, wobei
zu betonen bleibt, daß über die Entstehung dieser Formen die Ansichten
noch geteilt sind; sie mögen aber immerhin im Sinne einer Arbeitshypothese hier Erwähnung finden.

1. Folliculitis decalvans: es finden sich verstreut auf dem Ober-
kopfe, seltener am Hinterkopf, kreisrunde, haarlose Stellen, von nicht

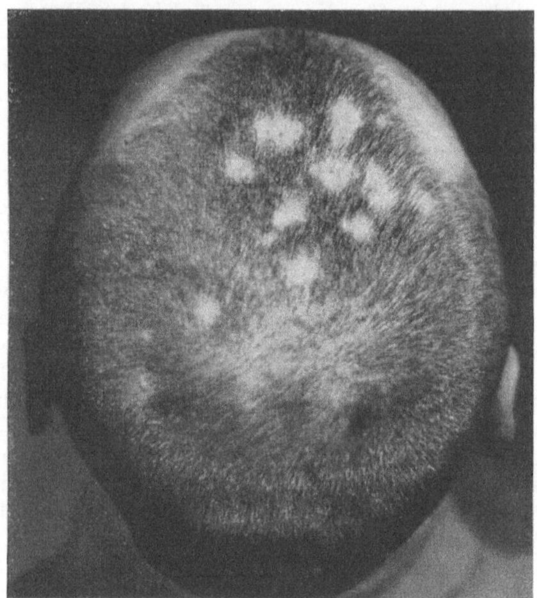

Abb. 44. Folliculitis decalvans des Oberkopfes.

über Pfennigstückgröße. In ihrer Mitte erkennt man unschwer einen
flohstichartigen, roten Fleck, der sich um einen Follikel ausbreitet
(Abb. 44). Im weiteren Verlauf verschwindet die Rötung, und es
bildet sich eine grübchenartige Einsenkung. Es handelt sich vermutlich
um die Infektion eines Follikels, ohne daß es zur Ausbildung einer
eitrigen Pustel kommt. Dagegen scheinen die hierbei in die Umgebung
des Follikels dringenden Toxine der Erreger die dort befindlichen Haarpapillen zu lähmen, so daß vorübergehend Haarausfall auftritt. Unter
Waschungen mit $1^0/_{00}$ Sublimatspiritus und $10^0/_0$ Xeroformsalbenein-
reibungen läßt sich der Prozeß ziemlich leicht zum Stillstand bringen,
und nach einiger Zeit wachsen die ausgefallenen Haare in der
Umgebung des „Zentralfollikels" wieder, während dieser selbst meist
haarlos bleibt, was jedoch kosmetisch kaum ins Gewicht fällt.

2. **Folliculitis atrophicans**, auch **Pseudopelade (Brocq)**
genannt, ist noch **seltener** als die vorhergehende; sie manifestiert
sich durch das Auftreten von zunächst pfenniggroßen, später durch
Zusammenfließen der zahlreichen Einzelherde, auch sehr viel ausgedehnteren und unregelmäßig gestalteten **kahlen Flecken**. Diese
zeigen eine **deutliche Atrophie der Kopfhaut**, und der ausgebildete
Krankheitsfall erinnert sehr an abgeheilten Favus (Abb. 45). Die
einzelnen Flecke haben eine ausgesprochene Neigung zur **peripheren
Ausbreitung** und unbehandelt können immer weitere Teile der
Kopfhaut ergriffen werden. Die **Haare** am Rande der Flecke lassen
sich mit der Pinzette **leicht und schmerzlos ausziehen**. Ihre
Wurzelscheide zeigt regelmäßig deutliche glasige Schwellung,

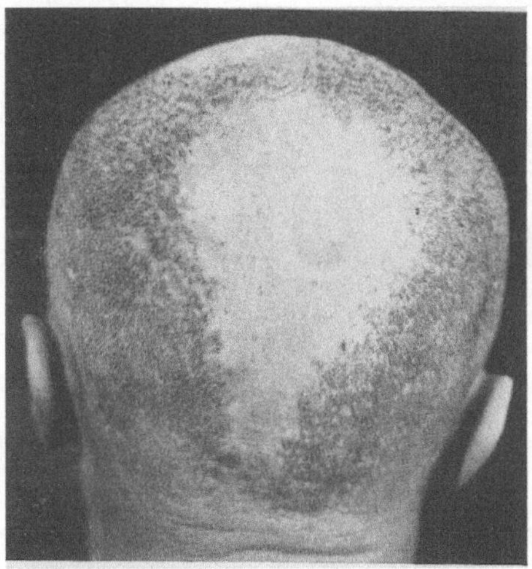

Abb. 45. Folliculitis atrophicans (Pseudopelade Bocq).

doch wird **niemals Eiter** an ihnen oder **Entzündungserscheinungen** in der Umgebung gefunden. Nachweis eines Erregers ist
bisher nicht geglückt, es läßt sich aber aus dem günstigen Erfolg
einer antibakteriellen Therapie kaum ein anderer Schluß ziehen, als
daß es sich bei dieser Affektion um ein solches Leiden handeln muß.
Uns haben sich energische Waschungen mit Sublimatspiritus, evtl.
bis 1% (!), und vor allem intensive Einreibungen mit 10% Xeroformsalbe in mehreren schweren Fällen sehr gut bewährt. Für ganz hartnäckige Fälle möchte ich auch hier die — vorübergehende — Epilation
empfehlen.

c) **Perifolliculitis suffodiens et abscedens (E. Hoffmann)**,
ebenfalls ziemlich **selten**, ist dadurch charakterisiert, daß — gewöhnlich
am Oberkopf, besonders Wirbelgegend — eine Anzahl bohnen- bis kirsch-
große **Knoten** auftreten, die deutlich Fluktuation zeigen (Abb. 46). Sticht
man sie an, so entleert sich fadenziehende, wäßrig-eitrige Flüssigkeit.

Die Haare fallen über den Knoten aus und zeigen beim Ausziehen verdickte Wurzelscheiden. Das Leiden entwickelt sich schleichend und nimmt oft erheblichen Umfang an. Die Kranken sind sehr dadurch belästigt und gewöhnlich sehr nervös, ja auch depressive Zustände scheinen mir gar nicht selten zu sein. Hier und da kann man auch noch typische follikuläre Pusteln feststellen, aber das ist durchaus nicht regelmäßig der Fall. Immerhin geben sie uns einen Fingerzeig dafür, daß es sich um eine infektiöse Erkrankung handelt, zumal der bakteriologische Befund keineswegs eindeutig ist. Die Behandlung dieses sehr quälenden Leidens darf sich keinesfalls auf äußerliche Anwendung von Salben usw. beschränken, vor Einschnitten sei nachdrücklichst

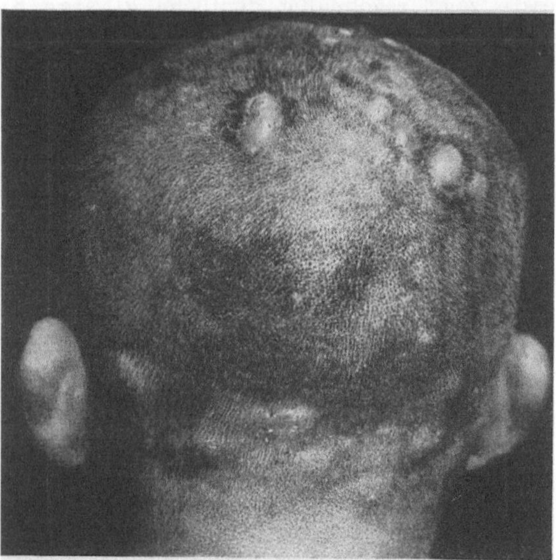

Abb. 46. Perfolliculitis suffodiens et abscedens (E. Hoffmann) am Hinterkopf.

gewarnt, es wird dadurch nur die Nervosität der Kranken gesteigert, ohne daß wesentliche Besserung und Verhütung von Rückfällen erfolgt. Die Methode der Wahl ist die totale Epilation mit nachfolgender desinfizierender Behandlung nach Art der eben beschriebenen. Ob das Leiden identisch ist mit der als Acne conglobata beschriebenen, an Brust und Rücken auftretenden Affektion, die manche ähnliche Züge aufzuweisen hat, muß vorläufig dahingestellt bleiben.

d) Folliculitis sclerotisans nuchae, auch Acnekeloid genannt, ist eine Erkrankung, die streng auf die Nackengegend beschränkt ist und nur beim männlichen Geschlecht zur Beobachtung kommt. Die Affektion ist durchaus nicht selten und scheint mir ein besonders geeignetes Beispiel dafür, wie durch das Zusammenwirken exo- und endogener Faktoren Krankheitsbilder von besonderer Ausprägung entstehen. Es dringen Staphylokokken in die Haarbälge der Haargrenze

am Nacken ein, hierbei scheint die Mode der hohen Hemdkragen, deren
Rand an dieser Stelle zu reiben pflegt, nicht ganz ohne Bedeutung. Auch
der hohe Kragen des früheren deutschen Offiziersuniformrockes wirkte
wohl ähnlich. Neben den genannten exogenen Faktoren, den Kokken
und der Reibung, sind aber ebenso wesentlich endogene. Hierher
möchte ich rechnen: die Seborrhöe, die überhaupt als prädispo-
nierendes Moment bei den follikulären Infektionen mehr
gewürdigt werden sollte, als dies gemeinhin geschieht, und ferner:
eine gewisse Neigung der befallenen Hautstelle, auf den durch die
Kokkentoxine gesetzten Reiz in eigentümlicher Weise zu reagieren.
Zunächst insofern, als der akute Krankheitsprozeß die Umgebung des
Follikels nicht mitergreift, es kommt also nicht zur Ausbildung
des bekannten Nackenfurunkels. (Wobei es sich allerdings unserer Ab-
schätzung entzieht, inwieweit auch verschiedene Virulenzverhältnisse
des Erreger eine Rolle spielen.) Ferner ist bemerkenswert die nach
gewisser Zeit einsetzende, übermäßige Bildung von Bindegewebe
in der Cutis nach Art der beim Narbenkeloid zu beobachtenden.
Klinisch entwickelt sich die Affektion aus zunächst einzeln stehenden
follikulären Eiterpusteln mit relativ geringem Infiltrat. Während im
weiteren Verlauf diese Pusteln mehr und mehr verschwinden, ist eine
ganz erhebliche Zunahme der perifollikulären Infiltrate zu bemerken,
die zur Bildung von flachen Knoten führt. Diese fühlen sich hart an,
sind deutlich als in die Haut eingelagert erkennbar und machen kaum
Beschwerden, werden aber aus kosmetischen Gründen als störend empfunden. Bei längerem Bestand kann es dann zur Ausbildung eines soliden,
plattenartigen Infiltrates kommen, das die ganze Nackenpartie
im Bereiche der Haargrenze einnimmt und zuweilen auch noch mehrere
Zentimeter in das Hinterhauptshaar hineinreicht. Eine Verwechselung
des Leidens mit der allenfalls in Betracht kommenden Trichophytia
profunda (cutan-subcutane Form) wird schon durch den besonderen
Sitz, die langsame Entwicklung, das Zurücktreten bzw. Fehlen von
stärkerer perifollikulärer Eiterung, den mangelnden Pilznachweis nebst
negativer Trichophytinreaktion verhältnismäßig leicht zu führen sein.

Die Behandlung ist trotz der Hartnäckigkeit des Leidens einfach,
wenn man sich der Röntgenstrahlen hierbei bedienen kann. Alle sonstigen
Methoden können an Erfolgsicherheit und Bequemlichkeit der Anwendung
nicht mit jenen konkurrieren. Für beginnende Fälle genügt oft, eine
oder zwei Serien zu 5 X/0,5 mm Al-Filter. Bei stärkerer keloider
Infiltration sind dagegen Bestrahlungen mit 15 X/1,0 mm, und zwar
mehrmals in größeren Zeitabständen, etwa alle 8 Wochen, anzuwenden.
Man darf nicht versäumen, die Kranken darauf aufmerksam zu machen,
daß vorübergehender Haarausfall bei dieser Behandlung im Bereiche
der Nackenhaargrenze unvermeidlich ist.

Anhangsweise sei kurz noch eine ziemlich seltene Affektion
erwähnt, die höchstwahrscheinlich hierher gehört, obwohl über ihre
Entstehung noch nichts vollkommen Sicheres bekannt ist, die Sycosis
lupoides (Brocq) oder Acne lupoides, von Unna Ulerythema
sycosiforme genannt. Es zeigen sich an den Wangen oder Schläfen,

im Bereich des Bartes, gruppierte follikuläre Pusteln auf mäßig gerötetem Grunde, welche eine ausgesprochene Neigung zu zentraler Abheilung und peripherem Weiterschreiten haben. Und zwar erfolgt die Abheilung unter Bildung einer feinen, etwas gegen die umgebende Haut eingesunkenen Narbe. Die von der Krankheit „abgegrasten" Hautflächen können bei jahrelangem Bestande Handtellergröße erreichen. Die Behandlung besteht in kombinierter Röntgenstrahlen- und Salbenanwendung wie bei der Staphylodermia follicularis.

Der **Furunkel, Staphylodermia perifollicularis necroticans** beginnt ebenfalls zunächst mit einer Einwanderung der Staphylokokken in den Follikel, aber hier bleiben sie nicht, wie es im wesentlichen bei den bisher beschriebenen Follikelinfektionen der Fall ist, sondern sie dringen in das umgebende Gewebe ein. Von exogenen Faktoren spielen zweifellos Reiben und Scheuern von Kleidungsstücken u. ä., Druck, z. B. beim Reiten, eine gewisse Rolle. Daher kommt es auch, daß gewisse Regionen des Körpers mit Vorliebe befallen werden; namentlich beim Manne der Nacken infolge der heutigen Mode der Hemdkragen, ferner die Innenseite der Oberschenkel, wo die Beinkleider oft zu reiben pflegen; dann Analgegend und Nates, zuweilen auch die Unterarme und die Gürtelgegend sowie die Schultergegend (Hosenträger). Auftreten an anderen Stellen ist selbstverständlich nicht ausgeschlossen, aber doch seltener. Die Art des Erregers ist ebenfalls sehr wesentlich, es scheint vor allem Staphylococcus aureus zu sein, aber man muß doch wohl gegenüber der Folliculitis noch eine gewisse gesteigerte Virulenz annehmen und vielleicht auch eine höhere Anfälligkeit (s. u.). Die Bösartigkeit des Verlaufs in gewissen Fällen, das Auftreten einer Sepsis mit Hämolyse oder eitriger Meningitis z. B. lassen kaum einen anderen Schluß zu. Von endogenen Faktoren müssen örtliche und allgemeine unterschieden werden: örtlich liegt es nahe, eine gewisse Disposition der Talgdrüsen anzunehmen, das wird sogar von bakteriologischer Seite (Kolle-Hetsch) ausdrücklich hervorgehoben; ob aber wirklich, wie die genannten Autoren vermuten, die Stauung des Sekretes dabei das Wesentliche ist, das muß dahingestellt bleiben. Eine ganz besondere Bedeutung kommt aber der allgemeinen Disposition zu, also im wesentlichen der Fähigkeit des betreffenden Organismus zur Schutzstoffbildung. Diese schwankt offenbar innerhalb ziemlich weiter Grenzen und kann selbst beim Einzelindividuum noch Schwankungen unterliegen. In erster Linie wird dies natürlich vom Allgemeinzustand abhängen, sodann aber ist daran zu denken, daß durch das Überstehen eines oder einiger Furunkel eine Änderung im Immunitätszustand hervorgerufen werden muß, die sich bei weiteren Infektionen in der Art der Reaktionen zu erkennen geben wird. Das ist tatsächlich der Fall, denn die Akuität und Malignität des Furunkels nimmt gewöhnlich ab mit der Zahl der Rezidive, hieraus resultiert der praktisch-klinische Unterschied zwischen dem „Solitärfurunkel" und der Furunkulose" (s. u.). Eine besondere Disposition findet sich bei einer Stoffwechselkrankheit, bei Diabetes, manchmal wird dieser überhaupt erst dadurch entdeckt, und es empfiehlt sich dringend beim Auftreten von Furunkeln, den Urin auf Zucker zu untersuchen, und zwar in jedem Falle (Darier). Nach neueren Untersuchungen (Pick) soll übrigens bei Furunkel fast regelmäßig eine Hyperglykämie vorliegen! Inwieweit die von mancher Seite berichtete günstige Wirkung von Bierhefe einen Rückschluß auf die Beeinflussung des Stoffwechsels durch diese und damit wieder einen Schluß auf besondere im Stoffwechsel liegende dispositionelle Momente zulassen, das muß dahingestellt bleiben.

Die Entstehung eines Furunkels kündigt sich gewöhnlich durch Jucken oder Brennen an der betreffenden Stelle an, zugleich wird dort eine umschriebene Rötung sichtbar, und man fühlt eine gewisse Verdickung, vorerst meist noch ganz oberflächlich in der Haut. Der rote Hof vergrößert sich, die perifollikuläre Schwellung nimmt zu und in gleichem Maße auch die Beschwerden. Sehr bald erscheint an der Mündung des Follikels eine Eiterpustel bis etwa Linsengröße, die sich aus der umgebenden Haut etwas heraushebt. Je nach der Akuität des Prozesses können die Schmerzen jetzt erheblichen Umfang und klopfenden Charakter annehmen. Der Furunkel ist nun auf der Höhe seiner Entwicklung angelangt, und es beginnt das „Reifestadium". Die Pustel öffnet sich, und es entleert sich rahmiger Eiter in geringer Menge; die Schmerzen lassen nach, und der rote Hof sowie das Infiltrat nehmen nicht weiter zu, die hochrote Farbe des ersteren geht in eine bläulichrote über. Nach ein bis zwei Tagen stößt sich aus der Tiefe ein Pfropf abgestorbenen Gewebes ab von wechselndem Umfange. Damit setzt dann die Rückbildung des Prozesses ein. Die entstandene Höhle schließt sich, Schwellung und Schmerzen gehen zurück, ebenso die Rötung. Letztere allerdings nur allmählich, sie bleibt in gewissem Umfange auch nach der Abheilung noch eine Zeitlang bestehen. Das ist der Ablauf des „Solitärfurunkels", der, wie der Name besagt, in der Einzahl auftritt, was allerdings nicht ganz wörtlich zu nehmen ist. Es gibt einige Abarten davon; da ist einmal der sofort mit einer oberflächlichen Pustel beginnende, die evtl. von einem Haar durchbohrt ist, wenn es sich um einen Langhaarfollikel handelt; hier ist die Unterscheidung gegenüber der oberflächlichen oder tiefen Staphylodermia follicularis nur durch die gewöhnlich sofort in die Augen fallende Akuität des Prozesses oder durch den Verlauf möglich. Bei einer anderen Art ist als erstes Symptom eine Anschwellung in der Tiefe eines Follikels zu bemerken, als ein schmerzhaftes Infiltrat, über dem die Haut zunächst noch keinerlei Verfärbung zeigt. Dieses kann sich, vermutlich an der Grenze von Cutis und Subcutis liegend, dort abgeschlossen vergrößern und zu Abscedierung führen, ohne daß überhaupt deutlich erkennbar wird, um welchen Follikel es sich handelt, indem keine Pustelbildung bemerkbar wird.

Für das Verständnis der krankhaften Vorgänge im Furunkel genügt es aber nicht, daß man einseitig nur die histologisch und klinisch, sowie bakteriologisch und immunbiologisch charakterisierbaren Dinge heranzieht. Wie uns die Kolloidchemie gelehrt hat, sind auch physikalisch-chemische Probleme hier verborgen. Auf sie soll an dieser Stelle kurz eingegangen werden, da gerade hier die einschlägigen Verhältnisse von Schade eingehender studiert worden sind, und ihre Kenntnis als Paradigma auch für das Verständnis anderer Vorgänge von Wert sein muß.

Schade stellte fest, daß am Orte eines „Entzündungsherdes" eine erhebliche Hypertonie vorhanden ist, deren Zustandekommen folgendermaßen zu denken ist: Durch die Erregertoxine kommt es zu einer Aufspaltung zahlreicher Gewebsbausteine, auch die einwandernden Leukocyten bringen spaltende Fermente heran; Eiweißspaltner, Lipasen und glykolytische Fermente sind aktiv tätig, und zugleich tritt durch Vermehrung der Oxydasen und dem in den hyperämischen Blutgefäßen befindlichen Sauerstoff eine erhöhte Verbrennung ein. Kurzum, es häufen sich Spaltungsprodukte an, indem das bisher kolloide Gewebe in molekular- und ionendisperse Lösungen übergeführt wird. Solche Vermehrung der Lösungsteilchen erhöht aber den osmotischen Druck im Gewebe ganz außerordentlich, die normalerweise vorhandene, lokale osmotische Regulation versagt, und so kommt

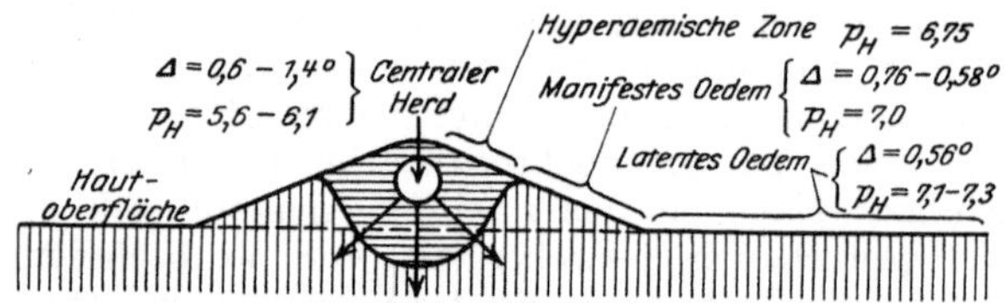

Abb. 47. Schema der osmotischen Hypertonie und der H-Hyperionie der „Entzündung" (Furunkel). (Nach H. Schade, Physikalische Chemie, 1923.)

es, wie sich an der Gefrierpunktserniedrigung messen läßt, im Zentrum der Entzündung statt des normalen Lösungsdruckes von 7,5 bis 7,9 Atmosphären zu einem solchen von 8—11, in extremen Fällen sogar bis 19 Atmosphären. Wie aus der beifolgenden Abbildung Schades ersichtlich (Abb. 47), ist sogar in der nicht vom eigentlichen Krankheitsvorgang ergriffenen Zone, wo der osmotische Druck an sich normal ist, noch mit partiellen Konzentrationsabweichungen zu rechnen und diese daher als Zone des latenten Ödems bezeichnet. Man sieht an den eingezeichneten Gefrierpunktszahlen, daß eine Art osmotisches Druckgefälle vom Zentrum nach der Peripherie vorhanden ist, welches offenbar weit über das histologisch erkennbar veränderte Gebiet hinausgeht und somit die Reichweite der „Entzündung" erheblich größer angibt, als das gemeinhin angenommen wird. Sehr interessant ist auch das Verhalten der H-Ionenkonzentration, welche nach Schades Untersuchungen erhebliche Unterschiede in den einzelnen Zonen des „entzündeten" Gebietes aufweist.

Wie bei allen Infektionen der Cutis, kann es auch zu einer Verschleppung der Erreger auf dem Lymphwege kommen, das Auftreten der roten „Lymphgefäßstreifen" und von Lymphdrüsenschwellungen ist auch durchaus nichts Ungewöhnliches. Daß bei Furunkeln am Gesäß meist die Leistendrüsen ergriffen werden, wird vielfach übersehen oder in seinem Zusammenhang nicht erkannt. Viel gefährlicher natürlich ist der Einbruch der Erreger in die Blutbahnen. Das geschieht durch unzweckmäßiges Verhalten der Kranken — oder auch des Arztes —; alle unnötigen Bewegungen, vor allem aber jedes Herumdrücken oder Herumquetschen, wie es gelegentlich der Behandlung manchmal ausgeführt wird, kann dazu führen. Auffallend häufig sind bei den pyämischen Affektionen, die so entstehen, solche des Urogenitalsystems, namentlich paranephritische und Prostata-abscesse. Ganz besonders gefährlich sind die Furunkel der Oberlippe, wie der mittleren Gesichtspartie überhaupt. Hier kann es sehr bald zu einer eitrigen Thrombophlebitis der Vena facialis anterior und von ihr aus zu einer Thrombose des Sinus cavernosus mit anschließender Meningitis kommen. Wie Lexer schon vor Jahren festgestellt hat, ist aber häufig schon gleichzeitig eine Aussaat der Kokken in der Blutbahn vorhanden, und manche Patienten gehen bereits vor Ausbildung der Meningitis an ihrer Sepsis zugrunde. Von besonderen Lokalisationen der Furunkel seien noch diejenigen des äußeren Gehörganges erwähnt, sie sind weniger ausgezeichnet wegen ihrer Gefährlichkeit als durch ihre Schmerzhaftigkeit und dadurch, daß bei ihrer versteckten Lage die Behandlung sehr erschwert ist.

Streng von dieser bisher besprochenen Art des Furunkels scheidet sich eine andere, die man als habituellen Furunkel, gewöhnlich als Furunkulose zu bezeichnen pflegt. Das Typische für diese ist das Auftreten multipler Furunkel, welche — und das ist für die Unterscheidung sehr wichtig — aber relativ milde verlaufen, indem sie über einen mittleren Umfang nicht hinausgehen, erheblich weniger Beschwerden machen und therapeutisch im einzelnen verhältnismäßig gut zu beeinflussen sind, wo sich aber, nach oder während der Abheilung der augenblicklich bestehenden, andauernd neue bilden. Wie in diesen Fällen die immunbiologischen Verhältnisse liegen, ist nicht ganz leicht zu sagen, denn von dem schon erwähnten Bestehen eines Diabetes abgesehen, sind es durchaus nicht immer unterernährte Individuen, die erkranken. In manchen Fällen mag unzweckmäßiges Verhalten der Patienten eine gewisse Rolle spielen (Kratzen), aber auch das erklärt die oft sehr ausgedehnte Aussaat neuer Furunkel noch nicht genügend. Wassermann nimmt eine Art Überempfindlichkeit des Hautorganes an, das auf die sonst saprophytisch wachsenden Kokken mit den geschilderten Reaktionserscheinungen antwortet. Hier werden weitere Forschungen Klarheit zu schaffen haben (Hyperglykämie?). Die Furunculose kann jahrelang bestehen und den Patienten aufs äußerste quälen, bis sie plötzlich verschwindet, ohne daß dies immer als Erfolg der Behandlung anzusehen möglich ist. Das Allgemeinbefinden wird bei dieser Form durch die Infektion selbst kaum gestört, wohl aber sieht man meist eine ziemlich hochgradige Nervosität auftreten, da das Leiden den Patienten auf die Dauer überaus lästig wird.

Die Behandlung hat sich je nach vorliegender Form und Akuität verschieden zu gestalten. Allgemein kann gesagt werden, daß ein Furunkel immer ernste Beachtung erfordert und das um so mehr, je akuter er auftritt, d. h. je rascher er sich entwickelt und je größer die Beschwerden sind. Je früher ein Furunkel in Behandlung kommt, desto leichter wird es möglich sein, seine Weiterentwicklung zu verhüten, ja ihn sozusagen abortiv zu heilen. Ganz oberflächliche, mit Eiterpustelbildung beginnende pflegen wir nach Abtragung der Pustelkappe mit Acid. carbol. liquef. zu ätzen. Zeigt sich aber bereits ein größeres Infiltrat, etwa von Linsengröße bis Pfenniggröße, so hilft dieses Vorgehen nicht mehr, dann ist die Verschorfung mit dem — spitzen — Elektrokauter angezeigt. Diese kann selbst dann noch angewandt werden, wenn sich bereits eine geringe Abscedierung gebildet hat. Ich pflege in solchen Fällen mit einem ersten Kauterstich die oberen Hautschichten zu durchbrennen und mit einem zweiten dann den tieferen Teil der Affektion anzugehen. Dieses Vorgehen ist gewiß nichts weniger als schmerzlos, aber durch einen leichten Chloräthyl- oder Solästhinrausch gelingt es unschwer, die Operation schmerzlos zu gestalten. Viele Patienten unterziehen sich überdies auch ohne dem dieser Behandlung willig, da sie den Nutzen des Verfahrens leicht begreifen. Sobald der Furunkel jedoch eine gewisse Größe überschritten hat — wann dieser Moment gekommen ist, das kann nur durch Erfahrung gelernt werden — so ist von der Kauterisierung abzusehen, eine „Abortivheilung" ist dann nicht mehr möglich. Über das nun einzuschlagende Verfahren gehen die Ansichten der Dermatologen mit der der meisten Chirurgen auseinander, das muß hier gestreift werden, da die Affektion als Grenzgebiet von beiden Seiten behandelt zu werden pflegt. Jene halten ausgiebiges Einschneiden für das allein Richtige, während wir uns dazu nur in besonderen Fällen für berechtigt halten. Wir bevorzugen eine hyperämisierende Behandlung: heiße Umschläge, nach Art der bei den Pilzflechten geschilderten, oder das von A. Bier angegebene Saugverfahren (seltener Stauung) oder auch beides kombiniert. Zur Steigerung der immunisatorischen Kräfte eignen sich weiterhin Einspritzungen von spezifischen oder unspezifischen Stoffen. Zu ersteren gehören Staphylokokkenvaccinen, entweder in Form der käuflichen Präparate oder als speziell angefertigte Autovaccine, zu letzteren die große Reihe der eiweißhaltigen Mittel (Caseosan, Aolan usw.), sowie Terpentin. Wir bevorzugen letzteres und geben in leichten Fällen Olobintin, in schweren $20^0/_0$ Terpentinöl. Aber alle diese Maßnahmen können nur dann von Erfolg begleitet sein und das Auftreten von Komplikationen verhüten, wenn eine weitere hinzutritt, nämlich Ruhigstellung. Das bezieht sich in erster Linie auf die erkrankte Region, jede unnötige Bewegung, des Kopfes z. B. bei Nackenfurunkel, ist peinlich zu vermeiden. Ganz besonders muß darauf beim Lippenfurunkel geachtet werden, hier ist Sprechen und Nahrungsaufnahme in üblicher Art strikte zu verbieten, die Ernährung hat mittels Schnabeltasse oder Röhrchen zu erfolgen. Bei allen einigermaßen schweren Fällen läßt man den Patienten am besten Bettruhe innehalten, dann werden dem Körper keine sonstigen Ausgaben an Kraft zugemutet und er kann sich auf die Beseitigung der Infektion „einstellen". Jede Fortsetzung der beruflichen Tätigkeit, zu der namentlich Ärzte neigen, kann zu verhängnisvollen Folgen führen. Über die von Läwen empfohlenen Eigenblutumspritzungen des Furunkels habe ich keine eigenen Erfahrungen, halte sie aber für entschieden eines Versuches wert, da ihre biologische Begründung sehr einleuchtend ist. Zur Frage der Incisionen ist folgendes zu sagen: daß sie eine Behandlungsart darstellen, die in gewissen Fällen sicher angebracht ist, und zwar dann, wenn der Furunkel cutan-subcutan beginnt und zur Abscedierung kommt, ohne an die oberen Hautschichten heranzureichen. Hier ist auf keine andere Weise möglich, dem Eiter Abfluß zu verschaffen. Der Schnitt muß entsprechend dieser Aufgabe eine gewisse Länge haben. Bei den übrigen Formen halte ich dagegen einen Einschnitt nur dann für angebracht und nur in einem mäßigen Umfange — Stichincision —, wenn sich keine spontane Öffnung der Haut zum Abfluß des Eiters und der Ausstoßung des nekrotischen Pfropfes bildet. Eine sog. Spaltung des Furunkels vermag ich in Übereinstimmung mit Darier u. a. nicht für berechtigt anzuerkennen, sie ist auch neuerdings von chirurgischer Seite, selbst für Oberlippenfurunkel, auf Grund größerer Vergleichsserien abgelehnt worden (Roedelius). Ich habe nach der von mir geübten Behandlung von vielen hundert Furunkeln nie eine lebensgefährdende Komplikation gesehen, dagegen noch in letzterer Zeit mehrere Fälle von in chirurgischem Sinne rechtzeitig und ausgiebig inzidierten Furunkeln, die infolge von Metastasen in Prostata, Nierenkapsel usw. ad exitum kamen. Ich betone ausdrücklich, daß ich nicht den Einschnitt an sich verwerfe, sondern die totale Spaltung, die mir infolge Eröffnung zahlreicher Lymphbahnen und Verschleppung des Erregers in bisher nicht infiziertes Gewebe durchaus keine Behandlung in physiologischem Sinne zu sein scheint. Etwas anderes ist natürlich die zuweilen von Chirurgen geübte totale Ausschneidung eines Furunkels, wie sie sich gelegentlich von anderen Operationen ergibt, hier sind Bedenken nicht zu erheben.

In vieler Hinsicht verschieden von der geschilderten Behandlung gestaltet sich nun diejenige der Furunkulose.

Es ist nicht so sehr die Behandlung des einzelnen Furunkels, die an die ärztliche Kunst erhebliche Anforderungen stellt, sondern die Verhütung des Auftretens neuer ist dabei entschieden das wichtigere. Bezüglich der ersteren sei soviel gesagt, daß zu den oben geschilderten Methoden der örtlichen Behandlung noch einige Verfahren hinzutreten, die kurz erwähnt werden sollen. Da ist zunächst die Anwendung des von A. v. Wassermann angegebenen Histoplast, einem auf Pflastermasse fixierten Staphylokokkenantigen, welches nach unseren und anderer Erfahrungen vielfach recht günstig wirkt. Allerdings darf man bei der Beurteilung der Erfolge nicht vergessen, daß auch schon die Bedeckung eines kleinen bis mittleren Furunkels mit Leukoplast allein zu dessen Abheilung führen kann. Wirkt dieses doch einmal schützend und damit ruhigstellend, und ferner zugleich, als eine Art feuchter Verband, hyperämisierend. Wir verwenden schon seit langem diese Methode des „Abpflasterns" mit bestem Erfolg, sie wirkt durch die Arretierung der Keime zugleich auch prophylaktisch. Besteht trotz rechtzeitiger Pflasterbehandlung keine Neigung zum Abheilen, so sind die anderen oben näher erwähnten Verfahren anzuwenden. Zur Verhütung von neuen follikulären Infektionen ist aber nebenher eine ganz konsequent durchgeführte Abreibung mit Sublimatalkohol notwendig, auch regelmäßiges Einpudern mit Dermatol halte ich im Sinne der „Nährbodenverschlechterung" für sehr zweckmäßig, wird doch damit die betr. Stelle trocken gemacht infolge der Aufsaugung von Fetten und Wasser, was vielleicht wirksamer zur Vernichtung der Keime beiträgt als die desinfizierende Kraft des Mittels. Ob die heute viel geübte Vaccinetherapie wirklich als spezifisch wirkend anzusehen ist, das wage ich nicht zu entscheiden, daß sie wirksam ist, daran ist nicht zu zweifeln; aber nach unseren Erfahrungen wirkt die unspezifische Behandlung mit Terpentininjektionen mindestens ebenso gut. In sehr hartnäckigen Fällen empfiehlt es sich, mit dem Mittel abzuwechseln, da der Organismus sich mit der Zeit an den durch ein Mittel gesetzten Reiz gewöhnt und nicht mehr so wie vorher anspricht. Die Anwendung der physikalischen Heilfaktoren, ultraviolettes Licht, Sonne und Bäder, namentlich Seebäder, ist nicht zu vergessen; aber auch dann wird es noch Fälle geben, die an die Geduld des Patienten wie des Arztes außerordentlich hohe Anforderungen stellen. Hauptgrundsatz muß es immer sein, nicht zu lange sich auf eine Methode festzulegen, sondern nach gewisser Zeit zu wechseln. Daß auch den Lebensgewohnheiten des Kranken ernste Beachtung geschenkt werden muß, ist wohl selbstverständlich und bedarf keiner näheren Ausführung.

Als Karbunkel bezeichnet man eine besonders bösartige und ausgedehnte Form des Furunkels. Sie zeichnet sich neben offenbar hoher Virulenz der Erreger durch das gleichzeitige Befallensein von mehreren benachbarten Follikeln aus. Es entsteht dementsprechend eine Summation der oben beim Solitärfurunkel besprochenen Symptome, sowohl der objektiv wahrnehmbaren wie der subjektiven, also der Schmerzen. Diese Affektion kann zuweilen ganz erheblichen Umfang annehmen und im weiteren Verlauf insofern Abweichungen vom Furunkel zeigen, als es durch eitrige Einschmelzung zu einer ausgedehnten Unterminierung größerer Hautpartien kommen kann. Auch das Allgemeinbefinden ist beim Karbunkel meist sehr beeinträchtigt. Die Behandlung des Karbunkels fällt schon vorwiegend in die Kompetenz der Chirurgie. Aber auch hier werden von vielen Autoren totale Spaltungen vermieden und ähnlich, wie wir es schon beim Furunkel beschrieben hatten, nur so weit eingeschnitten, bis die nekrotische Zone genügend freiliegt. Nach Rieder wird dann zweckmäßig mit in Pferdeserum (Diphtherieserum evtl.) getränktem Krüllmull die freigelegte Stelle tamponiert.

Abschließend sei endlich noch die Frage gestreift, ob neben den klassischen Staphylokokkenfurunkeln bzw. Karbunkeln auch solche durch Streptokokken bedingte vorkommen; diese Frage ist zu bejahen. Es werden vermutlich manche Abweichungen vom klinischen Bild dadurch bedingt sein, es würde aber zu weit führen, hier näher darauf einzugehen, zumal wohl wesentlich chirurgische Gesichtspunkte in Frage kommen, dasselbe gilt von der Differentialdiagnose gegenüber einigen chirurgischen pyogenen Affektionen des Unterhautzellgewebes, wie Phlegmonen, Panaritien usw.

Staphylodermia periporitica und **sudoripara suppurativa,** so wäre nach Jadassohn-Lewandowsky die staphylogene Infektion der Schweißdrüsen zu bezeichnen. Die erstere Bezeichnung bezieht sich auf die der Ostiofollikulitis gleichzusetzende Lokalisation an der Ausmündungsstelle des Schweißdrüsenausführungsganges, dem korkzieherartig gewundenen Teil desselben innerhalb der Epidermis. In der gleichen Weise wie bei jener erwähnten Affektion entsteht hier eine intraepidermidale Pustel. Mit Sicherheit ist diese bisher nur beim Säugling beobachtet, man kann dies bei der besonderen Bauart der Säuglingshaut auch wohl verstehen. Die relative Kürze und Weite des Ganges gegenüber den Verhältnissen beim Erwachsenen, die größere „Weichheit" der Säuglingsepidermis lassen das begründet erscheinen. Es finden sich in dieser Hinsicht anscheinend gerade die umgekehrten Verhältnisse wie bei den Talgdrüsenfollikeln. Diese sind beim Säugling, infolge der — endokrin bedingten — Afunktion noch so wenig entwickelt, daß sie für Infektionen im allgemeinen wenigstens nicht in Betracht kommen, während sie beim Erwachsenen die gewöhnliche Infektionspforte darstellen und jene dagegen kaum in Betracht kommen. Eine besondere praktische Bedeutung hat die Staphylodermia periporitica an sich kaum, sie muß nur Erwähnung finden als Vorstufe für die so häufig auftretenden Schweißdrüsenabszesse der Säuglinge. Wie Lewandowsky gezeigt hat, bildet sich unter dem Einfluß der Kokken, die das Epithel des Drüsenausführungsganges schon im Bereiche der oberen Cutisschichten durchdringen, ein typischer Absceß, wobei das Gewebe allerdings nicht wie beim Furunkel als nekrotischer Pfropf im Absceßeiter zu liegen pflegt, sondern sich verflüssigt.

Klinisch stellt sich die Affektion so dar, daß sich in der Cutis, vielfach bis in die Subcutis hinein, ein prallelastischer Knoten entwickelt, über dem die Haut eine satt- bis bläulichrote Farbe zeigt. Die Größe dieser Knoten schwankt von der eines Kirschkerns bis zu der einer Pflaume, zuweilen noch darüber. Sie sind ziemlich gut gegen die Umgebung abgesetzt, zeigen keine große reaktive Randzone und verursachen nicht besonders starke Beschwerden. Bald tritt deutliche Erweichung der Knoten ein und bei Punktion wird dünner Eiter entleert. Diese sog. Säuglingsabscesse sind trotz der relativen Gutartigkeit des einzelnen deshalb nicht so leicht zu nehmen, weil sie im allgemeinen gehäuft, über den Rumpf namentlich in großer Zahl verstreut, auftreten (Abb. 48). Durch Resorption der Giftstoffe des Eiters wird Fieber und mehr oder weniger große Störung des Allgemeinbefindens hervorgerufen.

Die Behandlung vermeide möglichst Einschnitte; nur bei sehr tiefliegenden, ausgedehnten Herden läßt sich eine ausgiebige Spaltung kaum umgehen. Wir pflegen mit dem Kauter die Oberfläche zu eröffnen und so dem Eiter Abfluß zu verschaffen. Auch beginnende Stellen, das sind vielfach die epidermidalen periporitischen Formen, werden damit gründlich verschorft, so daß es überhaupt nicht zur

Ausbildung eines Abscesses kommt. Salbenverbände mit dick aufgetragener Xeroformsalbe werden auf die so behandelten Stellen aufgelegt, daneben wird durch Zusatz von Kalipermanganat zum Badewasser für eine Art Gerbung der Haut gesorgt. Diese Behandlung

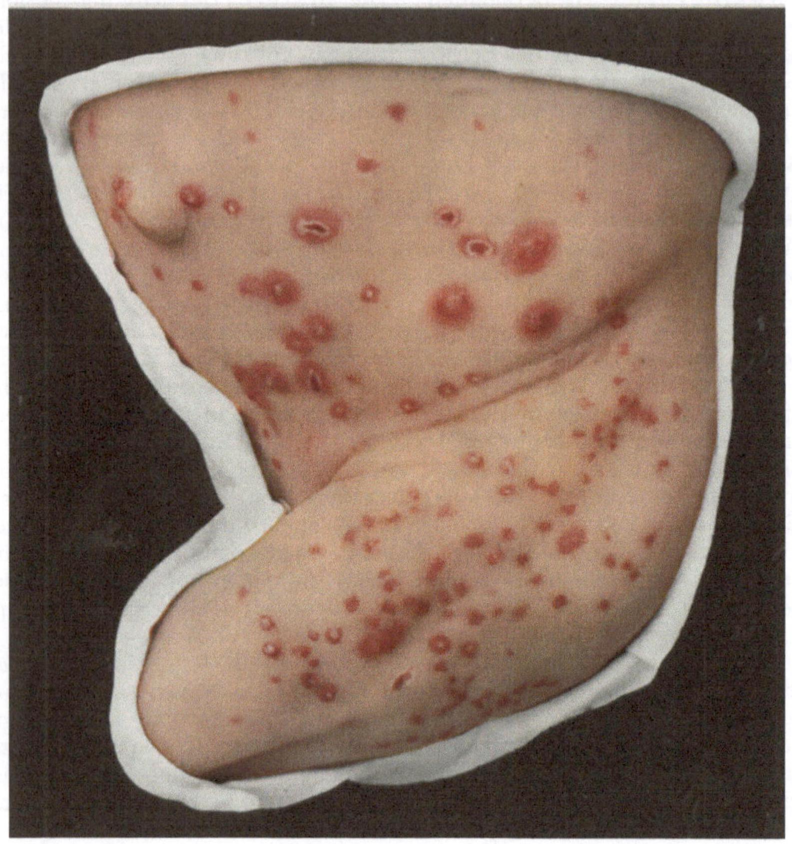

Abb. 48. Staphylodermia sudoripara suppurativa am Rumpfe und Oberschenkel eines Säuglings.

ist so lange konsequent durchzuführen, bis die Infektion als erloschen anzusehen ist.

Beim Erwachsenen treten Schweißdrüsenentzündungen durch Einwanderung von Staphylokokken fast nur in der Achselhöhle, seltener perianal auf. Es sind das ja die Stellen, wo die sog. a-Drüsen ausschließlich vorkommen. Daß der Drüsenausführungsgang die Eintrittspforte für die Erreger bildet, scheint mir auch durch die neueren Untersuchungen (F. Rost, Gans) nicht widerlegt. Wohl aber ist zuzugeben, daß es nicht eigentlich die sezernierenden Teile der Drüsen sind, die erkranken, sondern das periacinöse Gewebe. Jene Schicht ziemlich lockeren Bindogewebes, in dem die Drüsen eingebettet liegen. Und es ist nach den zahlreichen eignen Beobachtungen fernerhin durchaus möglich und wahrscheinlich, daß nach dem einmal erfolgten Eindringen der Keime die Infektion weiterer periacinöser Stellen auf dem Lymphwege vor sich geht. Sind doch auch, allerdings selten, retrograde Ausbreitungen der Infektion auf die Lymphgefäße des Oberarms an der Innenseite beschrieben worden, die hierauf hindeuten. Entsprechend der Lokalisation in den tieferen Schichten der Cutis — die Schweißdrüsen liegen vergleichsweise nicht unbeträchtlich tiefer als z. B. die Talgdrüsen — sehen wir die Entwicklung der Affektion sich gewöhnlich so abspielen, daß cutan-subcutan ein etwa kirschgroßer, ziemlich stark schmerzender Knoten in der Haut der Achselhöhle auftritt (Abb. 49), der anfangs relativ hart, bei weiterer Vergrößerung etwas weicher wird, aber selten infolge seiner tiefen Lage deutliche Fluktuation erkennen läßt. Die Haut über der Geschwulst ist im Anfang meist gar nicht, später jedenfalls nicht regelmäßig gerötet und vorgewölbt. Auffallend häufig sind solche Personen betroffen, die an starkem Achselschweiß leiden. Die hierdurch bedingte Maceration der Epidermis scheint für das Eindringen der Erreger erleichterte Möglichkeiten zu schaffen. Aber auch

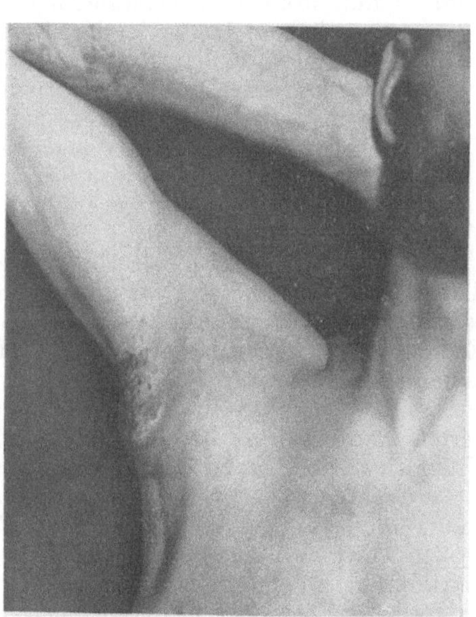

Abb. 49. Schweißdrüsenabsceß in der rechten Achselhöhle.

das Tragen von Kleidung mit engen Ärmellöchern ist offenbar wegen der vermehrten Reibung und der hierdurch erfolgenden oberflächlichen Verletzung der Oberhaut nicht ohne Einfluß. Das besonders häufige Auftreten beim weiblichen Geschlecht möchte ich am ehesten auf diese Weise erklären.

Die Behandlung wird je nach dem Grade der Ausbildung der Affektion sich verschieden gestalten müssen. Bei beginnenden kann man versuchen, durch Ruhigstellung und Reizbehandlung (Terpentin), sowie örtlicher Hitzeanwendung eine Rückbildung zu erzielen. Gelingt dies nicht, oder ist die Entwicklung schon zu weit vorgeschritten, so muß entweder mit dem Messer eine genügend tiefe Stichincision oder mit dem Brenner eine entsprechend große Öffnung gesetzt werden. Die vorher geschilderte Behandlung hat sich dann anzuschließen. Sehr bewährt hat sich uns für nicht zu weit vorgeschrittene Fälle die Anwendung von Röntgenstrahlen. Wir verabfolgen 15 X/1 mm Al und können den Autoren beipflichten, welche beschleunigten Rückgang der Erscheinungen danach eintreten sahen. Für unbedingt geboten möchten wir die Röntgenbehandlung zur Verhütung von Rückfällen halten. Hierzu eignen sich Dosen von 15 X/1,0 mm Al, sie lähmen die Schweißsekretion — nach Ablauf der Latenzzeit — und ändern damit in gewissem Sinne des Terrain. Meist wird es allerdings nötig sein, diese Bestrahlung nach einigen Monaten nochmals zu wiederholen. Im Sinne unserer obigen Ausführungen über die Entstehung wird es nun wohl auch verstanden werden, wenn ich vor dem in der Chirurgie üblichen Rasieren der Haare der Achselhöhle warne, es werden dadurch offenbar nur neue Eintrittspforten geschaffen. Aber ich gehe noch weiter und warne auch vor einer zu starken Kürzung der Haare mittels der Schere, so lästig auch das Verkleben derselben durch die etwa vorhandenen Wundsekrete sein kann, so ist doch nicht abzuleugnen, daß durch die starren Haarstümpfe beim Aufeinanderliegen oder Reiben der einander gegenüberliegenden Hautflächen nur neue Verletzungen und damit neue Eintrittspforten geöffnet werden.

Wie schon eingangs dieses Kapitels erwähnt, werden die hier geschilderten Krankheitsbilder nicht immer in ihrer „reinen" Form angetroffen, es gibt Mischformen, Kombinationen in allen möglichen Richtungen. Es können die Anhangsgebilde und die freie Haut zugleich befallen sein, es können Erreger verschiedener Art und Virulenz miteinander zusammenwirken. So darf es nicht wundernehmen, daß man gar nicht selten Pyodermien antrifft, die in keine der geschilderten Typen hinein passen. Nimmt man noch hinzu, daß auch noch durch die örtliche Disposition gewisse Veränderungen bedingt sein können, die an sich nicht eigentlich zum Bilde selbst gehören, so wird die Zahl der atypischen Fälle noch größer. Als Paradigma für das eben Gesagte können die am Unterschenkel auftretenden Pyodermien gelten, wie sie während des Feldzuges so außerordentlich häufig bei Soldaten, namentlich bei gleichzeitiger Läuseerkrankung, auftraten. Diese sog. Schmutzgeschwüre boten eine ganze Skala der verschiedensten Pyodermien dar, und es war im Einzelfalle sehr schwer mit Bestimmtheit zu sagen, welcher Form sie angehörten.

Die Abgrenzung zwischen Furunkel und Follikulitis ist in vielen Fällen durchaus nicht ohne weiteres gegeben und kann nur annähernd bestimmt werden. Das gleiche gilt aber auch gegenüber einem Krankheitsbild, das noch nicht besprochen wurde, der Acne. Daß es sich bei dieser um eine vorwiegend endogen bedingte Affektion handelt, daran kann wohl kaum gezweifelt werden, aber inwieweit sie durch das Eintreten einer sekundären Infektion in eine dem Furunkel nahestehende Affektion umgewandelt wird, das läßt sich allgemein überhaupt nicht festlegen, im Einzelfalle nur manchmal vermuten.

Wir gehen nunmehr zu einer Anzahl Erkrankungen über, welche zwar wahrscheinlich als durch Pyokokken hervorgerufen anzusehen sind, wo aber die Art des in der Regel in Betracht kommenden Erregers noch nicht mit aller Sicherheit geklärt ist. Hierzu gehört zunächst die **Pyodermia pemphigoides neonatorum et infantum,** gewöhnlich Pemphigus neonatorum genannt. Es handelt sich bei ihr vermutlich darum, daß auf irgendeine Weise — namentlich kommen Badewasser und Leibwäsche in Betracht — Pyokokken auf die kindliche Haut kommen, die offenbar infolge deren „Weichheit" die Hornschicht durchdringen und nun in den saftführenden Schichten der Epidermis einen ganz ähnlichen Vorgang auslösen, wie er oben bei der Streptodermia bullosa beschrieben wurde. Das heißt es entwickelt sich unter dem Einfluß der Toxine eine Blase, die mit einem wäßrig-eitrigen, manchmal rein eitrigen Sekret erfüllt ist. Platzt nach einer gewissen Zeit des Bestehens diese Blase, so liegt der Papillarkörper der Cutis nahezu nackt zutage. Klinisch wird man also, neben geschlossenen Blasen, Bläschen oder Pusteln, kreisrunde, hoch- bis graurote Flecke mit feuchter bzw. nässender Oberfläche finden, die von den Überresten der geplatzten Decke krausenartig umgeben sind. Die Zahl der vorhandenen Efflorescenzen ist verschieden groß, sie kann sehr erheblich, über dem Rumpf namentlich, sein. Daß die beim Säugling besonders der Durchfeuchtung ausgesetzten Stellen, wie bei vielen Affektionen, so auch hier bevorzugt sind, kann nicht wundernehmen. Das Allgemeinbefinden wird durch den oberflächlich sich abspielenden Prozeß nur wenig beeinträchtigt, und bei rechtzeitiger sachgemäßer Behandlung ist die Prognose eine durchaus gute. Gewisse Schwierigkeiten in diagnostischer Hinsicht können insofern entstehen als die Unterscheidung vom syphilitischen Pemphigoid in Frage kommt. Hier spielt sich ja in der Epidermis ein ganz ähnlicher Vorgang unter dem Einfluß der Spirochätentoxine ab. Aber prinzipiell ist dieser doch deshalb ein anderer, als hier die Erreger primär in den Gefäßen des Papillarkörpers sich befinden und zunächst dort einen reaktiven Vorgang auslösen, der sich klinisch als roter Fleck oder als Papel zu erkennen gibt. Insoweit besteht ja auch keinerlei Unterschied gegenüber den Vorgängen beim Erwachsenen. Dieser zeigt sich erst darin, daß infolge der größeren „Weichheit" der kindlichen Epidermis durch den Druck des in ihr sich ansammelnden Exsudates die oberen Schichten derselben in Form einer Blase sich abheben. Daß in dem Inhalt dieser Blasen meist reichlich Spirochäten enthalten sind oder sich in dem aus ihrem erodierten Grund austretenden Serum nachweisen lassen, erleichtert die Unterscheidung gegenüber dem pyogenen Pemphigoid. Es kommt hinzu, daß die syphilitische Affektion ganz vorzugsweise Handteller und Fußsohlen befällt, was die pyogene in so ausgesprochener Weise nie tut. Beachtet man ferner, daß syphilitische Kinder fast regelmäßig auch noch andere Zeichen der Infektion aufweisen, Schniefen, Schleimhautpapeln, positive Wassermannreaktion usw., so wird sich eine Diagnose in zweifelhaften Fällen wohl stets ermöglichen lassen. Die Behandlung erfolgt ganz nach den schon mehrfach vorgetragenen Grundsätzen: Abtragen sämtlicher Blasen mit Schere und Pinzette, Pinseln der erodierten Flächen mit Argentum-nitricum-Lösung, Xeroformsalbeverband. Daneben Bäder mit Kali.-permangan.-Zusatz. Wichtig ist eine gewisse Prophylaxe: Wäsche, Wartung (keine Pflegerinnen mit Pyodermien).

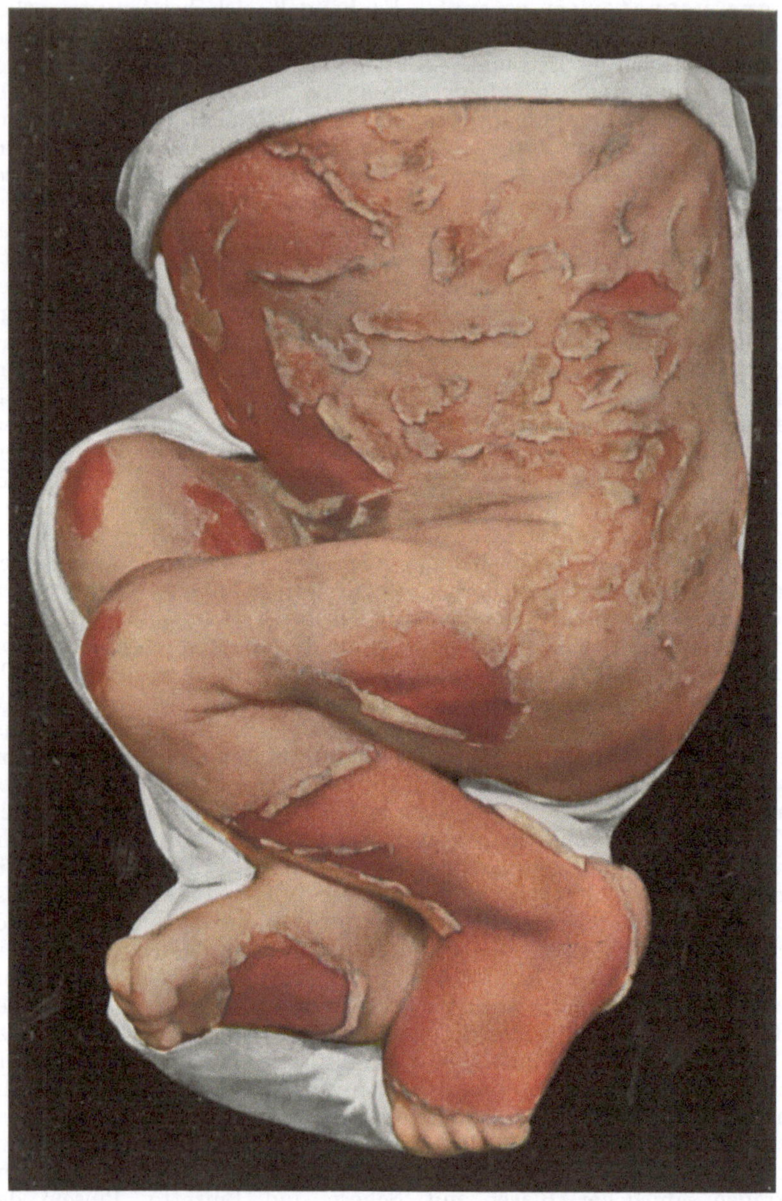

Abb. 50. Dermatitis exfoliativa neonatorum.
(Aus Finkelstein, Galewsky, Halberstädter, Hauterkrankungen und Syphilis im Säuglings-
und Kindesalter, 2. Aufl., Berlin 1924.)

Anhangsweise ist hier eine — allerdings recht seltene — Affektion zu erwähnen, die nach einigen Autoren eng mit der vorhergehenden zusammenhängt, die Dermatitis exfoliativa neonatorum (Ritter v. Rittershain). Hier treten, gewöhnlich zunächst im Gesicht, pemphigusartige Blasen auf, die eine ausgesprochene Neigung zu peripherem Wachstum haben und daher oft in großer Ausdehnung zusammenfließen. Durch Platzen der Blasen kommt es zum Offenliegen mehr weniger ausgedehnter erodierter Flächen, die zum Teil bedeckt, zum Teil eingefaßt sind von den blätterteigartig aufliegenden, abgestoßenen Epidermisschichten (Abb. 50). Daneben besteht häufig eine ausgesprochene Neigung der Epidermis, bereits durch ganz leichte Traumen wie Reiben usw. sich abheben zu lassen, ähnlich dem beim Pemphigus noch zu besprechenden Nikolskyschen Phänomen. Mundschleimhaut und Bindehäute sind gerötet, an den Mundwinkeln entstehen Rhagaden, die Stimme ist heiser. Recht häufig besteht Erhöhung der Temperatur und das Allgemeinbefinden ist je nach dem Grade der Ausdehnung der Hautveränderungen beeinträchtigt. Zuweilen entwickelt sich sehr rasch ein hoffnungsloser Zustand und es tritt infolge bronchopneumonischer Komplikationen bald der Exitus ein. Leichtere Fälle kommen im Verlaufe einiger Wochen langsam zur Abheilung. Das Krankheitsbild ist im ausgebildeten Zustand durchaus charakteristisch, eine Verwechslung ist höchstens mit der Erythrodermia desquamativa Leiners in Betracht zu ziehen, aber bei sorgfältiger Berücksichtigung der dort im Vordergrunde stehenden Symptome (s. dort) wohl zu vermeiden. Da die Ätiologie der Krankheit noch ganz unbekannt ist, kann sich die Therapie auch nur auf symptomatische Maßnahmen beschränken. Mir hat sich bei leichteren Fällen Tumenolzinkpaste in steigender Konzentration ($^1/_2$--5$^0/_0$) bewährt.

Ebenfalls anhangsweise sei eine Affektion erwähnt, die vielleicht pyogenen Ursprungs ist, wenn dies auch nicht allgemein anerkannt wird: die Faulecke (Perlèche). Es handelt sich um eine auf die Gegend der Mundwinkel beschränkte, mit leichter Rötung und Abschuppung einhergehende, oberflächliche Hautveränderung. Gewöhnlich tritt jederseits eine Rhagade auf, die bei Bewegungen des Mundes oft erhebliche Schmerzen verursacht. Am häufigsten wird diese Erkrankung bei Kindern beobachtet, namentlich wenn sie nicht ganz sauber gehalten werden, auch scheint Übertragung in der Schule und beim Spiel möglich zu sein. Gleichzeitiges Vorkommen von anderen Streptodermien ist nicht selten. Das Leiden zeichnet sich durch eine gewisse Hartnäckigkeit aus. Differentialdiagnostisch kommen Syphilis und Ekzem in Frage. Bei ersterer finden sich häufig Papeln an den Mundwinkeln, die aber meist ein gewisses Infiltrat erkennen lassen, selten ganz isoliert vorkommen, sondern sich in ähnlicher Weise auch an anderen Stellen der Mundschleimhaut finden und in ihrem Reizsaft reichlich Spirochäten aufweisen. Selbstverständlich werden sich auch die übrigen Zeichen der Sekundärperiode in mehr oder minder großem Umfange nachweisen lassen. Das Ekzem wird wohl nur bei Erwachsenen gefunden, läßt sich morphologisch nicht leicht abgrenzen, zeichnet sich aber durch große Hartnäckigkeit aus und reagiert in keiner Weise auf die nachstehend beschriebene Behandlung. Diese besteht in ein- bis zweimal am Tage vorzunehmender Pinselung mit Argentum-nitricum-Lösung (5%), daneben muß 2—5% Präcipitatsalbe häufiger eingestrichen werden. Anlegung eines Verbandes verbietet sich naturgemäß.

Die septischen Exantheme.

Bisher haben wir diejenigen Affektionen besprochen, die entstehen, wenn Pyokokken von außen her an die Haut herangebracht werden, sie sind weitaus die häufigeren. In gewissen seltenen Fällen kommt es nun vor, daß diese Erreger auf dem Blutwege embolisch in die Haut gelangen. Dies geschieht dann, wenn an irgendeinem inneren Organ ein septischer Prozeß lokalisiert ist, namentlich bei der septischen Endokarditis. Nach Romberg treten in ungefähr einem Viertel dieser Erkrankungen, oft als ihr einziges Zeichen, in bestimmten Gefäßgebieten, so besonders an den Unterschenkeln und Füßen, etwas seltener an den Armen, den Seitenteilen des Rumpfes, an den Schultern, ganz vereinzelt am Hals und dem Gesicht Hautblutungen auf. Sie sind von Linsen- bis Pfennigstückgröße, zuweilen auch größer, etwas infiltriert und das Niveau der Haut überragend. Ihr Zentrum ist manchmal von Anfang an leicht eingesunken, grau verfärbt, nekrotisch; über ihm hebt sich die Epidermis ab und es entsteht eine Eiterblase. Platzt diese, so wird ein eiterbedeckter Geschwürsgrund sichtbar. Bisweilen entwickeln sich auch relativ große, an Pemphigus erinnernde Blasen. Wir sehen hier unter dem Einfluß der in den Capillaren des Papillarkörpers sich befindenden Kokken, bzw. deren Toxine, Veränderungen auftreten, die an die beim Furunkel beschriebenen erinnern. Die Verhältnisse sind allerdings insofern anders, als eine sehr viel massigere Infektion anzunehmen ist, ferner das Hautorgan offenbar durch die bereits im Körper befindliche Infektion besonders umgestimmt ist und in abweichender Weise reagiert. Daß zuweilen auch herpesartige Ausschläge, scharlach- und masernähnliche Erytheme, sowie Roseolen auftreten, kann nach dem eben Gesagten nicht auffallen.

Dermatitis gonococcogenes.

Eng an die septischen Exantheme, hervorgerufen durch die Pyokokken, schließen sich die Hautveränderungen an, die durch Gonokokken bedingt sind. Sie werden, je nach dem klinischen Befund, verschieden bezeichnet, als gonorrhoische Exantheme, Keratosis blenorrhagica usw. Im Verhältnis zur Häufigkeit der Gonorrhöe sind sie außerordentlich selten und übrigens bisher fast ausschließlich beim Manne beobachtet. Die relative Seltenheit, sowie der Umstand, daß sie nicht nur bei gleichzeitig bestehender frischer Urethralgonorrhöe, sondern auch bei chronischen Formen, ja in Fällen, wo seit langem Gonokokken nicht mehr nachweisbar waren, beobachtet sind, läßt ihre Genese reichlich dunkel erscheinen. Es kommt hinzu, daß bei der überwiegenden Mehrzahl der darauf gerichteten Untersuchungen in den Hautefflorescenzen Trippererreger nicht nachgewiesen werden konnten, auch sich im Blute nicht nachweisen ließen. Es ist deshalb schon vor längerer Zeit von Chauffard die Vermutung ausgesprochen worden, daß zur Entstehung die Anwesenheit des Erregers allein nicht genüge, sondern daß noch andere Faktoren hinzu kommen müßten. Er denkt hierbei, und wir haben uns dem seinerzeit angeschlossen, an eine besondere Disposition, ein terrain kératosique, neben gewissen örtlichen Reizen, wie Verbände, Druck der Bettdecke oder des Körpers.

Das klinische Bild zeigt fast stets einen bestimmten Symptomenkomplex (Tetras), nämlich: „endogene" Conjunctivitis, evtl. auch Iritis, Arthritis, Balanoposthitis und Hauterscheinungen. Die Gelenkerscheinungen sind in den meisten Fällen außerordentlich hartnäckig, zur Ankylosierung führend, und geben dem Krankheitsbilde seinen schweren, so häufig zum Exitus führenden Charakter. Die Hauterscheinungen sind ziemlich vielgestaltig. Man beobachtet 1. einfach scharlachartige Exantheme, 2. urticariaartige, 3. hämorrhagisch-pustulöse, 4. hyperkeratotische Formen. Die letzteren treten meist an den Füßen, insbesondere den Sohlen zuerst, auf und können erheblichen Umfang annehmen. Zuweilen finden sich auch papelartige Efflorescenzen, die mit parakeratotischen Schuppen bedeckt sind und in vieler Beziehung an Psoriasis erinnern. Das Auftreten des geschilderten Symptomenkomplexes muß immer prognostisch als ernst gewertet werden und verlangt energisches Vorgehen. In erster Linie ist natürlich anzustreben, die gonorrhoische Affektion des Urogenitaltractus zur Ausheilung zu bringen. Man denke bei in dieser Hinsicht symptomlosen Fällen vor allem an die Samenblasen und die Cowperschen Drüsen (Glandulae bulbo-urethrales). Daneben wird die auch sonst bei Arthritis gonorrhoica bewährte Injektionsbehandlung mit Collargol (1 $^0/_0$, 5—10 ccm intravenös) anzuwenden sein. Neuerdings wird auch Trypaflavin ($^1/_2$ $^0/_0$, 5 ccm) empfohlen. Die örtliche Behandlung wird sich je nach der Art der vorhandenen Efflorescenzen verschieden gestalten müssen. Die sub 1. und 2. genannten bedürfen überhaupt ihrer nicht, für die sub 3. und 4. werden Salbenverbände mit indifferenten Salben, evtl. auch schwach hornlösende Mittel angezeigt sein. Bei starker Hyperkeratose kann auch ein Versuch mit Röntgenstrahlen gemacht werden.

Dermatitis spirillogenes.

Zu den durch Spirochäten oder Treponemen erzeugten Hauterkrankungen gehören Syphilis und Framboesia. Die erstere ist in einem besonderen Bande dieser Lehrbuchsammlung für sich eingehend dargestellt, sie soll daher hier übergangen werden.

Framboesia (englisch Yaws) ist eine — als mildere Schwester der Syphilis wohl nicht unzutreffend bezeichnete — Allgemeininfektion des Organismus durch die Spirochaete pertenuis (Castellani 1907). Sie kommt weit verbreitet fast überall in den Tropen vor und wird durch den Kontakt von Mensch zu Mensch übertragen. Von Tieren können Affen und Kaninchen künstlich infiziert werden. Die Inkubationszeit beträgt zwischen zwei und sechs Wochen. An der Infektionsstelle, sehr häufig sind es die Hände oder Füße, Übertragung durch den Geschlechtsverkehr kommt weniger in Frage, tritt ein Primäraffekt auf in Form einer Pustel, die sich später zu einer typischen Papel umbildet oder auch geschwürig zerfallen kann. Nach einer zweiten Inkubationszeit von ein bis drei Monaten tritt unter ähnlichen Prodromalerscheinungen wie bei der Syphilis ein rotfleckiges Exanthem auf, welches auf der Haut der Farbigen naturgemäß nicht sehr deutlich zu erkennen ist. Die hyperämischen Flecke bilden sich nun innerhalb einiger Wochen zu Papeln aus, die vielfach, aber durchaus nicht immer, das Aussehen von Himbeeren haben, daher der Name! Nicht selten ist auch die Oberfläche der Papeln von Serumkrusten bedeckt, unter denen sich ein stark stinkendes Sekret ansammeln kann. Auch blumenkohlartige Wucherungen der Papeln kommen vor. Ganz ähnlich wie bei der Syphilis schließt sich nach ein bis dreißig Jahren ein tertiäres Stadium an, das auf der Haut durch das Auftreten geschwüriger, oft auch serpiginös angeordneter Prozesse erkennbar wird. Daneben finden sich an den Knochen periostale Veränderungen, die zu erheblichen Verdickungen führen können. Abgesehen von der Beeinflussung des Allgemeinzustandes ist die Krankheit nicht als schwer zu bezeichnen, ein „Metastadium", wie bei Lues, kommt bei ihr nicht vor.

Die Behandlung ist verhältnismäßig leicht geworden, seitdem uns das Salvarsan von Ehrlich geschenkt wurde. Es gelingt nach meinen Erfahrungen meist mit wenigen Einspritzungen dieses Mittels das Leiden völlig zu beseitigen. Es ist dadurch möglich geworden, die früher vielerorts unterhaltenen Isolierhospitäler zu schließen und somit erhebliche Kosten zu sparen.

Ulcus phagedaenicum, die sog. vierte Geschlechtskrankheit, ist nach den neueren Untersuchungen und unseren eigenen Erfahrungen, was die Ätiologie anlangt, für identisch mit der Angina Plaut-Vincent anzusehen. Verschieden von jener ist nur die Lokalisation. Vorwiegend findet es sich am Genitale, in unserem Materiale überwiegen die Männer dabei. Es ist aber auch an Extremitäten gefunden worden, das scheint besonders auf dem Balkan und in Amerika der Fall zu sein. Es handelt sich also um keine Geschlechtskrankheit im eigentlichen Sinne. Mit Ulcus molle hat es durchaus nichts zu tun, selbstverständlich werden Mischinfektionen mit diesem ebensogut vorkommen können wie sie mit Syphilis sicher beobachtet sind. Das gleichzeitige Vorkommen vom Ulcus phagedaenicum und Plaut-Vincentscher Angina ist mehrfach berichtet, und es soll nach Jeffersons Beobachtungen die Übertragung vielfach durch Einspeichelung des Penis ante coitum oder durch Coitus per os erfolgen. Vorbedingung für die Entwicklung scheint die Möglichkeit anaeroben Wachstums zu sein. In diesem Sinne bildet eine lange, enge Vorhaut, unter der obendrein durch Retention und Zersetzung des Smegmas Läsionen der Epidermis und damit Eintrittspforten für den Erreger geschaffen werden, ein begünstigendes Moment. Wie bei der genannten Angina finden sich in Symbiose Spirillen und fusiforme Bacillen, doch nach dem Erfolg der Salvarsantherapie zu urteilen, können wohl nur die ersteren als verantwortliche Erreger in Frage kommen. Charakteristisch für das Leiden ist die rasche Entwicklung: 3 bis 5 Tage nach der Ansteckung entstehen oberflächliche Geschwüre, meist multipel, unregelmäßig geformt, von eben angedeuteter Härte. Die Geschwüre vergrößern sich rasch, konfluieren und gehen gleichzeitig auch in die Tiefe. Schon nach wenigen Tagen sieht man ein großes Ulcus mit geröteten, scharfen Rändern und nekrotischem Zentrum; wo Geschwürsgrund sichtbar wird, ist er mit graubraunen Membranen bedeckt. Besonders gefährlich ist der Sitz im Sulcus coronarius penis, denn von hier aus kommt es entweder sehr rasch zum Zerfall der Glans oder zur Nekrose derselben durch Zerstörung der afferenten Blutgefäße. Das abgesonderte Geschwürssekret ist meist wäßrig-eitrig und von putridem Geruch. Die Differentialdiagnose macht nur im Anfang einige Schwierigkeiten gegenüber dem Ulcus molle, doch dürfte durch die mikroskopische Untersuchung des Sekretes rasch Klarheit zu erhalten sein. Die Behandlung kann bei beginnenden Fällen versuchen, durch gründliches Ätzen mit Phenol Abheilung herbeizuführen. Aber auch dann wird man zweckmäßig sofort Neosalvarsan intravenös einspritzen, das mir bisher die besten Erfolge gegeben hat. In fortgeschritteneren Fällen wird sich daneben dauernde Berieselung mit heißer Sublimatlösung ($1\,^0/_{00}$), Wasserstoffsuperoxyd, Kalipermanganatlösung, Trypaflavin oder Rivanol empfehlen.

Dermatitis e viru ignoto.

In diesem Anschnitt sollen diejenigen Affektionen der Haut besprochen werden, bei denen ein bisher unbekannter Erreger mit Sicherheit oder größter Wahrscheinlichkeit anzunehmen ist. Es bedarf kaum näherer Begründung, daß hier Krankheiten der verschiedensten Art nebeneinander abgehandelt werden. Wir wenden uns zunächst einer Gruppe von exanthematischen Erkrankungen zu, deren infektiöser Charakter schon seit langem feststeht. Sie sollen, da zugleich in das Gebiet der inneren Medizin bzw. der Pädiatrie fallend, wesentlich hinsichtlich der Hautveränderungen besprochen werden.

1. Die exanthematischen Erkrankungen.

Scharlach ist charakterisiert durch punktförmige, leuchtend rote Flecke, zwischen denen man anfänglich noch normale Haut sieht. Durch Vermehrung und intensivere Färbung der einzelnen Fleckchen entsteht innerhalb weniger Tage ein hochrotes, mehr oder weniger zusammenfließendes Exanthem. Auf Glasdruck verschwinden die Flecken und nach Ablauf einiger Tage sieht die Haut unter dem Druck eigenartig gelb, wie ikterisch aus (Feer). Der Ausschlag beginnt in der

Regel am Hals oder an der Brust und bedeckt nach 1—2 Tagen den ganzen Körper. Das Gesicht bleibt frei, ist aber gerötet, bis auf Nase, Oberlippe und Kinn, welche blaß bleiben. Die Haut fühlt sich leicht infiltriert, doch samtartig weich und selbstverständlich auch heiß an. Sehr wesentlich für die Feststellung der Diagnose sind die übrigen Symptome: plötzlicher Beginn, Fieber, Erbrechen, flammend rote Angina, Himbeerzunge vom 3.—4. Tage ab, Hyperleukocytose, Eosinophilie, Nephritis. Bei günstigem Verlauf blaßt der Ausschlag langsam ab und zugleich fällt das Fieber lytisch ab. Nun setzt auch eine kleienförmige Abschuppung der Epidermis ein als Zeichen dafür, daß die Zellagen derselben, soweit sie durch die Virusgifte geschädigt waren, einer Regeneration unterliegen. Daß auch die Capillaren der Cutis, insbesondere des Papillarkörpers, durch jene Gifte geschädigt werden, wird ersichtlich durch die zuweilen auftretenden Hautblutungen, die man in der Ellenbeuge auch künstlich durch 5 Minuten langes Abschnüren mit einer Gummibinde erzeugen kann (Rumpel-Leedesches Phänomen). Nach Feer spricht der positive Ausfall nicht unbedingt für Scharlach, da er auch bei einigen anderen Infektionskrankheiten vorkommt. Dagegen spricht negativer Ausfall bei deutlich scarlatiniformem Ausschlag gegen Scharlach. Auch die Urobilinogenurie, welche vom dritten Tage an häufig ist, kann nach Feer zur Diagnose herangezogen werden. Sehr wertvoll und zugleich immunbiologisch interessant ist das Auslöschphänomen (Schultz und Charlton): $^{1}/_{2}$—1 ccm Serum vom Gesunden intracutan eingespritzt, löscht das Exanthem im Umfang von Talergröße dauernd aus. Serum von Scharlachkranken tut das nicht. Man kann also unter Umständen auch durch Einspritzung von Serum eines scharlachverdächtigen Falles — neben dem von Normalserum — bei einem Scharlachkranken die Diagnose stellen. Von Komplikationen sind neben der schon genannten Nephritis besonders die Otitis media und die durch sekundäre Streptokokkeninfektion hervorgerufene sog. Scharlachdiphtherie zu erwähnen. Sie machen die Erkrankung, die an sich eine ernste ist, ganz besonders gefährlich).

Neuerdings haben Dick und Dechez es wahrscheinlich gemacht, daß eine besondere Streptokokkenart als Erreger der Scharlachinfektion anzunehmen sei. U. Friedemann und Deicher konnten mit den daraus hergestellten Toxinen ein typisches Exanthem hervorrufen; weitere Bestätigungen stehen noch aus.

Differentialdiagnostisch kommen namentlich Hautausschläge infolge Zuführung von Arzneimitteln (Hg, Salvarsan, Aspirin, Atophan, Chinin, Chloral u. a.), ferner bei Sepsis, Typhus und Fischvergiftung in Frage. Sie werden bei Beachtung der oben angegebenen Symptome schon durch das regelmäßige Freibleiben der Rachenschleimhaut sowie durch den Verlauf sich bald richtig erkennen lassen. Die hochgradige Ansteckungsfähigkeit erfordert strenge Isolierung, bis das Stadium der Abschuppung überstanden ist. Die Erkrankung ist in den meisten deutschen Ländern gemäß Seuchengesetz meldepflichtig.

Masern, Morbilli, werden von Kranken zu Kranken übertragen, die sog. indirekte Übertragung scheint nicht vorzukommen. Der Erreger

dringt vermutlich von den Rachenorganen aus in den Körper ein; es
vergeht dann noch eine Inkubationszeit von 10 Tagen bis zum Auftreten

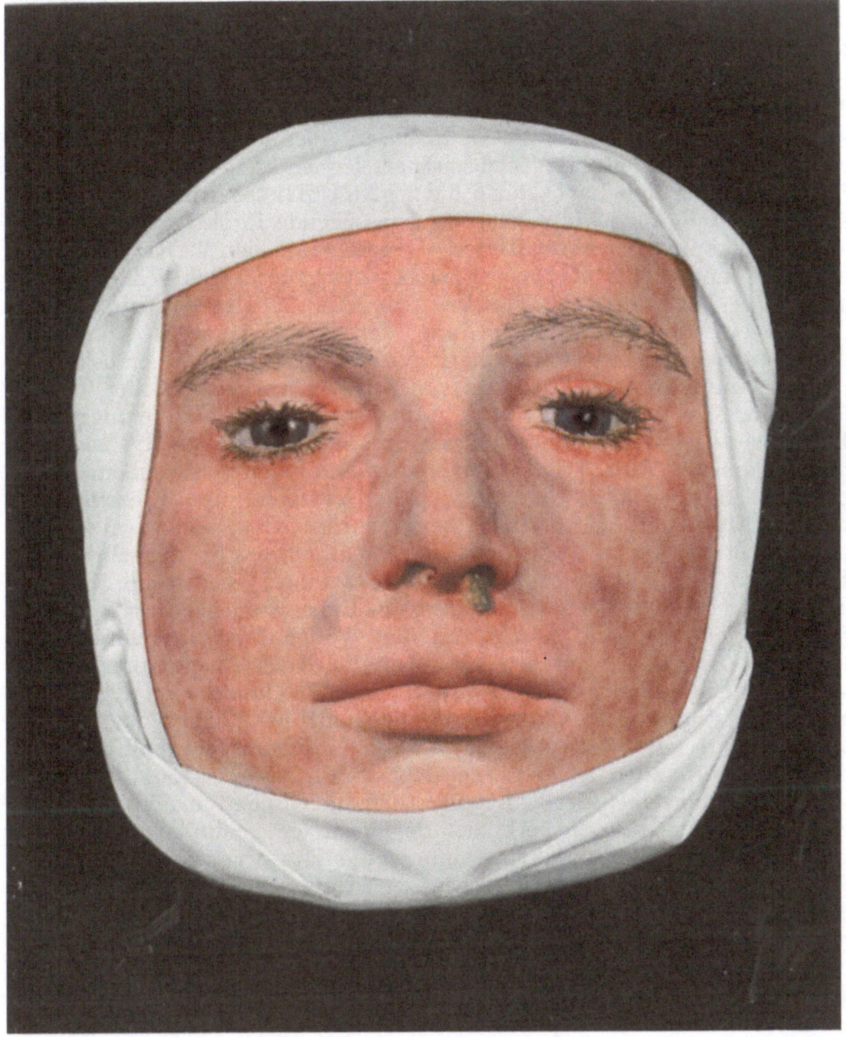

Abb. 51. Masern.
(Aus Finkelstein, Galewsky, Halberstädter, Hauterkrankungen und Syphilis im Säuglings-
und Kindesalter, 2. Aufl., Berlin 1924.)

der Prodrome. Als vermutlicher Erreger wurde von G. Caronia-Rom
ein sehr kleiner Diplokokkus aus dem Blut, Knochenmark usw. gezüchtet,
der angeblich bei Überimpfung auf Kaninchen ein masernartiges

Exanthem hervorruft. Bestätigung bleibt abzuwarten. Die Krankheit ist über die ganze Erde verbreitet, tritt mit Vorliebe im Frühjahr auf und befällt vorzugsweise Kinder. Diese Eigenschaft erklärt sich vermutlich daraus, daß ein großer Teil der Bevölkerung in der Jugend die Krankheit übersteht und dadurch fürs Leben immunisiert wird. Vorboten sind starker Schnupfen, Bindehautkatarrh und trockener Reizhusten, meist auch Temperaturerhöhung. Außer einer geringen Rötung der Mandeln findet sich sonst nichts Wesentliches. Vom Ende des zweiten Tages an tritt oft am Gaumen ein Ausschlag mit linsengroßen, roten Flecken auf und fast gleichseitig erscheinen an der Wangenschleimhaut gegenüber den Backzähnen die sog. Koplikschen Flecken: weiße, stecknadelkopfgroße, wie Kalkspritzer aussehende Punkte inmitten eines stecknadelkopfgroßen roten Hofes. Ungefähr um den 4. Krankheitstag erscheint unter beträchtlichem Fieberanstieg der eigentliche Masernausschlag: dunkelrote Flecke um die Follikelmündungen, die mit einer leichten Anschwellung derselben einhergeht, es entsteht die uns auch von anderen Dermatitiden (Röntgen, Licht) her bekannte „Follikelschwellung". Durch Zusammenfließen mehrerer solcher follikulärer Einzelherde kommt es zur Bildung von linsen- bis pfenniggroßen Efflorescenzen von gleicher Farbe, die nahezu papulösen Charakter haben können (Abb. 51). Im Gegensatz zum Scharlach bleiben jedoch bei den Masern stets freie Hautstellen zwischen den Einzelherden, diese fließen niemals völlig zusammen. Daß sich — allerdings in seltenen Fällen — auf den Papeln durch seröse Ausschwitzung Bläschen bilden können, nimmt kaum wunder, ebenso die Möglichkeit des Vorkommens von Blutungen an diesen Stellen. Der Ausschlag beginnt fast stets im Gesicht, an den Wangen vor den Ohren, und verbreitet sich dann von hier aus über den Hals, Nacken und Rumpf und Gliedmaßen. Im Gesicht ist er eigentlich immer am dichtesten, gegen die Enden der Glieder wird er immer spärlicher; nur da, wo durch Druck oder Reibung eine Wirkung mechanischer Faktoren auf die Haut vorhanden ist, Gürtelgegend z. B., ist das Exanthem verstärkt. An einzelnen Stellen, namentlich im Gesicht, macht sich eine Schwellung der Haut bemerkbar, die jenem ein gedunsenes Aussehen gibt. Im Urin findet sich fast immer die Diazoreaktion positiv. Ihre Anstellung ist wichtig wegen der Unterscheidung von Röteln. Nach ein bis zwei Tagen der „Blüte" bilden sich die Hauterscheinungen zurück und gehen allmählich in kleienförmige Abschuppung über. Die übrigen klinischen Erscheinungen bleiben dagegen noch einige Tage bestehen, bis auch bei ihnen die Rückbildung einsetzt, vorausgesetzt, daß keine Komplikationen eintreten. Die Prognose ist im allgemeinen günstig, außer bei älteren Personen sowie bei gewissen schwer verlaufenden Epidemien. Verwechslungen sind möglich mit Röteln, Antipyrin- und Serumexanthemen, weniger leicht mit beginnenden Pocken, Syphilis und Fleckfieber. Wichtig ist, daß durch die Masern eine latente Tuberkulose zum Vorschein gebracht werden kann; die Tuberculosis luposa postexanthemica wurde oben schon erwähnt. Die Behandlung beschränkt sich auf allgemeine antiphlogistische Maßnahmen. Meldepflichtig sind Masern, außer in Hamburg nicht. Zur Vorbeugung hat Degkwitz die Einspritzung von Masernrekonvaleszentenserum mit Erfolg angewandt. Nach Salomon kann statt des letzteren auch Normalserum vom Erwachsenen benutzt werden.

Röteln, Rubeola, treten ebenfalls in kleinen Epidemien auf, aber niemals in der Häufung wie die Masern und sind an sich seltener. Betroffen werden fast nur Kinder. Sie beginnen ebenfalls nach einer Inkubationszeit von 2—3 Wochen mit katarrhalischen Symptomen und Fieber. Am zweiten Tage tritt das Exanthem auf, auch wieder zuerst im Gesicht, dann auf den übrigen Körper übergreifend. Es besteht aus lebhaft roten Flecken von Linsengröße und darüber, die leicht erhaben sind und nicht zusammenfließen (Abb. 52). Follikelschwellung ist nicht vorhanden, die Diazoreaktion pflegt negativ zu sein. Fieber und katarrhalische Symptome reichen nur einen mäßigen Grad, auch das Exanthem ist oft sehr wenig deutlich ausgebildet. Leukozytose fehlt. Nach 4—5 Tagen beginnt die Abheilung, die meist keine oder nur geringe Abschuppung erkennen läßt. Komplikationen treten im allgemeinen nicht ein; das Überstehen hinterläßt lebenslängliche Immunität. Die Prognose ist durchaus günstig. Die Behandlung erstreckt sich auf Bettruhe und Fieberdiät. Isolierung der Patienten ist nicht notwendig. Die Krankheit ist nicht meldepflichtig.

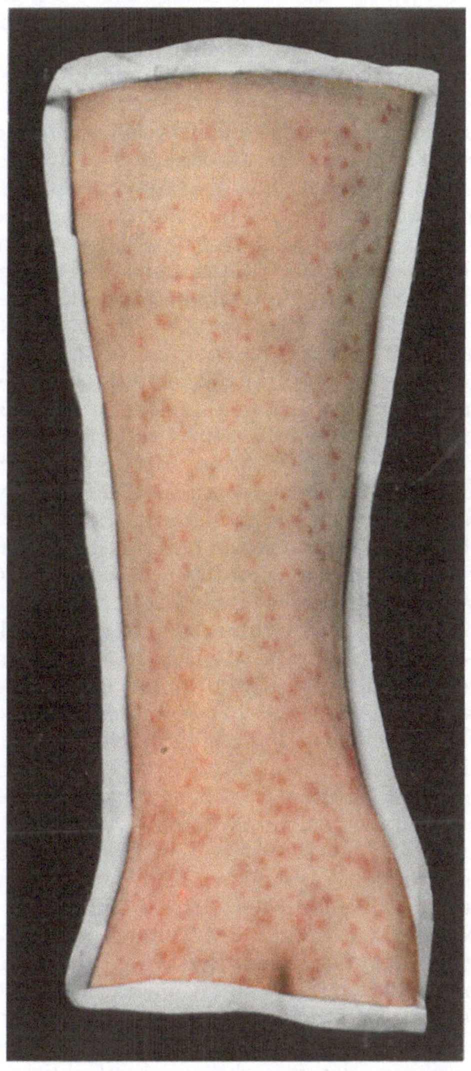

Abb. 52. Rubeola am Arm eines Jugendlichen.

Variola vera, Pocken, Blattern, sind in Europa vermutlich seit dem Ausgang des 15. Jahrhunderts bekannt und wüteten bis zur Einführung

der Schutzpockenimpfung in geradezu ungeheurer Weise. So kam in
Berlin in den letzten Jahrzehnten des 18. Jahrhunderts $^1/_{12}$ der Gesamt-
sterblichkeit auf Rechnung der Pocken. Auch heute noch sind sie
in vielen außereuropäischen Ländern sehr verbreitet, ebenso auf dem
Balkan und in manchen Teilen von Rußland. Die meisten bei
uns zur Beobachtung kommenden Fälle sind vom Osten her eingeschleppt. Die Pocken wurden früher mit den Masern und der Syphilis
zusammengeworfen, daher die Bezeichnung small-pox bzw. petite-vérole.
Die Trennung der Krankheitsbilder erfolgte erst durch Sydenham
(1689 †). Die Pocken sind außerordentlich leicht übertragbar, das noch
unbekannte Virus kann anscheinend monate- wenn nicht jahrelang
sich an Gebrauchsgegenständen usw. infektionstüchtig erhalten. In
China wird auf das Bestimmteste versichert, daß schon das Vorbeigehen
an einem Hause, in dem ein Pockenkranker liegt, zur Ansteckung führen
könne. Die Inkubationszeit beträgt 10—13 Tage, dann setzt die Erkrankung mit einem Schüttelfrost und hohem Fieber ein. Es besteht zugleich heftigster Kopf-, auch Magenschmerz, besonders charakteristisch
sind aber die fast nie fehlenden Kreuz- und Gliederschmerzen.
Die Milz wird fühlbar, im Urin tritt Eiweiß auf, meist in beträchtlicher
Menge. Um den zweiten Tag herum tritt das sog. Initialexanthem
auf, das allerdings meist nur 24 Stunden bestehen bleibt. Es ist entweder ein verstreutes, masernartiges oder ein streng auf Unterleib und
Oberschenkelinnenseiten lokalisiertes, dann aber scharlachartig und
oft punktförmige Blutungen zeigend [H. Curschmann[1])]. Am dritten
Tag tritt unter erneutem Fieberanstieg der eigentliche Pockenaus-
schlag auf. Es beginnt damit das Stadium eruptionis. Zuerst im
Gesicht, dann am übrigen Körper, einschließlich der Gliedmaßen,
treten kleine rote Flecken auf, die mehr oder weniger dicht beieinander
stehen; die Gegend der Symphyse bleibt auffallenderweise meist frei.
Der Ausschlag hat große Ähnlichkeit mit dem Masernexanthem, jedoch
wird dieses an den Händen und Füßen kaum in erheblichem Umfange
gefunden. Unter lytischem Absinken des Fiebers lassen danach die
quälenden subjektiven Beschwerden nach. Vom 6. Tag ab beginnen sich
auf der Mitte der nun den Charakter von Papeln zeigenden Flecken
wasserhelle Bläschen zu bilden, die sich rasch vergrößern und bald
ganz den Umfang der Papeln einnehmen. Ihre Mitte ist meist vertieft
(Nabel), der Inhalt eine gelbliche, klare Flüssigkeit. Neben der Haut
erkranken stets auch die Schleimhäute in wechselndem Ausmaße,
namentlich der Respirationstractus, seltener Mastdarm, Vulva und
Vagina. Im Gegensatz zur Haut kommt es allerdings hier aus naheliegen-
den Gründen zur Zerstörung der Bläschendecke und zur Bildung von
Erosionen oder weiterhin zu oberflächlichen Ulcerationen. Nach weiteren
drei Tagen, also am neunten Tage, ist die Umbildung des Bläschens zur
Pustel beendet, d. h. der Inhalt hat sich allmählich mehr und mehr

---

[1]) Wir folgen hier der Darstellung v. Rombergs in Mehring, Lehrbuch der
inneren Medizin, die sich ihrerseits wieder auf Curschmanns ausgedehnte Erfahrung stützt. Meine eigenen langjährigen Erfahrungen in außereuropäischen
Ländern decken sich hiermit.

mit Eiterzellen durchsetzt, bis er schließlich rein eitrig geworden ist (Abb. 53). Die Umgebung der Pusteln ist stark gerötet (Halo). Fieber und Beschwerden steigen wieder an, letztere nicht zum wenigsten auch durch die Spannung der Haut. Der Allgemeinzustand ist äußerst schlecht, zumal auch die Nahrungsaufnahme durch die wunden Schleimhautoberflächen sehr behindert wird. Da der Ausschlag

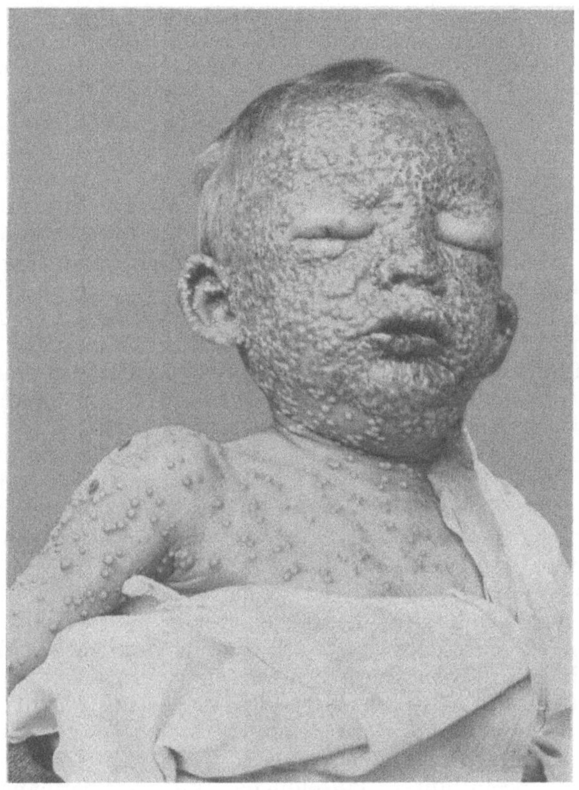

Abb. 53. Variola bei einem Kinde.
(Aus Jochmann-Hegler, Lehrbuch der Infektionskrankheiten, 2. Aufl., Berlin 1924.)

auch am Rücken und dem behaarten Kopf in gleich starker Weise vorhanden ist, wird selbst das Liegen den Kranken zur Qual. Nach weiteren drei Tagen beginnt, zuerst im Gesicht, der Ausschlag sich zurückzubilden. Die Pustel trocknen unter stärkerer Ausbildung ihres Nabels ein, zugleich setzt erheblicher Juckreiz ein. Die Pustelschorfe stoßen sich danach allmählich ab, die Rötung verblaßt und überall da, wo die Pustelbildung mit einer Zerstörung der Cutis, etwa bis zur Höhe des Papillarkörpers, einhergegangen war, verheilen diese Geschwüre und bilden sich die typischen, eingedellten, näpfchen-

12*

artigen Pockennarben von Linsengröße. Sitzen diese Narben im Gesicht und sind sie einigermaßen zahlreich, so wird dieses dadurch beträchtlich entstellt. Die Krankheit ist stets als eine ernste anzusehen, die sowohl durch ihre Toxine direkt wie durch die zahlreichen Komplikationen (Keratitis, Otitis media, Pneumonie, Pleuritis, Endokarditis, Nephritis haemorrhag., Meningitis), auf die hier nicht näher eingegangen werden soll, rasch zum Tode führt. Das Überstehen hinterläßt meist lebenslängliche Immunität. Als schwarze Blattern werden solche Fälle bezeichnet, bei denen es zu einer Blutung in die Blasen kommt, diese gelten als besonders schwer und führen unrettbar zum Tode. Treten Blutungen bereits vor Ausbruch des Exanthems auf, so wird dies als Purpura variolosa bezeichnet, da auch an inneren Organen diese Blutungen auftreten können, so ist auch diese Form gewöhnlich sehr schwer. Die Diagnose ist bei ausgebildeten Fällen kaum zu verfehlen, bei beginnenden weisen heftiger Frost und Kreuzschmerzen, sowie das initiale Exanthem auf die Fährde. Zur Sicherung kann der Bläscheninhalt mikroskopisch untersucht werden, er enthält sehr zahlreiche feinste, runde Körperchen, die sog. Paaschenschen Körperchen; bei Verimpfung auf die Kaninchencornea nach Paul treten eigenartige Infiltrate auf, die für den in der Methode geübten beweisend sind. Das Material sollte, auf einem Objektträger angetrocknet, an das nächste staatliche Untersuchungsamt eingesandt werden. Auch die histologische Untersuchung einer exzidierten Pustel kann in geeigneten Fällen Klarheit bringen. Die Pustel zeigt eine die unteren Epidermisschichten einnehmende Verdrängung und Degeneration der Zellen (Basal- und Stachelschicht), während die Hornschicht frei ist. Im Innern ist die Blase in charakteristischer Weise durch „Septen" unterteilt, „gekammert".

Die Behandlung hat sich auf strengste Absonderung des Kranken und allgemeine Maßnahmen, die den Körper in seinen Heilbestrebungen unterstützen, zu erstrecken. Ob bei beginnenden Fällen die sofortige Impfung mit zahlreichen Impfschnitten mit Kuhpockenlymphe Erfolg hat hinsichtlich der Abschwächung des Prozesses, scheint noch nicht ganz sicher. Nach Finsen wird durch Ausschalten der ultravioletten Strahlen des Tageslichtes, also durch Rotlicht, der Zustand der Haut sehr günstig beeinflußt. Pinselungen mit Kalipermanganatlösung sollen ähnlich wirken. Von Vaughan wird Applikation von Ol. olivar. in überreichlichem Maße sehr empfohlen. Zum Schutze der Umgebung ist neben der strengen Isolierung eine sofortige Durchimpfung aller in den letzten zwei Jahren nicht geimpften Personen vorzunehmen. Alle Abgänge, Wäsche usw. des Kranken sind sorgfältig zu desinfizieren und ebenso das Zimmer und die Einrichtungsgegenstände nach Ablauf der Erkrankung. Besondere Sorgfalt ist auch, in kleineren Orten namentlich, auf die vorschriftsmäßige Behandlung der Leichen zu legen; ich habe eine kleine Epidemie im Anschluß an eine nachlässige Verwahrung einer Leiche noch unlängst auftreten sehen. Gemäß Reichsseuchengesetz vom 30. 6. 1900 ist bei Pocken nicht nur Erkrankung und Todesfall, sondern auch schon der Verdacht anzeigepflichtig.

Variolois wird eine Form der Pockenerkrankung genannt, die klinisch infolge vorausgegangener Erkrankung an Variola vera oder erfolgreicher Kuhpockenimpfung oder infolge individueller Unter-empfindlichkeit erheblich milder als die echte Variola verläuft. Schon im Initialstadium sind Fieber und Allgemeinerscheinungen wesentlich geringer. Das am dritten Tage erscheinende Exanthem ist viel spärlicher, Papeln, Bläschen und Pusteln überschreiten Linsengröße kaum, ver-eitern gegen Ende der ersten Woche und sind dann von einem breiten, roten Hof umgeben. In vielen Fällen kommt es überhaupt nicht zur Pustelbildung, und die Rückbildung der Efflorescenzen setzt schon vorher ein. Narben entstehen nie, da der Prozeß keine Zerstörung der oberen Cutisschichten hervorruft. Vorzugsweise wird das Gesicht befallen, auch die Schleimhäute erkranken ziemlich regelmäßig, aber nur sehr milde. Komplikationen sind selten. An der Haut sollen zuweilen tief-greifende Phlegmonen, Furunkel, sogar Gangrän auftreten, ferner in der Rekonvalescenz hartnäckige Acne des Gesichtes wegen der narbigen Verengerung der Follikelöffnungen. Die Diagnose ist nicht immer leicht, besonders bei sehr mild verlaufenden Fällen. Es kommt hinzu, daß aus der Form (Größe, kein Nabel) der Pustel kein sicherer Schluß gezogen werden kann, da nach meiner Erfahrung an einigen größeren Varicellenendemien schwere Formen dieser Erkrankung recht ähnlich aussehen können. Auch gewisse Pyodermien, namentlich die vesikulöse Form, können zuweilen recht ähnliche Bilder erzeugen. Die Behandlung richtet sich nach dem oben Gesagten, ebenso die Vorbeugung, sowie die Meldepflicht.

Impfblattern, Schutzpocken, Vaccine, werden die erstmals von Jenner (1796) beim Menschen durch künstliche cutane Einverleibung des Impfstoffes hervorgerufenen Erscheinungen der Haut genannt. Die früher geübte Abimpfung vom Menschen ist jetzt ganz verlassen zugunsten der Übertragung des Impfstoffes der Kuhpocken. Diese Impfung ist durch das Reichsimpfgesetz von 1874 obligatorisch. Es kommt nun bei geimpften Kindern durch Kratzen, namentlich wenn gleichzeitig eine juckende Hauterkrankung wie Scabies, Strofulus usw. besteht, zu einer Verschleppung und Einimpfung des Virus an anderen Stellen des Körpers, oft in sehr ausgedehntem Maße. Es liegt auf der Hand, daß durch die Aussaat von vielen Herden der Allgemeinzustand ganz erheblich beeinflußt werden kann. Obwohl die Erkrankung an sich nicht gefährlich ist, so ist doch ihr Auftreten geeignet, die Umgebung über die Ungefährlichkeit der Schutzimpfung zweifelhaft zu machen und den Impfgegnern Wasser auf die Mühle zu leiten. Besonders un-angenehm ist es, wenn die Augen miterkranken, da es dann leicht zu irreparablen Trübungen der Hornhaut kommen kann. Eine andere Art der Aussaat kommt in seltenen Fällen auf dem Blutwege zustande, es entsteht dann entweder die sog. generalisierte Vaccine oder es treten masern- oder scharlachähnliche, manchmal auch urticarielle Exantheme auf. Eine prinzipiell gleiche, nach Art der Entstehung aber andersartige Infektion wird zuweilen bei Melkern gefunden, wenn diese mit Kühen zu tun haben, welche originäre Kuhpocken am

Euter haben. Es finden sich dann an den Handrücken und den Finger-innenseiten linsen- bis pfenniggroße Knoten, die das Niveau der Haut überragen, von bläulich-roter Farbe und derber Konsistenz, sog. Melkerknoten. Sie machen verhältnismäßig wenig Beschwerden und entsprechen den Abortiv- oder Steinpocken des Rindes (Frieboes). Die Behandlung sämtlicher Formen kann nur eine symptomatische sein. Wichtig ist dagegen die Vorbeugung namentlich bei Kindern aus den angeführten Gründen. Vermeidung der Impfung von Kindern, welche an juckenden Ausschlägen leiden, und gut abschließende Ver-bände der Impfstellen sind hier das beste.

Varicellae, Wind- oder Spitzpocken, treten zuweilen in kleinen Endemien, oft aber auch als Einzelerkrankung auf, ohne daß sich die Ansteckungsquelle nachweisen läßt. Ansteckung und Verlauf hängen offenbar von einer Anzahl von Faktoren ab, die wir noch nicht vollständig übersehen, zumal uns das Virus in keiner Weise irgendwie faßbar ist. Da vielfach von mehreren Kindern einer Familie nur eines erkrankt, muß man der individuellen Disposition eine besondere Bedeutung bei-messen. Überstehen der Erkrankung hinterläßt meistens dauernde Immunität, doch sind Ausnahmen beobachtet. Über die Art der Über-tragung des Virus und die Eintrittspforte in den Körper wissen wir nichts. Erwachsene erkranken seltener, immerhin sind sie durchaus nicht völlig immun, wie dies früher angenommen wurde. Nach meinen Beobachtungen scheinen die sporadischen Fälle durchweg relativ milde aufzutreten, während bei epidemischem Vorkommen zuweilen sehr starke Haut- und Allgemeinerscheinungen vorhanden sein können. Nach einer Inkubationszeit von 12—17 Tagen entstehen am Körper verstreut, ohne jede erkennbare Regelmäßigkeit nach Ort und An-ordnung, rote, linsengroße Flecke, in deren Mitte bald wasserhelle Bläschen aufschießen (Abb. 54). Sie finden sich auch auf dem behaarten Kopf und auf der Mundschleimhaut, namentlich am Gaumen. Zugleich besteht Erhöhung der Temperatur, die allerdings selten über 39° übersteigt, und ohne daß das Allgemeinbefinden wesentlich gestört wäre. Auch halten diese Erscheinungen meist nicht länger als zwei, höchstens drei Tage an. Um diese Zeit beginnt der Blaseninhalt sich zu trüben und trocknet dann bald ein, indem sich eine Kruste bildet, die — wohl infolge von Blutbeimengungen — dunkelbraunrot aussehen kann. Nach Verlauf von einigen Tagen stoßen sich diese Krusten ab, und es bleibt eine schwach depigmen-tierte linsengroße Stelle zurück, die zuweilen eine leichte narbige Ein-senkung zeigt, aber nie in der Stärke wie bei den echten Pocken. Sehr charakteristisch und für die Diagnose gegenüber Variola und Vario-lois verwertbar ist der Umstand, daß fast stets Nachschübe auftreten, so daß das morphologische Bild der Hauteffloreszenzen insofern viel-gestaltig ist, als sich neben vollausgebildeten Bläschen beginnende, abheilende und abgeheilte feststellen lassen. In sehr seltenen Fällen kann das Exanthem zusammenfließen, hämorrhagisch oder gangränös werden, sowie hämorrhagische Nephritis oder Sepsis sich anschließen. Über die Beziehungen der Varicellen zu den herpetischen Affektionen

soll bei der Besprechung jener noch das Nötige gesagt werden. Die Behandlung bestehe im Hinblick auf die immerhin möglichen Komplikationen in Bettruhe und Warmhalten; für die Haut genügt Einpudern

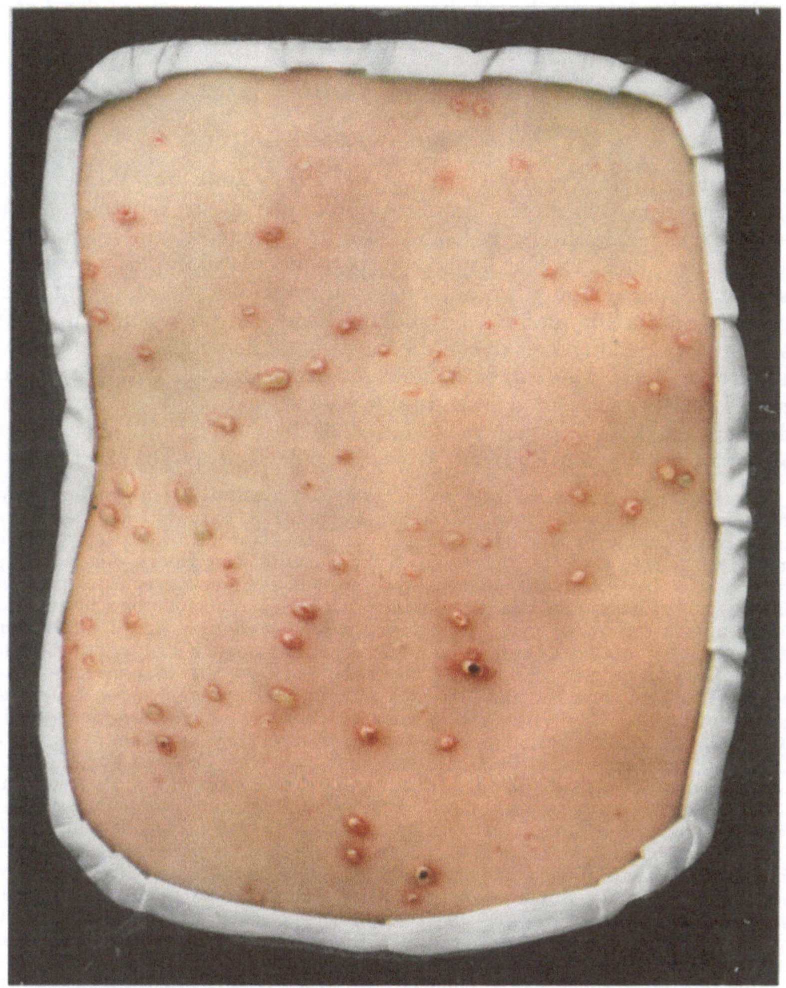

Abb. 54. Varicellen am Rücken eines Kindes.

mit Reis- oder Kartoffelmehl. Isolierung ist nur bei Epidemien von
strengerem Charakter notwendig, namentlich wenn zugleich an echte
Pocken gedacht werden muß, wie das in den Grenzgebieten beinahe immer
der Fall ist. Die Unterscheidung von jenen wird sich bei Beachtung
der Hauptmerkmale beider Erkrankungen meist ohne Schwierigkeiten
stellen lassen. Für die Frühdiagnose gibt W. H. Hoffmann der

hämatologischen Untersuchung den Vorzug. Starke Vermehrung der Leukocyten vom 4. Krankheitstag ab, starke relative Lymphocytose, hohe Eosinophilie, anfänglicher hoher Arneth-Index (Zählung der Kernfragmente in den vielkernigen Zellen) und Gegenwart von Myelocyten spricht für Variola, während bei Varicellen die Gesamtzahl der Leukocyten eher vermindert ist, bei gelegentlichen Steigerungen um den 8.—10. Krankheitstag.

2. Die Herpeserkrankungen.

Die Herpeserkrankungen stehen zur Zeit im Vordergrunde des Interesses. Bei ihnen kommt die konditionale Einstellung ganz besonders zur Erleichterung des Verständnisses zustatten. Schon lange war bekannt, daß zur Entstehung herpetischer Affektionen eine gewisse Disposition angenommen werden müsse, andererseits wiesen doch manche Momente darauf hin, daß ein besonderes Virus mit im Spiele sein dürfte. Es ist nun in neuerer Zeit durch die verdienstvollen Arbeiten von Doerr und Schnabel, Levaditi und Nicolau, Grüter, Löwenstein, Bastai u. a. Licht in dieses dunkle Gebiet gebracht worden. Zwar sind noch manche Fragen zu lösen, aber in den Grundzügen scheint doch jetzt schon der Einblick in die causale Genese gesichert.

Wir folgen in den nachstehenden allgemeinen Ausführungen denjenigen von Doerr und Zdansky sowie von Grüter. Der letztere, der wohl der erste erfolgreiche Experimentator mit Herpesvirus genannt werden darf, unterscheidet ein schwächeres und ein stärkeres Virus. Das erstere findet sich bei Herpes zoster sowie bei „Impetigo contagiosa" (s. oben Streptodermia superficialis crustosa) mit größeren, flachen Einzelblasen und geringen peripheren Entzündungserscheinungen, das letztere bei Gesichtsherpes, insbesondere Herpes labialis, ferner bei „Impetigo contagiosa" mit kleinen Bläschen und starken Entzündungserscheinungen. Das morphologische Bild an der Haut gibt nach ihm kein sicheres Urteil, welche Virusform vorliegt, das läßt sich nur durch Impfung an der Kaninchencornea gewinnen. Das Virus soll primär auf den Schleimhäuten, insbesondere des Respirations- und Verdauungstractus leben, von dort aus kommt es auf die Bindehaut der Augen und die Genitalschleimhaut. Hier kann es längere Zeit in latentem Zustand bleiben und durch Schädigung des Organismus, z. B. Erkältungskatarrhe, vermehrt und zur klinischen Erscheinung gebracht werden. Vermutlich kann das Virus von innen und von außen an den Herd herangebracht werden: so ist die Entstehung der Iritis beim Zoster nur auf diese Weise erklärbar. Die verschiedenen Virusarten sind offenbar sehr weit bei Mensch und Tier verbreitet, sie sind ausgezeichnet durch eine besondere Affinität zu den ektodermalen Gebilden: Nerven und Haut. Nach seinen biologischen Eigenschaften und der Impfkeratitis beim Kaninchen ist es mit dem Variolavaccine-Virus verwandt, unterscheidet sich jedoch von diesem durch das Fehlen der Immunitätsreaktion und der Guarnerischen Körperchen in der Cornea infecta des Kaninchens. Dies letztere hat fernerhin eine schwach neurotrope und stark dermatotrope Wirkung bei verhältnismäßig hoher Virulenz, das Herpesvirus hat dagegen eine schwache Virulenz und stärkere neurotrope Wirkung, aber schwache dermatotrope. Dieser Gegensatz kommt besonders auffällig im Kaninchenexperiment zum Vorschein. Nach Luger und Lauda ist das Herpesvirus filtrierbar. Doerr und seine Mitarbeiter wiesen nach, daß das Herpesvirus beim Kaninchen eine schwere, meist tödliche, mit Lähmungen einhergehende Encephalitis hervorruft. Die von Lipschütz erhobenen Einschlußbefunde sind noch nicht sicher deutbar. Bastai und Busacca wiesen Herpesvirus nach Hautherpeserkrankung im Liquor nach. Die Genese des Zoster setzt neben der spezifischen Affinität des Virus eine besondere Disposition voraus, auf die unten noch einzugehen sein wird. Ob auch eine besondere Modifikation des Virus hierbei eine Rolle spielt, läßt sich noch nicht übersehen. Nach Teague und Goodpasture konnte die Disposition beim Menschen künstlich durch Pinselung mit Steinkohlenteer erzeugt werden. Es gelang ihnen so, einen Lippenherpes, der zunächst in mehreren Passagen auf der Kaninchencornea gezüchtet worden war, auf jene Personen mit Erfolg zu übertragen. Interessant ist und die Befunde Doerrs bestätigend, daß alle Tiere an Encephalitis eingingen und die charakteristischen Einschlußkörperchen in den Gehirnschnitten zeigten. Da auch Injektion von Spinalganglienbreiaufschwemmung bei gesunden Kaninchen Encephalitis erzeugte, ist anzunehmen, daß sich das Virus an der Inokulationsstelle vermehrt und von da den korrespondierenden Spinalnerven entlang zu den Spinalganglien kriecht. Von hier geht es dann wieder peripherwärts den Nerven entlang zu Haut. Möglicherweise geht es auch in manchen Fällen auf diese Nervenstämme über, ohne die Spinalganglien zu erreichen. Neuerdings gelang es Rose bei Verwendung eines entsprechend virulenten Stammes, auch ohne vorherige Hautreizung, durch intracutane Impfung einen typischen Herpes zosteriformis zu erzeugen. Über die Abhängigkeit der Vermehrung des Herpesvirus von klimatischen Faktoren orientiert eine Arbeit von W. Pick, welcher zeigen konnte, daß Herpes zoster in manchen Jahren in Prag gehäuft auftrat, daß ferner gewisse Monate Maxima (April und November), andere Minima (August) aufwiesen.

Herpes simplex, auch Herpes labialis, genitalis, menstrualis, febrilis genannt, je nach der Besonderheit des Ortes des Auftretens oder der Begleitumstände so genannt. Er ist dadurch charakterisiert, daß an den Übergängen der Haut zur Schleimhaut, seltener an anderen Hautstellen, auf einer leicht geröteten Basis wasserhelle Bläschen von Hirsekorngröße aufschießen. Selten in der Einzahl, sondern meist zu mehreren, in gruppenartiger Anordnung. Außer leichtem Brennen sind kaum Beschwerden vorhanden. Fast regelmäßig sind gleichzeitig, oder auch schon vorher die regionären Lymphdrüsen leicht geschwollen und etwas schmerzhaft auf Druck. Der Inhalt der Bläschen trübt sich rasch, trocknet ein und stößt sich dann als kleine Kruste ab, ohne daß an der betreffenden Stelle irgendwelche dauernden Veränderungen zurückbleiben. Ein Zeichen dafür, daß es sich um einen fast ausschließlich in der Epidermis lokalisierten Prozeß ohne wesentliche Mitbeteiligung der Cutis handelt. Zuweilen hebt sich auch die Bläschendecke ab, namentlich wenn mechanische Momente dies begünstigen, z. B. Reibung. Es liegt dann eine linsengroße Erosion zutage, deren Zentrum meist einen graugelblichen Farbton hat — nekrotisierte Zellen der Stachelschicht, und zwar der mittleren Lagen — umgeben von einem ziemlich lebhaftroten, schmalen Hof. Auch bei diesem erodierten Herpes tritt nach wenigen Tagen Ersatz der untergegangenen Epidermiszellen ein. Am häufigsten entsteht der geschilderte Prozeß an den Lippen. Hier ist er eine Begleiterscheinung von gewissen fieberhaften Krankheiten, so bei Rhinitis acuta (Schnupfen), Lungen- und Hirnhautentzündung, Grippe, Fleckfieber, Malaria, Rückfallfieber, Weilscher Krankheit, Trichinosis, allgemeiner Sepsis, fieberhaftem Magenkatarrh, sehr selten dagegen bei Typhus. Auch die Febris herpetica genannte Erkrankung ist hier zu erwähnen, hier tritt nach Absinken der hohen Temperatur ein oft enormer, eine ganze Wange einnehmender Herpes auf. Zuweilen sitzt bei diesen Affektionen, sowie auch bei Indigestionen des Magendarmkanals die herpetische Affektion an der Zunge, besonders an der Spitze. In anderen Fällen sieht man ein Entstehen kurz ante menses, in wieder anderen im Anschluß an gewisse Traumen, wie Zahnextraktionen usw. Am Genitale des Mannes tritt der Herpes meist in der Kranzfurche bzw. am inneren Präputialblatt, seltener an Eichel und Gliedschaft auf (Abb. 55), bei der Frau ist meist die Außenseite der großen Labien oder die Umgebung der Vulva, seltener Scheide und Cervix befallen. Harnröhre und Blase werden bei beiden Geschlechtern nur in Ausnahmefällen erkrankt befunden. Typisch ist die oft jahrelang bestehende Neigung zu Rückfällen und zwar fast immer in der Nähe der erstmals erkrankten Stelle. Die Prognose der Affektion ist durchaus gut, trotz der anzunehmenden Neurotropie des Virus sind bisher keine diesbezüglichen Nachkrankheiten beschrieben worden. Eine Gefahr besteht nur insofern, als die erodierte Haut oder Schleimhaut leicht als Eintrittspforte für irgendeine sekundäre Infektion dienen kann. So ist es namentlich beim Manne möglich, daß sich eine syphilitische Infektion an der Stelle eines Herpes entwickelt. Davon ist aber zu trennen diejenige Form des Primäraffektes, die sich — ohne Ausbildung der typischen Induration — unter der Form eines Herpes entwickelt (herpetiformer Schanker). Diese rechtzeitig zu erkennen, ist die einzige differentialdiagnostisch schwierige Aufgabe. Aber daran denken, heißt in diesem Falle schon die Verwechslung vermeiden, da sich in jenem stets reichlich Spirochäten nachweisen lassen.

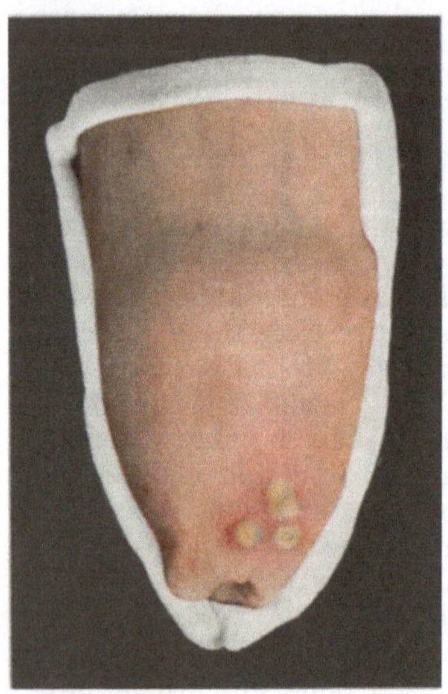

Abb. 55. Herpes genitalis am Präputium.

Die Behandlung besteht in Einpudern oder Einfetten mit indifferenten Mitteln und Vermeiden jedes eingreifenderen Vorgehens.

Herpes zoster, Gürtelrose, Zona, läßt die Neurotropie und zugleich Dermatotropie des Virus deutlicher erkennen als der vorhergehende. Das Virus dringt hierbei offenbar auf irgendeinem Wege, vermutlich auf afferenten Nervenbahnen, zu einem oder mehreren Spinalganglien, führt hier zu einer „hämorrhagischen" Entzündung und nun wiederum zu einer peripher sich kundgebenden Veränderung (Alteration) der efferenten Bahnen. Diese mögen wohl in erster Linie dem Sympathicus angehören, durchsetzen doch sympathische Fasern das sensible Ganglion. Auf der Affizierung dieser Fasern beruht vielleicht die charakteristische Bläschenbildung, während die regelmäßig vorhandenen Neuralgien durch die Reizung des sensiblen Ganglions ihre Erklärung finden. Selbstverständlich ist auch das Entstehen einer echten Neuritis und Perineuritis damit nicht ausgeschlossen und verschiedentlich festgestellt. Wie oben schon ausgeführt, sprechen sehr viele Momente dafür, daß bei der Entstehung des Herpes zoster neben der Infektion durch das spezifische Virus noch andere Momente hinzukommen müssen. Diese werden einmal gefunden in einer besonderen Disposition des betreffenden Individuums (Grüter), es scheinen aber in vielen Fällen noch exogene Faktoren bei der Entstehung mitzuwirken. Hierher sind zu rechnen Traumen mechanischer Natur (Stoß, Schlag, Zerrung usw.), oder solche chemischer Natur, wie man sie durch Einverleibung gewisser Arzneimittel sich denken kann. Zu diesen gehören vor allem das Arsen, auch in Form des Salvarsans, ferner Wismut und noch manche andere, z. B. Kohlenoxydvergiftung; aber auch allgemeine Schädigungen des Organismus, wie Erkältungen, Infektionen mancher Art, wie Meningitis cerebrospinalis, Intermittens, Typhus exanthematicus sind hier anzuführen. Ferner wird bei Diabetes gelegentlich Herpes zoster beobachtet. Manche Autoren sind nun geneigt, im Hinblick auf die letztgenannten Faktoren zwei verschiedene Arten von Herpes zoster anzunehmen. Einen infektiösen und einen „idiopathischen", bei welch letzterem eine unspezifische Noxe an den betreffenden Nervenbahnen angreifend zu denken wäre. Im Sinne unserer Einstellung ist diese Ansicht durchaus diskutabel, aber es sprechen doch gewichtige Gründe dagegen, so vor allem die fast nie fehlende Lymphdrüsenschwellung, ferner die bisher anscheinend stets positiven Impfresultate, auch das eingangs erwähnte epidemische Auftreten, die Häufung in gewissen Jahren und Jahreszeiten. Hier werden selbstverständlich noch weitere Untersuchungen Klarheit bringen müssen, aber vom konditionistischen Standpunkte aus macht es uns durchaus keine Schwierigkeiten, auch in diesen Fällen, wie so oft, an ein Zusammenwirken verschiedener Noxen zu denken, die bei entsprechender Veranlagung zur Entstehung der Krankheit führen. Hier ist nun auch die Stelle, wo wir auf das mehrfach beobachtete, gleichzeitige Vorkommen von Herpes zoster und Varicellen noch kurz zu sprechen kommen müssen. J. v. Bókay hat schon vor längerem hierauf hingewiesen. Es war oben schon angedeutet worden, daß nach Grüters Ansicht das Herpesvirus und das Variolavaccinevirus nahe verwandt zu sein scheinen. Das wird besonders auffällig bei Fällen von Herpes zoster generalisatus. Hier ist es oft nahezu unmöglich zu sagen, ob die Affektion mehr dem Herpes zoster oder den Varicellen zuzuschreiben ist, soweit das rein morphologische Bild in Frage kommt. Auch darüber sind weitere Forschungen noch notwendig. Sichergestellt ist es jedenfalls, daß Fälle vorkommen, wo Personen in der Umgebung eines Herpes-zoster Kranken nach einer gewissen „Inkubationszeit" an Varicellen erkrankten, wobei sonst keine Varicellen in der Umgebung feststellbar waren (Roxbourgh u. a.).

Das klinische Bild ist gekennzeichnet durch das Auftreten von Bläschengruppen auf der Haut, denen im Verlauf mehrerer Tage noch weitere Nachschübe folgen (Abb. 56). Voraus gehen stets „Nervenschmerzen", die sich bis zu großer Heftigkeit steigern können. Die regionären Lymphdrüsen sind gleichzeitig angeschwollen

und schmerzhaft, ohne daß es zur Vereiterung kommt. Nach einer
Statistik W. Picks treten die Erscheinungen am häufigsten im Bereich
der Thorakalnerven auf, daher auch der Name. Nächstdem kommen
Trigeminus — hier wird das Ganglion Gasseri krank befunden —
Cervicalnerven, Lumbalnerven, Sakralnerven. Die Erkrankung tritt
fast stets halbseitig auf und erstreckt sich meist nur auf ein, selten

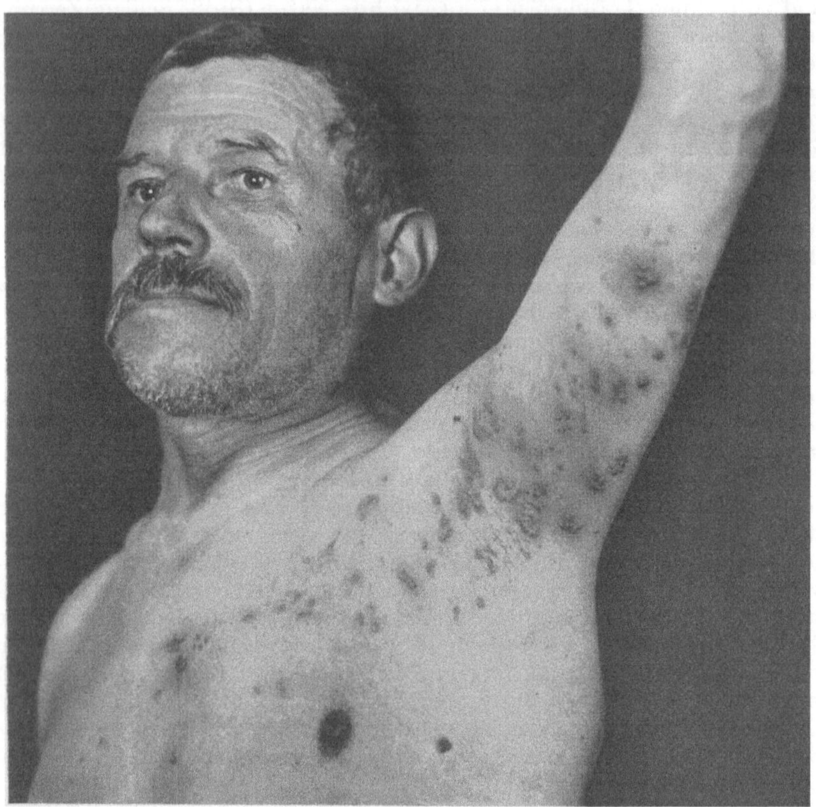

Abb. 56. Herpes zoster an Brust, Achselhöhle und Oberarm.

auf zwei Ganglien. Das scharfe Abschneiden in der Mittellinie ist neben
der strengen Lokalisation auf ein bestimmtes Nervengebiet für die
Diagnose außerordentlich wertvoll. Die Bläschen können sich in manchen
Fällen zu außerordentlicher Größe entwickeln, so daß schließlich enorme
Blasen vorhanden sind, die von einem mehr oder weniger großen geröteten Hof umgeben sind. Eine stärkere Beteiligung der Cutis ist
öfters in Form einer umschriebenen, entzündlich-hyperämischen Infiltration vorhanden. Bei den als Herpes zoster gangraenosus
bezeichneten Fällen, die anscheinend mit Vorliebe bei alten Leuten

auftreten, sieht man sogar eine Nekrose der oberen Cutisschichten entstehen, die nach Abheilung recht entstellende Narben hinterlassen kann. Bei normal verlaufenden Fällen trocknen die Bläschen nach einem Bestand von einigen Tagen ein, indem sich dunkelbraune, kleine Krusten bilden, die sich dann bald abstoßen und eine zarte, manchmal depigmentierte Epidermis erkennen lassen. Die Diagnose ist bei Beachtung der angegebenen Merkmale meist nicht zu verfehlen, am ehesten scheint mir die Erkennung bei ausschließlicher Lokalisation auf dem behaarten Kopf gewisse Schwierigkeiten zu machen, aber auch hier wird die ausgesprochene Halbseitigkeit und die Beschränkung auf gewisse Nervengebiete bei genauer Untersuchung auf die richtige Spur führen. Die Prognose ist im allgemeinen durchaus gut. Wichtig ist, dem Kranken von vornherein die Möglichkeit von Rückfällen anzukündigen und ihn über das oft noch recht lange Bestehen von Neuralgien zu beruhigen. Ernst ist die Prognose dagegen bei älteren Leuten, wenn die Affektion sehr ausgebreitet auftritt, namentlich auch im Gesicht, und wenn sie gar gangränös wird. In solchen Fällen kommt es nicht selten zum Exitus durch eine interkurrierende Erkrankung. Eine recht unangenehme Beigabe pflegt auch die Miterkrankung der Cornea zu sein, wie sie bei Herpes zoster im Trigeminusgebiet nicht allzu selten ist, hier erfolgt die Abheilung mit Hinterlassung von Hornhauttrübungen, die eine erhebliche Beeinträchtigung des Sehvermögens im Gefolge haben können.

Die Behandlung des Herpes zoster ist einfach: örtlich ist auf exakte Abdeckung der erkrankten Hautstellen Wert zu legen, da offenbar schon der Luftzutritt, sowie Reibung der Kleidung reizend wirken. Für diesen Zweck genügt Zinkpasteverband. Bei Neigung zu Gangrän wäre Jodoform oder Xeroform $(10^0/_0)$ zuzusetzen oder mit feuchten Verbänden (Salicyl-Resorcin, Argentum nitricum) abzuwechseln. Gegen die oft heftigen Schmerzen sind Narkotica manchmal nicht zu entbehren. In ausgedehnteren Fällen oder bei erheblicher Störung des Allgemeinbefindens wird Bettruhe angezeigt sein.

Impetigo herpetiformis, eine eigenartige, mit multipler Pustelbildung und hohem Fieber einhergehende Erkrankung, möge hier anhangsweise angeführt werden, obwohl eine Einigung darüber, ob die, auch von mir vertretene Ansicht, daß es sich um eine Infektion handelt, zu Recht besteht, noch nicht erfolgt ist. Falls es sich um ein Virus handelt, dürfte es sich um ein den vorhergehend besprochenen nahestehendes handeln. Allerdings waren bisher alle bezüglichen Nachforschungen vergeblich, dagegen wird neuerdings im Anschluß an einige Fälle, bei denen es zu tetanieartigen Erscheinungen gekommen war, die Möglichkeit einer Entstehung auf dysinkretorischer Grundlage erörtert. Da aber in allen früher beschriebenen Fällen von einer derartigen Störung nichts berichtet worden ist, darf man füglich daran zweifeln, ob eine krankhafte Veränderung an der Parathyreoidea als ätiologischer Faktor zu werten ist, oder ob sie nicht vielmehr als Folgezustand aufzufassen ist. Es sei übrigens auch daran erinnert, daß der hervorragende Veterinärpathologe Schindelka auf die Ähnlichkeit der Impetigo herpetiformis mit der Hundestaupe hingewiesen hat.

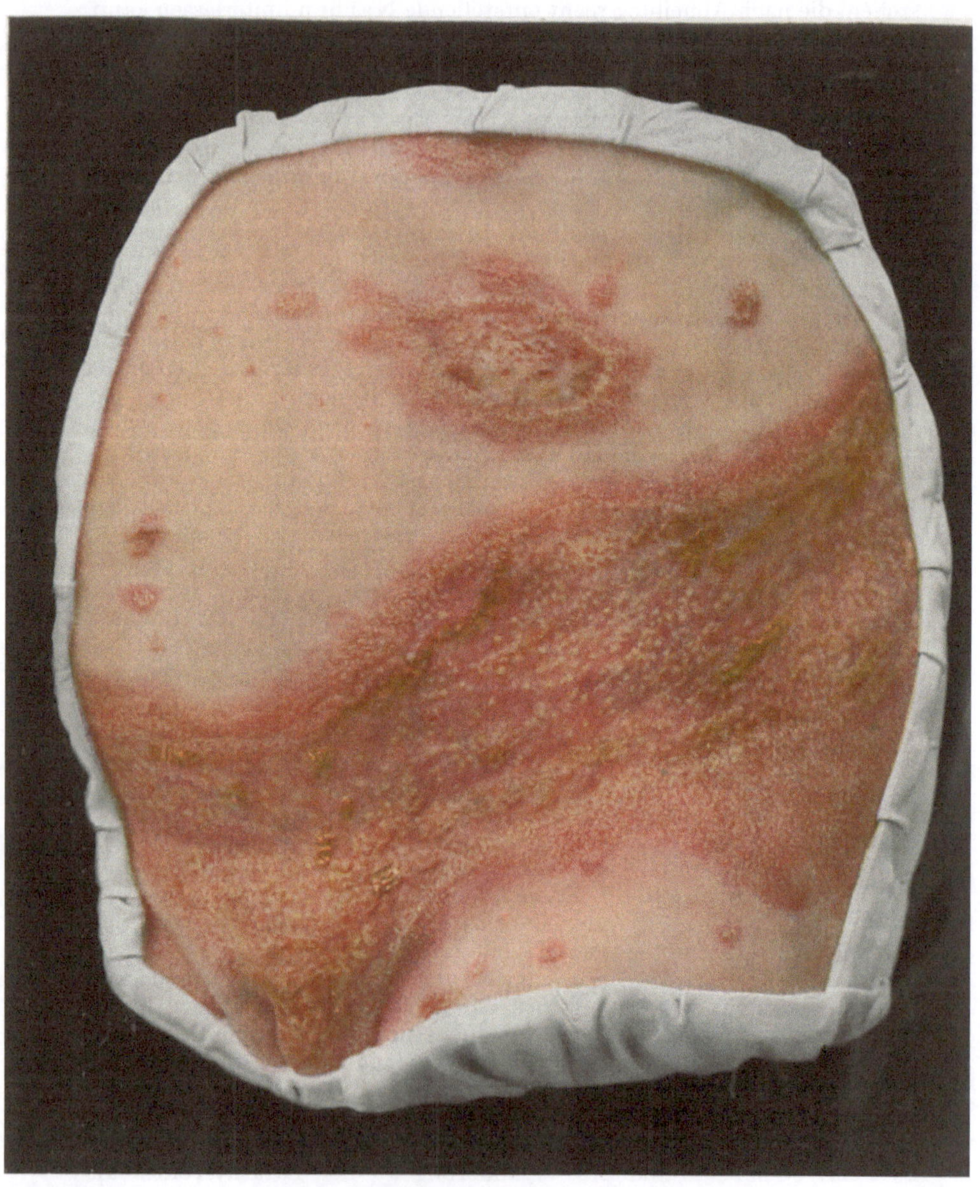

Abb. 57. Impetigo herpetiformis bei einer Schwangeren.

Eine Übertragbarkeit von Mensch zu Mensch ist bis jetzt allerdings nicht nachgewiesen, ebensowenig auf das Tier; es will das aber nach unseren heutigen Erfahrungen an der Herpeserkrankung nicht viel besagen, sehen wir doch auch dort trotz großer Häufigkeit nur ganz selten eine offenbare Ansteckung und haben beim Tierversuch ganz neue Übertragungsmethoden ausarbeiten müssen. Die Erkrankung ist relativ selten, vielleicht auch nur deshalb, weil sie wenig bekannt ist und oft sehr rasch zum Tode führt. Sie wird vorwiegend bei schwangeren oder frisch geboren habenden Frauen beobachtet, kommt aber auch beim Manne vor. Sie beginnt und verläuft mit hohem Fieber von remittierendem Typus und Schüttelfrösten begleitet, welch letztere namentlich bei Nachschüben auftreten. Das Allgemeinbefinden ist in schwerster Weise gestört, sehr bald tritt allgemeiner Marasmus ein, der rasch zum Tode führt; latente Tuberkulose wird hierbei manifest, ohne daß sie etwa regelmäßig vorhanden wäre. Schwere Entzündungen der Niere und Milztumor werden häufig gefunden. Der charakteristische Hautausschlag tritt schon bald nach Beginn der Allgemeinerscheinungen auf; es entstehen auf gerötetem Grunde gruppierte Pusteln von Hirsekorngröße, ohne daß ein vesikulöses Stadium vorausgegangen wäre (Abb. 57). Histologisch finden sich in diesen streng intraepidermdial liegenden Pusteln vorwiegend eosinophile Leukocyten. In der Cutis ist neben einem mäßigen Ödem eine dichte zellige Infiltration aus Lymphocyten, eosinophilen und neutrophilen Leukocyten sowie Fibroblasten vorhanden. Die ersten Efflorescenzen der beschriebenen Art finden sich meist in der Unterbauchgegend, später treten auch an den Gliedmaßen, sowie auch sonst am Rumpf ähnliche Stellen auf. Diese zeigen sämtlich eine deutliche Neigung zu peripherem Wachstum und können große Hautflächen einnehmen. Vielfach kommt es auch zu einem Zusammenfließen der Pusteln, namentlich in den mittleren Partien, aber an den Rändern werden sich stets die typischen Pustelgruppen nachweisen lassen. Auch die Schleimhaut des Mundes wird zuweilen erkränkt befunden. Auffallend ist das völlige Fehlen von Lymphdrüsenschwellung, auch bei den zur Obduktion gekommenen Fällen (vgl. Variola). Der Verlauf ist fast stets sehr schwer und führt meist zum Tode. Die Behandlung kann sich nur auf symptomatische Maßnahmen beschränken. Differentialdiagnostisch kommt nur Herpes gestationis in Frage, näheres siehe dort.

Stomatitis aphthosa. Aphthae epizooticae, Febris aphthosa (Späth), die Maul- und Klauenseuche beim Menschen. Das unbekannte Virus ist bei Anwendung des von Uhlenhuth angegebenen Verfahrens der Impfung in die Planta pedis auf Meerschweinchen übertragbar, während die Cornealimpfung nicht angeht (Rose). Auf den Menschen wird es offenbar am meisten durch den Genuß von Milch oder deren Produkte, die von kranken Kühen stammt, übertragen, seltener durch kleinste Wunden an den Fingern. Die Empfänglichkeit des Menschen ist an sich ziemlich gering, auch scheint sich bei dessen Infektion das Virus so weit abzuschwächen, daß eine Weitergabe an andere praktisch nicht in Frage kommt. Beim Menschen schwankt die Inkubation zwischen zwei und fünf, sogar 10 Tagen (Sutton). Unter nicht sehr ausgesprochenen Allgemeinsymptomen tritt eine Schwellung und Rötung der Mundschleimhaut auf, die dem Kranken durch ein Gefühl von Brennen und Trockenheit auffällt. Im Verlauf von ein bis zwei Tagen entwickeln sich an den Lippen, Zunge und Rachenwand kleine Bläschen, die nach einigen Tagen von selbst platzen, meist klares Sekret enthalten und seltener in Eiterung übergehen. Es bleiben dann erodierte Flecke von 3—10 mm Durchmesser auf der Schleimhaut zurück, die sehr empfindlich sind. Die regionären Lymphdrüsen pflegen geschwollen und schmerzhaft zu sein. Von den schon genannten Beschwerden und dem meist vorhandenen Speichelfluß abgesehen, bestehen kaum erhebliche Störungen des Allgemeinbefindens. An den Händen sind ähnliche Bläschen wie im Mund zuweilen zu beobachten; recht selten kommen dagegen diese Erscheinungen an den Füßen vor, da sie ja weder einer direkten Übertragung vom Tier, noch einer solchen durch den virushaltigen Mundspeichel ausgesetzt sind, wie dies beispielsweise beim Vieh der Fall ist. Die Krankheit heilt innerhalb 3—5 Wochen, zuweilen schon nach einer Woche ab. Die Prognose ist durchaus günstig, nur bei kleineren Kindern und Säuglingen insbesondere muß mit letalem Ausgang gerechnet werden. Die Diagnose ist bei ausgebildeten Fällen, wenn Erkrankungen beim Tier in der Umgebung vorhanden sind, nicht eben schwer. Allerdings kann die Abgrenzung gegenüber Pemphigus acutus in Frage kommen, hier ist gegebenenfalls der Ausfall des Tierversuches entscheidend. Die Behandlung erstreckt sich vor allem auf die Linderung der Mundbeschwerden. Pinselungen mit $1^0/_0$ Argentum-nitricum-Lösung, Spülung mit kaltem Essigwasser, Gurgeln mit Rivanol sind nach Späth hierfür angezeigt. Es muß ferner für genügende Flüssigkeitszufuhr gesorgt werden; versucht werden mögen ferner Einspritzungen von Neosalvarsan 0,3. Hauterscheinungen heilen nach Sutton rasch unter Zinköl (Rez. 33).

Anschließend seien die sog. **Aphthen,** auch als Stomatitis aphthosa von einzelnen Autoren bezeichnet, erwähnt. Ob sie durch ein ähnliches Virus wie das der vorhergehend besprochenen Erkrankung hervorgerufen werden, muß vorläufig noch dahingestellt bleiben. Sicher ist, daß sie bei einzelnen Personen „habituell" auftreten, und zwar namentlich im Anschluß an Diätfehler, Magenverstimmungen usw. Auch Herpes wird nach Darier zuweilen gleichzeitig beobachtet. Eine Übertragung von Mensch zu Mensch oder auf das Tier ist einwandfrei bisher noch nicht gelungen. Klinisch tritt auf der Mundschleimhaut, Lippen, Zunge, Gaumenbogen zunächst ein grauweißes Bläschen auf, das von einem karminroten Hof umgeben ist. Sehr bald bildet dieses sich zu einer linsen- bis $^1/_2$-pfenniggroßen Erosion um, die in der Mitte einen eigentümlich gelblichgrauen Belag zeigt, umgeben von einem hochroten Rand. Meist besteht recht unangenehmes Brennen, namentlich bei Nahrungsaufnahme. Drüsenschwellungen oder sonstige Komplikationen sind selten. Die Behandlung ist die gleiche wie oben.

3. Die rheumatoiden Erkrankungen.

Wir kommen nun zu einer Gruppe von Erkrankungen, denen ein gehäuftes Auftreten zu gewissen Jahreszeiten sowie das gleichzeitige Vorkommen von rheumatoiden Erscheinungen an Gelenken und Muskeln gemeinsam ist. Es handelt sich um die als Erythema exsudativum multiforme bzw. Erythema nodosum und die als Purpura bezeichnete Sondergruppe, zu der gerechnet werden Purpura simplex, Purpura (s. Peliosis) rheumatica und Purpura haemorrhagica s. Morbus maculosus Werlhofii. Nicht hierher gehört dagegen der Skorbut, der als Avitaminose sichergestellt ist. Welcher Art das hypothetische Virus ist, auf welchem Wege es bei diesen Erkrankungen in den Körper gelangt, das ist uns alles noch unbekannt und harrt noch der Aufklärung. Eine Übertragung von Mensch zu Mensch oder auf das Tier ist bei keiner dieser Krankheiten bisher gelungen. Aber trotzdem spricht so vieles für ihre infektiöse Natur und nichts dagegen, daß ihre Unterbringung an einer anderen Stelle der Systematik geradezu auf Schwierigkeiten stoßen würde.

Erythema exsudativum multiforme (Erythème polymorphe) tritt besonders häufig im Herbst (Darier), aber auch im Frühjahr auf, im Hochsommer und Winter dagegen relativ selten. Die Virulenz des Erregers scheint regionalen Schwankungen zu unterliegen, so ist nach Duhrings Ansicht der Verlauf der Fälle in den U. S. A. sehr viel milder als auf dem alten Kontinent. Und nach meiner Empfindung sind die Erkrankungsfälle an der deutschen Küste häufiger und schwerer als im wärmeren und trockenen Süddeutschland. Ganz ähnlich, wie es sich wohl mit den rheumatismusartigen Erkrankungen verhält, die mir im feuchtkalten Küstenklima viel mehr vorzukommen scheinen. Der Ausschlag der Haut ist vielfach von Allgemeinerscheinungen begleitet, wie Fieber, Abgeschlagenheit, Gelenkschmerzen, die aber selten stärkere Grade annehmen. Die charakteristischen Efflorescenzen sind von durchschnittlich Pfenniggröße, mit Abweichungen nach oben und unten, zeigen meist ein nicht eben sehr starkes, aber doch fühlbares Infiltrat und erheben sich dadurch etwas über die umgebende Haut, während die Mitte oft ein wenig eingesunken erscheint. Die entstehenden Flecken haben meist eine deutlich zinnoberrote Farbe, bei längerem Bestande und Zunahme des Infiltrates nimmt das Zentrum der nunmehr papelartigen Efflorescenz eine bläuliche Farbe an, so daß das Bild einer Kokarde entsteht. Durch vermehrte seröse Exsudation in die Epidermis kann es zu Bläschen- und Blasenbildung kommen, dadurch wird das klinische Bild relativ vielgestaltig, obwohl immerhin gesagt werden muß, daß uns ähnliche Vorgänge mehrfach, wenn vielleicht auch nicht so regelmäßig, auch bei anderen Hauterkrankungen als Um- und Weiterbildung von Hautefflorescenzen begegnen. Insofern trägt die Erkrankung ihren Namen kaum noch mit Recht. Der Einzelherd ist übrigens in bezug auf die Größe ziemlich stabil, es kommt daher nur in selteneren Fällen zur Konfluenz oder zur Bildung von serpiginösen Formen. Meist blassen die Efflorescenzen nach einigen Tagen des Bestandes ab und verschwinden spurlos von der Haut. Abschuppung wird nur dann gefunden, wenn es zur Bläschenbildung gekommen war; jedenfalls gehört sie an und für sich durchaus nicht zum Krankheitsbild. Sehr auffallend ist die Verteilung des Ausschlages auf der Haut; ganz vorwiegend befallen sind nämlich die Streckseiten der Arme und Hände einschließlich der Finger, und zwar beiderseits ziemlich gleichmäßig. Beine und Füße werden im Verhältnis nicht so häufig befallen, nächst ihnen kommen noch Gesicht und Nacken, sehr selten der Rumpf und der behaarte Kopf. Wieder häufiger dagegen ist ein Befallensein der Schleimhaut des Mundes festzustellen, es finden sich dann, oft bis in den Kehlkopfeingang reichend, Blasen auf gerötetem Grund, die sich alsbald öffnen und als fetzige Beläge an den Rändern hängen bleiben, während die Mitte eine schmerzhafte Erosion einnimmt. Die Hautveränderungen machen dahingegen kaum je lebhaftere Beschwerden, von leichtem Brennen und Juckreiz abgesehen. Der Ablauf der Erkrankung ist durchaus gutartig, innerhalb weniger Wochen oder auch nur Tage tritt völliger Rückgang ein. Komplikationen werden kaum beobachtet, nur ist mit Nachschüben und Rückfällen zu rechnen. Differentialdiagnostisch kommen wohl nur Arzneiexantheme in Frage, die aber gewöhnlich keine so typische Verteilung und Ausbildung der Einzelefflorescenzen zeigen, auch wohl mehr Neigung zum Zusammenfließen haben, allerdings auch auf der Mundschleimhaut recht ähnlich aussehende Blasenbildung hervorrufen können, wie z. B. das Antipyrin. Pemphigus, der ebenfalls den Mund gern befällt, wird sich dagegen leichter abgrenzen lassen (s. dort). Die Behandlung kann sich darauf beschränken, für eine Abdeckung der Hauterscheinungen zu sorgen, namentlich wenn diese mit Exsudaten einhergehen (Puder, Zinkpaste). In Rücksicht auf den Charakter der Erkrankung als Allgemeininfektion werden Antirheumatica evtl. auch Bettruhe angezeigt sein.

Erythema nodosum s. contusiforme ist vermutlich lediglich eine Abart des vorigen; gekennzeichnet dadurch, daß das Virus, auf Grund besonderer dispositioneller Momente, nicht wie dort in Papillarkörper und Epidermis, sondern in den tieferen Schichten der Cutis und in der angrenzenden Subcutis Veränderungen hervorruft. Auch diese Affektion beginnt häufig mit Allgemeinerscheinungen, Fieber, Abgeschlagenheit, rheumatoiden Schmerzen in den Gliedern oder richtigen Gelenkentzündungen. Innerhalb weniger Stunden entstehen knoten- oder plattenartige Verdickungen in der Haut von Erbsen- bis Pflaumengröße. Sie sind nicht immer deutlich von dem übrigen Gewebe abgrenzbar und auf Druck, ja schon auf leichte Berührung schmerzhaft. Über der befallenen Stelle ist die Haut hochrot bis carminrot, zuweilen auch bläulichrot verfärbt (Abb. 58). Die Zahl der Knoten ist verschieden groß, meist sind es drei bis sechs und mehr. Sehr auffallend ist die Verteilung der Affektion auf der Haut; ganz vorwiegend befallen sind die Unterschenkel, dann folgen die Füße und Oberschenkel sowie das Gesäß und die Arme, namentlich die Unterarme. Es läßt sich daraus die Abhängigkeit von der Blutversorgung sehr deutlich erkennen. Nimmt man an, und es spricht manches dafür, daß es sich bei der Entstehung um Embolien des Virus handelt, so kann man sich, bei der Verlangsamung des Blutstromes und der hierdurch bedingten Herabsetzung der Widerstandsfähigkeit der Haut an den vorgenannten Regionen, sehr wohl vorstellen, daß die Ansiedelung und Vermehrung der Erreger auf diese Weise relativ ungehemmt vor sich gehen kann. Das histologische Bild, welches im wesentlichen Rundzelleninfiltrate um die Gefäße, oft auch Intimawucherung jener erkennen läßt, daneben auch Blutaustritte, Wucherung von Fibroblasten und mäßiges Ödem, spricht jedenfalls in keiner Weise gegen diese Auffassung. Nach einigen Tagen des Bestandes pflegt die Farbe der Knoten sich zu ändern. Sie wird zunächst blaurot und durchläuft nun die ganze Skala der Farben des Regenbogens, wie sie uns von Kontusionen, die in Resorption begriffen sind, bekannt ist. Die oben erwähnten, an sich nicht sehr umfangreichen Blutaustritte aus den durch das Virus vielleicht geschädigten Gefäßen lassen diese ja verständlich erscheinen. Die Krankheit verläuft gewöhnlich leicht und heilt innerhalb von 2—3 Wochen ab. Es können aber doch zuweilen recht ernste Komplikationen (Herzaffektionen, Pleuritis, Pneumonien, Nephritis) auftreten.

Im Hinblick auf die akute Entstehung, den eigenartigen Verlauf, die Begleitsymptome, insbesondere auch die Schmerzhaftigkeit, wird eine Abgrenzung gegenüber anderen mit Knotenbildung in der Cutis einhergehenden Affektionen meist leicht möglich sein. Einfache Kontusionen pflegen selten multipel aufzutreten und sind von vornherein tiefblaurot verfärbt, machen auch selten den Eindruck umschriebener Infiltration. Gummen entwickeln sich sehr viel langsamer und verlaufen ebenso langsamer, führen auch oft zu Gewebszerfall. Das gleiche gilt auch von der Tuberculosis indurativa, die rein morphologisch große Ähnlichkeit aufweisen kann. Die Behandlung besteht in Bettruhe, feuchtwarmen Umschlägen und innerlicher Darreichung von Antirheumaticis.

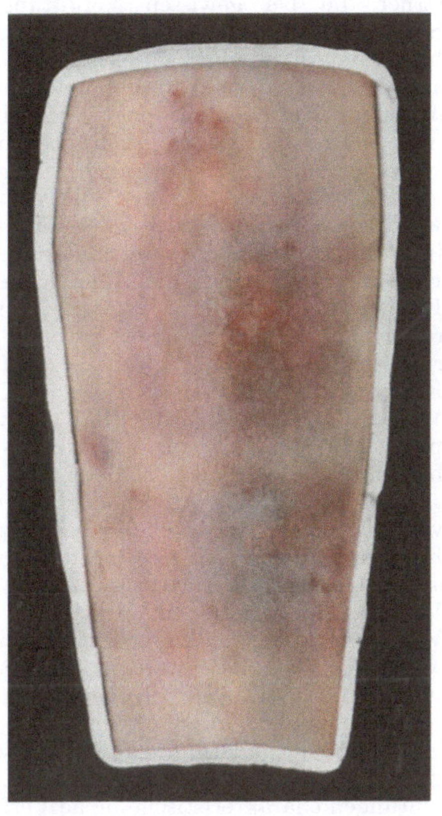

Abb. 58. Erythema nodosum am Unterschenkel.

Purpura ist die Bezeichnung für umschriebene, nicht eben große Blutaustritte aus den Capillargefäßen der Haut sowohl wie der Schleimhäute und der Serosa innerer Organe. Wie schon Werlhof (1775) klar erkannt hatte, sind die im folgenden beschriebenen Gruppen scharf zu trennen von der Bluterkrankheit (Hämophilie). Ebenso können die im Verlauf von gewissen Infektionskrankheiten auftretenden Blutaustritte (Septikopyämie, Masern, Scharlach, Pocken, Typhoid, Gelbfieber), ferner die bei gewissen Vergiftungen (Phosphor, Arsenwasserstoff, Schlangenbiß) beobachteten Blutaustritte nicht als besondere Krankheit, sondern lediglich als Symptom angesehen werden. Man hat daher auch den Ausdruck „symptomatische“ Purpura dafür geprägt. Von dieser soll hier ebenfalls nicht gesprochen werden. Andererseits sind uns Fälle bekannt, bei denen sich neben mehr oder minder starken Gelenkschwellungen und Fieber, auch von gastrischen Störungen, Hämaturie und Hautödemen begleitet, die charakteristischen Blutaustritte entwickeln. Wie schon einleitend bemerkt, wird das Auftreten oft im Frühjahr und Herbst beobachtet und zuweilen in kleinen Epidemien. Diese Fälle sind nur durch die Annahme einer besonderen Infektion, deren Erreger uns noch nicht bekannt ist, zu erklären. Die einfachen, d. h. relativ milde verlaufenden Formen hat man Purpura s. Peliosis rheumatica genannt. Von diesen führen, ohne scharfe Abgrenzung, Fälle zu der als Purpura idiopathica oder Morbus maculosus Werlhofii genannten Affektion, und von dieser wieder zu der als galoppierende oder Purpura fulminans, auch als Henochsche Purpura bezeichneten. Streng von dieser Gruppe ist dagegen die als Purpura senilis bezeichnete Affektion zu trennen, die auf einer durch Altersveränderungen der Gefäße bedingten Disposition beruhen dürfte. Klinisch finden sich bei Purpura dunkelrote Fleckchen und Stipchen von unregelmäßiger Form. Die umgebende Haut weist keinerlei Veränderungen auf. Auf Druck mit dem Glasspatel verschwindet die Verfärbung nicht und verändert sich auch sonst in keiner Weise. Irgendwelche örtliche Beschwerden sind nicht vorhanden. Das Auftreten vollzieht sich zuweilen schubweise, in gleichem Tempo auch die Rückbildung, welche daran erkennbar ist, daß die Flecken ihren Farbton ins Bräunliche ändern und allmählich verschwinden. Da die Blutaustritte ganz oberflächlich, im Papillarkörper, liegen, wird die sonst bei Hautblutungen charakteristische blaue Verfärbung bei ihnen vermißt. Bevorzugt beim Auftreten sind die Gliedmaßen, namentlich die unteren. Die Behandlung der an dieser Stelle allein in Betracht kommenden Form der infektiösen Purpura richtet sich nach den gleichen Grundsätzen wie bei den vorhergehend besprochenen Affektionen.

4. Lokalisierte hyperplastische Affektionen.

Wir wenden uns nunmehr einer Gruppe von Hauterkrankungen zu, bei denen ebenfalls mit größter Wahrscheinlichkeit die Mitwirkung eines besonderen Virus bei ihrer Entstehung in Frage kommt. Im Gegensatz zu den bisher besprochenen handelt es sich hier aber um eine ausschließlich örtliche „Infektion". Wir rechnen hierher: Condyloma acuminatum, Verruca vulgaris et plana sowie Molluscum contagiosum.

Condyloma acuminatum, spitze Feigwarze, richtiger wohl „Feuchtwarze", gedeiht, wie dieser letztere Name andeutet, an feuchten Hautstellen. Ob das hypothetische Virus der Feuchtigkeit zur Entwicklung bedarf bzw. sich nur auf durchfeuchteter Haut lebend erhält, oder ob durch die hiermit verbundene Maceration das Eindringen des Erregers ermöglicht wird, das läßt sich bis jetzt nicht entscheiden. Verschiedentlich ist die an solchen Stellen häufig anzutreffende Spirochaete refringens als Erreger angesprochen worden, ohne daß dies bisher experi-

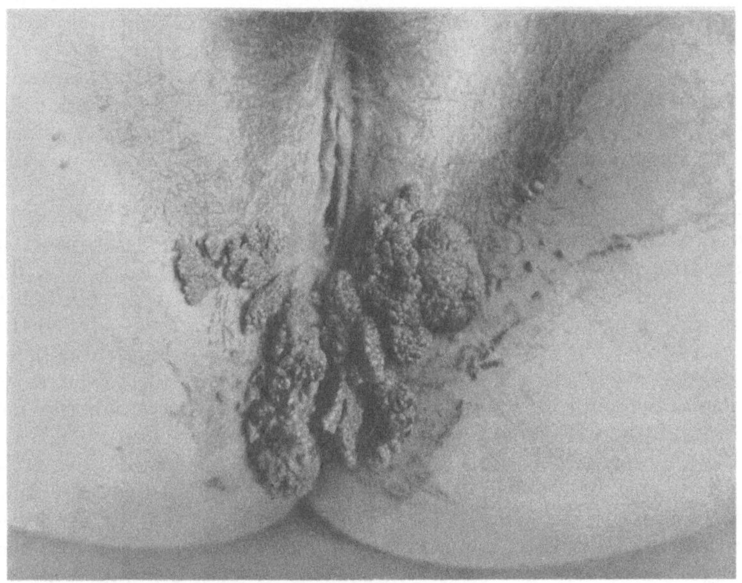

Abb. 59. Condylomata acuminata am Perineum und Anus.

mentell bestätigt werden konnte. Der Umstand, daß die Erkrankung vielfach bei Gonorrhöe gefunden wird, kann für die Annahme einer direkten Beziehung zu dieser nicht verwertet werden, es sind offenbar nur die Eigenschaften des Eiters, Fermentgehalt usw., die hierbei in Frage kommen. Sicher ist dagegen, daß von einer kranken Stelle aus in deren Umgebung eine Aussaat von neuen Efflorescenzen entstehen kann, wenn für diese Stellen die oben erwähnten Bedingungen zutreffen. Klinisch beginnt die Affektion als ein stecknadelkopfgroßes Wärzchen, das sich rasch vergrößert und binnen wenigen Wochen beetartige Ausdehnung annehmen kann. Auch durch Zusammenfließen von mehreren Einzelherden können derartige Gebilde entstehen. Vielfach bleibt es aber nicht bei der Ausdehnung der Fläche nach, sondern es entwickeln sich hahnenkamm- oder blumenkohlartige Gebilde von erheblichem

Umfange (Abb. 59). Aber selbst dann noch läßt sich jederzeit durch eine von der Oberfläche her flach eingedrückte Sonde feststellen, daß die so kompakt aussehende Masse in Wirklichkeit aus lauter einzelnen Fäden — Papillen — besteht. Und das histologische Bild zeigt uns, daß es sich um zahlreiche übermäßig gewucherte Papillen handelt, die auf das vielfache ihrer Länge ausgezogen sind. Die Epidermis ist ihnen dabei gefolgt und überzieht sie, indem sie den Erhebungen und Einsenkungen im allgemeinen folgt. Es ist wegen der Unterscheidung der spitzen von den breiten — syphilitischen — Kondylomen wichtig, daß man auf dieses Merkmal achtet, da zuweilen diesen recht ähnlich sehende Feigwarzen beobachtet werden. Selbstverständlich wird sich durch die mikroskopische Untersuchung des Reizsekretes, namentlich mit der Dunkelfeldmethode eine Entscheidung noch sicherer treffen lassen, aber es gibt in der Praxis Gelegenheiten genug, wo diese Untersuchung nicht sofort anwendbar ist und durch das geschilderte Verfahren vorläufig ersetzt werden kann. Auch eine weitere Eigentümlichkeit der Feigwarzen sei hier noch erwähnt: sie sitzen niemals, außer ganz im Beginn, mit so breiter, dem äußeren Umfang entsprechender Basis auf wie die syphilitischen Kondylome, sind vielmehr stets mehr oder weniger pilzartig gestielt. Man wird also mit der Sonde vom Rande her unter die Geschwulst darunterfahren können, was bei dem breiten Kondylom niemals der Fall ist, da dieses bis zum Rand festsitzt. Die Farbe der Feigwarzen ist gewöhnlich derjenigen der umgebenden Haut angenähert, meist einen oder mehrere Töne dunkler. Der Sitz ist beim Manne beinahe ausschließlich die Kranzfurche sowie die anschließenden Teile der Vorhaut, soweit sie zum Präputialsack gehören, ferner die Eichel und auch zuweilen die Harnröhrenmündung. Hier ist übrigens die Farbe meist hell- bis rosarot. Bei Rectalgonorrhöe werden sie bei beiden Geschlechtern in der Rima ani gefunden, wobei allerdings die eigentliche Crena ani meist frei bleibt. Bei der Frau ist der Hauptsitz die Vulva, und zwar die Außenseite der großen Labien, der Damm, die Genitocruralfalten und die Innenseite der Oberschenkel, dagegen kaum je der Mons veneris. An anderen Stellen des Körpers werden sie in sehr seltenen Fällen gelegentlich einmal gefunden, soweit diese Stellen den oben erwähnten Bedingungen entsprechen. Von der Vulva aus kommt es vielfach zu einem Einwuchern in die Vagina, allerdings nur im untersten Abschnitt. Recht oft finden sich auch in der weiblichen Harnröhre kleinste Kondylome bei bestehender Gonorrhöe, ohne daß ihre Anwesenheit sich durch solche an der Mündung immer verriete. Diese intraurethralen Feigwarzen sind oft Schlupfwinkel für die Gonokokken, bei hartnäckigen Gonorrhöen versäume man daher nie die endoskopische Untersuchung.

Die Behandlung richtet sich zunächst nach dem Maße der Ausbreitung, sodann hat sie auch an die Beseitigung der zur Entstehung mitwirkenden Faktoren zu denken. Kleine bis mittelgroße, isoliert sitzende Kondylome werden entweder mit der Cooperschen Schere abgetragen und das Bett mit dem Glühbrenner verschorft oder mit Chloräthyl vereist, mit dem scharfen Löffel abgekratzt und der Grund mit Phenol verätzt bzw. kauterisiert. Die Blutung ist bei beiden Vorgehen minimal und kann durch Andrücken von blutstillenden Mitteln sehr leicht behoben werden. Das gleiche Verfahren ist auch bei sehr ausgebreiteten Fällen anwendbar, allerdings muß man hier meist in Etappen vorgehen und darf nicht die ganze Fläche auf einmal vornehmen. Recht zweckmäßig ist für diese Fälle auch die Anwendung der Röntgenstrahlen. Man gibt ein bis zweimal 20 X/1,0 mm Al-Filter. Es wird hierdurch zwar nicht immer ein völliges Verschwinden sämtlicher Feigwarzen erreicht, aber doch innerhalb weniger Wochen ein derartiger Rückgang erzielt, daß der Rest dann mit den oben geschilderten Verfahren leicht beseitigt werden kann. Zur Unterstützung kann man in geeigneten Fällen auch Puderungen mit einem Pulver, bestehend aus Summitates sabinae und Acid. boric. aa. verwenden. Nächst der örtlichen Behandlung ist nun noch besondere Aufmerksamkeit der „Sanierung“ des Terrains zu schenken. Das bedeutet bei phimotisch verengter Vorhaut und dadurch bedingter Sekretstauung unter dieser Beseitigung dieses Zustandes, also Spülungen des Präputialsackes mit Kalipermanganatlösung oder Operation der Phimose. Schon regelmäßiges Reinigen und Sauberhalten dieser Stelle wirkt übrigens oft sehr günstig. Bei der Frau ist es meist der Fluor, welcher neben dem starken Schwitzen in der Umgebung der Vulva offenbar sehr förderlich ist und mit austrocknenden Mitteln bekämpft werden muß. Spülungen und Boluseinblasungen sind zu diesem Zwecke angezeigt.

Verruca vulgaris, Warze, ist schon seit langem in der Volksmeinung als ansteckend bekannt. Nach Untersuchungen von Wile und Kingery (1919) muß es sich um ein unsichtbares, das Berkefeld-Filter passierendes Virus handeln; nach Untersuchungen von Variot und von Jadassohn vergehen ein bis drei Monate von der Übertragung bis zum Erscheinen. Vorwiegend, aber durchaus nicht ausschließlich, sind jüngere Individuen befallen. Ganz besonders bevorzugt sind als Ort des Auftretens die Hände, namentlich die Finger und Handrücken, sowie die Planta pedis. An anderen Stellen, Lippen, Zungenspitze seien noch genannt, kommen sie nur in Ausnahmefällen vor. Über besondere regionäre Bedingungen, die für ihre Ansiedelungen auf der Haut maßgebend sind, ist uns bisher nichts bekannt. Daß sie zuweilen sich spontan zurückbilden, ist eine auch dem Laien bekannte Tatsache, ohne daß wir über die Gründe hierfür orientiert wären. Daß durch das in der Volksmedizin geübte „Besprechen“ tatsächlich Warzen zum Verschwinden gebracht werden können, kann wohl kaum bezweifelt werden, obwohl uns die Art der Wirkung völlig dunkel ist. Wahrscheinlich kommt, wie auch Darier annimmt, Suggestionswirkung in Frage. Die Warze entwickelt sich aus einer stecknadelkopfgroßen Efflorescenz von annähernd Hautfarbe ganz allmählich. Ihre Oberfläche ist höckrig uneben und läßt schon makroskopisch erkennen, daß eine erhebliche Verdickung der Hornschicht vorhanden ist. Histologisch ergibt sich ein dem vorigen recht ähnliches Bild, indem auch hier wieder die Papillen der Cutis verlängert sind, allerdings nicht in dem dort meist vorhandenen Umfange nach der Höhe, dafür mehr in die Breite gehend. Darüber liegt eine in allen Schichten verdickte Epidermis. Zellige Infiltrate in der Cutis werden in der Regel vermißt. Die Umgebung der Warze läßt keinerlei Veränderungen erkennen, jene hebt sich entweder plateauartig aus der umliegenden Haut hervor oder man sieht die ebenfalls schon verdickte Hornschicht, wie sie namentlich bei Händen von Handarbeitern vorkommt, von den Rändern her ohne scharfen Übergang auf die Warze übergehen. In der Regel nimmt die Warze ganz langsam und vom Patienten unbemerkt an Umfang zu, überschreitet aber durchschnittlich den Umfang einer Erbse nicht. Sie fühlt sich dann als harter, an der Oberfläche rauher Knoten an, der auf Druck im allgemeinen nicht schmerzt; eine Ausnahme machen nur die an der Fußsohle auftretenden (s. unten) und die subungualen. Zuweilen fließen auch mehrere nebeneinanderstehende zu einer einzigen großen Efflorescenz zusammen, oder es kommt zu einer derart dichten Aussaat, daß eine flächenhafte Erkrankung entsteht, so besonders am Handrücken. Bei längerem Bestande verändert sich meist auch die Farbe an der Oberfläche, indem eine dunkelgraue bis schwärzliche Verfärbung eintritt, vermutlich infolge chemischer Umwandlungen in der Hornschicht. Wie schon erwähnt, finden sich auch an der Fußsohle nicht selten Warzen, sie sind hier von den Clavi nicht sicher abzugrenzen und haben mit diesen hinsichtlich der Entstehung offenbar das eine gemeinsam, daß der Druck des — unzweckmäßig gebauten — Schuhwerkes eine gewichtige Rolle bei ihrer Entstehung spielt. Bei ihnen findet sich auch regelmäßig eine mittelstarke Infiltration in der Umgebung, sowie erhebliche Druckschmerzhaftigkeit, die nicht nur durch besondere Empfindlichkeit der unterliegenden Schichten erklärt werden kann, sondern wohl auch mit jenem Infiltrat zusammenhängt. Eine weitere recht unbequeme Lokalisation ist diejenige unter den Fingernägeln; hier ist die Warze meist sehr zart, nicht so stark hornig, daher viel empfindlicher und auch Verletzungen leichter ausgesetzt. Die Behandlung richtet sich nach Größe, Sitz und Zahl der in einer Region der Haut befindlichen Warzen. Das ältere Mittel des Ätzens mit Acidum nitricum oder hydrochloricum wird heute besser ersetzt durch schonendere Verfahren, leider wird von Laienbehandlern noch immer jene Methode angewandt, die durchaus nicht ungefährlich ist, sah ich doch nach einer zu intensiven Verätzung an der Hand eine fortschreitende Gangrän des Armes auftreten, die dessen Absetzung notwendig machte. Für kleine, nicht zu zarte Warzen kommt als Regelbehandlung vor allem die Ausschabung nach Vereisung mit Chloräthyl und nachfolgende Verätzung mit Phenol oder Kaustik in Frage. Auch mit Elektrolyse (2 MA, 1′) lassen sich gute Erfolge erzielen. Für uns ist schon seit langem die Regelbehandlung Röntgen- oder Radiumbestrahlung. Unbedingt anzuwenden und von keiner Behandlungsmethode auch nur annähernd erreicht, ist die Strahlenbehandlung bei den auf der Fußsohle befindlichen. Röntgenstrahlen geben wir 25 X/1,0 mm Al-Filter. Wiederholung nicht vor 6 Wochen.

Eng verwandt der Verruca vulgaris ist die **Verruca juvenilis.** Sie kommt noch viel ausgesprochener als jene bei jugendlichen Individuen vor, aber ebenfalls nicht ausschließlich; in höheren Lebensaltern wird sie allerdings kaum beobachtet. Sie unterscheidet sich weiterhin von jener nur durch die Form: stecknadelkopf- bis hirsekorngroße flache Papelchen mit wachsartig glänzender Oberfläche, die meist in größerer Anzahl dicht beieinander stehen. Vielfach kann man sie nur bei guter Beleuchtung und seitlicher Betrachtung genau erkennen. Ort ihres Auftretens ist namentlich das Gesicht, insbesondere die Stirne, ferner die Handrücken, an anderen Stellen werden sie kaum gefunden. Schmerzen oder Beschwerden verursachen sie nicht, doch können sie in kosmetischer Hinsicht verunstaltend wirken. Auch sie können spontan verschwinden, aber ebenso plötzlich wieder auftreten. Nicht selten werden auch beide Formen nebeneinander beobachtet. Die Behandlung kann nur eine wenig eingreifende sein; in erster Linie ist Arsenmedikation zu versuchen, die zuweilen rasche Abheilung herbeiführt. Die aus Jadassohns Klinik empfohlene interne Behandlung mit Hydrargyrum oxydatum flavum hat uns keine eindeutig guten Resultate gegeben. Für hartnäckige Fälle scheint die Röntgenbestrahlung noch am sichersten zu wirken, obwohl auch dabei gelegentliche Versager vorkommen. Dies geschieht besonders leicht und ist verständlich dann, wenn wir aus biologischen Gründen gezwungen sind, mit relativ niedrigen Strahlendosen zu arbeiten (kleine Kinder).

Molluscum contagiosum. Der Erreger ist ebenfalls ein invisibles Virus, das das Berkefeldfilter passiert. Inokulationen mit dem Preßsaft haben nach 14 Tagen bis mehreren Wochen Entstehung neuer Efflorescenzen im Gefolge. Bezüglich der für die Entstehung maßgebenden Faktoren wissen wir noch nichts, auch eine direkte Übertragung von Mensch zu Mensch kommt im allgemeinen nicht vor. Klinisch repräsentiert sich das Molluscum contagiosum als eine kleine, in der Epidermis sitzende Geschwulst von der Größe eines Stecknadelkopfes bis etwa der einer Erbse und von rosa oder milchigweißer Farbe. Die Gestalt erinnert etwa an die einer Perle, deren Oberseite eine leichte Eindellung zeigt. Auf seitlichen Druck gelingt es leicht, eine talgartige Masse herauszudrücken, die aus verfetteten Epidermiszellen besteht. Eine Vergrößerung der Einzelefflorescenz kommt nicht vor, dagegen sieht man in der Umgebung einer solchen primär aufgetretenen sehr bald Tochterefflorescenzen auftreten. Wie aber diese Aussaat zustande kommt, so lange die erstere geschlossen ist, das ist bis jetzt nicht ersichtlich. Der histologische Befund läßt eine Art Drüse in der Epidermis erkennen, deren Randpartien aus stachelzellartigen Zellen bestehen. Am häufigsten wird Molluscum contagiosum gefunden an der Haut des Penis sowie im Gesicht, auch auf den Handrücken. Sie können aber auch auf alle möglichen anderen Stellen übertragen werden. Eine Verwechselung mit irgendeiner anderen Affektion ist kaum möglich, da es keine gibt, die ähnlich wäre. Die Behandlung ist sehr einfach. Man schabt die einzelnen Efflorescenzen mit dem scharfen Löffel von der Epidermis ab, wobei es kaum zur Blutung kommt, und ätzt den Grund mit Phenol. Wir haben mit dieser Methode selbst ganz exzessiv ausgebreitete Fälle im Gesicht erfolgreich behandelt.

Anhangsweise sei an dieser Stelle eine Erkrankung erwähnt, die ausschließlich behaarte Stellen befällt und als eine Erkrankung der Haarpapille angesehen werden muß; die **Alopecia areata.** Zwar ist bisher noch keine Einigung darüber erfolgt, ob es sich überhaupt um die Mitwirkung eines Virus bei dieser Erkrankung handelt, aber wie wir noch sehen werden, sprechen, wenigstens für einen Teil der Fälle, so gewichtige Momente dafür, daß man höchstens in eine Erwägung darüber eintreten kann, ob es sich nicht vielleicht um verschiedene, unter demselben Symptomenkomplex verlaufende Affektionen handelt. Klinisch äußert sich die Erkrankung dadurch, daß, meist zuerst auf dem behaarten Kopf, später evtl. auch an den Bart-, Achsel- und Schamhaaren kleine, kreisrunde, von Haaren entblößte Flecke auftreten. Wenn sie bemerkt werden, haben sie gewöhnlich Pfennig- bis Markstückgröße; durch peripheres Wachstum breiten sie sich immer mehr aus und erreichen Handtellergröße und darüber. Auch durch Verschmelzung zweier oder mehrer benachbarter Herde kann es zur Entstehung erheblicher haarloser Stellen kommen. An dem ausgegangenen Haar sind irgendwelche Veränderungen ebensowenig nachweisbar wie irgendwelche Erreger. Auch die betreffende Hautstelle läßt außer zuweilen einer gewissen Rötung keine Veränderungen erkennen. Nur fällt ihre glatte, spiegelnde, völlig von Schuppung freie Oberfläche auf. Subjektiv wird allerdings zuweilen über ein gewisses leichtes Jucken geklagt. Die Affektion entwickelt sich sehr schleichend und kann darum, namentlich bei Damen, gelegentlich ziemlich großen Umfang annehmen, ehe sie entdeckt wird. Nach meinen Beobachtungen möchte ich für die Mehrzahl der Fälle eine Übertragung annehmen. Besonders scheinen mir Friseurläden dafür in Betracht zu kommen. So sah ich wiederholt Gruppen von Kranken, die einen bestimmten derartigen Laden aufzusuchen pflegten. Ich sah ferner bei den Mannschaften einer auf einem Fort untergebrachten Abteilung Matrosenartillerie eine Reihe von Fällen auftreten, während bei den getrennt untergebrachten und mit der Mannschaft nicht in nähere Berührung kommenden Offizieren die Erkrankung nicht auftrat. Ganz besonders gut ließ sich die Einschleppung der Infektion auf einem Minenleger verfolgen. Hier kam der Sanitätsunteroffizier mit der Erkrankung behaftet an Bord, bald darauf erkrankten eine ganze Anzahl der im Schiffslazarett behandelten Kranken an dem gleichen Leiden und ebenso der Zivilbarbier des Schiffes, der diese Leute alle bedient hatte. Für solche Fälle, wo sämtliche Einflüsse der Umwelt die gleichen sind, ist wohl kaum eine andere Erklärung möglich. Ob es daneben noch andere Fälle gibt, wo etwa gewisse Giftstoffe einwirken, wie im Anschluß an die schönen Versuche Buschkes mit Thallium bei Ratten zu denken wäre, das wird vorläufig noch unentschieden bleiben müssen. Für die Behandlung kommt als Methode der Wahl energische Bestrahlung mit ultraviolettem Licht in Frage. Alle Salben, Tinkturen und spirituöse Abreibungen nützen sehr wenig. Die Erkrankung spricht im allgemeinen gut auf die Behandlung an, nur in Fällen von besonders großer Ausbreitung und langem Bestand des Leidens, oder bei sehr rascher und stark sich ausdehnender Form kann die Prognose quoad restitutionem sehr fraglich sein, ja man kann manchmal trotz intensivster Behandlung die völlige und dauernde Kahlheit nicht verhindern. Nicht selten sieht man auch Spontanheilungen vorkommen.

Dermatitis toxica.

In diesem Kapitel sollen diejenigen Reaktionen der Haut besprochen werden, die durch Noxen chemischer Art hervorgerufen werden. Wir stoßen dabei auf ähnliche Probleme, wie wir sie schon bei den Infektionen antrafen; waren es dort die Eigenschaften der Erreger, im weitesten Sinne auf der einen Seite, die Disposition des Organismus auf der anderen Seite, welche in der Hauptsache die Besonderheiten des jeweiligen Krankheitsbildes bedingten, so ist es ganz ähnlich auch hier. Ehe wir jedoch in Einzelheiten der Besprechung eintreten, sind einige Vorfragen allgemeiner Natur zu erörtern.

Die Wirkung chemischer Agenzien als Lösung aufeinander außerhalb des tierischen oder pflanzlichen Organismus, also etwa im Reagensglas, vollzieht sich nach bestimmten Gesetzen, je nachdem es sich um ionen-, molekulardisperse oder kolloidale Stoffe handelt. Eine gegenseitige Einwirkung kommt aber nur zustande, wenn die betreffenden Stoffe dazu fähig, d. h. nicht gegeneinander indifferent sind. Das gleiche sehen wir nun bei der Einwirkung chemischer Körper auf die Haut, wie auf organisches Gewebe überhaupt. Entsprechend der Eigenschaft organischer Gewebe und Säfte als kolloidaler Körper werden also die Regeln und Gesetze der Kolloidchemie in erster Linie zur Anwendung kommen. Allerdings sind da insofern Einschränkungen zu machen, als uns die genaue Konstitution der meisten Zellen nicht bekannt ist, dasselbe gilt aber auch von den Agenzien, die uns, namentlich soweit es sich um Pflanzensäfte handelt, vielfach noch unbekannt sind. Immerhin wird die bekannte Regel (Schade), entsprechend abgewandelt, auch hier Geltung finden, nämlich ionendisperse Lösungen (Säuren, Basen, Salze) reagieren bei Gegenwart von H_2O mit den Zellkolloiden relativ schnell, oft momentan; vgl. z. B. die Ätzung. Bei molekulardispersen Lösungen gehen die Reaktionen schon bedeutend langsamer vor sich, während kolloidale Stoffe sehr träge, oft kaum bemerkbare Reaktionen auslösen. Diese sog. Reaktionsgeschwindigkeit unterliegt dem Gesetz der chemischen Massenwirkung, wonach sie bei jeder Reaktion zu jeder Zeit der jeweiligen reagierenden Masse proportional ist. Diese Reaktionen können nun aber doch noch beeinflußt werden, wenn von außen modifizierende Energien, als Wärme, Licht, Elektrizität usw., zugeführt werden. Oder auch dadurch, daß ein Stoff zugeführt wird, der zwar in den Endprodukten der chemischen Reaktion nicht erscheint, aber trotzdem die Reaktionsgeschwindigkeit ändert, gewöhnlich steigert. Derartige Stoffe heißen Katalysatoren, sie wirken oft in den allerkleinsten Konzentrationen 1 : 1 000 000 und darunter. Ihr Analogon findet sich im Körperhaushalt in den Fermenten, die ja ebenfalls in den minimalsten Mengen wirksam sind, ohne am eigentlichen Stoffwechsel teilzunehmen. Wir treffen nun auch bei der Wechselwirkung zwischen chemischen Substanzen und Organismus, insbesondere Haut, auf Reaktionen, die an den Vorgang der Katalyse denken lassen, also an die Beschleunigung einer sonst sehr langsam, wie in kolloidalen Systemen üblich, vor sich gehenden Reaktion. Es werden also Vorgänge, die normalerweise unter der „Reaktionsschwelle" bleiben, die also für unser Erkennungsvermögen unbemerkbar sind, so beschleunigt werden, daß sie für uns sinnfällig werden. Die Disposition des Organismus zu dieser Reaktionsbeschleunigung heißt Idiosynkrasie, soweit sie angeboren, germinativ fixiert ist. Ein derart eingestellter Körper ist also durch irgendwelche Eigenschaften seiner Erbmasse überempfindlich, sensibilisiert. Nun hat die Erfahrung uns gelehrt, daß es auch bei nicht idiosynkrasischen Individuen vorkommt, daß sie gegen eine häufiger ihnen zugeführte, chemisch wirksame Substanz unter gewissen Voraussetzungen überempfindlich werden. Wir hatten diese Vorgänge oben schon als Folge der Einverleibung der Toxine von Trichophytonpilzen und Tuberkelbacillen kennen gelernt. Sie wurde mit dem Namen Allergie belegt. Eine weitere hierher gehörige Form der Überempfindlichkeit ist auch diejenige, die wir bei der Serumkrankkrankheit (s. dort) antreffen und als Anaphylaxie bezeichnet finden. Wir verstehen in Anlehnung an Kolle-Hetsch, Kretz u. a. hierunter eine erworbene Überempfindlichkeit gegen artfremdes Eiweiß mit passiver Übertragbarkeit und auftretender Antianaphylaxie. Wenn man mit v. Pirquet unter Allergie einen Zustand gesteigerter Empfindlichkeit gegen ein Gift versteht, dergestalt daß dieser Zustand durch einen mit dem Gift in kausalem Zusammenhange stehenden Prozesse hervorgerufen ist, so kann man die Anaphylaxie als eine Sonderform der Allergie auffassen. Man wird aber gut tun, sich immer wieder klar zu machen, daß die wahre Natur der jeweils zugrunde liegenden Vorgänge uns noch kaum bekannt ist, daß wir also sehr vorsichtig sein müssen, aus äußerlich einander sehr ähnlich ablaufenden Vorgängen einen Schluß auf innere Verwandtschaft derselben zu ziehen. Sehen wir doch bei dem verhältnismäßig sehr gut studierten anaphylaktischen Schock bereits ganz verschiedene Angriffspunkte der Anaphylatoxine bei verschiedener Tiergattung (Meerschweinchen — Hund). Wenn wir also die uns aus der Bakteriologie geläufigen Begriffe hier übernehmen, so geschieht das mit dem ausdrücklichen Vorbehalt, daß damit keinerlei Identität hinsichtlich der zugrunde liegenden Vorgänge behauptet wird. Die Klärung dieser Fragen muß vielmehr der Zukunft überlassen bleiben. Wir müssen aber ferner immer wieder darauf hinweisen, daß nicht nur bei der ererbten Überempfindlichkeit, sondern auch bei jeder Art von erworbener der individuellen Disposition eine wesentliche Bedeutung zukommt. Gebunden ist diese offenbar in verschiedenem Maße an die Zellen und Säfte des Körpers, doch wissen wir noch wenig darüber, an welche Organe oder Zellformen wir uns diese Bindung als bestehend zu denken haben. Zu warnen ist natürlich davor, bei Manifestation der Überempfindlichkeit an irgendeinem Organ (Haut, Schleimhaut), dieses ohne weiteres auch für den „Sitz" derselben anzusehen. Es ist daran zu denken, daß dieses erst sekundär beteiligt sein kann, etwa dadurch, daß anderswo gebildete Eiweißabbauprodukte (Amine-Histamin) zu einer Reizung der Capillaren führen (Kämmerer), oder daß eine Wirkung auf das vegetative Nervensystem in Betracht kommt. Dieses um so mehr, als bereits bei einer ganzen Anzahl von Substanzen das Auftreten einer sog. hämoklasischen Krise (Widal) bekannt ist, bei der namentlich die Veränderungen des leukocytären Blutbildes deutlich in Erscheinung treten können. Es handelt sich vermutlich überhaupt um außerordentlich kompliziert verlaufende Vorgänge, bei denen Ionenverschiebung, inkretorische Wirkung und vegetatives Nervensystem und anderes mehr das Geschehen beeinflussen (Kraus und Zondek).

Wenn es uns nach dem Gesagten auch fernliegt, die hier in Rede stehenden Vorgänge als rein chemische ansehen zu wollen, so wird es andererseits vorerst doch nur über den Weg der physikochemischen Betrachtungsweise möglich sein, weiter zu kommen. Daneben wird eine möglichst eingehende Erforschung der Disposition versucht werden müssen, einschließlich deren Zurückführung auf physikalisch-chemische Vorgänge oder Zustände. Um kein Mißverständnis aufkommen zu lassen, sei an dieser Stelle noch betont, daß nicht nur die Eigenschaft der Überempfindlichkeit, sondern jede Form oder Abstufung der Empfindlichkeit zu den als Disposition bezeichneten Faktoren gehört. Wir werden uns weiter unten noch einmal etwas eingehender mit diesem Begriff zu beschäftigen haben und wenden uns zunächst den Faktoren zu, welche „von seiten" der chemischen Noxen als wesentlich hervorgehoben werden müssen. Verhältnismäßig einfach liegen die Dinge, wenn der Angriffsweg der chemisch wirksamen Substanzen von außen her an die Haut erfolgt. Die zwischen ihnen und dem kolloidalen Gebilde „Haut" erfolgenden Reaktionen vollziehen sich nach Gesetzen, die wir im wesentlichen wohl kennen; man kann sie charakterisieren als Störungen der Isotonie, der Isoionie und wahrscheinlich auch der Isohydrie und Isothermie. Das gilt selbstverständlich nicht nur für Reaktionen, die ungewollt durch Zufall oder Mißgeschick an der Haut hervorgerufen werden, sondern auch für die gesamte pharmakologische Dermatotherapie, soweit sie die „äußere" Behandlung der Haut betrifft, und ferner auch für die zum Zwecke der Selbstbeschädigung hervorgerufenen. Für die intern angreifenden Noxen, die also enteral oder parenteral in den Organismus eingeführt sind, werden letzten Endes wohl auch solche Prozesse in Frage kommen, aber hier liegen die Dinge doch erheblich komplizierter. Wissen wir doch nur in seltenen Fällen, ob die betreffende Noxe unverändert in die Körpersäfte aufgenommen wird oder ob Ab- oder Umbauprodukte derselben, vielleicht aber auch Eiweiß- oder sonstige Spaltprodukte, die klinisch sichtbar werdende Wirkung hervorrufen. Wobei es in vielen Fällen noch fraglich bleiben wird, wo der eigentliche Angriffspunkt der supponierten Substanz zu suchen ist, wie wir oben schon andeuteten.

Wir fassen die besprochenen Momente, soweit sie auf der Seite der chemisch wirksamen Stoffe liegen, noch einmal kurz zusammen:

1. Die Grundlage ist das chemische Massenwirkungsgesetz; die Reaktionsgeschwindigkeit kann jedoch durch von außen zugeführte Energien sowie Katalysatoren geändert — beschleunigt — werden.

2. Die entstehenden Reaktionen charakterisieren sich als Dysionie, Dystonie, evtl. auch Dyshydrie, Dysthermie (Schade).

3. Der Angriffsweg der Agenzien, d. h. ob sie von außen oder von innen an die Haut herangebracht werden, ist entscheidend für die Art des ausgelösten Vorganges.

Praktisch-klinisch gesprochen hängt demnach die entstehende Reaktion ab: von Art und Menge des Agens, von der Dauer und Häufigkeit der Einwirkung desselben und von der Disposition, auf die wir nun noch näher einzugehen haben.

Wie wir oben schon feststellten, ist die Reaktionsfähigkeit in jedem Falle an die Eigenschaften der Erbmasse gebunden; sie kann in gewissen Fällen außerordentlich hoch sein, dann bezeichnen wir sie als Idiosynkrasie, sie kann in anderen Fällen erst künstlich geweckt werden, dann nennen wir sie Allergie oder im Sonderfalle Anaphylaxie. Verminderung der Empfindlichkeit wird dagegen als Anergie bezeichnet. Die Empfindlichkeit ist nun zweifellos erheblichen individuellen Schwankungen unterworfen bei den einzelnen Agenzien in verschieden hohem Maße, aber innerhalb einer gewissen Schwankungsbreite läßt sich doch in den meisten Fällen eine Art Normalreaktion aufstellen, die also als charakteristisch für die Mehrzahl der Menschen angesehen werden kann. Denkt man sich diese Normalreaktion in die Mitte einer Linie eingetragen, so würden nach der einen Seite hin die Reaktionen zunehmender Empfindlichkeit, auf der anderen Seite in gleicher Weise diejenigen abnehmender Empfindlichkeit eingetragen werden können, an den beiden Endpunkten wären dann die jeweils extremsten Fälle zu suchen. Soweit nun bisher Untersuchungen vorliegen, hat es den Anschein, daß die Normalreaktion Schwankungen unterliegt, die zum Teil gesetzmäßig zu fassen sind. Da ist zunächst darauf hinzuweisen, daß die Rassendisposition einen gewissen Einfluß, wahrscheinlich wenigstens, hat. So berichtet A. Coca, daß bei Indianern eine Überempfindlichkeit gegen Pferdeserum weder natürlich besteht, noch künstlich hervorgerufen werden kann, während beim Weißen die erstere zu $10^0/_0$ vorhanden ist und bei den restlichen $90^0/_0$ mit Sicherheit hervorgerufen werden kann. Ähnlich sollen die Verhältnisse gegenüber dem Giftefeu liegen.

Weiter scheinen mir die verschiedenen Konstitutionstypen, des Gesamtorganismus sowohl wie der Haut, eine recht wichtige Rolle hinsichtlich der Empfindlichkeit zu spielen, auch das Lebensalter mag direkt oder indirekt mitbeteiligt sein. Einiges über diese Fragen wird bei anderer Gelegenheit (s. Eczematoide) noch zu sagen sein; hier sei nur auf die besondere Bedeutung des Status seborrhoicus der Haut hingewiesen (s. unten), den ich in gewissem Sinne als eine „Unterwertigkeit‟ auffasse. Jene scheint mir nämlich dabei auf die Einwirkung zahlreicher Noxen chemischer Natur ganz besonders anfällig zu sein; das äußert sich nicht nur allgemein, sondern auch örtlich, an den typischen

„seborrhoischen" Stellen. Dies führt uns nun schon einen Schritt weiter zu der lokalisierten oder, wie ich sie lieber nenne, „regionären" Disposition.

Diese kann einmal schon durch besondere anatomische Verhältnisse beeinflußt sein: z. B. sind hyperkeratotische Stellen dem Angreifen selbst stark konzentrierter Säuren oder Basen gegenüber ziemlich unempfindlich; dort, wo sich venöse Stase findet, ist im allgemeinen die Empfindlichkeit herabgesetzt, dafür besteht aber an diesen Stellen (z. B. Unterschenkel), wenn es einmal zu Reaktionserscheinungen gekommen ist, infolge der oft vorhandenen Capillarschädigung Neigung zu Hautblutungen; ferner sei hier derjenigen Regionen gedacht, bei welchen Haut auf Haut liegt und aneinander oder an der Kleidung reibt.

Ebenfalls in dieses Gebiet gehören diejenigen Fälle, wo sich im Anschluß an gewisse Krankheitsprozesse eine Änderung der Hautempfindlichkeit einstellt. So fand Kreibich, daß von Vitiligo (s. später) befallene Hautstellen eine deutlich abgeschwächte Reaktionsfähigkeit gegenüber chemischen Reizen aufwiesen. Umgekehrt sah Urbach ein Chininexanthem nur an dem einen Bein, und zwar regelmäßig rezidivierend auftreten, welches vorher an einer schweren Phlegmone erkrankt war. Die Zukunft wird uns wahrscheinlich hier noch weitere Einblicke bringen, vorerst mögen diese Andeutungen genügen.

Sowohl für die klinische Beurteilung eines Falles wie für die wissenschaftliche Forschung ist es nun außerordentlich wertvoll, wenn es gelänge, die Tatsache der Überempfindlichkeit gegen irgendeine Substanz festzustellen. Die „normale" Empfindlichkeit ist ja in den meisten Fällen bekannt, ihre Feststellung wird sich gewöhnlich erübrigen. Da wir auch die Überempfindlichkeit nur als eine graduelle Abstufung der normalen Empfindlichkeit oder Reaktionsfähigkeit ansehen, so wird das, was wir im folgenden als Überempfindlichkeitsprüfungen beschreiben, selbstverständlich auch für diese gelten. Vorbedingung für eine derartige Prüfung ist die Erhebung einer genauen Anamnese.

Hierbei ist zu berücksichtigen, daß sich Erscheinungen der Überempfindlichkeit nicht lediglich an der Haut, sondern auch an anderen Organen oder Organsystemen manifestieren können. So sind es die Augenbindehäute, die Schleimhaut von Nase, Mund und Pharynx, die Bronchien, seltener Magendarmkanal, Blase, vielleicht auch das vegetative Nervensystem, welche zunächst befallen sein können. Die Anamnese wird sich also auch auf Erscheinungen seitens dieser Organe erstrecken müssen. Sie wird dann ferner den evtl. Zusammenhang mit Jahres- und Tageszeiten, mit der geographischen Lage des Aufenthaltsortes zu erforschen und sich schließlich noch mit der gesamten Umgebung des Kranken zu beschäftigen haben. Zu letzteren wären zu rechnen Beruf, Tiere, Pflanzen, Gebrauchsgegenstände, Nahrungs- und Genußmittel, sowie Cosmetica, mit denen er dauernd oder gelegentlich in Berührung kommt. Auch auf Störung irgendwelcher körperlicher Funktionen ist zu achten, namentlich auf Steigerung der Schweiß- und Talgsekretion, sowie Fluor genitalis bei Frauen. Die Erhebungen haben sich möglichst bis auf die Säuglingszeit des Patienten zu erstrecken, ebenso auf das Vorkommen. derartiger Hautaffektionen, von Asthma, Diabetes usw., in der Verwandtschaft auf- und absteigender Linie. Will man nun im Einzelfalle feststellen, ob eine vorhandene Dermatitis auf die Einwirkung einer hinreichend verdächtigen Noxe entstanden ist, so kann man den Patienten einer Prüfung darauf unterziehen. Diese wird den jeweiligen „Infektionsmodus" möglichst nachzuahmen haben. Bei extern angreifenden Noxen geschieht das am einfachsten durch Einpinseln oder Auflegen, je nachdem es sich um gelöste oder feste Substanzen handelt. In Anlehnung an die von B. Bloch angegebene Methode pflegen wir so vorzugehen, daß wir, gewöhnlich am Oberarm außen, auf die leicht scarifizierte Haut folgende Substanzen mittels Leinwandstreifchen und Heftpflasterverband anbringen: 1. Arnica-Tinktur, 2. 1% Chininalkohol, 3. 4% Formalin, 4. Jodoformpulver, 5. 5% Acid. carbol. liquefact., 6. 20% Terpentinöl (in Ol. olivar.). Außerdem werden bei Bedarf bzw. vorliegendem Verdacht auch andere Stoffe, wie Seifen, Öle, Salben, Waschmittel, Hg, Acid. salicylic. usw. geprüft. Stomachal oder parenteral einverleibte Substanzen, namentlich solche, die eingeatmet werden, lassen sich oft auf dem gleichen Wege nur schwer heranbringen. Für diese Stoffe empfiehlt es sich, eine Lösung oder Extrakt (auch Suspension) herzustellen, und diesen nun auf die durch oberflächliches Anritzen geöffnete Haut aufzulegen (sog. Kratzmethode von Schloß), oder eine intracutane Einspritzung zu machen (intradermale Methode von Cooke). Die letztere ist bei weitem die sichere, aber je nach der Natur der Agenzien nicht immer anwendbar. Zur Injektion verwenden wir wäßrige Auszüge aus einer ganzen Reihe von Substanzen, die als Nahrungsmittel des Menschen in Betracht kommen, wie Fleisch- und Eiereiweiß, Mehlsorten usw., ferner organische Stoffe, die sonst in seiner Umgebung zu finden sind, wie Haare von Mensch und Tieren. Besonders wertvoll sind die Extrakte aus Hautschuppen (von Mensch oder Tier), zubereitet nach der Methode von Storm van Leeuwen. Soweit unsere Erfahrungen bis jetzt reichen, genügt in vielen Fällen diese Methode allein, da sie eine gewisse Gruppenüberempfindlichkeit bei positivem Ausfall erkennen läßt.

Wichtig ist, daß nur dem positiven Ausfall eine gewisse Beweiskraft innewohnt, da trotz bestehender Überempfindlichkeit die Reaktion negativ ausfallen kann, und zwar beim Erwachsenen häufiger als bei Kindern. Als positiv wird eine Reaktion bei der Cookeschen Methode dann bezeichnet, wenn 10—15 Minuten nach der Injektion eine Quaddel mit hyperämischer Randzone auftritt, bei der Blochschen, wenn nach 24 Stunden eine Rötung und Anschwellung feststellbar ist. In gewissen Fällen scheint, ähnlich wie bei den Röntgenstrahlen, eine Latenz der Wirkung, die sich auf 14 Tage und mehr erstrecken kann, zu bestehen. Zu denken ist ferner daran, daß an Stelle der fehlenden Cutisreaktion Allgemeinsymptome auftreten können, wie Schnupfen, Asthma, Nesselausschlag, Erythem, Pruritus, Ödem, Husten (Cooke). Seltener

kommt es nach Cooke zu Vergrößerung der submaxillaren und vorderen
Cervicaldrüsen, Kopfschmerzen, Fieber, Nausea, Diarrhöe, Dysmenorrhöe,
Synkope, Herzkollaps. Zu berücksichtigen ist weiter, daß auch Schwankungen in der Intensität der Überempfindlichkeit vorkommen
können, so weist Arnold mit Recht darauf hin, daß Fieber, schlechter
Turgor der Haut infolge Wasserverarmung, künstliche und natürliche
Pigmentierung, Hyperämie, auch die durch Licht und Röntgenstrahlen
erzeugte, sowie leichte Ödeme nach der angegebenen Richtung wirken.
Aber auch bei positivem Ausfalle einer Reaktion auf Einwirkung einer
bestimmten Substanz ist noch nicht gesagt, daß die Haut nur gegen diese
überempfindlich — univalent — ist, sondern es ist mit der bereits fest-
stehenden Tatsache zu rechnen, daß recht häufig gleichzeitig auch gegen
andere, meist pharmakologisch nahestehende Agenzien die gleiche Überempfindlichkeit besteht, also Plurivalenz oder Gruppenempfind-
lichkeit vorliegt. Auf der anderen Seite kann, wie Duke hervorhebt,
bei einer sonst nur spezifisch auslösbaren Überempfindlichkeit während
der Dauer des Anfalles der geschützte Organismus auch für sonst
unwirksame Stoffe überempfindlich werden, er schlägt dafür die Bezeichnung pseudopolyvalente Überempfindlichkeit vor.

Wir wenden uns nunmehr den Hautveränderungen zu, wie sie
bei Dermatitis toxica klinisch an der Haut feststellbar sind. Diese sind
außerordentlich vielgestaltig, polymorph; eine alte dermatologische
Regel ist es darum auch, daß man in allen Fällen, wo sich ein Ausschlag
findet, den man zunächst nicht klassifizieren kann, an eine toxische
Entstehung denken soll. Es leuchtet ohne weiteres ein, daß in vielen
Fällen die Ausbildung der Hautaffektion wesentlich durch den Angriffsweg, den die Noxe nimmt, beeinflußt wird. Dem stehen aber eine erhebliche Anzahl von Fällen gegenüber, bei denen äußerliche und innerliche Anwendung des Agens jeweils ganz ähnliche Erscheinungen
hervorruft. Ebenso können gleiche Erscheinungen gewisser Art von der
einen Substanz durch äußerliche, von einer anderen durch innerliche
Anwendung hervorgerufen werden. Mit anderen Worten aus Art und
Anordnung eines Ausschlages lassen sich Schlüsse auf die Art der
Entstehung, soweit der Angriffsweg in Frage kommt, nicht immer
mit Sicherheit ziehen. Auch auf die besondere Art eines Agens kann
aus der klinischen Form eines Ausschlags nicht mit voller Sicherheit
geschlossen werden, da einmal ein Agens ganz verschiedenartige
Ausschläge hervorrufen kann, und zum andern verschiedene Agenzien
die gleichen Ausschläge — soweit das äußerlich Erkennbare in Frage
kommt — hervorrufen können. Wir geben im folgenden eine Übersicht über die wichtigsten vorkommenden Morphen, ohne den Anspruch auf absolute Vollkommenheit zu erheben. Es muß da an das schon
an früherer Stelle Gesagte erinnert werden, daß klinische Morphen nichts
durchaus Feststehendes und Unwandelbares sind, daß sie vielmehr häufig
einer Um- oder Weiterbildung unterliegen. Ja wir werden sehen, daß
gerade bei den hier in Rede stehenden Affektionen unter gewissen Bedingungen sich fundamentale Änderungen des Gesamtcharakters einstellen können; wir meinen damit den Übergang der als Dermatitis

toxica ursprünglich begonnen habenden Affektion in ein Ekzem, also
eine Dermatopathia.

In den meisten Fällen beginnt die Dermatitis toxica mit einer
verschieden ausgebreiteten und lokalisierten Rötung, Erythem. Gewöhnlich ist es ein sattes Hellrot mit einem leicht bläulichen Einschlag,
es kommt aber, bei einigen Arzneimitteln speziell, auch zu stärkerem
Vorherrschen des blauen Farbtons, so bei Orthoform, Copaiva und besonders auch dem Hg-Exanthem. In manchen Fällen ist der Ausschlag
kleinfleckig und leichtpapulös, meist perifollikulär angeordnet, „scarla-
tiniform“, in anderen wieder großfleckig, masernartig; so nach Anti-

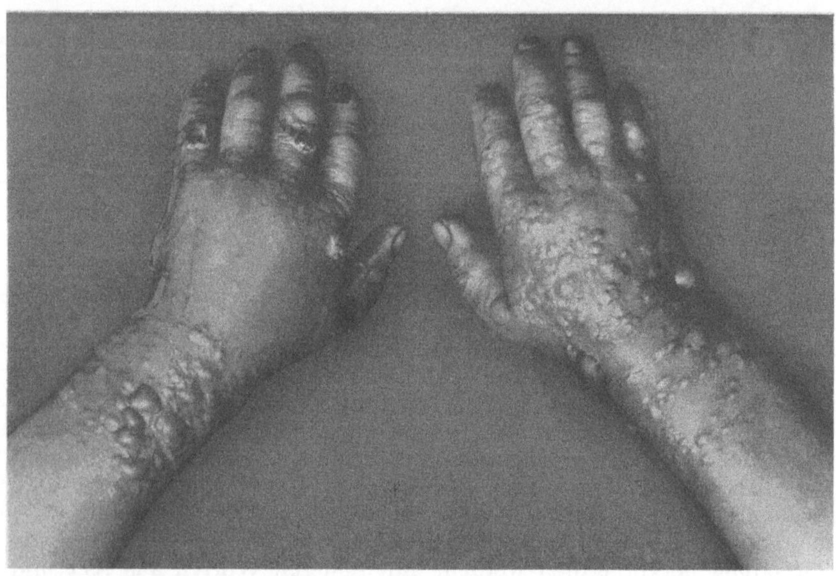

Abb. 60. Dermatitis toxica bullosa an Unterarmen und Händen infolge Einwirkung
von Kupferkalkbrühe beim Rebenspritzen.

pyrin, Chinin, Hg. Es kommen aber auch noch münzen- bis plattenartig
gestaltete „erythematöse Infiltrate“ in allen Nuancierungen zwischen
Rot, Blau und Braungelb vor. Selten bleibt der Ausschlag unverändert
bestehen („fixe Exantheme“), meist kommt es entweder zur Rückbildung — tritt diese sehr rasch ein, so spricht man von flüchtigen Exanthemen — oder es kommt zur vermehrten Abstoßung von Hornschicht,
in Schüppchenform oder in Form größerer Lamellen, ersteres
häufig bei Hg, letzteres z. B. bei Salvarsan. Diesen trocknen Formen
steht die feuchte Form gegenüber, die vielen äußerlich angreifenden
Noxen eigentlich regelmäßig zukommt. Sie ist ausgezeichnet durch das
Auftreten von Bläschen (epidermidales Ödem) auf der erythematösen Fläche, die aber nach meinen Eindrücken nie, oder nur selten,
den intensivsten Juckreiz auslösen, den wir z. B. beim Ekzem

als Charakteristikum finden. In manchen Fällen nehmen die Bläschen
an Umfang zu, so daß schließlich Blasen von Erbsgröße und darüber
vorhanden sind (Abb. 60). Vielfach ist damit der Höhepunkt des
Prozesses erreicht, und es tritt nun die Rückbildung ein, indem die
Bläschen eintrocknen, und die Bläschendecke sich als Schuppenkruste später
spontan abstößt. Gleichzeitig bildet
sich auch die Rötung zurück, einschließlich der sie begleitenden geringen Cutisschwellung. War das Epidermisödem (Stat. spongioides) beträchtlich, so kann sich auch die in
ihrem Gefüge hierdurch gestörte Hornschicht in kleineren oder größeren
Lamellen abstoßen; es wird sich aber
dann stets schon die neugebildete
Schicht darunter befinden, es werden
also keine erosiven Zustände und natürlich auch kein Nässen vorhanden
sein. Anders aber, wenn der Prozeß
sich vom Bläschenstadium aus noch
weiter entwickelt: dann tritt nicht
nur dort ein Nässen ein, wo geplatzte
Bläschen vorhanden sind, sondern an
Stelle der sich flächenhaft abhebenden Epidermisschichten (Hornschicht
mit anhaftenden obersten Stachelschichtreihen) kommt es zu einem
ebenso flächenhaft ausgebreiteten
Serumaustritt. Infolge der Gerinnung
desselben an der Oberfläche können
sich dann ausgedehnte Krusten bilden.
Daß in diesem Stadium infolge der
vielen freiliegenden Nervenendigungen
auch erhebliche subjektive Beschwerden, namentlich Brennen, seltener Jucken, vorhanden sein können,
braucht kaum besondere Betonung.
Der weitere Verlauf ist nun so, daß
entweder eine Rückbildung einsetzt,
oder es mündet der Prozeß allmählich
in ein chronisches Stadium aus,
d. h. die Rötung verliert an Intensität, das Nässen läßt nach, statt
dessen tritt eine, meist kleienförmige
Abschuppung ein, die ganz erheblichen Umfang annehmen kann. Daneben findet sich eine mäßig starke

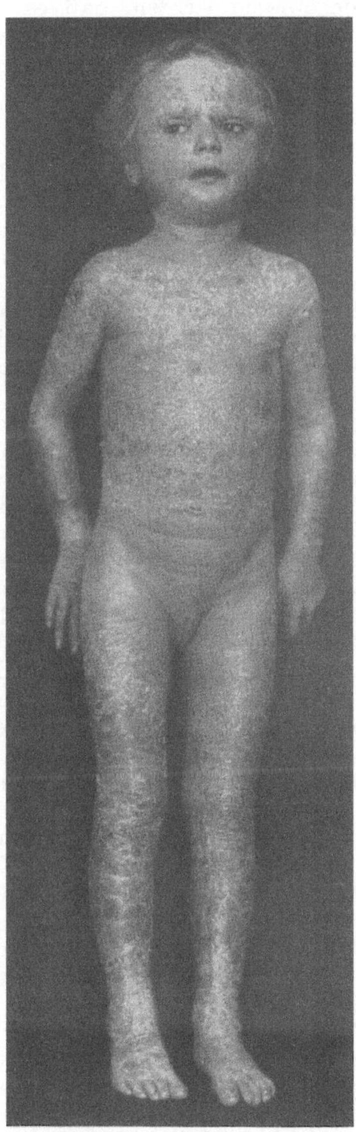

Abb. 61. Dermatitis toxica universalis
exfoliativa (sog. Erythrodermie), wahrscheinlich durch Schmierseifeanwendung
hervorgerufen.

infiltrative Verdickung der Cutis. Subjektive Beschwerden werden kaum noch geklagt. Hat der so beschriebene Prozeß eine gewisse flächenhafte Ausdehnung erlangt (Abb. 61), so wird er herkömmlich als „Erythrodermie" bezeichnet; es muß aber darauf hingewiesen werden, daß es auch im Verlauf anderer Erkrankungen zu einem, nahezu gleich aussehenden, klinischen Bild kommen kann, so bei universeller Psoriasis, Mycosis fungoides, seltener beim Ekzem. Hatte die angreifende chemische Noxe auch den Papillarkörper oder noch tiefere Teile der Cutis in ihren Wirkungsbereich einbezogen, so kann es je nach den Umständen (Intensität, Dauer usw.) zu nekrotischen Veränderungen kommen. Nach Abstoßung der nekrotisierten Gewebsteile werden dann Geschwürsbildungen vorliegen. Diese Verlaufsform findet sich vielfach nach Einwirkung von ätzenden Substanzen.

Eine wesentlich anders geartete Reaktionsform der Haut wäre nun noch zu besprechen, das ist die in Form von Quaddeln auftretende, die gewöhnlich auch Urticaria genannt wird und eine Zeitlang als eine Art selbständiges Krankheitsbild betrachtet worden ist. Sie wird zuweilen neben der vorhergehend beschriebenen Form beobachtet und kann sowohl nach Einwirkung von Noxen, die von außen her angreifen, gefunden werden, wie nach solchen, die von innen her an die Haut herangebracht werden. Zu den ersteren gehört die nach der Berührung mit Brennesseln auftretende, während die durch Tiere hervorgerufene (Wanzen, Flöhe, Raupen, Quallen usw.) bereits früher erwähnt wurde. Zu den „internen" sind dagegen die Fälle zu rechnen, wo auf Grund einer bestehenden oder erworbenen Überempfindlichkeit gewisse Nahrungs- und Genußmittel bzw. deren Abbauprodukte, bei Einlangen in den Kreislauf die als Quaddeln manifest werdende Reaktion an den Capillaren des Papillarkörpers der Haut hervorrufen. Über die Genese dieser Efflorescenz ist bereits im allgemeinen Teil das Nötige gesagt, hier soll nur noch darauf hingewiesen werden, daß offenbar auch eine Beteiligung des vegetativen Nervensystems in irgendeiner Form vorhanden sein muß, das vielfach symmetrische Auftreten der Quaddeln läßt sich kaum anders erklären. Lokalisation, Umfang der Ausdehnung und Größe der Einzelefflorescenzen unterliegen, ebenso wie die „Verweildauer", erheblichen Schwankungen, ohne daß es uns bis jetzt möglich wäre, die Gründe hierfür aufzudecken. Nur bezüglich der durch Angriff von außen her erzeugten Urticaria ist es ohne weiteres feststellbar, daß diese nur dort auftritt, wo die Noxe an die Haut herangelangt. Ein Symptom ist jedoch beiden gemeinsam, das ist der Juckreiz. Dieser kann nun in allen Abstufungen vorhanden sein, hier wird die individuelle Anlage des einzelnen eine wesentliche Rolle mitspielen. Grundsätzlich wichtig scheint mir aber die Feststellung zu sein, daß bei der an anderer Stelle zu besprechenden Urticaria factitia nicht selten Juckreiz vorhanden ist, während bei der — als Vorstadium zu betrachtenden — dermographischen Hautreaktion dieser völlig fehlt. Vielleicht ein Beweis dafür, daß die Vorgänge, die zur Entstehung der beiden Formen, der toxischen und der mechanisch erregten führen, in ihrem innersten Geschehen durchaus verschieden sein müssen.

Bei dieser soeben besprochenen Form der Dermatitis toxica müssen wir ohne Zweifel eine Beteiligung des gesamten Hautorganes annehmen, wenn auch nicht überall und in jedem Fall diese manifest wird. Die Gründe hierfür auseinander zu setzen, würde zuweit ins Gebiet der Hypothese führen. Aber auch bei der zuerst besprochenen Reaktionsform, die man als die erythemato-vesiculöse bezeichnen kann, lassen sich gewichtige Gesichtspunkte dafür anführen, daß nicht nur die Stelle, wo jeweils die Noxe manifeste Erscheinungen hervorruft, „alteriert" ist, sondern daß auch sonst das gesamte Hautorgan in Mitleidenschaft gezogen ist; und wahrscheinlich in vielen Fällen nicht nur dieses, sondern der gesamte Organismus. Das geht zunächst schon einmal daraus hervor, daß, namentlich bei einiger Ausbreitung der Affektion, nicht allzuselten Allgemeinsymptome, wie Mattigkeit, Abgeschlagenheit, Fieber, zu beobachten sind. Die Mitbeteiligung der Haut an herdfernen Ort wird nun durch ein besonderes Phänomen offenbar, das man ganz treffend als Springen bezeichnet. Es treten nämlich an Stellen, die bei äußerlichem Angriff der Noxe bestimmt mit dieser nicht in Berührung gekommen waren, gleiche oder ähnliche Erscheinungen auf, wie sie am Primärherd vorhanden sind. Wir haben es also mit einer Art Fernwirkung zu tun, die wir uns kaum anders erklären können, als daß eben das ganze Organ in Mitleidenschaft gezogen ist. Wenn nun im allgemeinen nicht immer die gesamte Haut erkrankt, sondern immer nur gewisse Stellen, so ist das offenbar auf Faktoren örtlicher Natur zurückzuführen, die wir sämtlich zur Zeit noch nicht übersehen. Einen kennen wir aber meiner Ansicht nach schon, das ist der Status seborrhoicus, der uns später noch eingehender beschäftigen wird. Es zeigt sich nämlich, daß, sofern die Dermatitis nicht schon primär an einer der seborrhoischen Prädilektionsstellen auftrat, mit besonderer Vorliebe bei Fernreizungen diese Stellen befallen werden. Gewöhnlich ist die Intensität der Reaktion an diesen sekundär erkrankten Stellen schwächer als an der primären, auch sieht man gar nicht selten, daß bei Behandlung der Primärstelle die nicht behandelte sekundäre gleichmäßig mit abheilt. Am häufigsten wird das Phänomen des Springens bei denjenigen Fällen beobachtet, bei denen eine gewisse gesteigerte Empfindlichkeit vorliegt, aber es ist keineswegs nur auf diese beschränkt und wird auch bei normaler Empfindlichkeit zuweilen gefunden.

Zu besprechen wäre nun noch die Differentialdiagnose; sie ist, das muß von vornherein betont werden, bei dieser Gruppe von Hauterkrankungen oft recht schwierig und setzt die genaue Kenntnis der hauptsächlich in dieser Hinsicht in Betracht kommenden Affektionen voraus. Verhältnismäßig einfach liegen die Dinge noch bei den urticariellen Formen. Wie oben schon ausgeführt, unterscheiden wir außer der als Reaktion auf exogene Noxen auftretenden — und daher in dieses Kapitel der Dermatitis toxica gehörenden — noch eine durch mechanische Einwirkung entstandene, hinzu kommt noch eine durch endogene, dispositionelle Momente (z. B. psychisch) bedingte. Die Abgrenzung der sog. Urticaria factitia von der Urticaria toxica ist schon wegen der Art der Entstehung und der Lokalisation relativ leicht. Schwieriger ist schon die Abgrenzung von der endogenen Form, deshalb, weil es nicht immer sofort, manchmal überhaupt nicht möglich ist, die Noxe ausfindig zu machen. Wir werden bei der Besprechung jener noch einige Punkte kennen lernen, die uns die Entscheidung erleichtern; oft führen uns auch schon die Angaben der Kranken auf die richtige Fährde, oder wir sind auf entsprechende Proben angewiesen. Wenden wir uns der Differentialdiagnose der erythematös-vesiculösen Form, sowie ihrer Um- und Weiterbildungen zu, so werden insoweit keine Schwierigkeiten bestehen, als die Einwirkung stark wirkender Agenzien, und zwar von außen her in Frage kommt. Hier wird nur die Frage nach der Art des betreffenden Agens manchmal Verlegenheit bereiten, wenn es sich um Selbstbeschädigungen irgendwelcher Veranlassung handelt. Verhältnismäßig leicht sind auch noch diejenigen Fälle klarzustellen, bei denen sich eine dauernde, gewerbliche oder medikamentöse Anwendung von solchen chemischen Substanzen nachweisen läßt, die uns als Reaktionserreger bekannt sind und unten noch im einzelnen besprochen werden sollen. Wenn man in solchen Fällen nur an die Möglichkeit der Dermatitis toxica denkt, so wird sich die Aufklärung meist nicht sehr schwer gestalten. Kompliziert wird die Sachlage in denjenigen Fällen, wo als Folge einer primären Dermatitis toxica sekundär ein Ekzem oder Eczematoid ausgelöst wird. Wir wiesen oben schon darauf hin, daß das sog. Springen gern an den seborrhoischen Stellen aufzutreten pflege, und hatten dabei zunächst im Auge, daß diese durch Fernreizung entstandene Affektion unter dem Bilde einer Dermatitis toxica auftrete. Das kommt sicher vor, aber ebenso häufig, vielleicht sogar regelmäßiger ist es, daß an diesen Stellen der Ausbruch eines typischen seborrhoischen Eczematoids provoziert wird. Findet man beide Affektionen bei der ersten Untersuchung eines Kranken schon vor, so kann es zuweilen schwierig sein zu entscheiden, welche von den beiden Affektionen die primäre war. Die Entscheidung ist nach unserer Einstellung bis zu einem gewissen Grade unerheblich, denn für unsere Betrachtungsweise ist es natürlich ebenso verständlich, daß die Haut des Seborrhoikers eine gesteigerte Empfindlichkeit auch an den Stellen zeigt, die nicht zu den eigentlichen Vorzugsstellen gehören. Das kombinierte Vorkommen von seborrhoischem Eczematoid und Dermatitis toxica macht unserem Verständnis also keine besonderen Schwierigkeiten, wir werden das gleiche auch für die anderen Eczematoide behaupten können; auf diese Fragen wird bei jenen nochmals zurückgekommen werden müssen. Mehr Schwierigkeiten macht nun aber die Frage der Abgrenzung oder der Entscheidung gegenüber dem Ekzem. Die Frage der Identität dieser beiden Begriffe hat schon seit Jahrzehnten eine große Rolle gespielt, und auch heute sind wir noch weit genug von einer Einigung entfernt. Es würde viel zuweit führen, hier alle Momente des Für und Wider aufzuzählen, wir wollen vielmehr unseren Standpunkt kurz darzulegen versuchen. Wir müssen zunächst an das erinnern, was wir in dem einleitenden Kapitel ausgeführt haben, daß nämlich „Begriffe" menschliche Hilfskonstruktionen zur

Verständigung sind, aber insofern keinen absoluten Wert besitzen, als die Natur in keiner Weise sich etwa danach richtet, sondern in unerschöpflicher Fülle Variationen und Übergangsformen schafft, die wir unsererseits, so gut wie wir es nach dem jeweiligen Stande unserer Kenntnisse vermögen, in die von uns aufgestellten Kategorien von Begriffen einzuordnen haben. Von diesem Standpunkte aus wird es zunächst verständlich, wenn wir einen Übergang von Dermatitis toxica zum Ekzem für etwas durchaus Mögliches halten; und es wird dann sofort kar, daß die Abgrenzung erhebliche Schwierigkeiten machen kann, solange wir nicht in der Lage sind, durch Proben ganz bestimmter Art das Vorliegen des einen oder des anderen nachzuweisen. Wir definieren die Dermatitis toxica als eine Reaktion der Haut auf exogene Noxen, bei der diesen hinsichtlich der Genese und des Ablaufes eine vorherrschende Rolle zukommt, ohne daß dabei die Bedeutung einer speziellen Disposition, also eines oder mehrerer endogener Faktoren in wechselndem Umfange, geleugnet werden soll. Aber wir glauben diejenigen Fälle, in denen der Noxe die determinierende Rolle zukommt, und wo der in der Haut sich abspielende Prozeß sich ganz vorwiegend als ein Reaktionsvorgang auf jenen darstellt, als Dermatitis toxica und damit als vorwiegend exogen bedingt ansehen zu müssen. Für diese Vorgänge gilt ganz allgemein der Satz: cessante causa, cessat effectus. Anders scheinen mir dagegen die Dinge beim Ekzem zu liegen, hier wird wohl ebenfalls in vielen Fällen eine Reaktion der Haut auf irgendeine Noxe den Ausgangspunkt darstellen, also eine Dermatitis toxica vorliegen, aber, hier ist nun das Charakteristische, daß der obige Satz keine Geltung mehr hat: Ist das Ekzem einmal erst entstanden, so hat das Aufhören der Einwirkung der Noxen nicht den unmittelbaren Einfluß wie bei der Dermatitis toxica, es wird ablaufen nach anderen Gesetzen. Es liegt dann folgerichtig keine Dermatitis (= Reaktion auf exogene Noxen), sondern ein Leidenszustand der Haut vor. Es ist zur Entstehung sowohl wie zum weiteren Verlauf die Annahme einer besonderen Disposition unerläßlich. Darauf wird bei der Besprechung dieser Erkrankung noch einmal eingegangen werden. Daß die Unterscheidung im Einzelfalle schwierig sein kann, das wurde oben schon gestreift, hinzugefügt sei nur noch, daß sie aus morphologischen Gesichtspunkten nicht möglich ist, da die rein äußerlich wahrnehmbaren Erscheinungen einander außerordentlich gleichen können. Daß die jeweils zugrunde liegenden Vorgänge in erheblichem Maße verschiedene sein müssen, das wird nicht übersehen werden dürfen. Schlüsse auf diese lassen sich aber heute, nachdem klinische und histologische Untersuchungsmethoden noch nicht soweit ausgebildet sind, fast ausschließlich nur durch die Beobachtung des Verlaufes und die Aufklärung der Genese ziehen.

Wir wenden uns nunmehr zunächst den einzelnen chemischen Substanzen zu, welche zur Dermatitis toxica führen. Es läge nahe, sie nach ihrer chemischen Konstitution zu gliedern, zumal eine gewisse Einteilung wegen der außerordentlich großen Anzahl wohl angebracht erschiene. Aber es zeigt sich bald, daß es für viele dieser Substanzen nicht möglich ist, sie chemisch genau zu charakterisieren oder bei zusammengesetzten das wirksame Prinzip herauszufinden. Auch eine Einteilung nach der Verwendungsart begegnet erheblichen Schwierigkeiten, da vielfach dieselben Stoffe gewerblich sowohl wie als Arzneimittel usw. verwandt werden. Es schien daher am zweckmäßigsten, zunächst eine alphabetische Aufstellung der hauptsächlich in Betracht kommenden Agenzien zu geben. Wir führen zuerst diejenigen pflanzlicher Herkunft in Anlehnung an die Aufstellung von Brocq (Précis-Atlas) auf:

Aconitum Napellus, Eisen- oder Sturmhut, Ailanthus glandulosa, Götterbaum (Zierpflanze aus China), Alisma plantago, Froschlöffel (Sumpfpflanze), Allium sativum, Knoblauch, Amygdaleen, Mandelarten, Andira araroba (Goapulver = Chrysarobin); Anemone nemorosa und patens, Windröschen, Arnica montana, Wohlverleih (Arnikaspiritus!), Arum maculatum, Aronstab (Sumpf- auch Zimmerpflanze), Asparagus, Spargel, Borago officinalis, Boretsch, Bryonia alba, Zaunrübe, Buxus sempervirens, Buxbaum, Cephaelis ipekakuanha, Brechwurzel, Chelidonium majus, Schöllkraut, Chrysanthemum, Wucherblume, sog. gr. Gänseblume, Cinchona, China- oder Fieber-Rindenbaum, Citrus vulgaris, Bigaradie, gemeiner Pomeranzenbaum, Cydonia vulgaris, Quitte, Cypripedium, Frauenschuh (Orchidee), Cynara scolymus, Artischocke, Daphne mezereum, Seidelbast, Datura stramonium, Stechapfel, Delphiniumarten, Rittersporn, Drosera rotundifolia, Sonnentau, Eucalyptus, Eisenrindenbaum (bes. Eucalyptusöl!), Eugenia, Kirschmyrte, Euphorbiaarten, Wolfsmilch (bes. Saft!), Ferolia guianensis, Ferolien- oder Satinholz (als Fournierholz gebraucht), Gelsemium nitidum s. sempervirens, gelber Jasmin, Geraniumarten, Storchschnabel, Glycine hispida, Sojabohne, Helleborumarten, Nießwurz, Humulus lupulus, gemeiner Hopfen, Hyacinthus orientalis, gemeine Hyacinthe, Hyoscyamus niger, Bilsenkraut, Irisarten, Schwertlilie, Kapsicum fastigiatum, Beißbeere, span. Pfeffer, Clematis, Waldrebe, Colchicum autumnale, Herbstzeitlose, Coniferen, Nadelhölzer, Conium maculatum, Schierling, Croton tiglium, Purgiercroton (Same = Granatill, gibt Crotonöl), Lappa officinalis, große Klette, Hedera helix, gemeiner Efeu, Linum usitatissimum, Lein, Flachs, Lobeliaarten, Hippomane mancinella, Manzanillabaum (Saft der Früchte), Narcissusarten, Narzissen, Osterblume, Nasturtium officinale, Brunnenkresse, Nerium oleander, Lorbeerrose, Pastinaca sativa, Pastinak, Persica vulgaris, Pfirsich (Früchte!), Pelargonium, Storchschnabel, Geranium, Phytolacca decantra, Kermespflanze (Alkermes oder Kermesbeere = Weinfärbemittel), Pilocarpus pennatifolius (Pilocarpin), Piper nigrum, Pfeffer, Podophyllum peltatum, Entenfußwurzel (Podophyllin), Populus candicans, Pappel, Primulaceen, Schlüsselblumen, Primula obconica, sinensis, cortusoides, Ranunculus, Hahnenfuß, Rhus toxicodendron, Giftsumach, Rhus varielobata, Giftefeu, Kalifornische Gifteiche, Rhus vernicifera, japanischer Firnisbaum, Ruta gracvolens, Gartenraute, Phaseolus vulgaris, Schminkbohne, Scilla maritima, Meerzwiebel, Sedum acre, Geschwulstkraut, Mauerpfeffer, Sinapis alba, weißer Senf, Sisymbrium officinale, Tectonia grandis, Teakholz, Thapsia garganica, Böskraut, Thuja occidentalis, abendländischer Lebensbaum, Tropaeolum majus, Kapuzinerkresse, Urtica urens, gemeine Brennessel, Veratrum album, Nießwurz, Verbascum thapsiforme, Wollkraut.

Im folgenden seien diejenigen Substanzen aufgeführt, welche teils gewerblich, teils als Arzneimittel — innerlich oder äußerlich — verwandt oder sonst gelegentlich an die Haut gebracht werden.

Acidum formicicum, Ameisensäure, Acidum chromicum, Chromsäure, Acidum hydrochloricum, Salzsäure, Acidum nitricum, Salpetersäure, Acidum phosphoricum, Phosphorsäure, Acidum picricum, Pikrinsäure, Acidum pyrogallicum, Pyrogallol, Acidum salicylicum, Salicylsäure, Acidum sulfuricum, Schwefelsäure, Schwefeldioxyd = schweflige Säure, Ammoniak, Anilinfarben, Arsen, Antipyrin, Atropin, Argentum nitricum, Alumini subacetici liquor, Balsamica (Peru, Kubeben, Copaiva, Santelöl), Blei, Brom, Chlor, Chloral, Chloroform, Diamidophenol (photographischer

Entwickler), Dermatol, Digitalis, Formol, ranzige Fette, Gips, Harze, Jod, Jodoform, Kaliumcarbonat, Pottasche, Kalk, Kaliumbichromat, Kobalt, Kreosot, Krysolgan, verunreinigtes Lanolin, Lebertran, Luminal, Morphium, Natron, Nickel, Nirvanol, Opium, Orthoform, Paraffin, p-Phenyldiamin (Ursol), Paraffin, Petroleum, Platinchlorür, Phenol, (sog. Carbolsäure), Pflaster, einschließlich des gewöhnlichen Zinkoxydpflasters, Quecksilber und Verbindungen, besonders Sublimat, auch Calomel, Resorcin, Salol, Santonin, Seifen, Schmieröle, Schwefel, Soda, Sera animalia, Speisesalz, Sulfonal, Tartarus stibiatus, Teere (Holz-, Steinkohlen-, Wacholder-Teer), Terpentinöl, Veronal, Vaseline, verunreinigt, insbesondere paraffinölhaltig, Wasser, einschließlich der Heilbäder, Wismut, Yohimbin, Zucker, Zinkchlorür.

Die vorstehende Aufzählung der am meisten für die Erzeugung von Dermatitiden in Betracht kommenden Pflanzen und Stoffe erhebt nicht den Anspruch auf absolute Vollständigkeit, sie bedarf noch nach zwei Seiten hin der Ergänzung. Es sind einmal bei den häufiger vorkommenden die besonders regelmäßig zu beobachtenden klinischen Erscheinungen kurz zu beschreiben, und ferner sind die Umstände, unter denen die entsprechenden Hautaffektionen erworben werden, also die Verwendung oder das Vorkommen der Agenzien im gewerblichen oder beruflichen Leben, als Arzneimittel oder bei sonstigen Gelegenheiten, zu erörtern. Beide Gesichtspunkte werden sich in einem darstellen lassen, zumal namentlich die Lokalisation vielfach durch die Art der „Anwendung" bedingt ist.

Da sind zunächst diejenigen Gewerbe zu nennen, welche mit Pflanzen, Hölzern und Früchten zu tun haben; es kommen also in Betracht Gärtner, Gemüsezüchter und -händler, Hausfrauen, Dienstmädchen und Blumenliebhaber. Aus der großen Zahl der hier in Frage kommenden Pflanzen sei vor allem die seit einigen Jahren in Deutschland viel als Zimmerpflanze verwandten Primeln (Primula obconica und sinensis, die sog. japanische Primel), erwähnt (Abb. 62). Es entstehen bei den dazu disponierten schon nach flüchtiger Berührung innerhalb weniger Stunden akut unter heftigem Jucken, Rötung und Schwellung, bald treten auch Bläschen auf, die ein mehr oder minder ausgedehntes, flächenhaftes Nässen im Gefolge haben. Besonders sind Hände und Gesicht befallen. Augenlider und Ohren können erheblich verschwollen sein, auch auf die Unterarme, sowie auf den Rumpf kann die Affektion übergreifen. Innerhalb der nächsten zwei Tage nach dem Beginn verschlimmert sich das Leiden unter heftigem Jucken noch mehr, auch Fieber kann sich dazu gesellen, so daß ein recht schweres Krankheitsbild entstehet. Nach Überschreiten des Höhepunktes tritt langsam Heilung ein. Brocq beschreibt noch eine andere Form, die bei weniger stark disponierten durch häufige Berührung zustande kommt; man kann es kurz charakterisieren als eine sehr abgeschwächte Form des vorgeschilderten mit den gleichen Lokalisationsstellen, also Hände, Gesicht und Hals.

In Amerika, seltener bei uns, spielen Hautaffektionen durch Giftefeu sowie Giftsumach anscheinend eine wichtige Rolle. Bei ersterem genügt schon das Berühren der Blätter, bei letzterem des Saftes, um erhebliche Reaktionserscheinungen auszulösen, die Disposition hierfür ist anscheinend bei den Weißen recht häufig, während sie bei den

Farbigen, Indianern und Negern, offenbar schwächer ist. Auch der
Saft einer anderen Rhusart, des japanischen Lackbaumes, wirkt
offenbar im frischen Zustande stark ätzend auf die Haut, er behält
seine „reizende" Eigenschaft aber selbst noch nach seiner Verarbeitung
bei der Herstellung der bekannten japanischen Lacksachen; es sind schon
mehrfach Hautaffektionen nach deren Benutzung beschrieben worden
(Mah jong-Spiel!).

Die durch unsere heimische Brennessel hervorgerufenen Hautreaktionen, die unter dem Bilde urticarieller Efflorescenzen ablaufen,

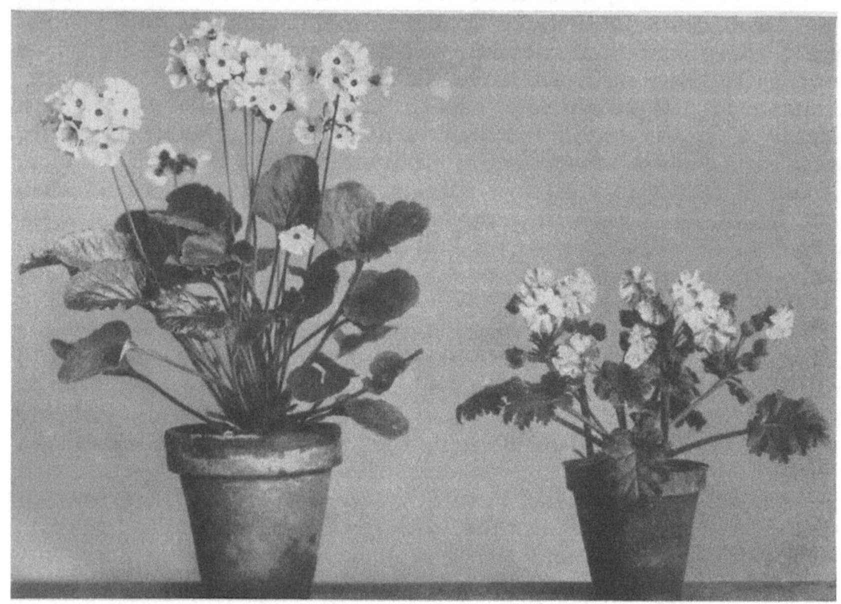

Abb. 62. Primula sinensis (links) und obconica (rechts).
Vom Botan. Institut der Universität Freiburg freundlichst zur Verfügung gestellt.

sind ja allgemein bekannt. Als wirksames Agens ist die in den Borsten-
haaren befindliche Ameisensäure anzunehmen. Wichtig ist, daß die
Disposition beinahe bei jedem Menschen vorhanden ist; daß durch
häufige Berührung eine Anergie oder Unterempfindlichkeit entstehen
kann, möchten wir annehmen.

Nicht in dieses Kapitel gehören dagegen die schon an einer früheren Stelle
besprochenen Hautaffektionen, welche durch Milben und Pilze, die auf Pflanzen
und Früchte als Schmarotzer leben, hervorgerufen werden.

Wir wenden uns nunmehr zu den in Industrie, Handel und Gewerbe sowie sonst im täglichen Leben durch Agenzien chemischer
Natur hervorgerufenen Hauterscheinungen.

Hier sei zunächst das als Medikament viel verwandte Chrysarobin
erwähnt. Es erzeugt auf der Haut eine lebhafte Hyperämie, die bei

fortgesetzter Anwendung in die typischen Formen der Dermatitis toxica übergehen kann. Interessant ist jedoch bei ihr zweierlei. Erstens verfärbt sie die Haut gleichzeitig in weinrote Farbe, die sich der erzeugten reaktiven Hyperämie sozusagen zuaddiert und daher die Beurteilung des jeweiligen eigentlichen Reaktionsgrades (der „Entzündung"!) in gewissem Sinne erschwert. Sie erzeugt ferner an der mit ihr behandelten Hautstelle eine Art Gewöhnung, also Desensibilisierung, das wird klinisch dadurch offenbar, daß derartige Stellen bei längerer Behandlung immer weniger auf das Mittel „ansprechen", so daß man gezwungen ist, um die gewünschte Hyperämie zu erreichen, stets steigende Konzentrationen anzuwenden (vgl. Psoriasisbehandlung). Es ist ferner darauf hinzuweisen, daß die individuelle Disposition gegenüber Chrysarobin nahezu bei allen Menschen die gleich hohe ist, daß also hier eine Wirkung des Agens keine gesteigerte Empfindlichkeit voraussetzt. Nebenher wollen wir uns merken, daß dieses Mittel auch hellfarbige Gebrauchsgegenstände weinrot anfärbt, z. B. weißlackierte Möbel, und daß chrysarobinhaltige Leinen- usw. Wäsche, wenn diese gekocht wird, sich absolut echt blauviolett färbt. Der Arzt darf nie versäumen, auf diese Folgen die Patienten aufmerksam zu machen, wenn er ihnen das Mittel verordnet.

Ein als Medikament wie in gewerblichen Betrieben sehr häufig gebrauchtes Mittel ist das Arsen. Von letzteren kommen, außer den Arbeitern in den Arsenfabriken, hauptsächlich Kürschner, Pelzzurichter, Hutmacher und Tierbalgpräparatoren in Betracht. Bei ihnen herrschen „ekzemartige" und geschwürige Hauterscheinungen, sowie furunkuloide Follikelaffektionen vor (Hazen), auch die Schleimhäute können beteiligt sein. Vermutlich spielen die besonderen, sonstigen Bedingungen dieser Berufe eine wesentliche Rolle. Teilweise ähnlich, meist aber doch verschieden sind dagegen die Hautveränderungen, welche bei medikamentöser Anwendung auftreten. Außer bei den noch zu besprechenden Salvarsanpräparaten ist hier gewöhnlich keine Überempfindlichkeit im Spiele, sondern die Wirkung kommt allermeist durch Kumulation vieler kleiner Einzeldosen, entsprechend der in der Praxis üblichen Art der Anwendung, sei diese enteral oder parenteral, zustande. Die so entstehenden Hauterscheinungen sind außerordentlich polymorph; roseola- und scharlachartige Exantheme, exfoliierende, universelle Erythrodermien, erysipelatöse, lichenoide, papulöse, urticarielle, papulosquamöse, vesiculöse, bullöse, petechiale, pustulöse, ulceröse, krustöse und gangränöse Morphen kommen mehr oder weniger häufig zur Beobachtung [1]. Eine besondere Erwähnung bedürfen noch zwei weitere durch Arsen hervorgerufene Hautveränderungen, das sind die Melanodermien und die Hyperkeratosen. Die erstere entwickelt sich nach Brocq selten akut, meist erst nach mehrmonatlichem Arsengebrauch und ganz allmählich. Die Haut solcher Personen nimmt dann

---

[1] Wie die Genese des sog. Arsenherpes bzw. Arsenzoster zu erklären ist angesichts der heutigen Anschauungen über Herpesätiologie, bedarf noch weiterer Erforschung. Hypothetisch ließe sich eine Schädigung des betr. Nerven durch Arsen mit nachfolgender Ansiedlung des Herpesvirus wohl denken.

zunächst einen gelben oder bräunlichgelben, später einen sepiabraunen
Farbton an, mit Vorliebe werden solche Stellen befallen, die durch eine
vorhergehende Hautaffektion oder durch ein Trauma in ihrer lokalen
Disposition eine gewisse Veränderung erlitten haben. Solche Stellen
dürfen also nicht weiter irgendwie gereizt werden! So kommt es, daß an
Stelle gewisser Efflorescenzen, derentwegen die Arsenmedikation eingeleitet worden war, dann Pigmentflecke auftreten, die der Haut ein
geschecktes Aussehen verleihen. Brocq warnt besonders in solchen
Fällen vor Anwendung bei jungen Mädchen und weist darauf hin, daß
gewisse Regionen der Haut, Stirn, Wangen, Hals, Schultern in besonderem Maße gern befallen werden. Eine ähnliche regionäre Disposition
besteht auch bei der zweiten Sonderform, den Hyperkeratosen.
Diese lokalisieren sich fast ausschließlich an den Handtellern und Fußsohlen. Es kommt dabei zu oft recht erheblichen, hornigen Auflagerungen, etwa schwielenartig, jedoch pflegt eine gewisse, durch das Auge
wie den Fingerdruck feststellbare Succulenz vorhanden zu sein (Besnier,
Brocq). Nach den gleichen Autoren handelt es sich histologisch um
eine übermäßige Verlängerung der Papillen, die ihrerseits wieder von
einer starken Hornschicht bedeckt sind, die gelblich und von durch-
scheinender Art ist. Diese Neigung zu exzessiver Verlängerung der
Papillen führt übrigens in anderen Fällen von Arsenübergebrauch zu
umschriebenen papillomatösen Wucherungen, und aus diesen wieder
kann sich dann der sog. Arsenkrebs entwickeln. In beiden Fällen wird
eine entsprechende, uns noch nicht näher bekannte Disposition oder
das Mitwirken weiterer Bedingungen exogener Art angenommen werden
müssen.

Eine gewisse Sonderstellung nehmen die arsenhaltigen, komplexen
Verbindungen ein, welche als Salvarsane, im Ausland als Arsphén-
amine, Arsenobenzol usw. bekannt sind. Angesichts der großen praktischen Bedeutung, welche bei der heutigen ausgedehnten Salvarsan-
anwendung den dabei auftretenden Hauterscheinungen zukommt,
läßt sich eine eingehendere Besprechung nicht umgehen. Zunächst
bedarf es der Feststellung, daß es sich bei der Entstehung der hier in
Betracht kommenden Hautaffektionen wohl kaum um eine Wirkung
des Arsens an sich handelt, wie bei den vorhergehend besprochenen
Formen, sondern daß höchstwahrscheinlich ein komplexer Körper,
das Salvarsanoxyd, nach den Untersuchungen Stühmers in Frage
kommt. Wie Stühmer ferner in einer Arbeit aus meiner Klinik dar-
gelegt hat, lassen sich die nach Salvarsan auftretenden Hauterscheinungen
relativ zwanglos in drei Gruppen einteilen. Die erste bezeichnet er
als akute vasotoxische Salvarsandermatitis. Sie tritt unmittelbar, wenige Stunden oder höchstens ein bis zwei Tage nach der Injektion
auf und hat meist urticariellen oder erythematösen Charakter. Mit den
unter dem Namen Hoffmann-Iwaschenzowscher Symptomenkomplex bekannten Haut- und Allgemeinerscheinungen hat diese Dermatitis nichts zu tun. Dagegen würden auch die sog. fixen Salvarsan-
exantheme, jene auf bestimmte Hautbezirke begrenzten Exantheme
wohl hierher zu rechnen sein. Wir möchten annehmen, daß es sich dabei

um eine, aus unbekannter Genese entstandene, regionäre Disposition gewisser Hautbezirke handelt. Da diese Formen bei Sistierung der Salvarsanzufuhr sich schneller oder langsamer zurückbilden, erübrigt sich ein weiteres Eingehen auf diese Gruppe. Als zweite Gruppe sondert Stühmer dann diejenigen Formen aus, die 6—12 Tage nach der ersten Salvarsaninjektion, gewöhnlich bei der zweiten oder dritten Einspritzung auftreten. Allerdings glaubt Stühmer, daß es sich dabei nur um ein rein äußerliches, zeitliches Zusammenfallen mit der neuerlichen Zuführung des Mittels handele. Das Wesentliche ist ihm vielmehr der zeitliche Abstand von der ersten Injektion, welcher fast genau mit demjenigen bei anderen anaphylaktischen Reaktionen zusammenfällt, z. B. auch bei der Serumkrankheit. Er nimmt an, daß es sich um die Reaktion des Organismus auf einen gebildeten Salvarsan-Oxyd-Eiweiß-Körper handele. Er bezeichnet daher diese Form als subakute, anaphylaktoide Salvarsandermatitis. Auch das hierbei fast stets vorhandene Fieber, sowie der Umstand, daß diese Patienten nach Abklingen der Erscheinungen gefahrlos reinjiziert werden können, scheinen für die Richtigkeit obiger Annahme zu sprechen. Stühmer weist auch auf die unzweifelhaft bestehenden Beziehungen dieser Form zu den eklamptisch-urämischen Hirnstörungen hin, die vielfach danach oder gleichzeitig auftreten und unter den typischen Zeichen der „Hirnschwellung" zum Exitus führen. Als dritte Form endlich wäre dann noch die chronische Salvarsandermatitis anzuführen, bei der wieder eine Frühform und eine Spätform unterschieden werden muß. Die erstere tritt meist gegen das Ende einer Salvarsankur, etwa bei der 5. oder 6. Injektion auf, die letztere mehrere Wochen bis zu zwei oder drei Monaten nach Abschluß einer Salvarsankur, während diese selbst reaktionslos vertragen wurde. Sie sind zweifellos die schwersten Formen der Hautschädigungen nach Salvarsan. Sie beginnen meist mit zunächst harmlos aussehenden, follikulären, zuweilen auch erythematösen oder urticariellen Ausschlägen an den Streckseiten der Gliedmaßen. Bald gehen diese auch auf den übrigen Körper über unter Steigerung der Intensität der Erscheinungen, sog. Dermatitis universalis, und daran wieder kann sich die Ausbildung eines erythrodermieartigen Zustandes anschließen, mit starker lamellöser Schuppung (Abb. 63), ausgesprochenen Hyperkeratosen, Haar- und Nagelveränderungen. Sekundäre pyodermische Prozesse, sowie starker Kräfteverfall nebst hohem Fieber können einen sehr bedrohlichen Zustand herbeiführen, tödlicher Ausgang durch hinzukommende Lungenkomplikationen ist dann oft der Fall. Nach Erich Hoffmann handelt es sich in diesen Fällen offenbar darum, daß die normalen Entgiftungsvorgänge, welche die Leber zu leisten hat, in irgendeiner Weise gestört sind, und daß damit der Körper mit nichtentgifteten Salvarsanabbauprodukten überschwemmt wird. Wie Stühmer schon früher nachgewiesen hat, ist es durch Mehrfachinjektionen möglich, die Speicherfähigkeit der Organe, insbesondere der Leber, zu erhöhen, und es wäre nun, namentlich auch zur Erklärung der Spätformen, ganz einleuchtend, daß solche gespeicherte Salvarsanmengen bei fehlerhaftem Abbau in toxischer Form in den Kreislauf kommen und so zur Entstehung jener

Reaktionserscheinungen führen. Bezüglich der letzteren möchte ich nun noch auf eine Eigentümlichkeit der Lokalisation hinweisen, die, wie ich annehmen möchte, mit einer bestimmten regionären — und vielleicht auch allgemeinen — Disposition des Hautorganes in Zusammenhang steht und wovon im allgemeinen Teil dieses Kapitels bereits gesprochen wurde. Es besteht nämlich bezüglich der Lokalisation insofern eine auffällige Regelmäßigkeit, als nach Abklingen der ersten, meist urticariellen, universellen Erscheinungen die schwersten und hartnäckigsten Hautveränderungen an denjenigen Stellen sich vorfinden, welche wir als die Lieblingsstellen ausgedehnter seborrhoischer Eczematoide noch kennen lernen werden. Es sind das behaarter

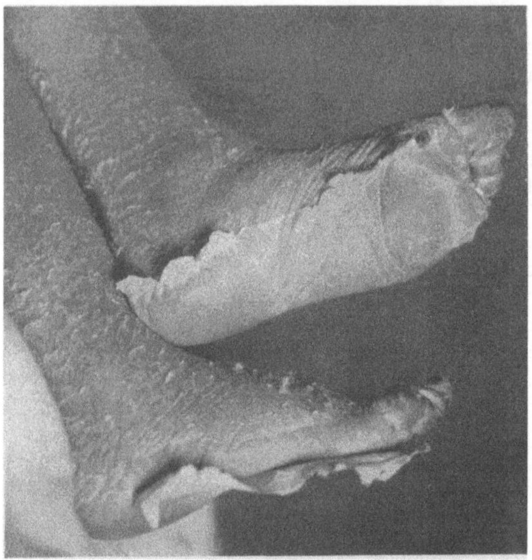

Abb. 63. Dermatitis toxica exfoliativa infolge Salvarsanüberempfindlichkeit.

Kopf, Mittelpartie des Gesichtes, hinter den Ohren, vordere und hintere Schweißrinne vom Hals bis zum Schamberg bzw. zur Rima ani, Achselhöhlen und Ellbeugen. Diese Neigung zur Bevorzugung gewisser Hautstellen ist nach meinen Beobachtungen auch noch bei anderen, ähnlichen Affektionen festzustellen; sie scheint mir darauf hinzuweisen, daß die Haut des „Seborrhoikers" eine besondere Anfälligkeit gegenüber schädigenden Einflüssen exo- und endogener Natur besitzt. Hingewiesen sei schließlich noch darauf, daß diese Form der Salvarsandermatitis eine große Ähnlichkeit mit den chronischen Formen der Hg-Dermatitis haben kann, so daß, da beide Mittel vielfach nebeneinander angewendet werden, ihre Unterscheidung schwierig sein kann. Interessant ist ferner noch die Tatsache, daß als Folge der vorausgegangenen Salvarsandermatitis bzw. der zu ihr führenden Überempfindlichkeit, auch eine solche gegen Hg (und vielleicht auch noch andere Agenzien) auftreten kann; aber auch umgekehrt sahen wir als Folge einer Hg-Dermatitis eine Überempfindlichkeit gegen das vorher gut vertragene Salvarsan auftreten (pseudoplurivalente Überempfindlichkeit s. o.). Es ist dann weiter bemerkenswert, daß diese Überempfindlichkeit nach einigen Monaten sich wieder verliert, so daß die Mittel wieder anstandslos vertragen werden. Wir sahen allerdings auch einmal, daß in einem derartigen Falle noch nach $1^1/_2$ Jahren im Anschluß an das Abreiben einer Hautstelle mit Benzin bei der Blutentnahme eine heftige bullöse Dermatitis auftrat (persistierende, plurivalente Überempfindlichkeit). Die Behandlung der Salvarsandermatitis vollzieht sich ganz nach denselben, weiter unten noch zu besprechenden Grundsätzen der Therapie derartiger Hautveränderungen.

Wir schließen hier gleich die durch Quecksilber und Quecksilberverbindungen bedingten Hautveränderungen an, wobei zu bemerken ist, daß die Überempfindlichkeit gegen äußere und innere Anwendung nahezu gleich ist. Die häufigste Form ist die eines scarlatiniformen Exanthems, namentlich zu Beginn. Dieses kann sich über den Stamm und die Gliedmaßen, einschließlich des Gesichtes ausbreiten (Abb. 64). Gegenüber dem echten Scharlachexanthem unterscheidet es sich dadurch, daß auch die bei jenem freien Stellen mitbefallen sind, daß keine ausgesprochenen Schleimhauterscheinungen vorhanden und kein oder nur vorübergehendes Fieber vorhanden sind, auch ist der Farbton oft, aber nicht immer, mehr in das Bläuliche hineinspielend. Kommt äußere Anwendung von Hg in Frage, z. B. graue Salbe am Mons veneris, so ist unverkennbar, daß die Ausbreitung des Exanthems von dieser Stelle ausgeht, dieses dort am intensivsten und je nach der Entfernung dann abnehmend ausgebildet ist. In vielen Fällen geht das genannte Exanthem nach Bestand von einigen Tagen wieder zurück, mit oder ohne Abschuppung. In anderen, selteneren Fällen kommt es dagegen, wie oben schon erwähnt, zu ganz ähnlichen Erscheinungen wie bei der Salvarsandermatitis, es erübrigt sich daher noch einmal auf die Morphologie einzugehen. Kompliziert kann das Krankheitsbild dadurch werden, daß in solchen Fällen, wo es sich um die Zuführung von verhältnismäßig viel Hg gehandelt hat, fast stets auch starke Stomatitis auftritt, welche die Nahrungsaufnahme der rasch entkräfteten Patienten sehr erschwert. Besonders hervorgehoben sei dann ferner noch die vielfach sehr hochgradige Empfindlichkeit gegenüber Hg; es genügen oft unwägbare Mengen, um eine Überempfindlichkeitsreaktion seitens der Haut auszulösen. Es liegt auf der Hand, daß hierdurch der Nachweis der Entstehung sehr erschwert sein kann, wenn man noch dazu in Betracht zieht, daß die Aufnahme des Hg auch durch die Atmung geschehen kann. Wegen der Wichtigkeit dieses Punktes können wir uns nicht versagen, einige instruktive Beispiele hier anzuführen: In zwei Fällen genügte die Verwendung eines zerbrochenen Rasierspiegels zur Entstehung eines im Gesicht beginnenden, dann universell werdenden Exanthems. In einem anderen Falle trat ein Rückfall von Hg-Dermatitis auf, als der Kranke bei der Verlegung in einen anderen Saal versehentlich eine — inzwischen

gereinigte — Schlafdecke erhielt, die früher ein mit Hg-Salbe Behandelter
gehabt hatte. Tragisch verlief ein anderer Fall, wo ein von Hg-Dermatitis
in der Klinik Genesener seine früheren Leidensgefährten im Lazarett
aufsuchte, d. h. sich kurze Zeit in einem Saal aufhielt, in dem Hg-Schmier-
kuren durchgeführt wurden. Am Abend desselben Tages bereits schweres

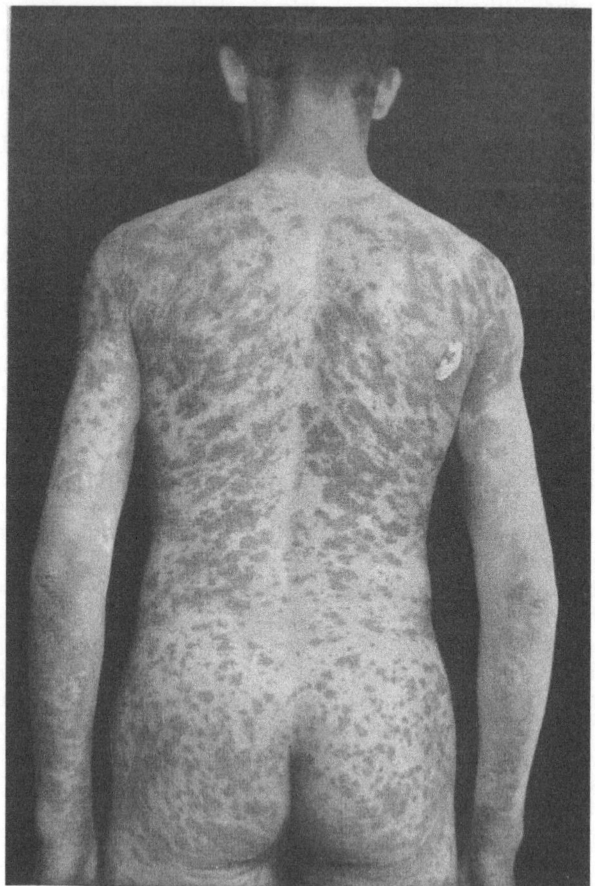

Abb. 64. Dermatitis toxica exanthematica bei Quecksilberüberempfindlichkeit.

Rezidiv, dem sich eine zum Tode führende Lungenentzündung zugesellte.
Solche Fälle ließen sich noch in beliebiger Zahl anführen; die geschilderten
führen uns vor Augen, mit welchen Schwierigkeiten die Erforschung
der Genese zu rechnen hat und welchen detektivartigen Scharfsinn
der Arzt zuweilen aufwenden muß, wenn er die Sachlage klären will.
Außer dem schon genannten Unguentum cinereum kommt von äußerer
Anwendung regulinischen Hgs noch das Emplastrum cinereum in Frage;

von enteral bzw. parenteral angewandtem die sämtlichen in der Lues-
therapie gebräuchlichen, einschließlich des Protojodurets und des Calomel.
Von sonstigen Hg-Verbindungen sei besonders das Hg bichloratum,
Sublimat, genannt. Hier sehen wir namentlich bei Chirurgen, Schwestern
und Hebammen eine mit der Zeit sich ausbildende regionäre Überempfindlichkeit (Hände!) auftreten, die zu eigenartigen, an chronisches Ekzem
erinnernden — und gar nicht selten auch in dieses übergehenden — Hautveränderungen führt (s. dort). Es muß allerdings hervorgehoben werden,
daß auch noch andere Noxen mitwirken mögen, die durch den Beruf
an die Haut zu kommen pflegen, das sind namentlich Wasser, Seife und
Friktionen mit der Handbürste. Aber an der für $HgCl_2$ spezifischen,
meist regionären Überempfindlichkeit in solchen Fällen kann darum
nicht gezweifelt werden, wie Verfasser an sich selbst erfahren hat. Es
scheint von der Dauer — und natürlich auch der individuellen Disposition
— abzuhängen, ob diese Überempfindlichkeit nach einer gewissen
„Schonfrist" wieder verschwindet oder gar lebenslänglich bleibt. Auf
jeden Fall ist längere Abstinenz von den in Betracht kommenden Noxen
unbedingt geboten.

Eine ganz besondere Stellung nehmen die Halogene J, Br, Cl ein.
Am seltensten sind Hautveränderungen nach Cl-Einwirkung. Vermutlich deshalb, weil dieses Element medizinisch gar nicht, gewerblich
nur in ganz bestimmten Betrieben (Scheideanstalten) vorkommt. Nach
Jakobi entstehen unter der Einwirkung von Chlordampf acneiforme
Efflorescenzen, ähnlich denjenigen, die wir noch beim Jod kennen lernen
werden. Hier wie da spielt die besondere, seborrhoische Disposition
eine entscheidende Rolle (vgl. Lokalisation!). Jod kann, je nach der
Disposition, entweder zu fleckigen oder universellen Reaktionserscheinungen nach Art eines Exanthems führen, an das sich dann alle möglichen Formen der Fortentwicklung anschließen können (selten), oder
es kann zu einer acneiformen, auf die Talgdrüsen beschränkten Reaktion führen, die, da sich diese Drüsen besonders zahlreich und gut ausgebildet an den seborrhoischen Stellen finden, zugleich regionären
Charakter hat. Von der „echten" Acne unterscheidet sich die „Jod-
acne" morphologisch in keiner Weise, sehr jedoch durch den Verlauf,
denn mit Aussetzen der Jodzufuhr pflegt sie vollkommen zu verschwinden.
Wir sehen also, daß auch für diese Formen der Satz „cessante causa,
cessat effectus" Gültigkeit hat. Ganz ähnlich verhält sich auch Brom,
allerdings treten hier Hauterscheinungen in den allermeisten Fällen
erst nach sehr langdauernder Zufuhr ein, ohne daß eine gesteigerte
Empfindlichkeit von Anfang an vorzuliegen braucht. Man hat übrigens
den Eindruck, als ob die „Affinität" zu den Talgdrüsen bei ihm nicht
ganz in dem Umfange vorhanden sei, wie bei Jod. Dagegen sind bei
Brom häufiger eigentümliche Wucherungen des Papillarkörpers
zu beobachten, die sich aus zunächst unbedeutenden Anfängen zu ge-
schwulstartigen Tumoren entwickeln können. Gesicht und Gliedmaßen
sind vorwiegend ergriffen, aber auch sonst am Körper kommen sie gelegentlich vor. Voll ausgebildet sind es pflaumen- bis apfelgroße, mehr
auf wie in der Haut liegende knotenartige Erhebungen, die sich recht

weich anfühlen und deren Oberfläche oft unter Krusten ein matschig-
weiches Gewebe zeigt. Charakteristisch ist, daß die Entwicklung dieser
Knoten — Bromoderma tuberosum genannt — noch fortdauern
kann, nachdem die Zufuhr des Mittels eingestellt wurde. Daß in seltenen
Fällen nach Jod und Brom auch cutane bzw. subcutane Knoten, denjenigen bei Erythema nodosum ähnlich, vorkommen, sei der Vollständigkeit halber noch angeführt. Ähnlich wie die anorganischen Halogen-
verbindungen wirken auch die organischen, insbesondere das Jodoform (CHJ_3, Trijodmethan). Die für letzteres eingeführten Ersatz-
mittel sind aber auch nicht alle indifferent für die Haut, so kommen
namentlich nach Orthoformanwendung (m-Oxy-p-amidobenzöesäure-
methylester) sehr charakteristische Reaktionserscheinungen von auffallend bläulichroter Farbe vor.

An dieser Stelle mögen nun auch die pyrazolkernhaltigen Anti-
pyretica, wie Antipyrin, Salipyrin, Pyramidon, ferner Migränin
u. a. erwähnt sein. Sie erzeugen bei bestehender Überempfindlichkeit
lokalisierte oder universelle Exantheme, können namentlich auch in
Form bullöser Dermatitis auftreten. In gewissen Fällen ist vorzugsweise die Mundschleimhaut ergriffen, so daß erhebliche Störungen
der Nahrungsaufnahme wie des Allgemeinbefindens überhaupt resultieren können. Ihnen schließen sich noch eine Reihe anderer, in der
obigen Tabelle aufgeführter, innerlich gebrauchter Arzneimittel an,
auf die hier im einzelnen nicht näher eingegangen werden soll, da die
Erscheinungen mit geringen Abweichungen immer wieder die gleichen
sind. Erwähnt seien noch kurz die heute weniger mehr verwandten
Balsamica, wie Copaiva, Kubeben und Santelöl sowie Terpentin. Nach Anwendung ersterer sieht man zuweilen masernähnliche
oder urticarielle Ausschläge auftreten, die mit ödematösen Schwellungen
regionärer Art einhergehen können. Terpentin kann z. B. bei Malern
zu sehr hartnäckiger, in Ekzem übergehende Dermatitis führen. Von
dem bei Malaria angewandten, neuerdings bei Pemphigus wieder in
Aufnahme gekommenen Chinin ist anzumerken, daß ebenso, wie übrigens
gelegentlich bei Jod, an den Unterschenkeln Hautblutungen auftreten können; es liegt nahe an Schädigungen der Capillaren
zu denken, die wohl auch bei der Auslösung des Schwarzwasserfiebers
nach Chinineinnahme eine gewisse Rolle spielen. Von sonstigen ausgesprochenen Capillargiften sei hier noch das Gold erwähnt, das in
einigen modernen Arzneimitteln als wirksames Prinzip vorhanden ist
(Aurokantan, Krysolgan), die nach Anwendung dieser Mittel mehrfach beschriebenen Hautveränderungen mögen zum Teil hierauf zurückzuführen sein, andererseits stehen sie mit ihrer Neigung zu universellen,
erythrodermischen Prozessen anscheinend den durch Salvarsan bedingten
Schädigungen nahe.

Eine Gruppe für sich bilden die durch Calcium und dessen Verbindungen hervorgerufenen Affektionen. Wir finden jene fast ausschließlich in gewerblich verwandten Stoffen als Kalk im Mörtel, Gips und
Zement. Sie rufen bei den damit beschäftigten Maurern, Gipsern,
Betonierern, sowie den Arbeitern in den Zementfabriken und Kalk-

werken namentlich an den Händen oft recht schwere und hartnäckige, nicht selten auch in Ekzem übergehende Hautreaktionen hervor. Wenn durchaus nicht alle Arbeiter gleichmäßig davon befallen werden, sondern immer nur gewisse, trotz der gleichen äußeren Bedingungen, so weist das auf die ausschlaggebende Bedeutung der Disposition hin. Im Volkmunde heißt die Affektion wegen des häufig damit verbundenen Juckreizes „Maurer- bzw. Zementerkrätze".

Calcium-Ionen sind auch noch in einer anderen, viel angewendeten Substanz häufig und reichlich vorhanden, nämlich im Wasser. Allerdings kommen auch noch andere Substanzen, namentlich CO_2, beim Meerwasser NaCl, in Frage. Andere Salze sind bekanntlich in vielen zu Heilzwecken verwandten Badquellen vorhanden und zeigen zuweilen „hautreizende" Eigenschaften. Es ist eine bekannte Tatsache, daß Wasser, und zwar namentlich Quellwasser, viel weniger Regenwasser, bei vielen Hautaffektionen nicht gut vertragen wird, so bei Dermatitis toxica, Ekzemen, Eczematoiden, Acne, ja daß vielfach erhebliche Reizungen, also Verschlimmerungen des ursprünglichen Prozesses hervorgerufen werden. Allerdings ist nicht zu vergessen, daß noch ein anderes Moment meist hinzukommt, nämlich die Verwendung von Seife. Und zwar ist die Wirkung offenbar um so stärker, je größer der Gehalt an freiem Alkali (Na, K) ist. Durch die gemeinsame Wirkung der Noxen Wasser, Seife und zuweilen auch noch der durch die Bürste hervorgerufenen Friktionen der Haut kommen offenbar bei Wäschern, Tellerreinigern und Aufwäschern, sowie bei Ärzten und deren Hilfspersonal (s. oben) die so häufig vorkommenden Dermatitiden der Hände zustande, die ebenfalls recht oft in Ekzem bei den dafür disponierten übergehen können. Das gleiche ist auch bei solchen Berufen der Fall, die viel mit Alkalien und Säuren umzugehen haben, wie Galvaniseure, Photographen, Seifensieder usw. Auch alkalihaltige „Waschmittel" (z. B. Persil) seien hier angeführt. Das entstehende Krankheitsbild ist immer wieder das gleiche: mehr oder minder starke Rötung, Abschuppung mit oder ohne vorausgehende Bläschenbildung, Rhagadenbildung, namentlich über den Gelenken, sowie Bildung quergestellter Furchen in den Fingernägeln (Beausche Linien); daneben mehr oder minder großer Juckreiz, bei längerem Bestande auch Infiltration und Übergang in Ekzem. Bei den Bäckern kommen ebenfalls diese Veränderungen nicht selten zur Beobachtung. Bei ihnen scheinen es die zur Bereitung der Hefe verwendeten hochprozentigen — hypertonischen! — Kochsalzlösungen und daneben auch die Zuckerlösungen zu sein, welche als Noxe in Frage kommen. Auch das Barbiergewerbe sei hier erwähnt, welches ebenfalls an den Händen den vorgenannten Schädlichkeiten häufig ausgesetzt ist; bei ihm kommen aber auch noch andere Noxen in Frage, namentlich die Haarfärbemittel wie Paraphenylendiamin (Ursol). Dieses Letztgenannte wird übrigens auch in der Pelzfärberei neben anderen ähnlich wirkenden Stoffen vielfach verwendet.

Unter den sonstigen, technisch verwendeten Substanzen sind ferner noch die Anilinfarbstoffe zu nennen, die sowohl bei den mit ihrer Herstellung beschäftigten Arbeitern, wie bei den Färbern, auch zuweilen bei den Trägern derartig gefärbter Sachen, z. B. Strümpfen, Hautreaktionen auslösen. Ähnliches gilt auch von den Gerbereibetrieben, wo namentlich die heute viel zur Schnellgerbung verwandten chromsauren Salze als Noxe zu erwähnen sind. Derart hergestelltes Schweißleder in Hüten und Mützen ruft bei entsprechend Empfindlichen eine bandförmige, bei dichtem Haarwuchs nur auf die Stirn lokalisierte, bei weniger dichtem kreisbogenartig um den ganzen Kopf herumziehende Rötung, die vielfach in Nässen übergeht, hervor. Auch durch das Tragen neuer Schuhe sahen wir ähnliche Erscheinungen entstehen.

Außer dem schon erwähnten Anilin sind es auch noch andere Teerabkömmlinge, sowie die Teere selbst, welche zu Hautreaktionen führen können. Steinkohlenteere enthalten in wechselnder Menge Anthracen und davon abgeleitete Verbindungen, wie Acridin. Während die aus diesen Substanzen hergestellten Farbstoffe (Alizarin, Indanthren usw.) nicht hautreizend sind, wirken diese Stoffe selbst meist stark, namentlich das Acridin, welches neuerdings bei der Herstellung von Hörmuscheln für Telephon- und Radioapparat verwandt wird und sehr charakteristische Erscheinungen in der Ohrgegend hervorruft. Hierher gehört auch die Karbolsäure, Phenol, die heute noch bei der Behandlung verschiedener Hautleiden Anwendung findet, vor allem wegen ihrer ätzenden Eigenschaft. Besonderes Interesse beanspruchen ferner die Destillationsprodukte des Petroleums, weniger allerdings die Benzine, Ligroin, Toluol usw., als die Paraffine und Vaselinen. Werden doch die letztgenannten Stoffe vielfach als Grundlage für medikamentöse Zusammenstellungen verwandt. Man findet nun garnicht selten, daß nach ihrer Anwendung Hautreizungen auftreten. Das kann zwei ganz verschiedene Gründe haben: erstlich kann in der Vaseline sog. Vaselinöl vorhanden sein [1]), hierauf wird nahezu jede Haut mit einer Reizung antworten; ferner kann es sich aber um eine Salbenüberempfindlichkeit handeln. Wir berühren damit ein dermatologisch sehr wichtiges Gebiet, gehört es doch beinahe zu den alltäglichen Erscheinungen, daß auf die Anwendung einer Salbe eine Hautaffektion, statt besser, sich akut verschlimmert. In solchen Fällen muß durch die oben angegebenen Hautprüfungen untersucht werden, wieweit sich diese Empfindlichkeit auch auf andere Salbengrundlagen erstreckt (animalische und vegetabile Fette, Öle, auch Glycerin).

Noch zu den vom Erdöl stammenden Kohlenwasserstoffverbindungen gehören auch die in der Industrie viel verwendeten Schmieröle für Maschinenlager, Schleif- und Bohrvorgänge. Diese, namentlich aber die während des Krieges in Aufnahme gekommenen und auch jetzt noch nicht ganz verlassenen Ersatzöle haben eine ganz eigenartige Wirkung. Teils führen sie bei überempfindlichen zu den typischen Erscheinungen der Dermatitis, bei weniger empfindlichen, aber immerhin doch noch in etwa disponierten rufen sie dagegen eigentümliche Reizerscheinungen an den betreffenden Hautstellen auf. Es sind dies peri-

---

[1]) Zum Nachweis verreibt man eine erbsgroße Menge Vaseline in der Hohlhand, tritt Petroleumgeruch auf, so spricht das für die Anwesenheit desselben.

follikuläre Knötchen oder an den Follikelmündungen sitzende Hyperkeratosen in Form von Hornstacheln, die den bei Pityriasis rubra pilaris vorhandenen außerordentlich ähnlich sehen. An den Seitenpartien der Hand findet man dann deutlich eine scharfe Abgrenzung der talgdrüsenfreien Volarseite von der talgdrüsenhaltigen Dorsalseite. Im Beginne und auch späterhin fallen übrigens viele Follikel durch die komedoartige Schwarzfärbung der in ihnen steckenden Talgpfröpfe auf. Nebenher ist dann noch eine eigentümliche Hyperpigmentation bemerkenswert, die besonders im Gesicht sehr auffällig und verunstaltend wirkt. Eine ähnliche Wirkung sieht man gelegentlich auch von fetthaltigen Gesichtsschminken, wie sie Schauspieler anwenden. Außer der Haut des Gesichtes und Halses, der Hände und Arme sind zuweilen auch die Achselfalten und die Haut unter den Mammae befallen (Galewsky). Man hat vielfach den Eindruck, daß bei der Entstehung dieser Affektion auch die Wirkung von Lichtstrahlen mit im Spiele sei. Seitdem die Kriesgsersatzpräparate verschwunden sind, sieht man sie nur noch selten.

Es sei noch darauf hingewiesen, daß es sich vielleicht bei Fällen, wo eine Schmierölanwendung nicht in Frage kam, möglicherweise auch um eine Sensibilisierung der Haut durch Nahrungsstoffe handelt, ähnlich wie bei der noch zu besprechenden Pellagra, Riehlsche Melanose; wurde doch während des Krieges das Brotmehl in hohem Grade durch Ersatzmehle aus Puffbohnen, Pferdebohnen, Wicken usw. gestreckt.

Ebenfalls in die Kategorie der durch Ersatzstoffe hervorgerufenen Hautaffektionen gehört diejenige durch Streichholzschachteln, welche auf der Streichfläche, an Stelle des früher verwandten roten Phosphors, Phosphorsesquisulfit trugen. Die geringe Menge von $^1/_2\,^0/_0$ in der Masse genügt, um bei manchen Patienten auf der Haut des Oberschenkels (Hosentasche), zuweilen aber auch im Gesicht und an den Händen eine lebhafte Reaktion auszulösen. Angeschlossen seien hier auch noch die Terpentin-, Lack- und Farbstoffersatzmittel, welche an den verschiedensten Gegenständen zur Verwendung kamen und teilweise noch kommen. Immerhin sieht man diese Affektionen jetzt doch wesentlich seltener.

Erwähnt sei ferner noch das vielfach als Zusatz für Mundwässer verwandte Salol, das namentlich den Hauptbestandteil des bekannten Odols bildet. Es treten nach dessen Anwendung bei überempfindlichen Erscheinungen, besonders in der Umgebung des Mundes, auf, auf die wir bei Besprechung des Ekzems noch zurückkommen werden.

Eine Gruppe für sich bilden eine Anzahl Stoffe, die absichtlich zu therapeutisch wirkenden Hautreizungen verwandt werden. Hierher gehört der in der Volksmedizin viel gebrauchte Arnicaspiritus, ferner das Spanischfliegenpflaster und die Cantharidentinktur, wie auch die, eigentlich in der Veterinärmedizin offizinelle Scharfsalbe, Unguentum acre s. cantharidum, sämtlich aus einem gepulverten Käfer, Lyssa vesicatoria = spanische Fliege, hergestellt. Auch die salicylverbindungshaltigen Rheumatismusmittel, Rheumasan usw., dürften hierher gehören. Sieht man doch nach ihrer Anwendung bei entsprechend empfindlichen Patienten nicht unbeträchtliche Hautreizungen auftreten.

An diese Gruppe schließen sich unmittelbar diejenigen Mittel an die **absichtlich oder zufällig** angewandt, in **jedem Falle** zu mehr oder weniger schweren Hautveränderungen führen, wo also eine besondere Überempfindlichkeit des Hautorganes nicht in Frage kommt; wo höchstens lokale bzw. regionäre Faktoren, z. B. starke Hornbildung einen gewissen modifizierenden Einfluß ausübt. Es sind das im wesentlichen die eine hohe Ionenkonzentrationskonstante aufweisenden, sog. stark wirkenden Säuren und Basen. Von ersteren kommen namentlich die gewerblich viel verwandten **anorganischen Säuren**, wie Salpetersäure, sog. Scheidewasser, Salzsäure, sog. Lötwasser, von letzteren die **Laugen**, sog. Ätzlaugen, NaOH und KOH, die in der Seifenfabrikation usw. angewandt werden, in Betracht. Von **organischen Säuren** sei namentlich die im Haushalt viel verwandte Essigsäure genannt. Diese Substanzen spielen bei allen **Selbstbeschädigungen**, seien sie auf dem Boden der Hysterie, der Rentensucht oder der Schützengrabenfurcht, letzteres eines der trübsten Kapitel der ärztlichen Kriegserfahrungen, entstanden, eine große Rolle. Das klinische Bild ist bei allen den genannten Stoffen nicht wesentlich verschieden, beruht doch die Wirkung vor allem auf einer Koagulation der Zellkolloide, nebenher mögen auch die dadurch entstehenden Nekrohormone einen gewissen Einfluß haben. Es entsteht zunächst eine Abhebung der Epidermis, mit oder ohne Blasenbildung und Freilegung des Papillarkörpers

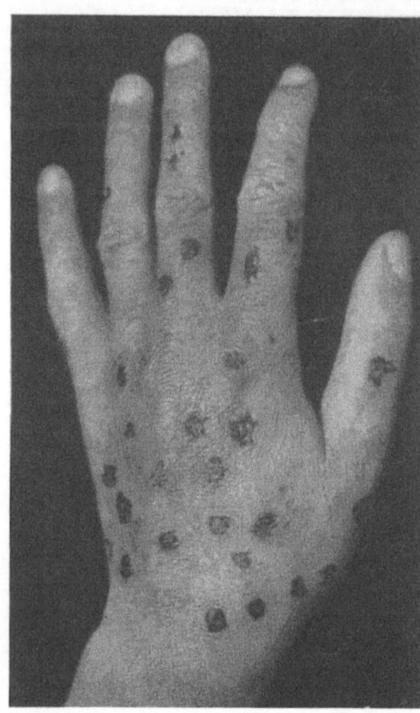

Abb. 65. Dermatitis toxica arteficialis am Handrücken.

(Status erosionis), demnächst eine verschieden tief greifende Geschwürsbildung (Status ulcerationis), die dann gewöhnlich eine, allerdings nicht sehr ausgedehnte, reaktive hyperämische Randzone aufweist. Auf dem Geschwürsgrund können dann noch nekrotische Gewebsfetzen als eine Art Belag festhaften und sich mit der Zeit abstoßen. Die Wirkung der hier in Betracht kommenden Substanzen erstreckt sich nur auf die Stellen der Anwendung. Da nun fremde Hilfe bei der Applikation der betreffenden Stoffe gewöhnlich ausgeschlossen ist, so ergibt es sich, daß beinahe stets die Hautveränderungen an Stellen der Oberfläche sitzen, **welche für die Hände zugänglich sind. Am Oberkörper** sind es meist linker Arm und Brust, sehr selten das Gesicht, am Unterkörper das rechte Bein oder die Innenseiten der Oberschenkel.

Die Rückseite pflegt fast immer frei zu sein. Beim weiblichen Geschlecht sind auch die Mammae gar nicht selten isoliert „befallen". Die Diagnose pflegt dem Erfahrenen keine Schwierigkeiten zu machen; die auffällige Anordnung, meist auch die runde Form (Abb. 65) (Flaschenstopfen werden mit Vorliebe zu Auftragen der Noxen benutzt), zuweilen auch ein Ätzstreifen, von der heruntergelaufenen Flüssigkeit, führen auf die richtige Fährte. Wichtig ist ferner, daß derartige „Artefakte" (auch Dermatitis arteficialis genannt) auffallend schmerzlos sind, offenbar infolge der Vernichtung der schmerzempfindenden und -leitenden Nervenelemente. Es kommt übrigens auch vor, daß eine schon bestehende Affektion, z. B. ein Ulcus cruris, eine Brandwunde oder dgl. durch Auftragen eines derartigen Mittels künstlich unterhalten wird. In allen diesen Fällen tritt oft überraschende Heilung nach Anlegung eines abschließenden Verbandes mit Gips- oder Stärkebinde ein. Daneben muß die seelische Veranlassung möglichst ermittelt werden, damit entsprechende Maßnahmen vorbeugender Natur oder Behandlung, bei Hysterie oder Rentenpsychose, einsetzen kann.

Anhangsweise seien hier noch diejenigen Hautveränderungen erwähnt, die durch Kampfgas, insbesondere durch das berüchtigte Gelbkreuz, hervorgerufen werden. Es handelt sich um ähnliche Vorgänge wie bei den vorgenannten Flüssigkeiten, nur daß eben gasförmige Stoffe in Frage kommen und die Veranlassung eine andere ist. Die Wirkung ist oft eine außerordentlich tiefgehende und das Gebiet der Haut weit überschreitende, sie tritt übrigens anscheinend zuweilen erst nach einer gewissen Latenzperiode ein, ähnlich wie wir das bei den Röntgenstrahlenwirkungen noch sehen werden.

Kurz erwähnt seien an dieser Stelle auch diejenigen Veränderungen der Haut, die durch Einbringung gewisser chemischer Substanzen eine Verfärbung hervorrufen infolge Einlagerung derselben im Papillarkörper. Von innerlich zugeführten ist hier besonders das Silber zu erwähnen. Nach längerem Einnehmen einer Argentum nitricum-Lösung können sich so starke Silberniederschläge in der Haut bilden, daß die Hautfarbe dadurch erheblich verändert wird und einen dunkelschiefergrauen Ton annimmt (sog. Argyrie). Um ähnliche Vorgänge handelt es sich auch bei der Bildung des Bleisaumes und Wismutsaumes am Zahnfleisch infolge gewerblicher Beschäftigung oder medikamentöser Anwendung. Auch die bekannte Hauttätowierung beruht auf der künstlichen Einbringung von Kohle- bzw. Tuschepartikelchen in feinste Stichwunden. Entfernung ist nur mit Verletzung des Papillarkörpers möglich. Erwähnt seien schließlich noch die nach Schwarzpulverexplosion verbleibenden Hautveränderungen, die mit den oben genannten identisch sind und kosmetisch im Gesicht und an den Händen außerordentlich entstellend wirken. Bei Bergleuten (Hauern) sieht man nicht selten an Armen und Rücken bläuliche Striemen ähnlicher Natur, die durch Eindringen von Kohlestaub in oberflächliche Rißwunden entstanden sind.

Wir kommen nunmehr zu denjenigen Formen der Dermatitis toxica, welche durch enteral zugeführte Nahrungs- und Genußmittel hervorgerufen werden. In den meisten dieser Fälle besteht von Natur eine Überempfindlichkeit, eine Idiosynkrasie. Immerhin sind uns aber doch auch Fälle bekannt, wo nach abnorm starker und langer Zuführung von gewissen Stoffen, so z. B. Eier, eine Überempfindlichkeit erworben wurde. Zur erstgenannten, entschieden häufigeren Gruppe gehören: Krebse, Muscheln, namentlich Miesmuscheln, Schweinefleisch, auch in Wurstform, Wildpret, Konserven, Käse, namentlich die sog. reifen Sorten, Erdbeeren, Himbeeren, Apfelsinen, Wein, Tee, Kaffee, Eier, besonders bei Kindern (s. auch exsudative Diathese). Eng schließen sich die Hautveränderungen durch sog. autotoxische Stoffe an, wie sie auftreten durch abnorme Zersetzungsvorgänge im Magen und Darm. Störungen der Drüsensekretion, vielleicht auch ungünstige Zusammensetzung der Koliflora des Darmes mögen hierbei eine wesentliche Rolle spielen. Jedenfalls sind die Anschauungen Nissles über die Bedeutung einer minderwertigen Koliflora des Darmes durchaus wert einer genaueren Verfolgung, auch soweit die Genese von Hauterkrankungen in Frage kommt. Die nach Aufnahme der genannten Stoffe im Blut kreisenden „Toxine" brauchen natürlich nicht in unveränderter Form in dieses gelangt zu sein, sondern können, worauf oben schon hingewiesen wurde, auch Um- oder Abbauprodukte sein; wir wissen über diese Vorgänge noch sehr wenig. Aber soviel scheint doch festzustehen, daß sie in irgendeiner Weise die Kapillarwand verändern, so daß entweder eine Erweiterung mit Hyperämie oder ein Durchtritt von Serum in das umliegende Gewebe statthat, so daß eine Quaddel entsteht. Es ist nun bemerkenswert, daß diese Quaddeln stets Jucken auslösen, auch finden sich wohl immer lymphocytäre, perivasculäre Infiltrate. Es liegt also nahe, anzunehmen, daß das austretende Serum gewisse Bestandteile enthält, die sonst nicht darin sind. Das würde aber die von mir schon lange vertretene, neuerdings auch von physiologischer Seite (Krogh) geäußerte Ansicht bestätigen, daß die Genese der Quaddel, in ganz gleicher Weise wie die der sonstigen Morphen, je nach dem zugrunde liegenden Vorgang eine durchaus differente sein kann. (Vgl. die extern entstehende Quaddel nach Berührung mit Brennessel, Raupenhaaren, Medusen oder die durch Stich von Epizooen hervorgerufene.) Über die Art des Auftretens, Zeit der Entwicklung, Dauer des Bestehens, Verteilung über den Körper sowie die Größe der Einzelefflorescenzen läßt sich nur soviel sagen, daß diese in weiten Grenzen Schwankungen unterliegen, daß Normen überhaupt nicht aufstellbar sind. Die Quaddeln können also überall und in jeder Größe auftreten, bleiben meist nur einige Zeit, Minuten bis Stunden, bestehen und verschwinden dann ohne Spuren irgendwelcher Art. Differentialdiagnostisch hiervon zu trennen sind diejenigen Formen von Urticaria, welche durch organische Erkrankungen inkretorischer Drüsen oder des vegetativen Nervensystems oder durch funktionelle Störungen des letzteren auftreten können (s. später).

Eng schließt sich dagegen die sog. Serumkrankheit an. Handelt es sich hierbei auch nicht um eine ausschließlich die Haut betreffende Erkrankung, so spielt sich doch zweifellos ein großer Teil des Geschehens an der Haut ab. Der Begriff der Anaphylaxie kann als bekannt vorausgesetzt werden; im vorliegenden Falle handelt es sich darum, daß etwa 10—15°/₀ derjenigen Menschen, die früher einmal bei irgendeiner Gelegenheit ein artfremdes Serum eingespritzt erhalten haben, zwischen dem 8. und 12. Tage, nach einer neuerlichen derartigen Serumeinspritzung unter eigentümlichen Erscheinungen erkranken (vgl. auch Kolle-Hetsch). Unter lebhaftem Jucken tritt in exanthematischer Ausbreitung ein typischer Quaddelausschlag auf, an der Injektions-stelle gewöhnlich zuerst, nachher aber auf den Rumpf und die Glied-maßen übergehend. Zu diesem „Serumexanthem" gesellen sich, neben dem schon erwähnten hochgradigen und quälenden Jucken, öfters auch Fieber, Drüsenschwellung; auch Orchitis und Myalgien, sowie — bei Kindern — Krämpfe. Nicht selten sind Ödeme. Diese tragen, wenn sie als Glottisödem auftreten, unter Umständen eine gewisse Gefahr in sich, was man sonst im allgemeinen wenigstens von der Krank-heit nicht behaupten kann. Ich sah gelegentlich allerdings auch bedroh-liche Erscheinungen von seiten des Herzens (bei Hypotonie, Arterio-sklerose usw.). Störung der Nierenfunktion ist selten, soweit Albuminurie in Frage kommt, dagegen scheint mir die Tagesharnmenge doch meist erheblich vermindert und — worauf bisher noch kaum hingewiesen ist — die Schweißsekretion sistiert völlig. Es ist also die durch die Ödeme sichtbar gemachte Wasserrentention, die v. Pirquet auch durch Wägung festgestellt worden ist, durchaus erklärlich. Offenbar wirken die gebildeten Anaphylatoxine auf das sympathische bzw. parasympathi-sche System. Soviel steht jedenfalls nach meinen Beobachtungen fest, daß durch Anregung einer kräftigen Diurese und namentlich Dia-phorese die Krankheit außerordentlich schnell, oft innerhalb weniger Stunden, wesentlich gebessert oder ganz beseitigt werden kann. Neben heißen, alkoholischen Getränken (Grog, Glühwein) ist der Glühlicht-bogen, Lichtbäder oder auch feuchte Packungen sehr zweckmäßig. Von der Anwendung juckreizstillender Mittel bin ich ganz abgekommen. Wichtig ist selbstverständlich auch die Prophylaxe, die in verschiedener Weise gehandhabt werden kann. Entweder man gibt möglichst kleine Einzeldosen und vor allem diese nicht intravenös, oder man schickt nach dem Vorschlag von Neufeld u. a. eine Injektion in kleinster Dosis voraus, auch sehr langsames Einspritzen soll nach Dörr, Friedberger u. a. die gewünschte Antianaphylaxie hervorrufen. Die Verwendung von Seren, die von anderen Tierarten stammen, als das erstverwendete Serum, soll vor dem Auftreten der Serumkrankheit bewahren. Gewarnt wird neuerdings vor Hammelserum, das sogar bei Erstinjektionen zu Erscheinungen von Serumkrankheit führen kann.

Bisher haben wir, mit Ausnahme einer Gruppe, nur solche Noxen kennen gelernt, die außerhalb des Körpers vorhanden und entstanden sind. Wir haben nun noch diejenigen Hautveränderungen zu be-sprechen, welche durch die Se- und Exkrete des Körpers, soweit diese durch die natürlichen Öffnungen an die Außenfläche gelangen, im wesentlichen bedingt sind (sog. Dermatitis intertriginosa). Diese letztere Einschränkung ist darum notwendig, weil in den seltensten Fällen das Vorhandensein der Sekrete allein etwa zur

Dermatitis führen wird, sondern weil fast stets auch noch andere Faktoren hinzukommen müssen. Das sind namentlich Reibung und Wärme; handelt es sich doch beinahe ausschließlich um solche Stellen der Haut, welche durch ein Aneinanderliegen zweier Hautflächen ausgezeichnet sind. Es kommen hierfür in Betracht: die Genitocrural-falten, Achselhöhlen, Afterspalte, ferner bei fetten Personen die Bauch-falte und die Gegend unter den Mammae. Neben dieser regionären, besonderen Disposition kann im Einzelfalle auch die spezielle Eigenart des betreffenden Se- oder Exkretes ausschlaggebend sein. Zu denken wäre da an einen besonders hohen Gehalt des Schweißes an Fettsäuren, ebenso des Urines an Salzen oder an Zucker. Auch das sog. Scheiden-sekret kann je nach Art der zugrunde liegenden Genitalaffektion mehr oder minder „scharf" sein. Das gleiche gilt von den Faeces; diarrhoische Stühle sind z. B. schon wegen ihres Wassergehaltes, vielleicht aber auch wegen darin befindlicher, proteolytischer Fermente oft sehr „reizend", Noch zur regionären Disposition gehörig ist die ausgesprochene Neigung der Seborrhoiker zu örtlichen Hautreizungen. Wir haben diese besondere Anfälligkeit ja schon mehrfach kennen gelernt. Das klinische Bild ist, ohne Rücksicht auf die evtl. in Frage kommenden Noxen, immer das gleiche. Zunächst entsteht eine umschriebene, gewöhnlich genau auf diejenigen Bezirke beschränkte Rötung, welche aneinanderliegende Hautstellen umfassen, meist schon von Jucken begleitet. Das nächste Stadium ist die Maceration der Hornschicht der Epidermis und damit, infolge der Eröffnung der Saftspalten der-selben, das Auftreten von Nässen. Infolge der besonderen Verhält-nisse der Lokalisationsstellen kann es natürlich nicht zum Ein-trocknen des Serums und damit zur Borkenbildung kommen. Wir sehen vielmehr dauernd die hochrote, feuchtglänzende Erosions-fläche, die dann nach außen von einem etwas tiefer roten und mehr stumpffarbigen Rand umgeben ist. Zuweilen schiebt sich zwischen diese beiden Zonen noch ein Streifen der Epidermis ein, die infolge der Maceration grau-weiß aussieht und der Unterlage nur locker aufliegt. Bläschen sieht man im allgemeinen nie, auch ist der Juckreiz im Einzel-falle sehr verschieden stark, wobei auch Lokalisation usw. mitsprechen. Eine Änderung des beschriebenen Bildes tritt nur in den Fällen ein, wo auf Grund der bestehenden individuellen Disposition und durch entsprechend lange einwirkenden Reiz ein Übergang in Ekzem statt-hat (s. dort). Sekundärinfektionen durch pyogene Kokken sind, trotz der durch Kratzen und Scheuern gegebenen Möglichkeit verhält-nismäßig selten. Dagegen ist, wie uns neuerdings scheint, das Vorkommen pathogener Fadenpilze und Hefen nicht allzuselten und sollte bei der Behandlung beachtet werden.

Eine auch in Laienkreisen bekannte Form der intertriginösen Dermatitis ist der sog. „Wolf". Er kommt ausschließlich beim Manne vor und befällt die Gegend des Dammes, von dort (je nachdem) bis zum Anus und der Rima einerseits, zum Scrotum und den Genitocruralfalten andererseits ziehend. Schweiß und Reibung der Kleidungsstücke sowie des Scrotums sind zweifellos für die Entstehung maßgebend, aber, das sei ausdrücklich hervorgehoben, nur bei den hierfür Disponierten. Für die davon befallenen bedeutet das Leiden eine erhebliche Beeinträchtigung ihrer Bewegungsfreiheit und ihres Wohlbefindens. Nachzutragen wäre hier noch, daß auch zwischen den Fußzehen, bei sog. Schweißfüßen, ähnliche Erscheinungen auftreten können, die ebenfalls durch recht quälenden Juckreiz ausgezeichnet sind. Ebenfalls an dieser Stelle zu erwähnen ist die an der Glans penis und dem Innenblatt des Präputiums vorkommende Balanitis bzw. Balanoposthitis. Ihre Entstehung ist wesentlich bedingt durch eine absolute oder relative Verengerung der Vorhaut, so daß diese nicht gut über die Eichel zurückgestreift werden kann. Es kommt dann zu einer Stauung des Präputialsekretes, der bekannten talgigen Masse, auch mögen die an dieser Stelle, in dem feuchtwarmen „Milieu" besonders leicht sich vermehrenden Keime, zu denen auch Spirochäten gehören (Refringens), den Prozeß noch komplizieren. Es entsteht dann eine zuweilen diffuse, zuweilen fleckige Rötung, meist auch mit Abhebung der obersten Epidermisschichten, so daß mehr oder minder starkes Nässen eintritt (Balanitis erosiva). Wird dieses Sekret, vermischt mit dem genannten Talg und Eiterkörperchen aus der Mündung des Präputialsackes entleert, so kann dadurch das Bild einer Gonorrhöe vorgetäuscht werden (sog. Eicheltripper). Als Vorbeugung empfiehlt sich operative Erweiterung der Phimose durch dorsalen Längsschnitt oder Umschneidung. Die zur Verhütung von Rückfällen dringend notwendige Reinhaltung ist oft nur auf diesem Wege zu ermöglichen.

Besonders erwähnt sei schließlich noch eine Form der Dermatitis, die fast ausschließlich bei Säuglingen beobachtet wird. Es entstehen auf den Hinterbacken, zu beiden Seiten der Rima ani, sowie an der Hinter- und Innenfläche der Oberschenkel papulöse Efflorescenzen von Erbsgröße und darüber. Ihre Farbe ist sattrot, manchmal auch etwas bläulich, Erosion der Oberfläche ist selten, daher auch kein Nässen. Sie stehen entweder auf normaler Haut, oder was häufiger, mäßig stark geröteter. Die Genese scheint insoweit klar, als offenbar die beim Säugling in dieser Gegend regelmäßig zu findende Befeuchtung mit Urin (und auch Faeces) eine wesentliche Rolle spielt, erhöhte Sorge für Trockenhalten führt daher auch stets zur Abheilung und verhütet Rückfälle. Immerhin kommen wir auch hier nicht ohne die Annahme von besonderen dispositionellen Verhältnissen aus, denn sonst müßte diese Affektion viel häufiger sein, als es tatsächlich ist. Sie wurde zuerst von Jacquet unter dem Namen Syphiloid postérosive beschrieben; ähnlich wie Brocq möchten wir die Bezeichnung Dermatitis papulosa neonatorum für angemessener halten. Die Ähnlichkeit mit syphilitischen Papeln, wie sie bei kongenital erkrankten Säuglingen häufiger vorkommen, ist allerdings recht groß, wenn man sich nur an die Morphe als solche hält. Selbstverständlich wird der fehlende Spirochätennachweis im Reizserum, die negative Wassermann-Reaktion, sowie der Mangel an sonstigen Symptomen (Schniefen usw.) den Kundigen rasch auf die richtige Fährte führen.

Die Behandlung der Dermatitis toxica.

Die Behandlung der Dermatitis toxica ist an sich nicht sehr schwierig; ätiologisch braucht sie ja nur insofern zu sein, als sie zunächst die Aufdeckung und Fernhaltung des in Frage kommenden Agens erfordert. Daß in manchen Fällen diese Aufgabe nicht ganz leicht ist, muß zugegeben werden, aber unlösbar ist sie nur selten. Die weitere Aufgabe besteht dann darin, das Hautorgan in Stand zu setzen, den eingeleiteten Reaktionsvorgang zur Rückbildung zu bringen, nachdem ein weiteres Einwirken der Noxe unmöglich gemacht ist. Für das erythematöse Stadium eignet sich am besten der feuchte Umschlag, er deckt und hält damit den Luftzutritt ab; er wirkt ferner, mit entsprechenden Mitteln ausgeführt, leicht adstringierend und antiphlogistisch, indem er ein Übermaß an arterieller Hyperämie allmählich auf die Norm zurückführt. Ausgezeichnet bewährt sich uns immer wieder für diese Zwecke die Salicyl-Resorcinlösung (Rez. 4), weniger empfehlenswert ist die in der Praxis viel verwandte essigsaure Tonerdelösung, da sie von der sehr empfindlichen Haut oft nicht vertragen wird und Anlaß zu neuen Reizungen gibt. Demnächst ist das Zinköl zu erwähnen (Rez. 32), es ist weicher und deckender als die entsprechende Salbe, auch wird Überempfindlichkeit dagegen nur selten gefunden. Auch die Zinkschüttelmixtur (Rez. 33) eignet sich gut, falls keine Glycerinüberempfindlichkeit besteht; allerdings vertragen viele Patienten die Trockenheit nicht gut und klagen über Spannen. Liegt Nässen infolge Erosion vor, so ist Pinselung mit Argentum nitricum-Lösung $1—5\%$, einmal täglich, am Platze, neben der bisher geschilderten Therapie, auch Pasten können nunmehr von Nutzen sein: so die offizinelle Zinkpaste oder eine weiche Borzinkpaste (Rez. 2). Man hüte sich aber zu früh die feuchten Umschläge zu verlassen, sie saugen Sekret immer noch am besten auf und reizen am wenigsten. Sie eignen sich auch für die Behandlung geschwüriger Prozesse, solange diese sezernieren; kommt die Granulationsbildung in Gang, so geht man zur Salbenanwendung über. Hierfür eignet sich die sog. Schwarzsalbe (Rez. 12), ferner Granugenpaste nach unseren Erfahrungen am besten. Krusten und Schuppen werden nach den bereits in früheren Kapiteln angegebenen Vorschriften entfernt. Bei der urticariellen Form wird äußerlich nur die Bekämpfung des Juckreizes in Frage kommen, hierfür eignen sich Tupfungen mit Menthol-Thymolspiritus (Rez. 21) oder 10% Heliobromspiritus; ferner Tumenolschüttelmixtur $1—3\%$ (Rez. 29) oder Tumenolzinkpaste (Rez. 30). Auch feuchte Umschläge sind bei sehr lange bestehender und stark juckender Form angezeigt, hierfür eignet sich manchmal verdünnte Essiglösung, auch essigsaure Tonerde 3% Lösung. Wesentlich bleibt aber hierbei die Fortschaffung der Noxe. Wenn diese etwa vom Darm aus zur Resorption gelangte, werden Abführmittel angezeigt sein. Daneben bewähren sich oft recht gut intravenöse Einspritzungen von Afenil oder Strontiuran; auch subcutane Injektionen vom eigenen Blut des Patienten oder eines Gesunden wirken oft günstig.

Dermatitis traumatica.

Wir behandeln in diesem Abschnitt alle diejenigen Veränderungen der Haut, welche als Reaktionserscheinungen auf mechanische Reize auftreten. Zu diesen rechnen wir alle Manipulationen, die ein Kranker an sich selbst vollbringt, wie Kratzen, Scheuern, Drücken. Ferner solche Einwirkungen, wie sie durch Kleidung, einschließlich Schuhwerk, Lagerstätte, Berufswerkzeuge usw. auf die Haut ausgeübt werden. Auch die Reibung von Haut auf Haut, wie wir sie im vorhergehenden Kapitel gelegentlich der Besprechung der intertriginösen Dermatitis schon gestreift hatten, gehört hierher, ebenso die gleichfalls schon erwähnte Urticaria factitia.

Für die mechanischen Irritationen der Haut gelten mit entsprechender Abwandlung die gleichen Gesetze, wie wir sie oben für die Einwirkung chemischer Noxen festgestellt hatten. Es werden also Art und Umfang der Einwirkung, Dauer und Häufigkeit auf der einen Seite, die individuelle Disposition auf der anderen Seite in Betracht gezogen werden müssen. Kompliziert werden die in praxi vorkommenden Fälle vielfach dadurch, daß zu dem mechanischen Moment sich noch andere hinzugesellen, die wir in früheren Kapiteln schon besprochen hatten, wie Se- und Exkrete des betreffenden Organismus, ferner Sekundärinfektionen, namentlich mit den sog. gewöhnlichen Eitererregern. Immerhin gibt es doch genügend Fälle, wo das klinische Bild „rein" hervortritt. Auch hier ist wieder festzustellen, daß dieses verhältnismäßig vielgestaltig sein kann, wenn auch nicht in dem Umfange, wie wir es bei der Dermatitis toxica sahen. Die einfachste und häufigste Form ist die des Erythems, wobei insofern noch Unterschiede hinsichtlich des Entstehungsvorganges desselben vorhanden sein mögen, als nach Untersuchungen von L. R. Müller bei schmerzhaften Einwirkungen, also bei Reizung schmerzleidender Nerven, das entstehende Erythem als reflektorisch über die hinteren Wurzeln des Rückenmarks entstanden angenommen werden muß. Bei nicht schmerzhaften Einwirkungen wird man dagegen nach Krogh an eine autonome Erweiterung der im Bereiche der Reizung gelegenen Kapillaren zu denken haben. Wir erwähnen diese Dinge nur, um zu zeigen, wie kompliziert und ungeklärt diese Vorgänge heute noch sind. Das Erythem kann sich nun, ohne eine Veränderung zu hinterlassen, zurückbilden; bei entsprechender Disposition kann aber auch eine vermehrte Pigmentbildung ausgelöst werden, die dann noch längere Zeit sichtbar ist. Wir erwähnten diese Form schon an früherer Stelle als Folge des Kratzens bei Pediculosis vestimentorum und Scabies. Als Folge des Reibens von Haut auf Haut oder von Kleidungsstücken scheint sie bei fetten Personen an den Innenseiten der Oberschenkel in der Genitalgegend, die eine regionäre Disposition für Pigmentbildung hat, häufiger vorzukommen. Auch unter den herabhängenden Brüsten sowie in den Achselhöhlen und in der Rima ani wird sie angetroffen; ebenso sieht man sie zuweilen, bei Frauen besonders, in der Gegend des Rockbundes und der Strumpfbänder. Stärkerer und länger anhaltender Druck oder Reibung kann nun aber auch zu einer Abhebung der oberen Epidermisschichten, weiter auch der tieferen führen; so daß der Papillarkörper mehr oder minder frei liegt. Klinisch wird die Haut an solchen Stellen dann stark gerötet aussehen und nässen. Diese Form findet sich häufig als Folge von Reibung der Kleidung, wenn diese zu eng ist oder vorstehende Nähte hat; auch gestopfte Stellen an Strümpfen bewirken dies, wie dem Fußwanderer und dem Fußtruppenarzt genugsam bekannt ist, während derjenige der berittenen Truppen das Wundscheuern durch den harten Lederbesatz der Reithosen kennt. Am Penis kommt es sub coitu bei etwaiger Trockenheit des weiblichen Genitale oder infolge zu intensiver Friktionen zu dem bekannten Wundscheuern im Bereiche des Innenblattes des Präputiums. Nicht selten wird dadurch eine Eintrittspforte für den Erreger der Syphilis oder des weichen Schanker geschaffen. Noch weitere Steigerung des mechanischen Reizes führt nun bei entsprechender Disposition, d. h. bei einer Schwächung der Widerstandsfähigkeit der Haut wie des gesamten Organismus, insbesondere bei mangelnder Durchblutung und Ernährung, zu noch tiefer greifenden Veränderungen, zu Nekrotisierung der Cutis, zunächst in ihren oberen Schichten. Wieweit auch sog. trophische Störungen durch Beeinflussung der, vorläufig noch hypothetischen, trophischen Nervenfasern anzunehmen sind, das wird die Zukunft erst lehren müssen. Wir finden solche Veränderungen als sog. Decubitalgeschwüre bei entkräfteten, bettlägerigen Kranken, und zwar an den Stellen, die bei Bettruhe dauerndem Druck ausgesetzt sind: Kreuzbeingegend und Fersen besonders, zuweilen auch Schultergrätengegend. Hier läßt sich oft der ganze Entwicklungsgang, von der beginnenden Rötung, über die Epidermisabhebung bis zur Nekrose gegen unseren Willen verfolgen; Sekundärinfektionen können hinzutreten und das Leiden ernstlich komplizieren. Eine andere Reaktionsform der Haut ist diejenige, bei welcher als Folge von Druck eine vermehrte Hornbildung der Epidermis einsetzt und die klinisch als Schwiele (Tylositas) oder als Clavus bezeichnete Affektion entsteht. Unter ersteren versteht man gelb-graue, durchscheinende Hornauflagerungen, deren Oberfläche glatt oder leicht geriffelt, aber niemals schuppend ist. Das rührt daher, daß es sich lediglich um eine mächtige Ausbildung des Stratum corneum der Epidermis handelt, wobei dieses aber in keiner Weise sonst krankhaft verändert ist, vor allem nicht in seinem Gefüge geschwächt ist, es findet sich auch nie eine Störung im Verhornungsablauf (keine Parakeratose). Im Gegensatz dazu ist das Corium an sich zunächst nicht verändert, aber es zeigen sich doch so häufig schon klinisch Anzeichen von Reizungserscheinungen, daß wir für viele Fälle auch Veränderungen in dieser Schicht annehmen müssen. Nach Ehrmann-Fick finden sich dann Infiltrate um die Gefäße, seröse Durchtränkung der Papillen, ausgewanderte Leukocyten zwischen den Stachelzellen und sogar in der Hornschicht. Die Hyperkeratose ist dann gewöhnlich auch mit einer Parakeratose verbunden, wenn auch wohl nur geringeren Grades. Schwielen treten besonders an Händen, aber auch an Füßen auf. An ersteren ist hauptsächlich der Druck der Arbeitswerkzeuge verschiedener Gewerbe dafür verantwortlich zu machen (Schaufel-

griff, Hammerstiel, Hobeldorn usw.). Der Clavus oder das Hühner-
auge ist nach Ansicht der genannten Autoren, wie auch der meisten
anderen, nichts anderes wie eine Schwiele, bei der die Hyperkeratose
in der Mitte des betreffenden Hautgebietes besonders hochgradig entwickelt ist, diese zentrale, starke Verhornungszone schiebt sich nun
in die tieferen Schichten der Epidermis als kegelförmiger Hornzapfen
und preßt diese Lagen zusammen. Gleichzeitig mögen sich meist ähnliche Erscheinungen, wie eben beschrieben, auch in der Cutis finden.
Es kommt so von oben her durch den Zapfen und von unten her durch
die Schwellung zu einem Gegeneinanderpressen der Gewebsschichten
und dadurch zu einer Reizung der Schmerznerven. Daher die bekannte
Schmerzhaftigkeit dieser Affektion. Hinzu kommt noch der Sitz, der
fast ausschließlich am Fuß, und zwar an der Außen- oder Oberseite
der 5. Zehe, zuweilen — bei Hallux valgus — auch über dem Capitulum
ossis metatarsalis I sich findet. Nicht selten sind allerdings auch Clavi
an der Unterseite des Fußes, namentlich unter den Köpfchen des ersten,
zweiten und vierten Metatarsale. Neuerdings wird nach Mitteilung
aus Fachkreisen bei Automobilisten diese Affektion häufiger an der
Sohle desjenigen Fußes gefunden, mit dem das Acceleratorpedal bedient
wird. Ob wirklich alle als Clavus im vorstehenden Sinne angesprochenen
hyperkeratotischen Veränderungen ein solcher sind, scheint einigermaßen fraglich. Die eigentümliche Ausbildung des sog. Auges in der
Mitte des Clavus, dessen Papillen doch offenbar verlängert sind, da sie
beim Schneiden eher vom Messer erreicht werden als das umliegende
Gewebe, legt die Ähnlichkeit mit Verruca vulgaris sehr nahe, wo wir ja
die gleichen Verhältnisse antrafen (vgl. auch Brocq bzw. Dubreuilh).
    Da die Behandlung dieser Affektion eine ganz spezielle ist, sei
sie hier voraus genommen. Das nächstliegende ist die, auch in Laienkreisen geübte, Erweichung und Abtragung des gesamten schwieligen
Gebildes. Angewendet werden zu diesem Zwecke warme Fußbäder,
evtl. mit Sodazusatz, Auflegen eines Salicylseifenpflasters oder häufigeres
Einpinseln mit einem 10% Salicylkollodium. Nach genügender Vorbehandlung wird dann mit flach aufgesetztem Messer die Haut herunter
gehobelt bis in der Gegend des Mittelzapfens Blutung auftritt. Diese
Stelle wird nun mit Phenol oder Trichloressigsäure (Rez. 8) geätzt.
Zum Schutz und zur Vorbeugung kann man dann einen Hühneraugen-
ring tragen lassen. Vor allem aber dringe man auf vernünftiges Schuhwerk, da allermeist zu enge, spitze Schuhe die Schuldigen sind. Steht
ein Röntgenapparat zur Verfügung, so ist die Anwendung von Röntgenstrahlen die Methode der Wahl. Wir geben gewöhnlich, d. h. wenn nicht
sehr starke Reizerscheinungen vorhanden sind, 25 X/1,0 mm Al-Filter,
Wiederholung nach 6 Wochen. Für sehr hartnäckige Fälle ziehen wir
Radiumbestrahlung vor.
    Wir hätten nun noch eine besondere Reaktionsform der Haut auf
mechanische Reize zu besprechen, die bereits oben gestreifte Urticaria
factitia. Eine Vorstufe dazu ist ein uns aus anderen Gebieten geläufiges
Phänomen, die sog. Hautschrift oder Dermographismus. Nach L. R.
Müller, dem wir im Nachstehenden folgen, versteht man darunter alle

sichtbaren Veränderungen der Blut- und Saftströmungen der Haut, welche infolge äußerer, mechanischer Reizung zustande kommen und bei entsprechend disponierten Individuen, besondere Vorgänge auslösen, die in letzterer Zeit namentlich von T. Lewis studiert worden sind. Nach dem genannten machen die mechanischen — ebenso übrigens auch die thermischen und chemischen! — Reize im Gewebe eine oder mehrere Substanzen frei, die eine vasodilatatorische Wirkung entfalten und die Gefäßpermeabilität erhöhen, ähnlich der Histamin- und Morphiumwirkung bei intracutaner Injektion bzw. bei Einführung in die Blutbahnen. Die charakteristische Reaktion, welche durch die hypothetischen Substanzen ausgelöst wird, besteht: 1. aus örtlicher Erweiterung der Capillaren, kleinsten Venen und terminalen Arteriolen infolge der lokalen Giftwirkung, 2. aus Dilatation der benachbarten Arteriolen (roter Hof!) infolge eines lokalen Reflexmechanismus, 3. in erhöhter Durchlässigkeit der Gefäßwand infolge direkter Wirkung. Folge ist ein umschriebenes Ödem, namentlich im Papillarkörper evtl. auch in der Epidermis und Entstehung einer — allerdings nicht sehr hochgradigen — zelligen Infiltration. Das Nervensystem, auch das vegetative, hat auf diese Vorgänge keinen Einfluß, denn sie können auch im Gebiet durchschnittener Hautnerven ausgelöst werden (Zierl).

Klinisch stellt sich die Urticaria factitia so dar, daß nach einer Latenzzeit von 1—2 Minuten auf einer in der üblichen Weise (Hammergriff, Nadel) geritzten Hautstelle sich langsam ein „Quaddelwall" erhebt, dessen Ränder steil zur umgebenden Haut abfallen. Die Basis ist oft mehrere Millimeter breit. Der Entstehung geht fast immer ein roter, lokaler Reizstreifen und meist auch eine lebhafte reflektorische Rötung der weiteren Umgebung voraus, die den Wall noch mehrere Minuten umsäumt. Der Quaddelstreifen selbst ist meist blaß, zuweilen auch rosarot, und verschwindet gewöhnlich nach einigen Minuten; es ist aber auch schon eine Reaktionsdauer bis zu 12 Stunden beschrieben worden. Nach dem Abklingen der Reaktion bleiben keinerlei Veränderungen zurück.

Dermatitis e radiis.

Im folgenden Abschnitt sollen diejenigen Reaktionen der Haut besprochen werden, welche als Folgen der Einwirkung von elektromagnetischen Strahlen verschiedenster Art anzusehen sind. Eine Übersicht über die in Betracht kommenden Strahlenarten gibt die untenstehende Tabelle. Wie aus ihr hervorgeht, sind es 1.[1] die elektrischen Wellen (sog. elektrischer Strom), 2. die Wärmestrahlung im weiteren Sinne, mit ihren beiden Unterabteilungen, den Wärmestrahlen im engeren Sinne und den sichtbaren Strahlen, auch Licht genannt, 3. die Röntgenstrahlung, mit ihren beiden Untergruppen, der Röntgenröhrenstrahlung und der γ-Strahlung radioaktiver Stoffe, die uns zu beschäftigen haben. Zu der letzteren Untergruppe

---

[1]) Die Reihenfolge ist aus didaktischen Gründen umgekehrt.

tritt dann noch die Korpuskular- bzw. Elektronenstrahlung dieser Stoffe (α- und β-Strahlung).

Die meisten dieser Strahlen wirken nicht nur als Noxe auf die Haut bzw. den Organismus, sondern finden auch als wichtige Hilfsmittel in Therapie und Diagnose Verwendung. Es muß daher heute vom Arzt verlangt werden, daß er wenigstens über die Grundfragen der Wirkung dieser Strahlen orientiert ist, die er fast täglich in der Praxis heranzieht. Wir setzen die Bekanntschaft mit den physikalischen und biologischen Grundgesetzen der Strahlenwirkung voraus und werden nur, soweit die Haut in Frage kommt, etwas näher darauf eingehen. Allgemein kann jedenfalls soviel gesagt werden, daß die Wirkung der Strahlen auf das Gewebe, bzw. die einzelne Zelle in letzter Linie auf chemische bzw. physikalisch-chemische Vorgänge zurückzuführen ist, die wir vorläufig mehr ahnen als kennen.

Arten der elektromagnetischen Strahlung (nach Küster-Thiel).

Art der Strahlung		Wellenlänge
Gruppe	Untergruppe	in verschiedenen Einheiten
Röntgenstrahlung	γ-Strahlung radioaktiver Stoffe Röntgenröhrenstrahlung	$0,007-0,14\ \mu\mu$ $0,007-1,23\ \mu\mu$
	Noch unbekanntes Gebiet	
Wärmestrahlung (im weiteren Sinne)	Ultraviolett Sichtbare Strahlung (Licht Ultrarot (Wärmestrahlung im engeren Sinne)	$20-390\ \mu\mu$ $390-760\ \mu\mu$ $760\ \mu\mu-342\ \mu$
	Noch unbekanntes Gebiet	
Elektrische Wellen	von den kürzesten Hertzschen Wellen bis zu den längsten Wellen der drahtlosen Telegraphie	2 mm bis etwa 10 km

Erläuterung: $1\ \mu = 0,001$ mm; $1\ \mu\mu = 0,001\ \mu = 0,000001$ mm; $0,1\ \mu\mu = 1\text{ÅE}$ (Ångström-Einheit).

1. Elektrische Wellen.

Es kann sich hier nur um eine relativ eng begrenzte Auswahl ihrer Wirkung handeln, soweit der sog. Starkstrom in Frage kommt. Spannung, Stromstärke und Frequenz sind neben anderen Momenten, auf die hier nicht näher eingegangen werden kann, die Hauptfaktoren. Es genüge die Feststellung, daß schon bei verhältnismäßig niedriger Spannung (127 V, Straßmann) Hautveränderungen gefunden wurden, während bekanntlich sehr hochgespannter und hochfrequenter Strom (Teslaströme) ohne Einfluß auf Haut und Organismus zu sein scheinen. Vorweg sei bemerkt, daß keinerlei Beziehungen zwischen Ausdehnung der Hautveränderungen und Allgemeinwirkung, wie etwa bei der Verbrennung, vorhanden; Todesfälle bei recht unbedeutender Beteiligung der Haut sind nichts seltenes. Die entstehenden Veränderungen sind nach neueren Untersuchungen (Jellinek, Riehl, Ziemke u. a.), zumindestens nach dem klinischen Bild, wahrscheinlich aber auch hinsichtlich des Entstehungsvorganges, in zwei verschiedene Kategorien einzuteilen. Einmal kommt es zu Verbrennungen aller Grade und verschiedenster Ausdehnung, diese dürften sich wohl kaum wesentlich von den durch andere Strahlen gesetzten Verbrennungen unterscheiden (s. unten). Zum anderen werden sog. Strommarken der Haut beobachtet, die sich als flache, punktförmige oder kreisförmige, seltener streifenförmige Erhebungen der Epidermis darstellen, die die gewöhnliche Hautfarbe verloren haben, grauweiß oder graugelb aussehen und sich hart oder derb anfühlen. Auffallend ist, daß sie schmerzlos sind und während des Heilungsverlaufes bleiben, und daß weder Eiterung noch Fieber auftritt, recht charakteristisch ist auch das Erhaltenbleiben der Haare. Histologisch ergibt sie in diesen Fällen eine eigenartige Hohlraum- oder Wabenbildung in der Epidermis, in der Hornschicht sowohl wie in der Stachelschicht, fadenförmige Verlängerung der Zellen der letzteren, daneben Verschwinden der Papillen. Interessant ist, daß Art und Ausdehnung der Veränderungen an einer derartigen Stelle wechseln können, ja daß vielfach ganz normale mit stark veränderten Stellen der Epidermis abwechseln (Gg. Straßmann), was an die noch zu beschreibende fleckweise Wirkung der Röntgenstrahlen erinnert. Die Entstehung dieser „spezifischelektrischen" Hautveränderungen (Ziemke) wird heute allgemein auf die Bildung Joulescher Stromwärme, die bei keinem elektrolytischen Vorgang fehlt, zurückgeführt und damit auch zugleich die Auffassung über die Art des Vorganges, eben als elektrolytischen, dargetan.

2. Wärmestrahlen.

Ihre Wirkung wird als thermischer bzw. photischer Reiz an der Haut sichtbar. Es würde den Rahmen dieses Buches weit überschreiten, wenn wir auf die biologischen Grundlagen dieser Strahlenwirkung näher eingehen wollten, wir können daher im folgenden — und das gilt auch für die 3. Gruppe, der Röntgenstrahlung — uns lediglich an die klinisch bemerkbaren Reaktionen des Hautorganes halten. Die Wirkung dieser genannten Reize ist vielfach eine gleich oder ähnlich scheinende; es nimmt das auch nicht wunder, wenn man sich vergegenwärtigt, daß sie vielfach dieselben Angriffspunkte in der Haut haben. Viel ausschlaggebender ist aber wohl die „physikalische" Verwandtschaft, d. h. der verhältnismäßig geringe Unterschied der Wellenlängen der einzelnen Untergruppen der Leuchtwärmestrahlen. Wir werden dieses Problem bei den Röntgenstrahlen noch einmal antreffen und dort noch einiges darüber zu sagen haben. Wir wenden uns zunächst den thermischen Reizen zu, die nach dem Sprachgebrauch als Wärme bzw. Hitze und Kälte bezeichnet werden. Wollten wir, ähnlich wie es die Physik tut, einen biologischen Nullpunkt für die Haut suchen, wo also die auf die Haut auftreffenden Wärmestrahlen indifferent für diese sind, so müßte dieser etwa bei $+ 12^0$ C gesucht werden[1]). Von diesem aus ansteigend und absteigend ergeben sich biologische Wirkungen, die sich entweder noch bzw. nur als funktionsändernde oder als zytoplastische (Verworn), also mit organischen Veränderungen verknüpft, darstellen. Man kann dies als qualitative Funktion dieser Reize bezeichnen, sie entspricht dem, was wir im vorigen Kapitel als Art der Noxe bezeichnet haben. Es leuchtet ohne weiteres ein, daß auch die quantitative Funktion eine wesentliche Bedeutung hat, Dauer und Häufigkeit der Einwirkung sind hierunter zu verstehen. Hauptangriffspunkt für thermische Reize geringer bis mittlerer Intensität sind die Capillaren: Wärme und mäßige Hitze erweitern diese, höchstwahrscheinlich durch direkte Einwirkung auf die contractile Substanz der Capillarendothelien (Zierl) oder die Muskelzellen der Capillaren (Rougetsche Zellen, Krogh). Starke Hitze bewirkt zunächst eine Verengerung, daher das Kältegefühl beim Einsteigen in ein heißes Bad; bei längerer Einwirkung entsteht eine Stauungshyperämie. Andauernde Wärmeeinwirkung hat aber keine dauernde Hyperämie zur Folge, sondern offenbar eine Kontraktion, wie das blasse Aussehen von Feuerarbeitern und Weißen, die in den Tropen leben, beweist. Neben oder in Verbindung mit dieser Wirkung auf die Capillaren ist als bekanntestes funktionelles Reizsymptom die Vermehrung der Schweißabsonderung zu erwähnen, weniger bekannt ist dagegen, daß — vermutlich gehört eine entsprechende Disposition hierzu — infolge stärkerer Hitzeeinwirkung auch die Bildung von Pigment angeregt werden kann. So sieht man zuweilen als Folge von heißen Umschlägen fleck- oder netzförmige Pigmentierungen auftreten.

Hochgradige Hitzeeinwirkung führt aus dem Gebiet der funktionellen Störung in das der zytoplastischen. Hier sind nun mehr oder weniger irreversible Veränderungen an den Zellkolloiden anzunehmen, namentlich Gelbildung. Klinisch sind uns diese Vorgänge bekannt als **Verbrennung** 1., 2., 3. und 4. Grades (Askanazy). Hierbei werden sämtliche Zellanteile der Haut und je nach der Intensität auch der unterliegenden Gewebe in Mitleidenschaft gezogen. Interessant und wichtig sind die Auswirkungen ausgedehnterer Verbrennungen auf den Gesamtorganismus; die Chockwirkung durch Alteration des Nervensystems, hervorgerufen durch die Reflexlähmung der Nervenzentra über die sensiblen Bahnen geleitet, ferner die Einwirkung auf die Erythrocyten und indirekt auf die Milz, wo diese geschädigten Blutelemente phagocytiert werden. Auch an eine Beeinflussung des endokrinen Systems ist zu denken und wird durch die von Kolisko gefundenen Veränderungen des Nebennierengewebes bestätigt. Diese Tatsache deutet nun auf eine Toxinbildung in der verbrannten Haut hin; möglicherweise handelt es sich um eine Bildung von guanidinartigen Körpern aus den zerfallenen

---

[1]) Selbstverständlich handelt es sich nur um einen ungefähren Wert, der regionären und individuellen Schwankungen unterliegt, der ferner unabhängig ist von subjektiven Empfindungen (L. Hill, Dorno).

Eiweißkörpern. Diese, durchaus nicht vollkommene Auslese aus den bisher beobachteten Veränderungen möge genügen, die Bedeutung des Hautorganes auch in dieser Hinsicht zu kennzeichnen. Weiteres Eingehen erübrigt sich, da die schweren Verbrennungen in das Gebiet der Chirurgie gehören, wenigstens nach der in Deutschland üblichen Einteilung. Es kommen somit nur die Verbrennungen 1. und 2. Grades für uns in Frage. Verstanden wird darunter die Erythembildung (1. Grades), die wir oben schon besprochen haben und die Blasenbildung (2. Grades). Diese letztere wird als eine Ödembildung anzusehen sein, die ihrerseits wieder eine Folge der verstärkten Hyperämisierung der verbrannten Stelle ist und grundsätzlich nicht wesentlich verschieden von der oben beschriebenen Dermatitis toxica bullosa sein dürfte. Verlauf und Behandlungserfolg sprechen jedenfalls dafür; eine gesonderte Besprechung erübrigt sich demgemäß an dieser Stelle.

Wir wenden uns der Wirkung von Kältereizen auf die Haut zu: auf kurz dauernde und hinreichend starke Kälteeinwirkung tritt zunächst eine Kontraktion der Capillaren und Arterien ein, nach Aussetzen des Reizes erweitern sich die Gefäße und es tritt ein Gefühl behaglicher Wärme ein (Zierl), was jeder nach einem kalten, kurzdauernden Bad empfindet, sofern er eine normal durchblutete und reaktionsfähige Haut hat. Bei längerer Kälteeinwirkung entsteht eine bläuliche Verfärbung, infolge Hyperämie des venösen Anteils der Capillaren (Zierl), die bei fortdauernder Einwirkung in eine dauernde Blutleere, im extremen Falle in Gangrän, übergehen kann. Es kommt zur **Erfrierung.** Wird dagegen der Kältereiz bis zu einem gewissen Zeitpunkte aufgehoben, so entsteht eine reaktive, arterielle Hyperämie, die, ganz ähnlich wie das 2. Stadium der Verbrennung, mit Blasenbildung einhergehen kann. Klinisch sind diese beiden Morphen ohne Kenntnis des Entstehungsvorganges nicht voneinander zu unterscheiden. Man kann sich sehr leicht davon überzeugen, wenn man eine Hautstelle etwa 20—30 Sekunden mit CO_2 Schnee durchfriert, so tritt nach der anfänglichen Blutleere eine lebhafte Rötung mit brennenden Schmerzen ein, der dann bald Blasenbildung folgt. Die Patienten bezeichnen auch ganz treffend diese Behandlung als „Brennen" mit dem genannten „Schnee". Bekannt ist ja auch, daß die zweckmäßigste Art der Behandlung erfrorener Hautstellen das Einreiben mit Schnee oder Eis ist. Da nach den Untersuchungen Schades es sich in diesen Fällen nicht nur um eine Störung der Capillartätigkeit oder um eine dysthermische Schädigung der Gewebszellen handelt, sondern um geloide Veränderungen, so kann man sich sehr wohl vorstellen, daß die infolge der geschilderten Kältebehandlung einsetzende Gefäßreaktion des Gewebes zu einer Wiederherstellung dessen Eukolloidität führt, während bei sofortiger Zufuhr von Wärme, vor der ja dringend zu warnen ist, die zunächst noch reversiblen geloiden Veränderungen in irreversible überführt werden.

Im Anschlusse hieran sind nun noch Veränderungen der Haut zu besprechen, die bei besonders disponierten Individuen nach Einwirkung relativ geringer, aber andauernder Kältereize eintreten können.

Da ist zunächst zu nennen die sog. **spröde Haut.** Besonders sind die Handrücken, namentlich die Gegend der Grundgelenke der Finger, die Lippen und Mundwinkelgegend befallen. Vermutlich handelt es sich ebenfalls um die von Schade gefundene geloide Veränderung der Epidermis, vielleicht aber auch nur um eine Störung in deren Ernährung infolge verminderter Zufuhr von Gewebssaft. Die Haut schuppt dann leicht ab, auch treten schmerzhafte Rhagaden auf.

Eine andere Form der Kältereaktion der Haut sind die **Frostbeulen (Perniones).** Die schon erwähnte Disposition erscheint bei dieser Erkrankung teils auf regionäre, teils auf allgemeine dispositionelle Momente zurückzugehen. Zu den ersteren ist zu zählen die vielfach beobachtete „periphere Gefäßlähmung", nach bisheriger Anschauung eine gewisse Schwäche in der Kontraktionsfähigkeit der Capillaren, sog. Akroasphyxie. Nach neueren Untersuchungen mit starken Lupensystemen habe ich den Eindruck, daß die Capillaren der Papillen abnorm stark und dauernd kontrahiert sind, während die auffällige Blaufärbung durch die ungewöhnlich stark erweiterten Gefäße der oberen horizontalen Gefäßschicht (venöser Plexus), die noch dazu vielfach ektatisch verändert sind, bedingt ist. Ferner scheint die Haut von Kindern oder Heranwachsenden vorzugsweise prädisponiert zu sein, namentlich wenn ein sog. Status lymphaticus besteht. Auch anämische Zustände, Tuberkulose und Scrofulose gehören offenbar hierher. Das klinische Bild der Frostbeulen ist auch dem Laien wohlbekannt. Mit Eintritt der kälteren Jahreszeit, und zwar besonders bei feucht-kalter Witterung, treten an den Fingern, Zehen, Ulnarseite der Hand, Ferse, seltener Nase und Wangen, blaurote Knoten von Erbs- und Bohnengröße auf, die lebhaft jucken oder brennen. Besonders heftig werden diese Beschwerden, wenn der Patient rasch in die Wärme kommt, so kann nachts infolge der Bettwärme ein ganz unerträglicher Zustand entstehen. Verursacht wird dieses vermutlich dadurch, daß an Stelle der vorher bestehenden Stase oder Blutleere in den Capillaren, nunmehr eine aktive Hyperämie einsetzt, die sich in einer Veränderung des roten Farbtones auch äußerlich zu erkennen gibt. In schwereren Fällen kann sich Blasenbildung einstellen, diese platzen und lassen die nässende Epidermis zutage treten, auch Vereiterung infolge Sekundärinfektion wird zuweilen beobachtet. Mit Eintritt wärmeren Wetters verschwinden die Frostbeulen in vielen Fällen vollständig, in anderen bleiben sie, immerhin erkennbar, auch über den Sommer erhalten. Differentialdiagnostisch kommt Erythema exsudativum multiforme in Frage, welches oft ganz ähnliche Lokalisation aufweist, aber viel akuter auftritt und verläuft, auch kaum je so schmerzhaft ist. Schwieriger ist die Unterscheidung von Erythematodes, welcher zuweilen klinisch recht ähnliche Erscheinungen an den gleichen Stellen, der Gliedmaßen namentlich, hervorrufen kann. Aber Schmerzen usw. sind nie in dem Umfange vorhanden, wie bei den Frostbeulen und dann pflegt die Rückbildung im Sommer selten so ausgesprochen zu sein, obwohl sie nicht ganz abgeleugnet werden kann. Auch Tuberculosis papulonecrotica zeigt manchmal, an den Fingern besonders,

ähnliche Efflorescenzen, aber heilt mit Narbenbildung ab und ist daran,
sowie an der Schmerzlosigkeit zu erkennen.

Die Behandlung der Frostbeulen ist durchaus nicht leicht und
bringt manchen Mißerfolg mit sich. Soweit möglich sind zunächst
die oben genannten konstitutionellen Momente zu berücksichtigen, allgemeine Kräftigung und Hautpflege
können vieles bessern, da sich dann
auch die Hautdurchblutung hebt.
Von örtlichen Maßnahmen seien zuerst diejenigen erwähnt, welche geeignet sind, die mehr oder weniger
akuten Reaktionserscheinungen der
Haut zu beseitigen. Hierfür eignen
sich feuchte Verbände mit Campher-
spiritus oder bei starker Reizung
mit Salicylresorcin-Lösung. Danach
mögen Verbände mit Ichthyollanolin
(Rez. 8) oder Tumenolzinkpaste
(1—3%) zweckmäßig sein. Blasen
müssen eröffnet und die nässenden
Stellen mit Argentum nitricum-Lösung
($^{1}/_{4}$%) verbunden werden. Ist Überhäutung und Beruhigung eingetreten,
so sind wechselwarme Handbäder zur
Erzielung geregelter Gefäßkontraktion
recht zweckmäßig. Neuerdings verwenden wir hierfür auch das von
Heinz angegebene Pernionin, welches
Harnstoff und Ol. salviae enthält, in
Anlehnung an das alte Volksheil-
mittel (warmer Urin bzw. Salbeitee).
Nach dem Handbad werden die betreffenden Stellen dann mit der Per-
nioninsalbe eingebunden. Ganz sicher
wirken aber alle diese Mittel nicht.
Am besten hat sich uns immer wieder
die Anwendung der Röntgenstrahlen
bewährt; wir geben davon mehrere
Serien zu je 5 X/0,5 mm Al-Filter
alle 10 Tage; mit erst 6, dann 8—10

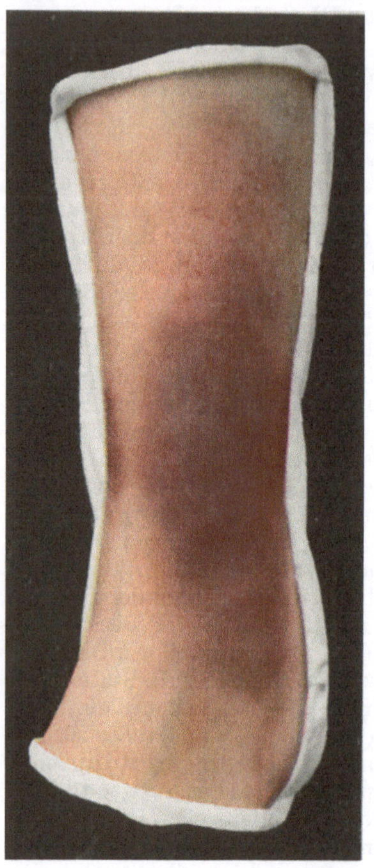
Abb. 66. Pernio am Unterschenkel.

Wochen Pause zwischen jeder Serie. Danach lassen Schmerzen und
Schwellung oft überraschend schnell nach. Vorteilhaft scheint es mit
zu sein, wenn diese Behandlung im Intervall, also im Sommer, durchgeführt wird; es gelingt dann leichter Rückfällen vorzubeugen.

Anhangsweise sei nun noch eine besondere Lokalisationsform
von Frostbeulen erwähnt, die neuerdings als Folge der heutigen
Damenmode häufiger zur Beobachtung kommt. Es finden sich nämlich
über handtellergroße, blaurote Infiltrate an den Außenseiten des

unteren Drittels der Unterschenkel, geringer ausgebildet auch an
den Innenseiten (Abb. 66). Sie schneiden nach oben scharf mit dem
unteren Rande des kurzen Damenrockes ab und nach unten mit.
dem Schuhrand, gehen also, je nachdem Schnür- oder Halbschuhe
vorzugsweise getragen wurden, verschieden weit nach unten. Vermutlich sind neben den kurzen Röcken, die heute auch im kältesten
Winter von Damen getragenen Florstrümpfe hierfür anzuschuldigen.
Außer der oben beschriebenen Röntgenbehandlung wird man in solchen
Fällen auf die Verwendung von Strümpfen dringen müssen, die der
Witterung angepaßt sind. Differentialdiagnostisch ist die Affektion
insofern wichtig, als Verwechslungen mit Tuberculosis indurativa vorkommen können, weniger vielleicht mit Erythema nodosum. Letzteres
entsteht und verläuft viel rascher, sieht auch lebhafter rot aus, ersteres
bildet mehr umschriebene Knoten, die gern ulzerieren sowie auf Strahlenbehandlung sich rasch zurückbilden. Beide Affektionen fühlen sich
aber niemals so kalt an, wie es die Frostbeulen regelmäßig tuen. Die
Differenz zwischen der Temperatur dieser und der umgebenden Haut
ist oft geradezu überraschend.

3. Sichtbare Strahlung.

Diese Strahlung (gewöhnlich auch als Licht bezeichnet) gehört
ebenfalls zu den Wärmestrahlen — im weiteren Sinne —, steht
also physikalisch und biologisch den vorigen nahe. Daß sie außer dem
Wärmereiz, der bei entsprechender Intensität der Strahlung recht erheblich sein kann — man denke nur an die Wirkung eines elektrischen
Glühlichtbades auf die Haut — in irgend einer Form auch sonst noch
auf die Haut einwirken können, wird zwar angenommen, entbehrt aber
noch einer sicheren Beweisführung. Eine Wirkung der „Leuchtwärmestrahlen" auf den Menschen in seelischer Hinsicht scheint durch mannigfache Beobachtungen sichergestellt, hierfür kommt aber als reizperzi-
pierendes Organ das Auge und nicht die Haut in Frage. Ein Eingehen
auf diese Dinge erübrigt sich daher, wir wenden uns vielmehr gleich der
nächsten, zur Zeit sehr im Vordergrunde des Interesses stehenden Strahlenart zu.

4. Die ultravioletten Strahlen.

Sie werden vielfach auch als chemische Lichtstrahlen bezeichnet,
da sie sowohl im Reagenzglas wie am lebenden Gewebe eine deutliche Wirkung auszulösen vermögen, was bei den sichtbaren Strahlen
nicht in dem Maße der Fall ist. Vermutungsweise darf angenommen
werden, daß diese Eigenschaft eng mit der Absorption der Strahlen
in irgendeinem Medium verbunden ist; chemische Lichtwirkung und
Lichtabsorption sind nach Weigert einander proportional. Ehe wir
uns der Wirkung auf die Haut zuwenden, noch ein Wort über das
Vorkommen oder die Erzeugung der ultravioletten Strahlen. Nach
Untersuchungen von Dorno enthält nur im Hochgebirge das Sonnenlicht ultraviolette Strahlen bis herab zu 290 $\mu\mu$, im Tiefland ist der

kurzwellige Anteil noch geringer, infolge der Absorption durch die Luftschicht. Von künstlichen Lichtquellen ist es zur Zeit allein die Quecksilberdampflampe (sog. künstliche „Höhensonne",was sie natürlich nicht ist), welche einen Gehalt von ultravioletten Strahlen — bis 220 $\mu\mu$ — in genügendem Maße aufweist. Es genügt nämlich zur Erzielung einer Reizwirkung auf die Haut nicht, daß eine Lichtquelle in ihrem Spektrum ultraviolette Strahlen überhaupt aufweist (qualitative Zusammensetzung), sondern es muß der verhältnismäßige Anteil dieser Strahlung an der Gesamtstrahlung ein bestimmtes Maß erreichen (quantitativ), um innerhalb von Zeiten, die für ein praktisches Arbeiten erträglich sind, eine biologische Wirkung zu erzielen. Auf Einzelheiten kann hier leider nicht eingegangen werden, es muß da auf die bezüglichen Lehrbücher verwiesen werden. Wichtig ist jedoch die Frage nach dem Angriffspunkt der ultravioletten Strahlen in der Haut. Als Hauptstrahlenangriffspunkte für therapeutisch verwandte Dosen kommen von der Epidermis die Stachelzellenschicht (Ph. Keller), von der Cutis die Capillargefäße in Betracht. Ob auch die Hautnerven in merkbarem Umfange gereizt werden können (Brustein, Malmström), ist noch nicht mit Sicherheit entschieden. Auch die sonstigen Wirkungen auf den Gesamtorganismus, auf die wir schon gelegentlich der Besprechung der Tuberkulosetherapie hingewiesen hatten, sind hinsichtlich des Mechanismus der Entstehung noch keineswegs aufgeklärt. Daß aber neben Stachelzellen und Capillarendothelien auch noch andere Zellen durch die Einwirkung dieser Strahlen verändert werden können, steht außer allem Zweifel. So sehen wir, daß bei hinreichender Intensität in den Basalzellen Pigment auftritt, vermutlich dort autochthon gebildet; wir sehen ferner an den Fibroblasten und -cyten, in ähnlicher Weise wie an den Capillarendothelien, schaumige Schwellung der Kerne; ja bei excessiver Anwendung von ultravioletten Strahlen kann, entsprechende Disposition vorausgesetzt, sogar eine Bildung von sklerodermieartigem Gewebe einsetzen mit schweren Veränderungen an den größeren Gefäßen, insbesondere an der Intima. Nicht vergessen werden darf schließlich noch die seröse Durchtränkung des Gewebes, eine Folge der Gefäßschädigung (vgl. oben die Anschauungen von T. Lewis). Klinisch stellt sich die ultraviolette Lichtreaktion der Haut dar unter dem Bilde des allgemein bekannten Sonnen- oder Gletscherbrandes; d. h. die Haut ist hochrot, mit einem Stich ins bläuliche, geschwollen, auf dem geröteten Grunde entwickeln sich Bläschen von Hirsekorn- bis Linsengröße, in schweren Fällen kann es auch zur großblasigen Epidermisabhebung kommen. Subjektiv besteht starkes Brennen, das allmählich in ein oft unerträgliches Jucken übergeht. Nach einigen Tagen des Bestandes tritt dann eine allmähliche Rückbildung ein, und nun zeigt sich, daß die bestrahlte Haut gegenüber der unbestrahlten einen anderen Farbton angenommen hat, sie sieht grau bis grau-braun aus.

Sehr interessant ist die Art der Verteilung des Pigmentes nach neueren histologischen Untersuchungen Ph. Kellers. Danach finden sich in den ersten 2—3 Tagen nach einer Bestrahlung Pigmentkörnchen verstreut in der Epidermis, später liegen sie in der abschuppenden Hornschicht, während in der Basalschicht vom 3.—8. Tage überhaupt kein Pigment gefunden wird. Vom 9. Tage tritt dann erst die eigentliche Hyperpigmentierung auf durch Pigmentanhäufung in der Basalschicht, aber — und das ist biologisch sehr wichtig — nur bei geeigneten Dosen; bei zu starker Bestrahlung kann es sogar zur Pigmentverminderung kommen. Bei häufigerer und anhaltender Ultraviolettstrahleneinwirkung nimmt die Haut einen braunen, bronze- oder mahagonifarbenen Ton an. Zugleich oder unabhängig davon kommt es aber zweifellos (Wieth, Ph. Keller) zu einer Lichtgewöhnung der Haut, die nunmehr auf Dosen, die sonst mit Sicherheit zu einer Reaktion führen würden, nicht mehr oder in geringerem Maße anspricht. Diese Gewöhnung scheint sowohl die Zellen der Epidermis, wie der Cutis zu betreffen. Die bei Land- und Seeleuten so häufig gefundene chronische Hautröte (Unna) ist offenbar auf eine dauernde Gefäßerweiterung zurückzuführen. Nach meinen Beobachtungen möchte ich aber annehmen, daß es sich mehr um die schon oben einmal erwähnte Erweiterung des oberen horizontalen Gefäßnetzes der Cutis handelt als um eine solche der Papillarcapillaren (neben kolloiden Veränderungen des Bindegewebes). Im Tieflande kommt es in unseren Breiten wohl nur äußerst selten, und nur bei sehr langer Einwirkung von Sonnenlicht, zu einer Dermatitis photogenica oder solaris, da der Gehalt an ultravioletten Strahlen zu gering ist; im Hochgebirge, namentlich auf Gletschern, wo noch eine starke Reflektion des von oben her gestrahlten Sonnenlichtes dazukommt, kann die Wirkung eine sehr erhebliche sein. Das gleiche ist für den Weißen in den Tropen der Fall. Therapeutisch erzeugen wir eine Dermatitis bis zur Höhe eines mittelstarken Erythems durch Bestrahlung mit der Quecksilberdampflampe. Wie schon an anderer Stelle auseinandergesetzt, glauben wir, daß eine von uns erstrebte Allgemeinwirkung auf den Organismus nur dann erzielt wird, wenn eine Erythemwirkung erreicht wurde. Alle künstlichen Lichtquellen, deren Gehalt an ultravioletten Strahlen quantitativ zur Erzeugung eines solchen nicht ausreicht, sind daher nach unserer Ansicht nur als Wärmestrahler, aber niemals als Erythemstrahler anzusprechen. Es liegt außerhalb des Rahmens dieses Buches auf die erwähnten Allgemeinwirkungen näher einzugehen, es kann dies nur im Zusammenhang mit den biologischen Wirkungen dieser Strahlen überhaupt in entsprechender Weise abgehandelt werden. Aber eines ergibt sich schon aus den wenigen Andeutungen über die klinisch und histologisch feststellbaren Reaktionserscheinungen an der Haut, daß jede Bestrahlung der Haut mit künstlich erzeugten ultravioletten Strahlen einer genauen Dosierung nicht entraten kann. Die Arbeiten aus der Freiburger Hautklinik, die sich auf den grundlegenden Versuchen von Hans Meyer und Bering aufbauen, haben in dieser Richtung für die Praxis brauchbares ergeben (Hackradt, Ph. Keller).

Wir haben bisher die Frage der Disposition der Haut gegenüber ultravioletten Strahlen noch nicht erwähnt. Tatsächlich tritt diese in gewissem Sinne in den Hintergrund, als die weitaus größte Mehrzahl

der weißen Menschen eine normale Reaktionsbreite von bestimmter
Größe hat. Keller konnte an meiner Klinik feststellen, daß bei $^3/_4$
bis 1 Höhensonneneinheit diese Reaktionsbreite liegt, der Schwellenwert ist natürlich tiefer zu suchen, kann schon bei $^1/_4$ Höhensonneneinheit liegen. Bei $1^1/_4$ Höhensonneneinheit beginnt dann der Schwellenwert für das „toxische" Erythem, also für die Wirkung, die der Laie
bereits als Verbrennung bezeichnet. Diese mitgeteilten Dosen beziehen
sich auf die Rumpfhaut des Menschen, andere Körperteile haben eine
geringere Lichtempfindlichkeit der Haut, wie aus nachfolgender Tabelle
Kellers hervorgeht:

1. Gruppe 75—100$^0/_0$: Bauch, Brust, Rücken, Kreuz;
2.   „   50—75 $^0/_0$: Ellbogen, Außenseite des Oberarmes;
3.   „   25—50 $^0/_0$: Hals, Stirn, Kniekehle, Wade, Oberschenkel;
4.   „   25 $^0/_0$: Unterschenkel, Schienbeinfläche, Handrücken.

Man sieht hieraus, daß es in erster Linie die Lichtgewöhnung unbe-
deckt getragener Hautstellen und die Stauung in den Capillargebieten
ist, welche die Empfindlichkeitsminderung bedingen. Diese regionäre Disposition ist bei vielen Bestrahlungen wohl zu beachten und in Rechnung
zu stellen. Eigentliche idiosynkrasische oder allergische Überempfindlichkeit gegenüber ultravioletten Strahlen ist außerordentlich selten,
sie manifestiert sich auch weniger dadurch, daß die Reaktion der Haut
auf quantitativ abnorm geringe Dosen manifest wird, sondern äußert
sich mehr in qualitativer Hinsicht durch rasches Auftreten und atypische
Morphen.

Im Anschluß hieran mögen noch einige Affektionen Erwähnung finden,
bei denen angeboren oder erworben eine Überempfindlichkeit gegen
ultraviolette Strahlen besteht oder wenigstens mit großer Wahrscheinlichkeit angenommen werden muß. Da ist zunächst eine in Deutschland bisher nur sehr selten beobachtete Erkrankung, die **Pellagra** zu
nennen. Sie kommt nur dort vor, wo der Genuß von Maisbrot bei
der Bevölkerung üblich ist, also in Italien, Südtirol, den Balkan-
ländern, Spanien, sowie Ägypten, Mittelafrika, Südamerika
und Vorderasien. Es ist nun allem Anscheine nach nicht das Maismehl
selbst, welches in Betracht kommt, sondern toxische Stoffe, die sich
beim Verschimmeln bilden (vgl. auch die Buchweizenkrankheit der
Schafe, Phagopyrismus). Diese Substanzen scheinen bei entsprechend
disponierten Menschen, besonders kommen unterernährte in Frage,
eine erhebliche Sensibilisierung der Haut gegen den ultravioletten
Anteil des Sonnenlichtes herbeizuführen. Die, noch zu beschreibenden,
Krankheitserscheinungen treten demgemäß nur bei unterernährten
Individuen der ärmeren Klassen des Landvolkes auf. Sie erscheinen
jeweils im Anfang des Sommers und bilden sich im Winter ganz oder
teilweise zurück. Es werden nur die offen getragenen Hautstellen erkrankt gefunden. Allerdings handelt es sich durchaus nicht nur um
eine auf die Haut beschränkte Erkrankung, sondern es stehen vielfach
Allgemeinsymptome wie Kopfschmerz, hohes Fieber, Gliederschmerzen, Abgeschlagenheit, Abzehrung, auch typhusartige Diarrhöen,

ferner Erscheinungen von seiten des Zentralnervensystems, die bis zu Demenz- oder Verwirrungszuständen sich steigern können, im Vordergrunde. Die Hautaffektion beginnt als zunächst fleckige, dann flächenhafte Rötung mit leichter Schwellung. Im weiteren Verlauf kann sich nun entweder sofort eine Abschuppung anschließen oder es tritt zunächst ein Stadium madidans, wie auch sonst bei reaktiven Zuständen der Haut, ein mit Krustenbildung, auch Blasen- und Pustelbildung ist öfters damit verbunden. Mit dem Vorrücken des Sommers pflegen sich die geschilderten Symptome abzuschwächen, die Rötung weicht allmählich einer braunen, durch Pigment bedingten Farbe, aber Schuppung wird noch längere Zeit bestehen bleiben. Bei längerem Bestande oder häufigerem Befallensein kann die Haut in Atrophie und Schrumpfung übergehen. Die Diagnose ist bei dem ausgesprochenen Befallensein der offengetragenen Hautstellen leicht und wird durch den Nachweis des Genusses von Maismehl weiter geklärt. Die Behandlung besteht in den für die Dermatitis toxica angegebenen Maßnahmen. Hinzu muß selbstverständlich Wechsel in der Ernährung, Hebung des Allgemeinzustandes und Schutz vor Sonnenstrahlen treten.

Hier anzuschließen ist eine Affektion, bei der die Überempfindlichkeit der Haut gegen ultraviolette Strahlen offenbar durch Stoffwechselstörung auf ererbter Grundlage bedingt ist: die **Hydroa vacciniformis.** Schon normalerweise findet sich im Serum (und Urin) ein Spaltprodukt des Hämoglobins, das Hämatoporphyrin, ein eisenfreier, braunroter, chemisch dem Bilirubin nahestehender Farbstoff (Höber). Man hat die Vermutung ausgesprochen, daß es physiologisch notwendig ist, um die Haut für die Einwirkung des Lichtes empfänglich zu machen, nachdem man erkannt hatte, daß in pathologischen Fällen, nach Sulfonal- oder Bleivergiftung, dieses sich in vermehrten Maße im Serum findet und die Haut gegen Licht überempfindlich macht. Bei Hydroakranken findet sich nun ebenfalls diese Vermehrung, und es werden recht beträchtliche Mengen durch den Kot und Urin ausgeschieden. Die Erkrankung verläuft so, daß sich meist schon in der Jugend an offen getragenen Hautstellen, namentlich im Gesicht (Nase, Wangen, Ohren) linsen- bis haselnußgroße Knoten in der Haut entwickeln. Diese fühlen sich derb an und können sich zurückbilden, oder aber sie wandeln sich zentral zu Blasen um, die prall gespannt sind (Bettmann). Platzen diese, so liegt infolge des tiefen Sitzes dieser Blasen in der Epidermis der Papillarkörper frei zutage, mehr oder minder mit hellgelben Krusten bedeckt. Da zugleich aber auch in der Cutis Reaktionserscheinungen bestehen, seröse Durchtränkung, Leukocytenauswanderung usw. und sich dort nekrotische Prozesse abspielen, so kommt es bei Abheilung zur Bildung von eingesunkenen Narben, die denen der Variola oder Vaccinekrankheit sehr ähnlich sehen. Allgemeinerscheinungen sind vielfach, aber durchaus nicht immer vorhanden. Manche Fälle verlaufen durchaus chronisch, andere mehr in akuten Schüben. Bei längerem Bestande pflegen die Zerstörungen der Haut sich zu summieren und auch weiter in die Tiefe zu gehen, so daß unterliegende Gewebe, wie Ohr- oder Nasenknorpel, selbst Sehnenscheiden und Fingerknochen, auch Schleimhäute, die

Augenbindehaut in den Prozeß mit einbezogen werden und erhebliche
Mutilationen sich entwickeln können. Ein derartiger, von uns beobachteter Fall, bot fast das Aussehen eines Totenschädels. Glücklicherweise ist
diese schwere Form verhältnismäßig selten. Abgeschwächte oder rudimentär entwickelte, insbesondere nur auf eine Körperregion beschränkte
oder nur auf besonders intensive Bestrahlung auftretende Fälle sieht
man dagegen nicht allzu selten. Auch hier ist das Charakteristische
die Entstehung von Blasen, z. B. an den Handrücken. Diese pflegen
aber ziemlich isoliert zu stehen und verhältnismäßig oberflächlich in
der Epidermis zu sitzen, auch ist die Beteiligung des Papillarkörpers
offenbar nur gering, denn die Abheilung tritt ohne Bildung der oben
geschilderten Narben ein. Mir scheint, daß diese Fälle der Summer
eruption Hutchinsons zuzuordnen sind, sie werden auch als Hydroa
aestivalis bezeichnet. Die Behandlung ist für die schweren Fälle
wie für die leichten eine rein symptomatische und vorbeugende. Licht-
schutz ist das Wesentliche, daneben können die bestehenden Hauterscheinungen durch überhäutende oder granulationsanregende Salben
zur rascheren Abheilung gebracht und vor Sekundärinfektionen geschützt
werden. Von der geschilderten Form morphologisch getrennt, aber
genetisch ihr sehr nahe stehend, ist eine Affektion, die wir bisher ausschließlich im Gesicht, einmal sogar isoliert an der Nase auftreten sahen.
Es entwickelt sich, anscheinend unter dem Einfluß des Lichtes, eine
neurodermieartige Infiltration der Haut, mit der dieser eigenen
groben Hautfelderung, sehr geringer Abschuppung und heftigem Jucken.
Die abgeriebenen Augenbrauen lassen das sofort erkennen. Nachweis
von Hämatoporphyrin gelang in diesen Fällen nicht, so daß man an die
Möglichkeit noch anderer sensibilisierender Stoffe im Serum denken
muß (Dermatopathia photogenica).

Auf die Möglichkeit der Existenz solcher im Organismus weist nun
auch noch eine andere Erkrankung hin, das **Xeroderma pigmentosum.**
Es ist außerordentlich selten und tritt familiär auf; Blutsverwandt-
schaft der Eltern spielt offenbar eine wesentliche Rolle. Auffallend
ist, daß meist nur Kinder des gleichen Geschlechts befallen werden,
in einem uns bekannten Falle z. B. vier Brüder. Das Leiden zeigt
sich meist schon in frühesten Jahren. Nach Sonneneinwirkung treten
zunächst erythemartige Rötungen der frei getragenen Hautstellen auf.
Diese wiederholen sich, es kommt zur Ausbildung eines chronischen
infiltrativen Zustandes mit Abschuppung (ekzemartig), zugleich entstehen sommersprossenartige Pigmentflecke an den genannten Stellen,
daneben entwickeln sich unter Pigmentschwund oberflächliche Atrophien. Die Haut ist dort auffallend glatt und zart und zeigt zahlreiche
Gefäßerweiterungen. Kurz, eigentlich ganz das gleiche Bild, das wir
noch bei der Röntgenstrahleneinwirkung kennen lernen werden. Viel
häufiger aber als bei dieser kommt es nun zu einer malignen Komplikation. Es entstehen nämlich, vielfach ganz multipel, feinwarzige
Efflorescenzen, die sich allmählich vergrößern und histologisch als
Stachelzellencarcinom ausweisen. Gelingt es nicht, sie ganz im Anfang
durch eine Art Ausstanzung zu beseitigen, so nehmen sie ihren ver-

hängnisvollen Gang, spontane Rückbildung kommt vor, ist aber selten.
Durch geeignete Lichtschutzmaßnahmen gelingt es manchmal, die
Ausbreitung der Erkrankung zu hemmen, aber in den meisten Fällen
entwickelt sich doch allmählich eine auch in die Tiefe gehende sowie die
Körperöffnungen mit einbeziehende Vernarbung, die schwer entstellend
wirkt (Triefaugen, Mundstenose usw.). Früher oder später erliegen die
Kranken ihrem Leiden.

Schließlich sei noch eine Affektion der Haut erwähnt, die ebenfalls
als Lichtreaktion angesprochen werden muß, wenngleich sie nicht als
Erkrankung im strengen Sinne gelten kann. Das sind die **Sommer-
sprossen, Epheliden.** Es sind das stecknadelkopf- bis linsengroße,
rundliche oder zackige Flecke von braungelber bis dunkelbrauner Farbe,

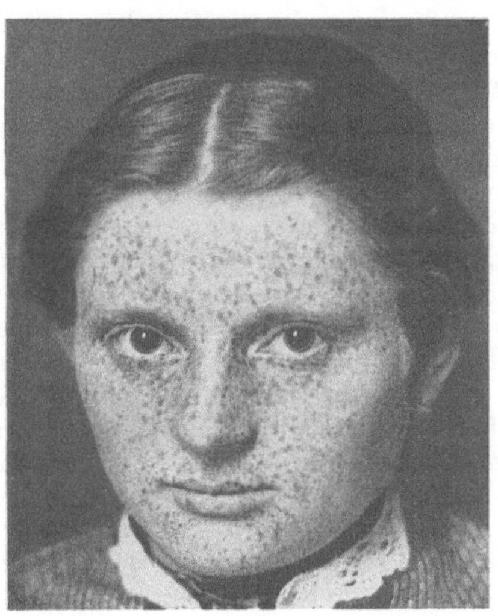

Abb. 67. Epheliden des Gesichtes.

die disseminiert auf den freigetragenen Hautstellen, vorzugsweise also
im Gesicht, Hals, Streckseiten der Unterarme, seltener an den Nates
und am Penis angetroffen werden. Vor dem Schulalter findet man sie
nur selten und ebenso im Klimakterium, am häufigsten sieht man sie
im 2. und 3. Lebensjahrzehnt, und zwar besonders bei blonden oder gar
rothaarigen Individuen. Im Winter pflegen sie abzublassen, um im Frühjahr und Sommer dann wieder stärker hervorzutreten. In seltenen Fällen
können sie so dicht vorhanden sein, daß sie kosmetisch verunstaltend
wirken (Abb. 67), namentlich bei Landleuten und Sportlern, die viel
in der Sonne sich aufhalten, ist dies der Fall. Aus den Besonderheiten des Auftretens, namentlich der Lokalisation auch an nicht
dem Lichte ausgesetzten Stellen geht schon hervor, daß neben dem
exogenen Faktor „Licht" besondere dispositionelle Momente mit im
Spiel sind. Zu denken ist namentlich an eine erbgebundene, örtliche

Disposition, die ihrerseits vielleicht mit der Scheckung der Tiere in Zusammenhang steht (vgl. Meirowsky). Ihre Entfernung ist oft nicht ganz leicht; wichtig ist natürlich auch hier die Vorbeugung durch möglichsten Sonnenschutz. Daneben wären schälende und bleichende Mittel zu versuchen, z. B. Perhydrolsalbe (Rez. 17) und Sublimatspiritus ($1-3\%$!) kombiniert.

5. Die Röntgenstrahlen.

Als letzte Hauptgruppe elektromagnetischer Strahlung, welche auf die Haut als Noxe einwirken, sind die Röntgenstrahlen im weiteren Sinne zu besprechen. Sie umfassen die von der Röntgenröhre emittierte Strahlung und die γ-Strahlung radioaktiver Substanzen, wie Radium, Thorium. Auch hier ist ein Eingehen sowohl auf die Strahlenquellen, wie auf die physikalischen und biologischen Eigenschaften nicht möglich; festgestellt sei nur, daß diese Strahlen nach Art und Wirkung einander außerordentlich nahe verwandt sind. Ihnen stehen, zwar nicht physikalisch, aber hinsichtlich ihrer Wirkung auf das tierische und pflanzliche Gewebe, zwei andere Strahlenarten nahe, die ebenfalls Emissionsprodukte des Radiums sind, die sog. α- und β-Strahlung. Erstere ist eine corpusculare Strahlung, da sie aus fortgeschleuderten Heliumatomen besteht, die zweite ist eine Elektronenstrahlung. Die klinisch erkennbaren Reaktionserscheinungen der Haut sind nun am leichtesten verständlich, wenn man die Wirkung dieser Strahlen auf die einzelnen Zellarten der Haut in Betracht zieht. Bei fast keiner anderen Noxe treffen wir auf ein so differentes biologisches Verhalten des Gewebes wie bei den Röntgenstrahlen. Es rührt dies daher, daß die Strahlenempfindlichkeit der einzelnen Zellen nicht nur von deren Alter, sondern von deren manifester oder latenter Proliferationsfähigkeit abhängt (Bergonié und Tribondeau). Diese ist aber bei den einzelnen zelligen Bestandteilen der Haut eine recht verschiedene. So sehen wir, daß in der Epidermis die Basalschicht weitaus am empfindlichsten reagiert, die kernlose Hornschicht dagegen gar nicht, während die Stachelzellenschicht eine mittlere Stellung einnimmt. In der Cutis sind zweifellos die Endothelien der Capillaren, ferner die Bindegewebszellen (Fibroblasten und Fibrocyten Aschoffs) hochempfindlich, aber nicht die kernlosen Bindegewebsfibrillen, sowie die elastischen Fasern, welche ganz unempfindlich sind. Von den Anhangsgebilden sind die Haarpapillen ähnlich empfindlich wie die ihnen nahe stehenden Basalzellen, und ganz ähnlich verhält sich auch das Epithel der Schweißdrüsen. Während deren Ausführungsgangepithel, ferner die Hautmuskeln und Nerven relativ wenig strahlenempfindlich genannt werden müssen. Unter Berücksichtigung der spezifischen Strahlenempfindlichkeit der einzelnen Zellarten ist die Wirkung der Röntgenstrahlen nun, in gleicher Weise wie die der vorhergehend besprochenen Strahlen, abhängig von der Absorption, und diese wiederum hängt ab von der Größe der Durchdringungsfähigkeit, die ihrerseits wieder eine Funktion der Wellenlänge ist. Darüber, daß die verschieden penetrationsfähigen, oder wie man in praxi herkömmlich sagt, die verschieden harten bzw. weichen Strahlen, bei gleicher Absorption eine verschiedene biologische Wirkung auslösen, liegen angesichts der schwierigen Prüfung dieses Problems sichere Unterlagen nicht vor. Wir halten bis zum Beweise des Gegenteils an dem Gesetze der Absorption fest[1]; danach werden die weicheren Anteile einer Strahlung, die ja stets eine mehr oder weniger komplexe, d. h. aus weichen und harten zusammengesetzte ist, in den oberen Hautschichten absorbiert und kommen somit dort zur biologischen Wirkung, während die harten, je nach dem Grade ihrer Penetrationsfähigkeit, in verschiedenen Tiefen der Haut und des unterliegenden Gewebes zur Absorption und Wirkung gelangen. Es ist bekannt, daß man sich zum Abstufen der Strahlenqualität (so wird die „Härte" bezeichnet), neben der Abstufung durch die Spannung des emittierenden Apparates, der Filterung durch Metallfilter, insbesondere Aluminiumfilter, bedient. Die jeweils im Gewebe absorbierte Menge von Röntgenstrahlen wird die Dosis genannt; sie schwankt innerhalb relativ weiter Grenzen, je nach dem erstrebten biologischen Effekt. Es sei kurz daran erinnert, das kleinste Dosen einen wachstumsreizenden, mittlere einen lähmenden, hohe einen tötenden Effekt haben. Ob allerdings die Wirkung kleiner Dosen, die zweifellos vorhanden ist, als direkter, „formativer" Reiz oder als auf indirekter Wirkung beruhend, etwa infolge vermehrter Durchblutung, Bildung von Nekrohormonen oder ähnlichem aufzufassen ist, das soll hier nicht näher untersucht werden. Entsprechend dem, was oben über die verschiedene Empfindlichkeit der einzelnen Zellarten angedeutet wurde, ist nun wohl ohne weiteres verständlich, daß die biologische Wirkung der Dosis danach abgestuft ist. Auf dieser verschiedenen Abstufung der Wirkung beruht die Anwendung der Röntgenstrahlen zu therapeutischen Zwecken. Das Bestreben geht hierbei dahin, nur eine bestimmte Zellart zu lähmen oder abzutöten, kurz überhaupt zu beeinflussen, während die übrigen möglichst geschont werden sollen, man nennt das elektive Wirkung der Strahlen. Allerdings muß man sich darüber klar sein, daß es sich bei keiner Bestrahlung vermeiden läßt, daß auch solche Zellen beeinflußt werden, an deren Mitfassen dem Therapeuten eigentlich nichts liegt, die er im Gegenteil zu schonen wünscht. Aber bei geeigneter Dosierung gelingt es doch zu erreichen, daß diese Nebenwirkung ein bestimmtes Maß nicht überschreitet, es ist dann die Möglichkeit gegeben, daß sich die verursachte Wirkung wieder zurückbildet, ehe sie klinisch manifest geworden ist. Wir kommen hier gleichzeitig zu einem Problem der Strahlenwirkung, welches jedem, der sich mit ihrer Anwendung beschäftigt, genau bekannt sein muß, zu der sog. Latenz der Wirkung. Es wird darunter die Tatsache verstanden, daß sich nach Applikation einer Röntgenbestrahlung von bestimmter Dosis die biologische Wirkung fast nie sofort zeigt, sondern

---

Nach neuesten Untersuchungen (Dessauer - Herz) ist es wahrscheinlich, daß beim Durchdringen des Körpergewebes durch Röntgenstrahlen der sog. Compton-Effekt auftritt. Danach würden die im Gewebe auftretenden Streustrahlen bei harter Strahlung vermehrt bzw. wirksamer sein und sich daraus eine erhöhte biologische Wirkung harter Strahlen ergeben.

erst nach einem gewissen Zeitintervall, das einige Wochen bis Jahre
betragen kann. Wenn nun in diesem Falle von einer Latenz der Wirkung
gesprochen wird, so ist das lediglich eine vom klinischen Standpunkte aus gemachte Feststellung, die den tatsächlich in den betrof-
fenen Zellen ausgelösten Vorgängen in keiner Weise gerecht wird. Wir
müssen vielmehr annehmen, und ich konnte das auch durch mikroskopische Untersuchungen bestätigen, daß sich schon sehr bald nach den
Einwirkungen der Strahlen im Inneren der Zellen Veränderungen an-
bahnen, die mit unseren relativ unvollkommenen Sinneswerkzeugen
zunächst garnicht, und auch später nur in beschränkter Weise erfaßt
werden können. Erst nach verhältnismäßig langer Zeit wirken sich bei
entsprechender Dosis diese Vorgänge so aus, daß sie auch klinisch manifest
werden. War die Dosis dagegen unter einer bestimmten Höhe, so wird
es sich in den meisten Fällen ereignen, daß überhaupt keine klinisch
feststellbare Wirkung zustande kommt, und darnach wird die eben gestreifte Rückbildung einsetzen können. Die Latenz der Wirkung birgt
nun eine große Gefahrenquelle für den Unkundigen in sich, sie verleitet ihn häufig zu Überdosierung, d. h. ehe die erstmals gesetzte
Reaktion abgelaufen, also volle Restitutio ad integrum eingetreten ist,
wird dann leicht eine weitere Bestrahlung appliziert. Es kommt dann
zu einer „Kumulation" der Dosen und damit zu einer unbeabsichtigt
starken Wirkung, d. h. in den meisten Fällen zu einer Schädigung. Wann
die erwähnte Restitution eintritt, das läßt sich nur empirisch feststellen
und selbst bei großer Erfahrung sind Unterschätzungen der Latenz
der Wirkung durchaus nicht selten; man sieht zuweilen noch nach
Jahren Schädigungen auftreten auf eine Dosis, die sonst erfahrungsgemäß unschädlich ist. Es sind da sicher oft noch Faktoren zu berücksichtigen, die wir heute wohl nur zum Teil erst kennen. Einer von diesen
ist z. B. die akute Hyperämie, wie sie etwa das sog. „entzündete"
Gewebe aufweist. Vermehrter Zufluß arteriellen, also sauerstoffreichen
Blutes erhöht zweifellos die Strahlenempfindlichkeit; wirkt, wie man
sagt, sensibilisierend. Darum ist auch die regionäre Strahlenempfindlichkeit des Hautorganes durchaus nicht an allen Stellen
des Körpers dieselbe, sondern zeigt ganz ähnliche Schwankungen, wie
wir sie vorgehend bei den ultravioletten Strahlen schon kennen gelernt
haben. Wir sehen, daß Gesicht, Rumpf und Gelenkbeugen eine höhere
Empfindlichkeit haben als die Gliedmaßen, und von diesen ist, namentlich die Haut des Unterschenkels, welche wiederum eine etwas geringere
Empfindlichkeit besitzt. Trotz vieler Arbeiten sind wir aber, das muß
offen betont werden, heute noch über viele Punkte der Strahlenwirkung
sehr im unklaren, und namentlich soweit das krankhaft veränderte
Gewebe in Frage kommt, sind in recht weitem Umgange unsere Kenntnisse über die Strahlenwirkung außerordentlich lückenhafte und daher
auch die therapeutische Anwendung fast durchweg eine empirische.

Nach diesen Vorbemerkungen sind uns die Reaktionen der Haut
auf Röntgenstrahlen in gewisser Beziehung verständlicher. Quantitativ handelt es sich ja, abgesehen von absichtlichen oder fahrlässigen
Überdosierungen, immer um Dosen, die als sog. pharmakologische

zu bezeichnen sind. Die also so gewählt wurden, daß der erstrebte Bestrahlungseffekt mit größtmöglichster Schonung des gesunden Gewebes der Haut und der unterliegenden Organe verbunden ist. Aber teils durch die erwähnte Kumulation, teils durch Faktoren, die wir, wie die Entzündung, nur zum Teil erst kennen, kann früher oder später auch an gesunder Haut die Wirkung von Röntgenstrahlen manifest werden und — namentlich bei Sitz im Gesicht oder an den Händen — zu kosmetischen Schädigungen, wenn nicht noch zu ernsteren Folgen führen.

Klinisch wird die Reaktion der Haut innerhalb 24 Stunden nach einer Bestrahlung von genügender Dosis erkennbar durch eine funktionelle Rötung, das sog. Primärerythem, geringes Ödem kann sie begleiten. Histologisch findet sich zu dieser Zeit Quellung oder Schrumpfung der Kerne der Basal- und Stachelzellen mit Vakuolenbildung, die auffallend „fleckweise" ist. In ähnlicher Weise sind auch die in der Cutis anzutreffenden Veränderungen nicht überall gleichmäßig ausgeprägt. Diese bestehen in mehr oder weniger ausgebildeten perivaskulären Zellinfiltraten, fast ausschließlich aus Lymphocyten bestehend, und einem nicht sehr hochgradigen Ödem. Dazu kommen dann noch die bereits beschriebenen Veränderungen an den Bindegewebszellen und den Drüsen. Diese sehr früh und schon nach relativ geringen Dosen festzustellenden Strahlenwirkungen, können sich recht lange Zeit erhalten, unterliegen in gewissem Sinne auch der Um- und Weiterbildung, wie sie sich auch bei Einwirkung höherer Dosen entsprechend steigern. Ein weiteres Eingehen ist uns leider nicht gestattet. Nach einigen Tagen klingt die Rötung des Primärerythems unter Hinterlassung einer verschieden starken Pigmentierung ab. Diese kann recht lange Zeit bestehen bleiben und noch nach Jahren eine stattgehabte Bestrahlung verraten. Es besteht also ein deutlicher Gegensatz zu der durch ultraviolette Strahlen erzeugten Pigmentierung, welche ja relativ rasch verschwindet.

Nicht immer kommt es zur Rückbildung des Primärerythems; bei Überschreitung der zulässigen Dosis oder bei Kumulation kann sich sofort Röntgendermatitis stärkeren Grades, fälschlich Röntgenerythem genannt, anschließen. In anderen Fällen wieder kann diese letztere auch nach Abklingen des Primärerythems auftreten. Sah dieses mehr hellrot aus, so herrscht jetzt ein blauroter Farbton vor. Auch pflegt stets deutliche, ödematöse Schwellung vorhanden zu sein; daneben ist eine Wirkung auf die Anhangsgebilde der Haut bemerkbar; die Haare fallen aus, die Talg- und Schweißsekretion versiegt, die Haut wird trocken. Bei nicht allzu hoher Dosis sieht man regelmäßig als Vorläufer der allgemeinen Rötung der bestrahlten Stelle, eine lediglich an die Follikel gebundene Rötung und Schwellung auftreten, sog. Follikelschwellung. In günstigen Fällen geht nach einem Bestande von ein bis zwei Wochen die Rötung und Schwellung zurück, die Epidermis schuppt feinlamellös ab, eine ziemlich intensive Pigmentierung bleibt zurück. War die zulässige Dosis in stärkerem Umfange überschritten, so entwickelt sich auf dem Boden des geschilderten Erythems eine stärkere Ödemisierung der Epidermis, es kommt

zu Blasenbildung. Platzt die Blasendecke, so liegt der Papillarkörper als hochrote, nässende und sehr schmerzende Fläche frei.
Die oben erwähnten Veränderungen an Gefäßen und Bindegewebe
machen uns nun die Erscheinungen verständlich, die wir bei noch
höheren Dosen zu erwarten haben. Es kommt, streng begrenzt auf den
Bereich der bestrahlten Stelle, zur Nekrose. Wir finden dann eine
schwärzliche Masse scharf abgesetzt mehr oder minder tief in das Gewebe
reichend. Daneben entleert sich ein dünnflüssiges, serös-eitriges Sekret:
die Schmerzen pflegen bereits erheblich zu sein. Nach einiger Zeit
stößt sich die nekrotische Masse an und nun liegt eine Geschwürsfläche
zutage, die meist mit festhaftendem, gelblichgrünem Belage bedeckt ist.
Die Schmerzen steigern sich jetzt noch mehr und können ganz unerträglich werden. Tritt keine sachgemäße ärztliche Behandlung ein, so bleibt
ein derartiges Röntgengeschwür unbegrenzt lange Zeit bestehen.
In günstiger gelagerten Fällen oder bei entsprechender Behandlung
kann sich in monatelangem Decursus allmählich unter Narbenbildung
Heilung einstellen. Daß diese nur langsam und ohne Bildung von Granulationsgewebe in nennenswertem Umfange vor sich geht, wird aus der
schon mehrfach gestreiften Schädigung der Gefäßendothelien und der
Bindegewebszellen verständlich.

Eine andere Form der Röntgenreaktion findet sich dann, wenn eine
Hautstelle über längere Zeit hinweg vielen, an sich nicht toxisch wirkenden Röntgenstrahlendosen ausgesetzt wurde, wie sie also etwa bei der
systematischen Strahlenbehandlung bei Tuberculosis luposa notwendig
ist. Hier ist zunächst außer dem Primärerythem an der Haut nichts
Besonderes zu sehen, ganz allmählich, oft nach Jahren treten dann
eigenartige Verschiebungen des Pigmentes auf, indem pigmentlose
Stellen mit hyperpigmentierten abwechseln und der betreffenden Hautstelle ein geschecktes Aussehen verleihen. Daneben entwickeln sich
Erweiterungen der Hautgefäße, weniger wohl der Papillarcapillaren
als der oberflächlichen horizontalen Gefäßschicht. Dadurch wird das
Aussehen der Stelle noch bunter (Abb. 68). In der Mitte (Gegend
des Zentralstrahles) kann sich zudem noch eine leichte bis mittelstarke Atrophie finden, braucht aber nicht unbedingt vorhanden zu
sein. Das ist die typische „Röntgenhaut" leichten Grades, wie
sie übrigens auch nicht allzuselten nach wenigen, aber hohen Dosen
bei starker Filterung, z. B. nach Epilation von Damenbart mit
40 X/4 mm Al-Filter, zur Beobachtung kommt. Ein stärkerer Grad
dieser Form zeichnet sich dadurch aus, daß, neben dauerndem Ausfall
der Haare sowie Sistieren der Talg- und Schweißsekretion, die betreffende Hautstelle eine alabasterweiße Farbe annimmt, zugleich
entwickelt sich unter Verdünnung der Oberhaut und des Papillarkörpers eine eigenartige Verhärtung der Cutis, vermutlich durch
dyskolloide Quellung der Bindegewebsbestandteile bedingt. Auch an
den größeren Blutgefäßen entwickeln sich in solchen Fällen Veränderungen, insbesondere Intimawucherungen, die zu mehr oder weniger
vollständigem Verschluß des Lumens führen können. Diese sog.
Alabasterhaut ist gegen äußere Reize recht empfindlich, und

namentlich auch gegen weitere Röntgenbestrahlung. Hierauf ist bei der Strahlenbehandlung z. B. des Lupus zu achten, ebenso aber auch bei etwaiger Ätzbehandlung, wie die neuerdings geübte Pyotropinbehandlung. Unvorsichtiges Vorgehen führt dann zur Entstehung von schwer heilenden Geschwüren, die obendrein erheblich schmerzen.

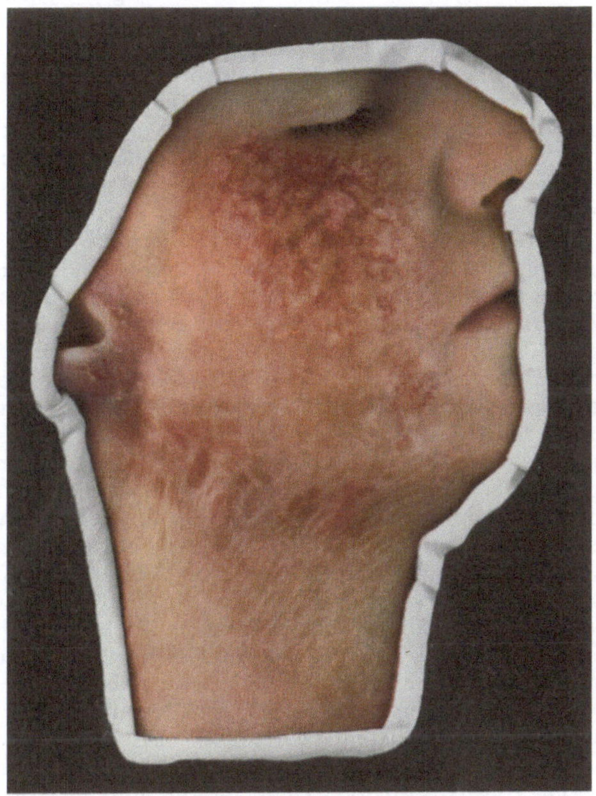

Abb. 68. „Röntgenhaut" der rechten Wange. (Daneben Tbc. luposa am Ohr und sog. gestrickte Narbe nach Pyrogallussalbenbehandlung am Halse.)

Noch erwähnt sei schließlich eine Hautveränderung, die nicht nur an bestrahlten Stellen selbst, sondern auch in deren unmittelbarer Umgebung vorkommen kann und anscheinend besonders bei hohen Dosen stark gefilterter Strahlung auftritt: ödematöse Schwellung, begleitet von einer mäßigen Hyperämie. Die Haut fühlt sich lederartig an und schmerzt nicht. Es handelt sich um ein chronisch induratives Ödem (Jüngling), hervorgerufen vermutlich durch eine Wirkung auf die tieferen Blut- und Lymphgefäße.

Die bisher besprochenen Veränderungen der Haut stellen sich im wesentlichen als Reaktionen der Haut auf die Noxe der Röntgenstrahlen dar; wir finden zwar auch dauernde Veränderungen, aber diese sind doch eben nur als unmittelbare Folgezustände dieser Reaktionen aufzufassen. Die Bezeichnung Dermatitis kommt ihnen unserer Auffassung und Einteilung entsprechend zu. Wir haben anschließend nun noch einer Veränderung der Haut zu gedenken, bei der unter dem Einfluß an sich geringer, aber über einen sehr langen Zeitraum immer wieder eingestrahlter Dosen sich eine eigenartige Umstimmung der Zellen, von Epidermis und Cutis in gleicher Weise entwickelt. Es handelt sich offenbar um eine erworbene, nicht mehr umkehrbare Änderung der Disposition, die nunmehr Krankheitserscheinungen entstehen läßt, die mit der ursprünglich vorhanden gewesenen Reaktion weder morphologisch noch nach Art des Vorganges und Ablaufes irgendwie identisch sind. Ort des Auftretens dieser Affektion sind ganz vorwiegend die Hände von Röntgenärzten und -technikern[1]). Allerdings ist sie jetzt infolge verbesserter Schutzmaßnahmen glücklicherweise selten geworden, während sie vordem öfters beobachtet wurde, als man diese Eigenschaft der Röntgenstrahlen noch nicht kannte. Der Verlauf ist folgender: zunächst treten die Veränderungen auf, welche wir oben schon als Folge zahlreicher kleiner Dosen beschrieben hatten, Teleangiektasien und Pigmentverschiebung, sowie geringe Atrophie nebst starker Trockenheit. Hinzu tritt nunmehr nach weiterer, längerer Einwirkung der Noxe eine abnorm starke Neigung zu Abschuppung der Hornschicht, die ihrerseits wieder Tendenz zur Wucherung und Verdickung zeigt. Offenbar kommt es auch zur Störung im Verhornungsablauf, denn die Epidermis reißt oft ein und es kommt zur Bildung schmerzhafter Rhagaden, zuweilen auch zu Erosionen, für die ihre mangelnde Epithelisierungstendenz charakteristisch ist. Auch die Nägel können erhebliche Veränderungen (Furchen, Risse, Mißbildungen) aufweisen. In diesem Zustand, der oberflächlich betrachtet einem Ekzem ähnlich sehen kann und daher als „Röntgenekzem" bezeichnet worden ist, ist die Haut gegenüber anderen Noxen außerordentlich empfindlich, schon die Anwendung von Wasser und Seife, namentlich von sehr alkalihaltiger, ferner von Desinfizientien, aber auch rauhe Luft oder Sonnenbestrahlung erweisen sich als gleich schädlich. Es ist also ein chronischer Leidenszustand der Haut entstanden, eine Dermatopathia radiogenica. Diese verläuft nun nach ihren eigenen Gesetzen, unabhängig von weiterem Einwirken der ursprünglichen Noxe. Das kommt auch dadurch zum Ausdruck, daß in vielen Fällen nun auch Wucherungsvorgänge im Papillarkörper einsetzen; es treten, gewöhnlich an umschriebenen Stellen, warzige Gebilde auf, die gegen Verletzungen sehr empfindlich sind, so daß man den Eindruck hat, daß dieses Gewebe viel weniger widerstandsfähig ist als normales. Aber

---

[1]) Durch Verordnung des Reichsarbeitsministers vom 12. 5. 1925 ist die Unfallversicherung auch auf die durch Röntgenstrahlen und andere strahlende Energie erzeugten gewerblichen Berufskrankheiten ausgedehnt worden. Die Verordnung verpflichtet jeden Arzt, der bei einem in gewerblichen Röntgenbetriebe erkrankten Patienten eine Röntgenschädigung festgestellt oder vermutet, unverzüglich dem Versicherungsamte seines Bezirkes auf einem von diesem erhältlichen Vordruck eine Anzeige über die Erkrankung zu erstatten.

damit noch nicht genug, aus diesen „Warzen“ können sich im Laufe einer Zeit von mehreren Jahren echte Carcinome vom Typus der Stachelzellenkrebse entwickeln. Sie erweisen sich als außerordentlich bösartig und zu Metastasen geneigt, so daß operatives Einschreiten vielfach zu spät kommt, selbst wenn es sehr radikal (z. B. Absetzung des Armes bei Sitz an einem Finger) vorgenommen wird. Man geht wohl angesichts dieser Bösartigkeit in der Annahme nicht fehl, daß diese hauptsächlich bedingt ist durch mangelnden Gewebsschutz infolge der weitgehenden Schädigung des Geschwulstbettes und der weiteren Umgebung.

Die Behandlung der durch Röntgenstrahlen gesetzten Hautveränderungen ist oft eine der schwierigsten Aufgaben, handelt es sich doch regelmäßig um ein Gewebe, in dem gerade diejenigen Zellen, die den Hauptanteil bei allen reparativen Prozessen haben, mehr oder minder geschädigt sind. Es sind das die Fibro- und Angioblasten, sowie die Endothelien der kleineren Gefäße. Daneben sind auch die hochradiosensiblen Zellen der Hautanhangsgebilde meist erheblich in Mitleidenschaft gezogen. Solange es sich nicht um geschwürigen Zerfall, sondern nur um die mehr kosmetisch unschön wirkenden Pigmentverschiebungen und Gefäßerweiterungen handelt, werden spezielle kosmetische Verfahren (Elektrolyse, CO_2-Ätzung) Platz greifen müssen. Sind akute Reaktionserscheinungen der Haut, also Erythem mit oder ohne Blasenbildung vorhanden, so werden die bei den akuten Formen der Dermatitis toxica angegebenen Verfahren anzuwenden sein. Sobald dagegen Substanzverluste eingetreten sind, wird sich das einzuschlagende Verfahren je nach dem Grad und der Ausdehnung, namentlich in die Tiefe, zu richten haben. Vor allem wird es in diesen Fällen darauf ankommen, das abgesonderte Sekret zu entfernen, damit keine Stauung desselben entsteht. Dann aber wird die Hauptsorge sich darauf richten müssen, das Gewebe der Umgebung, das gewöhnlich auch in gewissem Umfange geschädigt ist, zur Granulationsbildung anzuregen. Und dies wiederum kann nur durch eine Hebung bzw. Vermehrung der Blutversorgung dieses Gebietes erreicht werden. Diesen Forderungen werden am besten feuchte Verbände mit schwach adstringierenden Mitteln (Salicyl-Resorcin, Argentum nitricum $^1/_4 \%$) in Verbindung mit Hitze gerecht. Allerdings muß diese Behandlung sehr sorgfältig und andauernd durchgeführt werden. Sobald sich genügende Granulationsbildung zeigt, kann allmählich zu Verbänden mit Schwarzsalbe (Rez. 12) übergegangen werden. Neuerdings verwenden wir auch gern Granugenpaste oder -öl, welches stark granulationsanregend ist. Ist der Geschwürsgrund genügend mit Ersatzgewebe ausgefüllt, so kann die Überhäutung durch 2% Pellidolsalbe beschleunigt werden. Bei sehr ungünstigem Sitz der „Röntgenverbrennung“, z. B. in der Genital- oder Analgegend, sind bis zum Auftreten von Granulationen auch langdauernde Bäder, möglichst hoher Temperatur, sehr am Platze. Es wird dadurch der Sekretstauung wirksam vorgebeugt und gleichzeitig eine lokale Hyperämie hervorgerufen. Auch lassen die quälenden Schmerzen hierdurch prompt nach, eine Wirkung, die übrigens auch den oben empfohlenen feuchten Verbänden zukommt. Sehr zu hüten hat man sich aber bei der Bekämpfung des Schmerzes vor der in

der Praxis beliebten Anästhesinsalbe (Anaesthesin = p-Amidobenzoe-
säureäthylester). Diese bringt wohl für den Augenblick Linderung,
aber sobald die Wirkung abgeklungen ist, stellen sich die Beschwerden
um so heftiger ein, zugleich scheint mir eine sehr ungünstige Wirkung
auf die reparativen Zellelemente vorhanden zu sein; das Gewebe sieht
meist wie oberflächlich angeätzt aus und zeigt in der Folge keinerlei
Neigung zur Heilung.

Die chronische Röntgenerkrankung der Haut (Dermatopathia radiogenica) bedarf eines wesentlich verschiedenen therapeutischen Vorgehens.
Hier handelt es sich vor allem darum, jede Art von Noxe von der
Haut fern zu halten. Ganz selbstverständlich muß absoluter Schutz
vor weiterer Bestrahlung mit Röntgenstrahlen gewährleistet sein. Aber
schon die übliche Reinigung der Haut und ihre Pflege muß mit äußerster
Vorsicht geschehen: keine Seifen mit Überschuß von freiem Alkali,
sondern stets sog. überfettete verwenden, Wasser stets abgekocht. Nach
dem Waschen regelmäßiges Einfetten der Haut mit einer Hautcreme,
Lanolin, Wachspaste von Schleich und dgl., nachts Einbinden mit
schwacher Salicyl-Diachylonsalbe. Treten stärkere verrucöse Wucherungen auf, so können — so paradox es klingt — Röntgen- oder Radiumbestrahlungen von sorgfältig abgestimmter Dosis von Nutzen sein.
Chirurgische Tätigkeit, die häufiges Waschen und Desinfizieren der Hände
erfordert, darf, bei Sitz der Affektion an diesen, unter keinen Umständen
ausgeübt werden. Auch längeres Aussetzen den Witterungseinflüssen,
namentlich dem Sonnenlicht halte ich für nicht ratsam.

Die endogenen Hautkrankheiten.

Wir kommen nunmehr zu den Affektionen, bei denen nach unseren heutigen Kenntnissen die Genese vorwiegend auf endogener, durch die besondere Disposition bedingter Grundlage anzunehmen ist. Einige solcher Erkrankungen wurden bereits im vorhergehenden Kapitel aus didaktischen Gründen mitbesprochen. Wir sind uns völlig darüber klar, daß der Ausdruck bzw. Begriff „Disposition" in gewissem Sinne durchaus nichts positives aussagt, daß er vielmehr nur ein Verlegenheitsprodukt insofern ist, als er unsere Unwissenheit über uns noch verborgene Zustände und Vorgänge zu decken berufen ist. Aber in mancher Beziehung beginnt sich doch das Dunkel allmählich zu lichten, besonders nachdem wir den Einfluß der Vererbungsgesetze teilweise kennen und anwenden gelernt haben. Auch die neuerdings sehr betriebene Konstitutionsforschung, das Studium des endokrinen und vegetativen Systems, um nur einiges noch zu nennen, haben schon manches Licht gebracht. Die im folgenden besprochenen Affektionen zeichnen sich dadurch von den vorhergehenden aus, daß bei ihnen die Disposition das Wesentliche und Primäre, die Voraussetzung für ihr Entstehen ist, äußere Faktoren, exogene Momente, können bei der Genese beteiligt sein, brauchen es aber nicht, und bei vielen können sie sogar mit Sicherheit ausgeschlossen werden. Es wird demnach im folgenden unsere Aufgabe sein, bei diesen Krankheiten die dispositionellen Momente und die gegebenenfalls bestehende Mitwirkung exogener Faktoren zu untersuchen, um auf diese Weise einen Einblick in die Genese zu gewinnen. Schwierigkeiten macht nun ohne Zweifel bei dieser Hauptgruppe die Aufgabe einer Einteilung; das kommt daher, daß wir zwar schon eine Reihe Konstitutionstypen, von uns Status genannt, kennen, aber leider sind uns doch noch für viele Krankheiten die nach dieser Richtung zu vermutenden Zusammenhänge ganz und gar nicht bekannt. Es kommt ferner hinzu, daß wir bei einigen Affektionen nach dem heutigen Stande unserer Kenntnisse insofern Schwierigkeiten mit einer Zuteilung haben, als mehrere Systeme gleichzeitig in ihrer Funktion gestört sind und in Rechnung gestellt werden müssen. Das trifft z. B. zu für diejenigen Affektionen, bei denen sowohl eine Störung des vegetativen Nervensystems wie der inkretorischen Drüsen festgestellt ist. Eine so verhältnismäßig scharf durchgeführte Einteilung, wie im 1. Hauptteil, wird im 2. demgemäß nicht erwartet werden dürfen. Wir werden versuchen, wenigstens die Hauptgruppen zu erfassen, wenn auch nur im Sinne der Arbeitshypothese. Aber auch dann bleiben noch einige Erkrankungen übrig, deren Einordnung mit einer gewissen Willkür erfolgen muß (z. B. Psoriasis, Lichen ruber).

Ekzem.

Wir hatten in den beiden vorhergehenden Kapiteln bereits Gelegenheit, uns mit diesem Begriff zu beschäftigen. Er ist bis heute noch nicht scharf umrissen und seine Abgrenzung, von der Dermatitis toxica insbesondere, schwankt bei den einzelnen Autoren. Das ist auch durchaus verständlich, denn die ältere Schule konnte und wollte diese Bestimmung nur vom morphologischen Standpunkte aus lösen. Aber auch wenn man vom ätiologischen Standpunkte aus heran geht, ergeben sich noch erhebliche Schwierigkeiten, da uns der Einblick in viele Einzelheiten des Geschehens noch verwehrt ist. Unserer Einstellung entsprechend wollen wir versuchen, das Problem vom causalgenetischen Standpunkte aus zu umreißen, ohne uns allzuweit in eine Diskussion der verschiedenen Ansichten einzulassen. Wir stellen an die Spitze zunächst die Feststellung, daß Dermatitis toxica und Ekzem Begriffe mit verschiedenem Inhalt sind, geschieden durch die Andersartigkeit des Geschehens. Daß die erstere in das letztere übergehen kann, ja daß es Fälle gibt, deren Zuteilung von unserem Standpunkte aus sehr schwierig ist, kann uns nicht hindern, bleiben wir uns doch immer unserer relativ unvollkommenen Erkenntnismöglichkeit bewußt. Wir definierten Dermatitis als eine Reaktion auf exogene Faktoren (Noxen), wobei der Disposition des betreffenden Organismus eine sekundäre Rolle, jedenfalls keine Dominanz hinsichtlich Dauer des gesetzten Effektes zukommt; wir stellten fest, daß der Satz „cessante causa, cessat effectus“ in dieser Richtung von ausschlaggebender Bedeutung ist. Anders beim ‚Ekzem‘, hier ist die vorhandene oder erworbene Disposition das Wesentliche und Ausschlaggebende, exogene Faktoren können bei der Genese mitwirken, namentlich auch im Sinne der Auslösung, brauchen es aber nicht. Sind sie beteiligt, so verläuft der Prozeß nach dem Aufhören ihrer Einwirkung unabhängig davon weiter, nach Gesetzen, die ihm eigen sind. Das heißt also, daß in diesen Fällen mit dem Fortfall einer Noxe noch durchaus nicht die Rückbildung und Heilung einsetzt. Wir müssen in solchen Fällen annehmen, daß ein chronischer Leidenszustand, eine Störung im Aufbau bestimmter Zellen sowohl wie im Ablauf der Zellfunktionen, besteht, hervorgegangen auf dem Boden einer besonderen Anlage hierzu. Wie diese Anlage entsteht (rein germinativ oder durch Einwirkung äußerer Momente), wo sie ihren Sitz hat, ob nur in Zellen oder auch in Interzellularsubstanzen und Säften, das läßt sich noch nicht entscheiden, nicht einmal, ob nur das Hautorgan in Frage kommt oder diese Anlage mehr allgemein ist [1]). Zwei Fragen pflegen erfahrungsgemäß Schwierigkeiten zu machen, das eine ist die Möglichkeit

---

[1]) Wenn Höber neuerdings das Wesen des Reizes in einer Änderung der Permeabilität der Zellmembranen sieht, so eröffnen sich durch diese Annahme auch gewisse Aussichten für die Klärung der hier in Rede stehenden Probleme.

des Überganges einer Dermatitis in Ekzem, die andere des gleichzeitigen Nebeneinander von Dermatitis und Ekzem. Die letztere
Frage scheint mir allerdings nur dann Schwierigkeit zu machen, wenn
es sich darum handelt, daß diese beiden Affektionen gleichzeitig an einer
und derselben Hautstelle vorkommen. Solange wir nur auf die klinische
Beobachtung und Beurteilung angewiesen sind, kann diese Entscheidung
in seltenen Fällen tatsächlich unlösbar sein. Grundsätzlich ist dagegen
zu sagen, daß, wenn man einmal die beiden Begriffe für nicht identisch
hält, gegen ihr gleichzeitiges Vorkommen auf der Haut eines
Patienten zwingende Gründe kaum angeführt werden können. Und bezüglich des Überganges einer Dermatitis in Ekzem ist zu sagen, daß von
unserem Standpunkte aus es für das Verständnis keine Schwierigkeiten
bereitet, daß aus einem, zunächst rein reaktiven Vorgang sich ein
chronischer Leidenszustand entwickelt, der sich also in einem krankhaft
veränderten Zelleben äußert, das unter Umständen auf keine Weise
mehr zum Normalen zurückgebracht werden kann, irreversibel ist,
obwohl die ursprünglich mitveranlassende Noxe in keiner Weise mehr
zur Einwirkung kam. Wir haben oben bei der Dermatopathia radiogenica auf diese Möglichkeit hingewiesen, und es kann wohl kaum bestritten werden, daß das, was eine physikalische Noxe kann, einer chemischen nicht wird abgesprochen werden können. Die causalgenetische
Betrachtungsweise führt uns nun dazu, alle diejenigen Affektionen,
die zwar morphologisch dem Ekzem mehr oder minder ähnlich sehen,
deren dispositionelle Grundlage uns aber bekannt ist, von dem Ekzem
sensu strictori abzutrennen und sie als Eczematoid gesondert zu behandeln. Wir werden noch sehen, daß sie auch noch weitere Unterscheidungsmerkmale hinsichtlich Genese, Morphologie und Verlauf
erkennen lassen.

Zu den uns bekannten, in der Konstitution der Haut wie des Organismus im ganzen begründeten Dispositionen gehören nach unseren Anschauungen der Status seborrhoicus, der Status exsudativus, der Status
scrofulosus, der Status diabeticus und der Status uraemicus. Was wir
im einzelnen darunter verstehen, wird weiter unten näher ausgeführt
werden. An dieser Stelle sei lediglich bezüglich des Status uraemicus
folgendes gesagt: J. F. Schamberg und H. Brown konnten nachweisen,
daß in einem ziemlich hohen Prozentsatz von Ekzematikern der Harn-
säuregehalt des Blutes über die Norm erhöht war, und daß eine Anzahl
sehr hartnäckiger und auf die übliche Behandlung refraktärer Fälle
durch purinfreie Diät zur Abheilung zu bringen war. Es ist ja bekannt,
daß nach der Ansicht älterer Autoren wie Garrod, Tilbury Fox u. a.
bei Ekzem vielfach eine gichtische Konstitution angenommen wurde.
Selbstverständlich mag diese spezielle Disposition nur für einen Teil der
Fälle zutreffen; wir müßten diese dann entsprechend unserer Nomen-
klatur als uricämische Eczematoide bezeichnen. Leider sind die
diesbezüglichen Untersuchungsmethoden so schwierig, daß es bis jetzt
praktisch nicht möglich ist, sie an einer größeren Reihe von Fällen
durchzuführen und in ein genaueres klinisches Studium dieser einzutreten.
Aber es verdient doch hervorgehoben zu werden, daß gerade in Amerika,

wo in den letzten Jahren in ganz besonderem Umfange über die „allergische" Entstehung von Hautkrankheiten gearbeitet worden ist, die alte „Diathesenlehre" wieder aufgenommen worden ist, die vielerorts als nahezu abgetan behandelt worden ist.

Man geht wohl nicht fehl in der Vermutung, daß neben Harnsäure und Blutzucker auch noch andere, im Blute vorhandene Stoffwechselprodukte im weitesten Sinne zu Ekzem oder ekzemartigen (eczematoiden) Affektionen der Haut führen können. Auch an Störungen des Mineralstoffwechsels muß gedacht werden (Ca, K, Mg Ionen), sei es, daß diese Wirkung direkt oder über das vegetative Nervensystem zustande kommt. Daneben mögen auch durch Störung der Funktion inkretorischer Drüsen solche entstehen können. So finden sich immer wieder Fälle, bei denen eine Abhängigkeit von der Funktion der Keimdrüsen offenbar ist (prämenstruelle Ekzeme). Als selbstverständlich hat es dabei zu gelten, daß nicht nur an ein Zuviel, sondern auch an ein Zuwenig aller dieser Stoffe, einschließlich der Inkrete (A- und Hypo- bzw. Hyperfunktion) oder an ein falsches gegenseitiges Mengenverhältnis (antagonistische Wirkung, Krauß und Zondek) zu denken ist.

Diese Andeutungen über die Bedeutung der dispositionellen Momente mögen genügen, wir wenden uns noch kurz den exogenen Faktoren zu. Wie oben schon ausgeführt, sind wir der Ansicht, daß es eine ganze Anzahl von Ekzemen gibt, wo ihre Beteiligung überhaupt nicht in Frage kommt; in anderen wieder spielen sie offensichtlich nur die Rolle des auslösenden Momentes. Uns scheint da insofern eine gewisse Unspezifität zu bestehen, als es in vielen Fällen nicht so sehr auf die Art des betreffenden Agens ankommt, sondern lediglich darauf, daß überhaupt ein von außen kommender „Reiz" an der entsprechend disponierten Haut angreift. Nun gibt es zweifellos aber auch Fälle, wo durch den fortgesetzt einwirkenden Reiz eines oder einiger von außen her angreifender Noxen die Zellen der Haut eines hierzu besonders disponierten Menschen so in Bau und Funktion verändert werden, daß der, schon von uns erwähnte, chronische Leidenszustand entsteht, der dann von sich aus, ohne weitere Mitwirkung der betr. Noxe nach ihm eigenen Gesetzen weiterverläuft. Wir erwähnten schon, daß sich ein derartiger Zustand aus einer Dermatitis toxica entwickeln kann, so daß also diese in ein Ekzem übergeht. Wir können es uns daher auch an dieser Stelle ersparen, die in Betracht kommenden Noxen noch einmal aufzuführen und brauchen nur noch darauf hinzuweisen, daß diese Noxen auch einander vertreten können oder kombiniert wirken können, vgl. z. B. Wasser, Seife und Reibungen. Am häufigsten sind es zweifellos Noxen chemischer Natur, dann solche mechanischer und physikalischer Natur, welche in Betracht kommen, während die Rolle der geformten oder lebenden Noxen bei der Entstehung durchaus unklar ist. Wir sind weit entfernt, sie völlig zu leugnen, aber so wie sich z. B. Unna die Entstehung durch seine Morokokken dachte, so liegen die Dinge offenbar nicht. Ebenso müssen, wie wir schon im ersten Teile ausführten, die durch Parasiten, Pilze, Kokken hervorgerufenen Hautreaktionen als Formen der Dermatitis angesprochen werden und nicht als Ekzem (Läuseekzem usw.). Dagegen ist zuzugeben, daß, allerdings in seltenen Fällen, ein Ekzem mit Pyokokken sekundär infiziert werden kann. Ein Einblick in den „Mechanismus“ dieses Vorganges ist uns allerdings verwehrt, aber es müssen ganz besondere dispositionelle Momente sein, welche hierzu führen, denn an sich sollte man annehmen, daß bei einer Affektion, welche so heftiges Jucken und damit auch Kratzen auslöst, wie es das Ekzem tut, auch viel häufiger Sekundärinfektionen auftreten müßten, wie dies z. B. bei Scabies der Fall ist.

Wir wenden uns zunächst dem klinischen Bilde zu: Grundefflorescenz ist das Bläschen, das namentlich im Entstehen einen starken, lokalisierten Juckreiz auslöst. Gewöhnlich stehen mehrere oder viele Bläschen in loser Gruppe zusammen, die umgebende Haut kann gerötet sein, braucht dies aber im Anfang nicht unbedingt zu sein. Bei längerem Bestande ist dies dann aber sicher, wenn auch oft nur schwach angedeutet, vorhanden. Entsprechend dieser Entstehung sind die einzelnen Herde durchaus unscharf begrenzt, die Ränder gezackt, mit „Vorposten“, so daß landkartenartige Figuren entstehen. Kleinere Herde können durch solche „detachierte“ Randherde allmählich ineinander übergehen und so zur Bildung von größeren Erkrankungskomplexen führen. Ein eigentlich peripheres Fortschreiten des Einzelherdes, wie es z. B. die Trichophytie so charakteristisch aufweist, kommt fast nie vor. Die scharf umschriebenen, sog. trichophytoiden Ekzeme, sind relativ selten. Histologisch findet sich in diesem Zeitpunkte in der Epidermis Ödem in allen Stadien, also von der Wabenbildung (Stat. spongioid.) bis zum ausgesprochenen Bläschen, dessen Inhalt schon meist mit ausgewanderten Leukocyten durchsetzt ist. Selten kommt es nun zur Rückbildung des Bläschens, viel häufiger platzt dieses oder wird aufgekratzt, es tritt Serum aus, gerinnt und bildet eine Borke. Stehen viele Bläschen nebeneinander, so verbinden sich diese Einzelbörkchen zu einer Kruste, aber man kann bei scharfer Beobachtung recht häufig erkennen, daß sich diese aus Einzelelementen zusammensetzt (Abb. 69). Man kann das Platzen der Bläschen manchmal auch durch scharfes Anspannen der Haut dieser Gegend erreichen; die Haut sieht dann an dieser Stelle wie mit Schweißtropfen bedeckt aus („Ekzemporen“ der Franzosen). In dieser Periode treten nun noch weitere Veränderungen in der Epidermis auf, auch diejenigen in der Cutis werden nun deutlicher. Die erstere zeigt, was bei der Ödemisierung auch nicht verwundern kann, eine Störung im Verhornungsablauf, also Parakeratose und als Folge dieser dann Abschuppung in feinen Hornschüppchen, sowie Einrisse über Gelenkbeugen (Rhagaden). Gleichzeitig setzen aber auch Wucherungsvorgänge in der Epidermis ein, die Reteleisten verbreitern sich und verlängern sich (Akanthose). In der Cutis nehmen die anfangs nur spärlichen perivasculären Infiltrate an Umfang zu, auch tritt, allerdings nicht sehr ausgesprochen, ein Ödem in den Papillen hinzu. Klinisch wirkt sich das in einer Verdickung der Haut an dieser Stelle aus, die sich entweder schon durch eine geringe Prominenz kundgibt, oder aber beim Anheben und Vergleich mit anderen Stellen deutlich wird. Im weiteren Verlaufe treten dann auch neugebildete

Bindegewebszellen in der Cutis auf, die, zusammen mit einer chronischen
serösen Durchtränkung vornehmlich der Papillarschicht, zu einem
chronisch-infiltrativen Zustande führen, der in seiner Abgegrenztheit
außerordentlich charakteristisch ist. Fügt man nun noch dazu, daß die
geschilderten Erscheinungen vielfach in Schüben auftreten, daß die
Erscheinungen auch am Einzelherd zuweilen nebeneinander vorhanden sein können, so wird man verstehen, daß gelegentlich von einer
Polymorphie des Ekzems gesprochen worden ist. Eine Bezeichnung, die

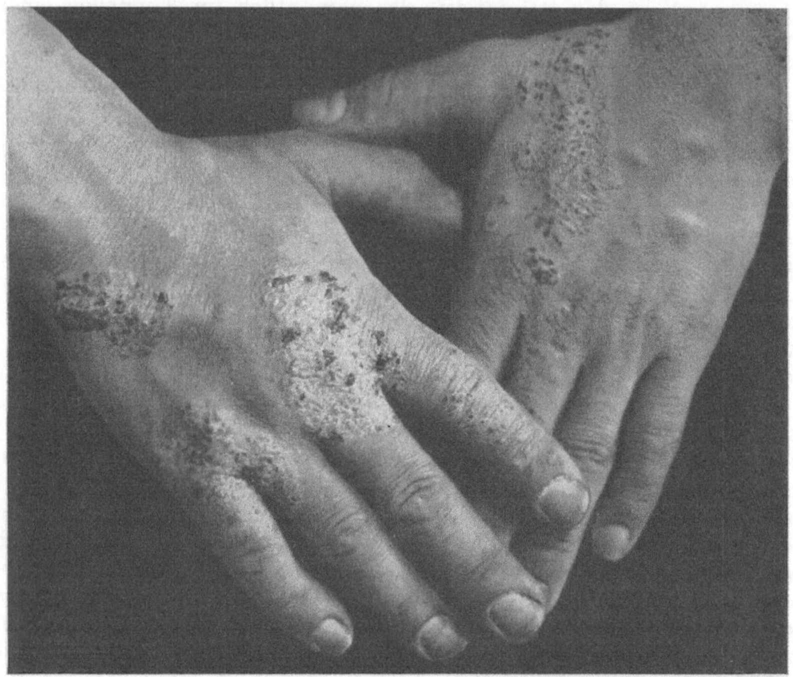

Abb. 69. Ekzem an der Dorsalseite beider Hände.

kaum zu Recht besteht, im Gegenteil, analysiert man den Vorgang
in der obigen Weise, so ist das klinische Bild, abgesehen von der Verteilung
und Ausbreitung, von einer beinahe kaum zu übertreffenden Gleich-
förmigkeit. Gestört wird diese eigentlich nur durch die bereits gestreifte
Sekundärinfektion. Während sonst die Bläschen, trotz der regelmäßig in ihnen anzutreffenden Leukocyten durchaus keinen pustulösen
Eindruck machen, treten dann ganz akut an ihrer Stelle Eiterpusteln
auf, die meist von entsprechenden Reaktionserscheinungen der Lymphgefäße und -drüsen gefolgt sind, also von Lymphangitis und -adenitis.
Fieber und Schmerz pflegen nicht zu fehlen. Schließlich sei auch noch
auf einen Punkt hingewiesen, der ein gewisses Interesse beansprucht,
das betrifft die Auslösung des Juckreizes. Es fällt immer wieder auf,

um wieviel intensiver dieser beim Ekzembläschen ist gegenüber dem bei Dermatitis toxica, photogenes und traumatica anzutreffenden, bei denen er vielfach überhaupt kaum vorhanden ist. Daß der Juckreiz vom Bläschen ausgeht, daran ist nicht zu zweifeln, denn sobald es aufgekratzt ist, verschwindet er. Es bleibt also nur die Möglichkeit, daß entweder der intravesiculäre Druck oder die chemische Zusammensetzung des Bläscheninhaltes diesen Juckreiz auslöst; wir möchten uns, ohne diese Erörterung weiter auszuspinnen, für die zweite Möglichkeit entscheiden.

Der Verlauf eines Ekzemes kann nun in verschiedener Hinsicht variieren. In einem Teile der Fälle tritt Rückbildung ein, in anderen Fällen kann aus dem vorher nässenden ein trockenes werden, an Stelle der Bläschen steht dann die Abschuppung im Vordergrunde, zugleich nimmt meist die Infiltration des Papillarkörpers einen beträchtlichen Umfang an. An Stellen, bei denen eine gewisse Neigung zu starker Hornbildung besteht, wie an den Handtellern und Fußsohlen, können auch entsprechende (parakeratotische?) Hornvermehrungen sich einstellen. Damit kommen wir zur Bedeutung der Lokalisation für die Form und den Verlauf eines Ekzems. Diese wird in weitem Maße davon abhängen, ob und welche exogene Faktoren an der Entstehung beteiligt sind. Hauptsitz pflegen die Hände, einschließlich der Unterarme zu sein, demnächst sind die Körperöffnungen, namentlich Mund, seltener Nase, dann wieder Anus und besonders bei der Frau das Genitale zu erwähnen. Auch die Brustwarzen sind nicht allzuselten befallen, ganz vorwiegend beim weiblichen Geschlecht. Die ausschließlich endogen bedingten Ekzeme, unter denen sich vermutlich teilweise noch Eczematoide verbergen, treten dagegen, ohne erkennbare Beziehungen zur Einwirkung exogener Faktoren, an beliebigen Stellen des Körpers auf.

Die Differentialdiagnose des Ekzems gegenüber morphologisch ähnlichen Affektionen ist nicht immer leicht und gehört heute vielleicht noch zu den schwierigsten Aufgaben. Verhältnismäßig einfach liegen die Dinge noch, soweit die durch Pilze bedingten Affektionen in Betracht kommen, der Nachweis des Erregers oder die positive Intracutanreaktion, unter Umständen auch der Behandlungserfolg, bringen meist rasch die Entscheidung. Schwieriger ist die Entscheidung schon gegenüber den durch Eiterkokken bedingten Affektionen; da wird oft die Art der Entstehung und Ausbreitung, sowie der Verlauf sehr in Betracht gezogen werden müssen. Über die Abgrenzung gegenüber den Eczematoiden ergibt sich das Nähere dort, es bleibt uns hier vor allem diejenige von der Dermatitis toxica und evtl. derjenigen e radiis Röntgen. Es wurde schon eingangs dieses Kapitels erwähnt, daß die eine Affektion in die andere übergehen kann, sowie daß nach unserer Ansicht die eine neben der anderen bestehen kann. Am einfachsten gestalten sich die Verhältnisse, wenn man den Verlauf in Betracht zieht, insbesondere den Umstand, daß für die erstere der Satz „cessante causa, cessat effectus" in ganz anderer Weise Geltung hat, als dies für das Ekzem der Fall ist. Man kann von diesem Standpunkte aus sagen: alle diejenigen Affektionen, die nach Aufhören der Einwirkung einer Noxe unter indifferenter Behandlung abheilen, gehören mit größter Wahrscheinlichkeit zur Gruppe der Dermatitis, hier ist offenbar weder in der Haut, noch sonstwo eine so starke Umstimmung der Zellen vorhanden, daß ein chronischer Leidenszustand anzunehmen wäre. Es wird unter diesem Gesichtspunkt wohl ohne weiteres verständlich, daß je akuter eine mit Bläschenbildung und Rötung einhergehende Affektion einsetzt, desto eher an das Vorliegen einer Dermatitis gedacht werden muß, je chronischer, zu Schüben und Rezidiven geneigter dagegen eine solche ist, desto eher wird ein Ekzem anzunehmen sein. Auch die Intensität des Juckreizes wird beachtet werden müssen; dieser ist, wie schon erwähnt, bei Dermatitis nur selten so ausgeprägt und quälend wie bei Ekzem; und die Tatsache, daß der Kranke danach trachtet, durch Aufkratzen der Einzelefflorescenz sich Ruhe zu verschaffen, wird niemals bei Dermatitis so offenkundig sein, wie dies beim Ekzem der Fall ist. Aber dennoch wird es vorläufig immer einmal einen Fall geben, dessen Zugehörigkeit zu der einen oder anderen Gruppe zweifelhaft sein kann. Praktisch hat das nicht allzuviel Bedeutung, wenn man sich die im folgenden dargelegten Behandlungsgrundsätze zu eigen macht. Das eine scheint mir allerdings festzustehen, daß man, je mehr man die Diagnose der Eczematoide und der Dermatitis toxica beherrschen lernt, desto seltener zur Diagnose Ekzem kommen wird. Sehen wir von den sog. Berufsekzemen an den Händen ab, so kann man hinsichtlich des Auftretens an den übrigen Körperstellen tatsächlich von einer gewissen Seltenheit sprechen. So werden sich die allermeisten Affektionen auf dem behaarten Kopf als seborrhoische Eczematoide oder Pyodermien, evtl. auch als Psoriasis erweisen. Ähnlich steht es auch mit denjenigen des Gesichtes, nur die Mundumgebung macht eine gewisse Ausnahme, wenn gewisse Mundwässer (namentlich Salol enthaltende) angewandt wurden. In der Mitte des Nackens sieht man zuweilen eine sehr hartnäckige, mit Infiltration und Jucken einhergehende Affektion, die höchstwahrscheinlich als Neurodermie zu deuten ist (s. dort). An Hals und Rumpf sind Ekzeme außerordentlich selten; Erscheinungen in den Achselhöhlen, die ähnlich aussehen, sind beinahe stets seborrhoischer Natur, auch solche auf dem Brustbein, am Mons veneris sowie in der Inguinal- und Genitocruralfalte, unter den herabhängenden Mammae und in der Bauchfalte, gehören meist dorthin. An den intertriginösen Stellen wird natürlich auch die Dermatitis intertriginosa in Frage kommen, das bedarf keiner besonderen Erwähnung. Schwierigkeiten können allerdings insofern entstehen, als bei Affektionen am Anus sowie an der Vulva die Abgrenzung gegenüber dem Ekzem nicht ganz leicht ist, ja es kann hier vorkommen, daß Dermatitis und Ekzem nebeneinander vorhanden sind, oder vielleicht richtiger, daß das letztere von der ersteren überlagert ist. Sofern man nur an diese Möglichkeit denkt, ist auch die Behandlung nicht schwer. An der Vulva käme auch noch eine, relativ seltene Affektion, die sog. Kraurosis vulvae, die regelmäßig von heftigem Jucken begleitet ist, in Frage, sie wird bei der Neurodermie noch Besprechung finden (s. dort). An den Unterschenkeln wird vielfach der durch Stauung bedingte Hautkatarrh als Ekzem angesprochen; wenn auch nicht geleugnet werden soll, daß zuweilen ein Ekzem in dieser Region vorkommt, so ist dies doch an sich sehr selten, jedenfalls handelt es sich in der überwiegenden Mehrzahl der Fälle um jenen (s. Dermatopathia cyanotica). Das Fehlen von Bläschen und Juckreiz lassen neben der stets unverkennbaren Stauung wohl bald die richtige Diagnose stellen. Besondere Schwierigkeiten machen oft die an den Interdigitalfalten (Schwimmhäuten) der Finger und Zehen auftretenden Affektionen, die auch von lebhaftem Jucken begleitet zu sein pflegen. Wie bereits oben, bei Besprechung der Mykosen, auseinandergesetzt wurde, handelt es sich in diesen Fällen nicht allzuselten um eine durch Epidermophyton, Trichophyton oder vielleicht auch durch Hefen hervorgerufene Erkrankung. Die Abwesenheit von Bläschen, die flächenhafte Abhebung der Hornschicht an den Rändern, mit Ausbildung eines erosiven Zustandes, weisen in solchen Fällen meist auf die richtige Spur, im Zweifelsfalle bringt die eingeleitete Behandlung Klärung; tritt nämlich auf Pinselung mit Jodtinktur keine — man kann schon sagen — sofortige Wirkung ein, so kann man die Möglichkeit des Vorliegens einer Pilzerkrankung mit ziemlicher Gewißheit ausschließen und ein Ekzem annehmen. Die bei Kindern vorkommenden ekzemartigen Erkrankungen scheinen uns ausschließlich unter die exsudativen Eczematoide zu fallen und werden dort besprochen werden.

Die Behandlung des Ekzems hat von folgenden Grundsätzen auszugehen: 1. In allen den Fällen, wo eine Noxe als mitveranlassendes bzw. auslösendes Moment in Frage kommt, ist nach deren Erkennung und Beseitigung zu streben.

2. Die erkrankte Hautstelle muß auch vor der Einwirkung anderer Noxen, namentlich Wasser, Seife, Licht, Luft (!), Reibung, Hitze usw. geschützt werden.

3. Das Ödem der Epidermis muß beseitigt werden, d. h. also das Nässen ist zu bekämpfen. Hierfür ist das souveräne Mittel Argentum nitricum, und zwar Pinselungen mit einer 2—5$^0/_0$ Lösung. Es ist nicht ausgeschlossen, daß diesem auch noch eine andersgeartete Wirkung als lediglich die der Koagulierung der Zellkolloide zukommt. Damit aber dieses Mittel, wie auch die im folgenden noch aufgeführten, in entsprechender Weise zur Wirkung kommen kann, ist es unbedingt notwendig,

4. das Terrain von Krusten und Schuppen zu befreien. Für diesen Zweck ist geeignet eine Vorbehandlung mit Salicylsalbe geringer Konzentration, etwa $^1/_2$—1$^0/_0$ (Rez. 7). Auch Umschläge mit Salicyl-Resorcin-Lösung (Rez. 4) können, namentlich bei hyperämischer Reaktion angebracht sein; strikte angezeigt sind sie dann, wenn eine „Überlagerung" durch eine Dermatitis vorhanden ist.

5. Es ist Beseitigung der Infiltration der Cutis anzustreben, wobei unter Infiltration nicht nur zellige Umscheidung der Gefäße, sondern auch Ödem, Hyperämie und Bindegewebsneubildung zu verstehen ist. Für diesen Zweck ist der Teer schon seit langem in Gebrauch, er wird herkömmlich in Pasten oder Salben angewandt, steigend in der Konzentration. Man beginnt gewöhnlich mit einem relativ milde wirkendem Teerpräparat, um später auf energischer wirkende überzugehen.

Wir pflegen zunächst mit Tumenol ammonium, welches ja nach Herkunft und Wirkung den Teeren ziemlich nahe steht, zu beginnen, gehen dann zu Pix liquida oder Liquor carbonis detergens über, um schließlich beim reinen Steinkohlenteer zu enden. Vielfach verwenden wir aber auch, selbst wenn noch Nässen oder stärkere Hyperämie vorhanden ist, von vornherein den letzteren. In den meisten Fällen wird er nicht nur sehr gut ertragen, sondern wirkt auch unzweifelhaft günstig auf den krankhaften Prozeß ein. In welcher Weise dies zu denken ist, das kann nur vermutet werden, für uns genügt die Feststellung, daß eine Art Desensibilisierung der betreffenden Hautstelle darunter eintritt, daß die seröse Exsudation der Epidermis aufhört und diese sich normal regeneriert, daneben findet eine Rückbildung des Infiltrates statt. Man kann in der Anwendung des Steinkohlenteeres, den man am besten nativ, d. h. so wie er aus der Gasfabrik kommt, und nicht als sog. Oleum lithantracis benutzt, recht dreist vorgehen, es gibt eigentlich nur eine, allerdings ganz strikt innezuhaltende Gegenindikation: das ist Sekundärinfektion mit pyogenen Kokken oder Pyodermien in der Nähe der ekzematösen Stelle. Daneben ist Vorsicht bei Nierenaffektionen geboten! Die Anwendung des Teers hat nun allerdings Nachteile; er beschmutzt leicht die Wäsche und riecht auch nicht angenehm. Stehen Röntgenstrahlen zur Verfügung, so wird man besser von ihnen Gebrauch machen. Ihre Wirkung ist der des Teeres, soweit man das klinisch beurteilen kann, sehr ähnlich, aber sie besitzen den großen Vorzug, daß ihre Anwendung sehr viel sauberer und bequemer für den Kranken ist. Für die Klinik ist ihre Anwendung die Methode der Wahl, Gegenanzeigen sind kaum vorhanden. Wir geben eine niedrige Dosis einer mittelweichen Strahlung (3 X/ O Filter) in Serien zu drei Bestrahlungen alle 10 Tage, Wiederholung ist nicht vor Ablauf von 6 Wochen rätlich. In manchen, wider Erwarten refraktären Fällen oder zu Rezidiven neigenden, kann auch von Chrysarobin mit Vorteil Gebrauch gemacht werden, man darf in solchen Fällen unter Umständen nicht davor zurückschrecken, eine stärkere Gewebsreaktion hervorzurufen, also das Ekzem durch eine Dermatitis toxica zu überlagern. Es findet dann offenbar eine Art „Umstimmung" der Haut an dieser Stelle statt, die mit dem Abklingen der Dermatitis zur Abheilung führt.

Die hier gegebenen Vorschriften lassen sich weitgehend variieren und ergänzen, aber ich habe mir absichtlich möglichste Beschränkung auferlegt, da es für den Praktiker zweckmäßiger ist, wenn er sein therapeutisches Können zunächst an einer Art Regelbehandlung ausbildet und erst allmählich andere Methoden mit hinzunimmt. Für die übergroße Mehrzahl der Fälle dürften zudem die gegebenen Anweisungen vollkommen ausreichend sein.

Status seborrhoicus.

Mit diesem Ausdruck bezeichnen wir einen besonderen Zustand der Haut, der aber nicht nur, wie der Name andeutet, mit einer Vermehrung der Talgabscheidung allein genügend charakterisiert ist.

Ja es darf überhaupt bezweifelt werden, ob es ausschließlich die Talgdrüsen und deren Hyperfunktion sind, die in Frage kommen. Manches spricht dafür, daß auch die Funktion der Schweißdrüsen mithineinspielt, und daß ferner auch abnorme Zustände in Epidermis und Papillarkörper in Betracht zu ziehen sind. Es muß der Forschung vorbehalten werden, in diese Beziehungen noch mehr Licht zu bringen, wir werden uns hier darauf beschränken, die Punkte anzuführen, die bis jetzt einigermaßen gesichert erscheinen. Da ist zunächst festzustellen, daß uns immer wieder Menschen auffallen, die an gewissen Stellen ihres Körpers eine deutliche Vermehrung der Hauttalgabscheidung oder eine Verminderung derselben aufweisen [1]). Diese im folgenden kurz als „seborrhoische Stellen" bezeichneten Hautregionen sind: behaarter Kopf; Gesicht, insbesondere Stirn, Augenbrauengegend, Nasolabialfalten, Kinn, Gegend hinter den Ohren; am Rumpf vorn und hinten die Mittellinie bis zum Genitale (also einschließlich des Schamberges) bzw. bis zur Afterspalte, die Gegend, die auch als vordere und hintere Schweißrinne bezeichnet wird. Die Gliedmaßen gehören an keiner Stelle hierzu, wohl aber die Achselhöhlen. Neben der Veränderung der Talgabscheidung findet sich nun aber an den genannten Stellen eine besondere Neigung zur Störung im Verhornungsablauf, die sich als Schuppung zu erkennen gibt, ferner ist vielfach auch die Schweißabsonderung in irgendeiner Weise verändert, meist gesteigert.

Darüber hinaus läßt sich nun an jenen Stellen noch eine besondere Neigung zur Lokalisation von mancherlei Hautaffektionen erkennen, nicht nur von solchen, die wir als „seborrhoische" zu bezeichnen pflegen, wie Pityriasis oleosa, sicca oder simplex, Acne, seborrhoisches Eczematoid, sondern auch von solchen der verschiedensten Ätiologie, so von Psoriasis, Syphilis papulosa, Dariersche Krankheit, ganz besonders aber auch bei Dermatitis toxica, wie wir oben schon erwähnten. Es liegt natürlich nahe, daran zu denken, daß das abgesonderte Fett als — zusätzlicher — exogener Faktor, als „Reiz", wirkt, aber ganz so einfach liegen die Verhältnisse doch nicht, zum mindesten bei den meisten der genannten Affektionen, ohne daß wir bisher imstande sind eine nähere Aufklärung zu gewinnen. Es kommt nämlich weiter noch hinzu, daß die Haut des Seborrhoikers auch an den nicht eigentlich als Prädilektionsstellen anzusprechenden Körperregionen eine besondere Anfälligkeit für mancherlei Affektionen zu besitzen scheint, so namentlich für die Entstehung des Ekzems. Man ist versucht, in diesem Zusammenhang von einer Art Unterwertigkeit gegenüber der normalen Haut zu sprechen. Es würde sich dann also um eine bestimmte regionäre und allgemeine Disposition der Haut handeln, die anatomisch bzw. histologisch bis jetzt nicht faßbar ist, außer daß wir den besonderen Reichtum der seborrhoischen Stellen an Talg- und Knäueldrüsen

---

[1]) Auch für andere, hier nicht aufgeführte Stellen der Haut, gilt das hier und im folgenden Gesagte, doch sind die Erscheinungen dann meist weniger deutlich ausgeprägt und jedenfalls nicht so regelmäßig wiederkehrend wie bei den „seborrhoischen Stellen".

feststellen. Anscheinend kompliziert, in Wirklichkeit aber den Weg für eine künftige Klärung weisend, wird das Problem nun noch dadurch, daß gewisse Beziehungen zu inkretorischen Vorgängen vorhanden und offenbar ausschlaggebend sind. Nach Lévin-Kahn, Lortat-Jakob und Legrain findet sich bei Acne ein auffallend hoher Blutzuckergehalt, auch ist der Grundumsatz meist etwas gesteigert, es würde dies in erster Linie auf eine Beteiligung der Schilddrüse, also auf einen Hyperthyreoidismus, hinweisen. Gelten diese Untersuchungen auch zunächst nicht für den Status seborrhoicus im allgemeinen, sondern nur für die Acne, so läßt doch die Neigung zur sekundären Infektion mit Pyokokken, die bei seborrhoischen Affektionen gern hervortritt — ähnlich wie bei Diabetes, aber wesentlich gemäßigter — an eine Hyperglykämie denken. Die andere Möglichkeit, daß der Hauttalg etwa einen besonders guten Nährboden für jene Erreger abgebe, muß natürlich ebenfalls in Betracht gezogen werden. Wie bei allen inkretorischen Vorgängen handelt es sich aber auch hier um pluriglanduläre Bedingtheit, und deutlicher und auffallender als zur Schilddrüse sind zweifellos die Beziehungen zu den Keimdrüsen; genauer zwischen der Funktion der Talgdrüsen und der jener, wie aus folgenden Tatsachen hervorgeht: wir sehen zunächst, daß die volle Ausbildung und Funktion der Talgdrüsen erst um die Zeit der Pubertät einsetzt, beim Säugling und jüngeren Kind vermissen wir darum die erkennbare Einfettung der Haut, treffen niemals eine Hypersekretion von Talg an und sehen die oben erwähnten „seborrhoischen" Affektionen nicht. Eine von diesen, die offenbar in erster Linie auf Fetthypersekretion beruht, die Acne, tritt ganz deutlich um die Zeit der größten Geschlechtsreife auf, um gegen das Klimakterium zu allmählich immer seltener und weniger ausgesprochen zu werden. Ja bei Frauen beobachtet man zuweilen, daß dieses Leiden, mag es in der Jugend bestanden haben oder nicht, um das 40. Lebensjahr herum, dem bekannten „gefährlichen" Alter, wieder bzw. neu auftritt. Viel offenkundiger ist aber beim weiblichen Geschlecht diese Abhängigkeit durch folgendes: wir sehen nämlich, nach meinen Beobachtungen, die sich über viele und genau erforschte Fälle erstrecken, mit geradezu gesetzmäßiger Regelmäßigkeit bei Patientinnen, welche an Acne leiden, eine Verschlimmerung dieser Affektion oder ein Neuauftreten um die Zeit des Follikelsprunges, also 11—10 Tage ante menses, auch bei Seborrhoea oleosa capitis wird zuweilen spontan die Angabe einer prämenstruellen Verstärkung des Juckreizes gemacht. Sehr beweisend für die Abhängigkeit der Talgdrüsenfunktion von inkretorischen Vorgängen scheint mir ein von anderer Seite beobachteter Fall zu sein: bei einem vierjährigen Knaben fand sich als Folge eines Hypophysentumors neben männlicher Stimme und voll ausgebildetem männlichen Genitale, eine ausgebreitete Acne des Rückens. Erinnert sei in diesem Zusammenhange daran, daß bei Basedow, Myxödem, Dystrophia adiposogenitalis alle seborrhoischen „Stigmata" fehlen. Endlich sei noch darauf hingewiesen, daß der Status seborrhoicus offenbar zu den dominant vererbbaren Konstitutionstypen gehört, genauere Untersuchungen fehlen allerdings hierüber, zumal der Zustand in gewissem Sinne latent bestehen kann und erst beim Einwirken gewisser Faktoren manifest wird. Hierzu rechne ich diejenigen Fälle, wo z. B. durch die auf dem Blutwege an die Talgdrüsen herangebrachten Halogene J, Br, und Cl acneartige Efflorescenzen entstehen, oder wo durch äußerlich einwirkende Substanzen, wie Teer usw. solche hervorgerufen werden.

Die verbreiteste seborrhoische Affektion ist zweifellos die sog. **Seborrhoea s. Pityriasis oleosa capitis·** Sie wird in ganz ausgeprägter Form etwa vom 16. Lebensjahre bis gegen das 35. hin, von da an abnehmend, gefunden. Charakteristisch für sie ist reichliche, kleienförmige Schuppung im Bereiche des behaarten Kopfes, die meistens mit deutlichem Fettfluß, seltener mit Trockenheit einhergeht. Man erkennt die männlichen Kranken meist schon an dem wie mit Mehl bestäubten Rockkragen. Klinische Zeichen von Beteiligung des Papillarkörpers, insbesondere Rötung oder Schwellung wird niemals dabei gefunden. Dagegen findet sich nach Unna regelmäßig eine Erweiterung des Haarbalgtrichters bis zur Einmündung der Talgdrüse und eine Ausfüllung derselben mit konzentrisch um das Haar geschichteten Hornlagen. Vielfach besteht Juckreiz. An den Haaren lassen sich krankhafte Erscheinungen von Bedeutung meist nicht feststellen. Dagegen scheint ein gewisser frühzeitiger Haarschwund an der Stirnhaargrenze sowohl wie auf dem Scheitel — Glatze — doch in irgendeiner Weise mit der seborrhoischen Disposition in Zusammenhang zu stehen. Wenn auch neuerdings R. O. Stein die Calvities frontalis sowie die Glatze als „keimplasmatisch festgelegte Minusvarianten des männlichen Haarkleides" angesehen wissen will, so ist nach meiner Ansicht die Beziehungen zur Seborrhöe so offenkundig, auch beim weiblichen Geschlecht, daß sie nicht völlig übergangen werden kann. Es soll damit nicht eine gewisse erbliche Disposition zur Glatzenbildung geleugnet werden, namentlich eine gewisse Neigung zu raschem Haarwechsel, aber auch hier wieder werden offenbar mehrere Faktoren zusammenwirken müssen, damit das bekannte Bild entsteht. Zu untersuchen wäre auch noch, inwiefern exogene Momente, insbesondere unzweckmäßige Kopfbedeckung im Einzelfalle mitbeteiligt sind. So wurde vielleicht nicht mit Unrecht bei deutschen Berufssoldaten der Druck des Helmes für die Entstehung mitverantwortlich gemacht. Ob die Seborrhoea capitis als eine besondere Form des noch zu besprechenden seborrhoischen Eczematoides bzw. als eine Vorstufe desselben aufzufassen ist, das kann zur Zeit noch nicht mit Sicherheit entschieden werden. Sehr auffallend — und noch der Erklärung bedürftig — ist auch die Tatsache, daß Seborrhoiker nach Ausbildung der Glatze nicht mehr schuppen, ja kaum noch sehr fetten, dafür aber auffallend leicht dort schwitzen, was früher nicht der Fall bei ihnen war. Differentialdiagnostisch kommt wohl nur Psoriasis capitis in Frage. Es ist zu beachten, daß diese fast stets in deutlich abgegrenzten Einzelherden und nicht so diffus und unmerklich gegen den Rand auslaufend, wie die Seborrhoea capitis auftritt; auch findet sich meist die typische Pinselstellung der Haare, hervorgerufen durch die sehr viel stärker und in größeren Lamellen entwickelten Schuppen. Die Behandlung wird beim seborrhoischen Eczematoid besprochen werden.

Eine besondere Form der Seborrhoea oleosa wird neuerdings im Gesicht als sog. Salbengesicht (Stiefler) beschrieben. Sie tritt im Anschluß oder während einer Encephalitis lethargica auf und beruht wahrscheinlich auf einer „paralytischen Absonderung von Hauttalg als Folge des Zerstörungsprozesses und einer funktionellen Hemmungsstörung in dem betreffendem Hirngebiete". Das abgesonderte Sekret ist, auch nach unseren eigenen Beobachtungen, ausgesprochen ölig.

Bei Individuen, die an Seborrhoea oleosa capitis leiden, findet sich nun vielfach auch an anderen Stellen, so namentlich im Gesicht, und

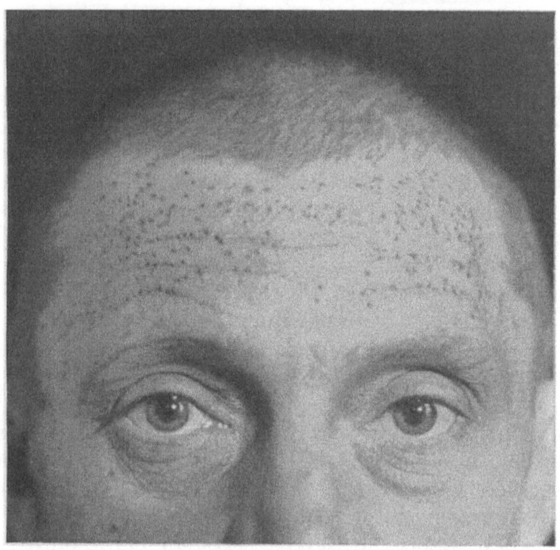

Abb. 70. Comedonen der Stirn.

hier wieder an der Nase und in der Nasolabialfalte, eine deutliche Vermehrung der Fettabscheidung. Preßt man eine Hautfalte an einer dieser Stellen leicht zusammen, so sieht man aus den meist ziemlich weiten Follikelöffnungen deutlich Fett, und zwar gewöhnlich in Form von wurmartigen Gebilden austreten, daneben sind aber auch ölige Tröpfchen bemerkbar. Die Farbe jener „Würmchen" ist ein helles Gelbbraun, ihre Konsistenz ist sehr gering, sie lassen sich leicht zerdrücken. Neben diesen finden sich nun beim Seborrhoiker an den Prädilektionsstellen — außer den Achselhöhlen — in den Follikeln ähnliche Gebilde, wie sie soeben an der Nase geschildert wurden, jedoch ist ihre Konsistenz eine sehr viel derbere, ihre Farbe fast rein weiß, auch ist ihr in der Follikelmündung sichtbar werdender Kopf gewöhnlich schwarz gefärbt (Abb. 70). Die Entstehung der schwarzen Farbe an der freien Spitze wird verschieden erklärt, keinesfalls ist es Schmutz, wie die Patienten vielfach glauben, auch an Pigment, wie behauptet wird, möchte ich kaum denken, eher erscheinen mir diejenigen Recht zu haben, welche eine chemische Umwandlung des Fettes (Reduktion?) annehmen. Mikroskopisch lassen sich in ihnen, neben Talg, verfettete Epidermiszellen und meist auch einige Leukocyten und Kokken nachweisen. Diese Gebilde werden Comedonen genannt, sie können in seltenen Fällen auch an nicht seborrhoischen Stellen, und zwar dann in nävusartiger Anordnung auftreten. Sie sind recht häufig mit der Acne vergesellschaftet und können wohl als Vorstufe derselben angesprochen werden.

Acne vulgaris s. juvenilis ist eine außerordentlich häufige Erkrankung, namentlich im jugendlichen Alter. Während sie im Spiel- und Schulalter niemals gefunden wird, tritt sie mit der vollen Ausbildung der Geschlechtsreife in die Erscheinung, wird am häufigsten um das 20. Lebensjahr herum gefunden, um dann an Häufigkeit abzunehmen, bis sie im Klimakterium ganz verschwindet. Sehr auffallend ist es, daß bei jugendlichen Personen das männliche Geschlecht überwiegt, während in den späteren Jahren das weibliche nahezu ausschließlich befallen ist. Diese Feststellungen, sowie die schon gestreifte Koinzidenz der Exacerbationen beim weiblichen Geschlecht mit der Zeit des Follikelsprunges, weisen auf engste Zusammenhänge mit dem endokrinen System, insbesondere den Keimdrüsen, hin. Nach Pick soll auch die Ausübung des Geschlechtsverkehrs eine wesentliche Rolle spielen; die Libido sei herabgesetzt; bei geregeltem Verkehr soll das Leiden verschwinden. Pick greift damit Vorstellungen des Volksglaubens auf, der solchen Patienten zur Heilung des Leidens Heirat empfiehlt. Nach Holländer sind auch noch in anderer Richtung endokrine Beziehungen vorhanden; er möchte zwei verschiedene Typen von Acnekranken unterscheiden: magere, anämische, bei denen erhöhte Oxydationsvorgänge und stärkere Stoffwechseltätigkeit besteht, wo also eine thyreoide Toxikose anzunehmen ist, und ferner solche mit trägem Stoffwechsel, stark durchblutete, überernährte Personen, bei denen also eine verringerte Tätigkeit der Schilddrüse vorliegen würde. Für die viel verbreitete Annahme, daß Störungen im Magen-Darmkanal für die Entstehung maßgebend seien (Darier u. a.), lassen sich bestimmte Anhaltspunkte nicht gewinnen; wohl aber könnte man sich denken, daß derartige Störungen „parallel geschaltet" durch Funktionsanomalien des endokrinen Systems bedingt werden. Daß bestimmte, von außen her oder durch den Blutkreislauf an die Haut gebrachte Substanzen zur Entstehung von Acne vulgaris führen können, ist zuzugeben. Wesentlich ist jedoch dabei, daß das nur bei den dafür disponierten Individuen, d. h. den Seborrhoikern möglich ist. Wir erwähnten oben schon, daß die Halogene J, Br und Cl in dieser Beziehung auslösend wirken können. Treten diese (abgesehen vom Cl) vom Blute aus an die Talgdrüsen heran, so sehen wir im Acridin (bei Schornsteinfegern) und gewissen Teerbestandteilen (bei Teerarbeitern) eine externe Provokation von Acne vulgaris. Die tägliche Erfahrung lehrt uns, daß auch die Anwendung der meisten Seifen, ja schon von Wasser, auslösend oder verschlimmernd zu wirken vermag. Eine sehr umstrittene Frage war und ist es zum Teil noch, inwieweit pyogene Keime, namentlich Staphylokokken bei der Entstehung von Acne vulgaris beteiligt sind. Im einzelnen kann hier darauf nicht eingegangen werden, wir wollen unseren Standpunkt dahin festlegen, daß Keime an sich für die Entstehung nicht ausschlaggebend in Betracht kommen, daß es aber wohl möglich ist, bei gewissen — pustulösen — Formen an eine Sekundärinfektion zu denken. Bezüglich dieser möchten wir allerdings nicht an ein „Hinzutreten" der Keime denken, sondern stellen uns vor, daß die apathogen im Follikel liegenden Kokken unter dem Einflusse des Milieus (Nährbodens) ihre Eigenschaften ändern und pathogen werden. Die Änderung ließe sich denken, entweder veranlaßt durch Umsetzungen in dem aufgestauten Talg oder durch den Gehalt des Blutes an bestimmten Stoffen (Erhöhung des Blutzuckergehaltes). Daß Keime nicht „essentiell" für die Entstehung der Acne vulgaris sind, geht einmal daraus hervor, daß sie nicht übertragen werden kann, und ferner aus der Wirkung der Röntgenbehandlung, welche auf eine Lähmung der Talgdrüsenfunktion abgestellt ist (s. unten).

Das klinische Bild der Acne ist nach alledem verhältnismäßig rasch gezeichnet. Die Einzelefflorescenz beginnt mit einer Talgstauung, die sich in zwei verschiedenen Formen zeigen kann; entweder in Form des Comedo oder — häufiger — tritt eine knötchenartige Verdickung im Papillarkörper auf, die eine eigentümlich bläulich-bräunlichrote Verfärbung zeigt und etwa hirsekorngroß ist. Die Epidermis darüber ist glatt, zeigt also keinen Follikeltrichter und ist oft sogar auffallend hart. Reißt man die Hornschicht ab, so findet sich darunter ein mäßig weiter Follikel angefüllt mit dem infolge der Verhornung des Ausführungsganges angestauten Sekret. Innerhalb weniger Tage nimmt nun der Umfang des Knötchens noch weiter zu, die Rötung wird ausgesprochener, ohne daß aber diese besonders hochgradig und von subjektiven Symptomen begleitet wird. Hebt man in diesem Stadium die nun ziemlich vorgewölbte, aber noch nicht pustulös aussehende Kuppe der Efflorescenz ab, so entleert sich auf sanftem Druck ein dünnes, gelblich-weißes Sekret und mitten in diesem der wurmartige Talgpfropf. Mikroskopisch finden sich Leukocyten, verfettete Epidermiszellen und meist Bakterien, Kokken. Trotz dieses Inhaltes kommt spontane Rückbildung in diesem Stadium durchaus nicht selten vor, ebenso häufig entwickelt sich aber eine typische Pustel, die sich dann gewöhnlich öffnet und ihren nun noch stärker eiterhaltigen Inhalt nach außen entleert. Hiernach tritt meist rasche Rückbildung ein, und zwar ohne daß Narbenbildung — für gewöhnlich wenigstens — nachfolgt. Verständlich wird uns das aus der histologischen Untersuchung, sie ergibt, neben einer Erweiterung des Follikels durch das gestaute Sekret, zellige Infiltration und mäßig starke ödematöse Durchtränkung dieses Gewebes, also keine eitrige Einschmelzung desselben. Nur in Einzelfällen, vermutlich dann, wenn eine „Sekundärinfektion" zu stärkeren perifollikulären Reaktionserscheinungen und anschließend auch zu Gewebszerfall geführt hat, ist die Ausbildung von grübchenartigen Narben unvermeidlich. In gewissen Fällen kann sich eine erhebliche perifollikuläre Gewebseinschmelzung und Eiteransammlung entwickeln, so daß das klinische Bild neben den geschilderten typischen Acneknoten von über bohnengroßen, blauroten, schlaffen, sackartigen Gebilden beherrscht wird, die keinerlei Beschwerden machen. Hyperämische Reaktionserscheinungen fehlen in ihrer Umgebung völlig. Es besteht eine gewisse Ähnlichkeit mit der bei den Pyodermien beschriebenen Perifolliculitis suffodiens et abscedens. Man wird nicht

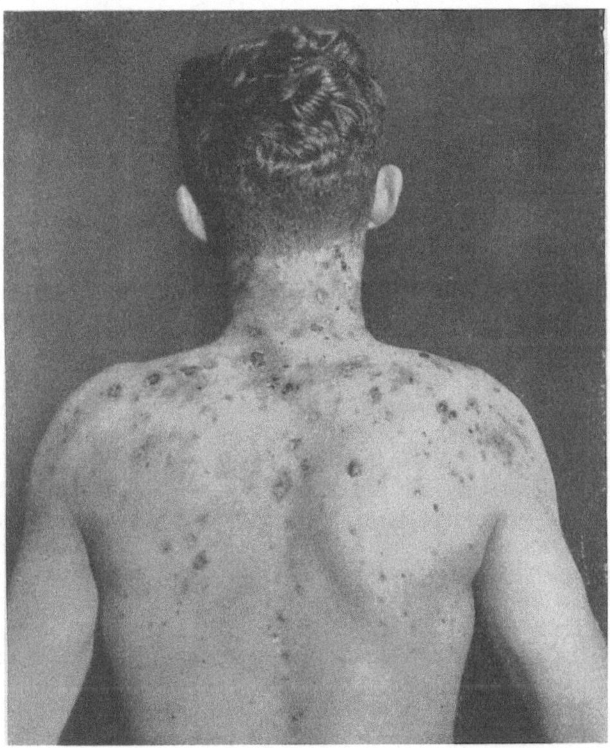

Abb. 71. Acne conglobata des Halses und Rückens.

umhin können, ebenso wie dort, neben einer Bedingtheit durch Keime besonderer Art bzw. Virulenz, auch eine besondere Reaktionsart des befallenen Gewebes anzunehmen. Dies um so mehr, als diese, gewöhnlich als Acne conglobata (Abb. 71) bezeichnete Form außerordentlich hartnäckig und auch durch unsere Regelbehandlung der Acne nicht immer sicher beeinflußbar ist. Daß aus einer acneiformen Efflorescenz sich zuweilen durch eine besondere Virulenz der vorhandenen Keime eine furunkuloide ausbilden kann, das lehrt die tägliche Erfahrung, sahen wir doch namentlich am Nacken ein Nebeneinander oder eine derartige Umbildung recht häufig. Und es nimmt nicht wunder, wenn von Chirurgen auch metastatische Affektionen, z. B. Nierenkarbunkel nach „Acne" beschrieben werden. Auch die Acne necrotisans, welche besonders an der Haargrenze (Stirn, Schläfen, Nacken), zuweilen aber auch über den ganzen behaarten Kopf verbreitet, vorkommt, scheint hierher zu gehören, sehen wir doch bei ihr alle die speziellen Eigenheiten der Acne. Abhängigkeit von den Menses, Abheilung nach Röntgenlähmung der Talgdrüsen, verbunden mit offenbar infektiösen Prozessen. Auch als Acne varioloiformis wird diese Form manchmal bezeichnet, da die entstehenden, perifollikulären Närbchen, die für diese Affektion sehr' charakteristisch sind, an jene bei Variola erinnern, sie erreichen allerdings deren Größe nie, sondern sind etwa linsengroß.

Das bisher gezeichnete klinische Bild der Acne ist nun noch in mancher Richtung zu vervollständigen. Nachdem, was wir einleitend zu diesem Abschnitt über die „seborrhoischen" Stellen sagten, wird es nicht wundernehmen, wenn wir feststellen, daß die Acne mit Vorliebe an diesen Stellen vorkommt, d. h. an Stirn und Schläfe, Wangen, und zwar im vorderen Teile und vor den Ohren, Nase, Kinn, Nacken, Brust und Rücken, aber diese vorzugsweise in den oberen Partien. Auffallenderweise sind die übrigen, hier nicht genannten Stellen, also behaarter Kopf, Achselhöhlen, Mons veneris selten oder gar nicht befallen, ohne daß wir bisher in der Lage wären, dies zu erklären. Häufig befallen sind dagegen Stellen, die ebenfalls mit einer Art Talgdrüsen besetzt sind, und die wir bisher noch nicht erwähnt haben, nämlich die Lidränder. Nach Krückmann kommt es an den Meibomschen Drüsen in ganz gleicher Weise zu einer Sekretstauung wie auch sonst an den Talgdrüsen. Es tritt hier ebenfalls durch die Hypersekretion eine Verstopfung des Ausfuhrungsganges mit Talg und verfetteten Zellen ein, also eine Art Comedo, und als weitere Folge können dann die als Hordeolum und Chalazion bekannten Affektionen entstehen. Auch Krückmann hält übrigens eine bakterielle Bedingtheit für nicht gegeben, sondern sieht ebenfalls in endokrinen Vorgängen das Wesentliche und weist namentlich auf die Beziehungen zu den Sexualorganen hin. Nach Engelking muß man ferner annehmen, daß auch die als Phlyktäne bekannte Augenaffektion auf „seborrhoischer Basis" entstehen kann, ähnlich wie bei exsudativer Diathese. Gleich enge Beziehungen zwischen Auge und Haut bestehen nun auch noch bei einer anderen Affektion, die recht häufig mit Acne verbunden vorkommt, der **Rosacea.** Wir bezeichnen damit eine eigentümliche Art von Gefäßerweiterung im Gesicht, besonders an den Wangen, der Nase, zuweilen auch an der Stirn (Abb. 72). Untersuchungen mit der Lupe unter Durchsichtigmachung der Epidermis durch Öl ergeben, daß es sich dabei um eine dauernde, abnorme Erweiterung der Gefäße des oberen horizontalen Gefäßnetzes der Cutis handelt, bei fast völligem „Verschluß" der Papillarcapillaren. Es scheint eine erbliche Anlage, die „seborrhoische Haut", verbunden mit exogenen Faktoren, namentlich Aufenthalt in freier Luft bei Sturm und Kälte, kombiniert zur Entstehung beizutragen. Dies geht ferner daraus hervor, daß auch an den Augen nicht selten Veränderungen gefunden werden,

die von den Ophthalmologen als Rosacea des Auges bezeichnet werden. Hauptsächlich handelt es sich um keratitische Affektionen, viel
seltener um Blepharitis und Conjunctivitis (Triebenstein). Besonders
scheint das weibliche Geschlecht befallen zu sein. Nach Axenfeld,
dem ich die Kenntnis von diesem Krankheitsbild schon seit Jahren ver-
danke, besteht ein so enger Zusammenhang zwischen der Affektion
des Auges und der Haut, daß zur gründlichen Ausheilung der ersteren
die Beseitigung der letzteren meist notwendig ist. Das ist alles, was wir

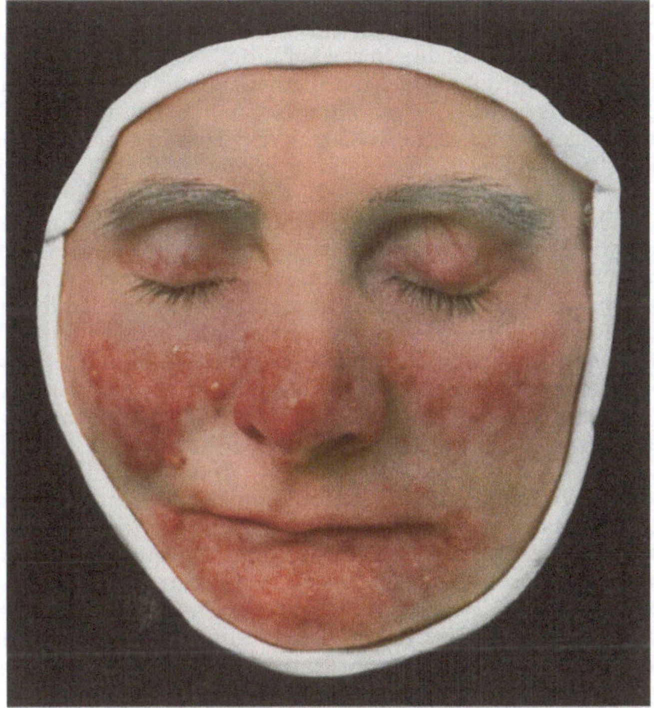

Abb. 72. Rosacea mit Acne.

vorläufig über diese eigenartige Kombination von Krankheitszuständen
zu sagen vermögen; erwähnt sei nur noch, daß die im Volksglauben
verankerte Meinung, als wenn die Entstehung der Rosacea mit dem
reichlichen Genuß alkoholischer Getränke (Säufernase) verbunden
sei, offenbar nicht zutrifft, da man sie bei völlig enthaltsamen Individuen
genau so oft findet, wie bei solchen, die dies nicht sind.

Für die Behandlung der Acne, wie der Comedonen sind außerordentlich viel Methoden angegeben worden, schädigt doch infolge
der kosmetischen Verunstaltung (Gesicht) diese Affektion deren Träger
in sozialer Beziehung oft ganz außerordentlich. Ganz zu verwerfen

sind nach unserer Erfahrung die Methoden, welche sich die örtliche Entfernung der Sekretstauung, also des Talgpfropfes, durch mechanische Mittel zum Ziel setzen. Wir haben den bestimmten Eindruck, daß alles Drücken und Quetschen an diesen Gebilden von Übel ist, da hierdurch die Haut nur noch mehr gereizt wird, ja gerade das Auftreten neuer Efflorescenzen provoziert wird. Auch die Eröffnung der Follikelmündungen durch erweichende oder schälende Prozeduren kann selbstverständlich zu einem Dauererfolg nicht führen, da sich die Neigung zum Verschluß durch abnorme Verhornung sowohl, wie diejenige zu Hypersekretion in keiner Weise dadurch beeinflussen läßt. Auch die im Volke viel geübte Behandlung mit „Blutreinigungstees" oder mit Hefe ist nicht geeignet, einen Erfolg herbeizuführen. Unsere Regelbehandlung lehnt sich eng an die bei der Untersuchung der Entstehung gemachten Erfahrungen an. Vorbedingung ist zunächst absolute Schonung der Haut an den befallenen Stellen; jedes Drücken und Reiben, die Verwendung von Wasser und Seife wird untersagt. Zur Reinigung der Haut verwenden wir rohe Milch oder Salicyl-Resorcinlösung (Rez. 4) evtl. auch Mandelmilch oder -öl; damit befeuchtete Watte wird zu sanftem Abwischen der Haut benutzt. Auch Einfetten mit Lanolin im Überschuß und sanftes Abreiben mit einem weichen Tuch ist manchmal anwendbar. Zuweilen leistet auch das Auflegen einer $1\,^0/_0$ Salicyl und $3\,^0/_0$ Resorcin enthaltenden Salbe gute Dienste. Leichte Formen sieht man zuweilen schon unter dieser Behandlung verschwinden, bei hartnäckigeren, und das sind die meisten, wird nun noch zur planmäßigen Lähmung der Talgdrüsensekretion durch Röntgenstrahlen geschritten. 5 X/0,5 mm Al-Filter, dreimal in 10 tägigen Abständen == „eine Serie", haben sich uns bei vielen hundert Fällen aufs beste bewährt. Je nach dem Grade der Ausbildung der Affektion, insbesondere auch nach der Höhe der Reaktionserscheinungen (sog. Entzündung) antwortet die Haut auf den Strahlenreiz mit Rötung und Schwellung, so daß zunächst eine gewisse Verschlimmerung des ursprünglichen Zustandes entsteht. Man muß unbedingt die Patienten auf diesen Umstand aufmerksam machen, da sie sonst zuweilen, namentlich Ärzte und deren Angehörige, von der Sorge befallen werden, daß eine Überdosierung mit allen ihren Folgen vorliege. Die kritische Zeit liegt um die zweite bis dritte Woche nach der letzten Bestrahlung, danach setzt dann rasch eine sichtbare Besserung ein, die aber selten von längerem Bestande ist, und bald treten wieder, allerdings in geringerem Umfange, neue Efflorescenzen auf. Wir lassen darum in der Regel sechs Wochen nach der ersten Serie eine zweite in gleicher Stärke folgen und in schwereren Fällen fügen wir 10 bis 12 Wochen nach der zweiten Serie noch eine dritte an. Zu ferneren Wiederholungen, die recht selten notwendig sind, entschließen wir uns dagegen nur nach Umfluß einer längeren Zeit, mindestens sechs Monate. Auf diese Weise gelingt es, selbst ganz schwere Fälle völlig in Ordnung zu bringen; getrübt wird die Freude am kosmetischen Effekt leider in manchen Fällen durch die vorhandenen Narben, die nun als Residuen besonders deutlich in der sonst ganz normal aussehenden Haut, die höchstens eine leichte, bräunliche Verfärbung

aufweist, hervortreten. In Rücksicht auf das bei brünetten Individuen
nie ganz vermeidbare Auftreten von Pigmentierung empfiehlt es sich
übrigens, bei Ausführung der Bestrahlung eine Abdeckung der Ränder
zu vermeiden, da sonst sicher unschön wirkende Kontrastlinien entstehen, während wir kosmetisch fließende Übergänge in den Farbtönen
brauchen. Diese Vermeidung der Abdeckung kann umso unbedenklicher geschehen, als die angegebenen Dosen verhältnismäßig sehr gering
sind. Diese Regelbehandlung wenden wir bei allen, auch den oben
gesondert genannten Formen von Acne an, ebenso auch bei Rosacea,
sofern sie mit Acne verbunden ist. Die Entfernung der erweiterten
Gefäße bei letzterer bewirken wir dagegen durch Stichelung mit der
elektrolytischen Nadel oder durch Betupfung mit CO_2-Schnee, je nach
Lage des Falles.

Die bisher besprochenen Affektionen waren solche, bei denen die
Hypersekretion von Hauttalg deutlich im Vordergrunde stand,
wenn sie auch sicherlich nicht als das allein ausschlaggebende angesehen
werden kann. Wir schließen nunmehr Affektionen an, bei denen sie
viel weniger deutlich als mitwirkend erkennbar wird, oder wo sogar eine
Unterfunktion der Talgdrüsen angenommen werden muß. Selbstverständlich hat in diesen Fällen die Bezeichnung „Seborrhöe", wörtlich genommen, keinen Sinn mehr, handelt es sich doch gerade um
das Gegenteil, um einen asteatotischen Zustand. Aber wir wiesen
ja schon eingangs darauf hin, daß wir unter Status seborrhoicus eine
ganz bestimmte Disposition des Hautorganes verstehen wollen, bei
dem die Funktion der Talgdrüsen, in positivem oder negativem Sinne
zwar wesentlich, aber nicht das allein bestimmende ist. Zu diesen
„asteatotischen seborrhoischen Zuständen" rechnen wir die als **Pityriasis simplex** bekannte Affektion. Sie findet sich vor allem bei
Kindern und jugendlichen Personen, manchmal aber auch bei
älteren, allerdings nicht bei Greisen, deren Haut ja aber an sich eine
Sonderstellung einnimmt. Hauptsitz sind Wangen und Mundgegend,
zuweilen auch der Nacken, selten Rumpf und Gliedmaßen. Sie ist
charakterisiert durch unscharf begrenzte Flecke von grau-weißlicher
Farbe, letztere bedingt dadurch, daß sich die Hornschicht der Epidermis in feinsten Schüppchen ablöst, bei völliger Trockenheit der
Haut, die auch nie sonstige seborrhoische Symptome erkennen läßt.
Diese Stellen sehen wie mit Mehl bestäubt aus. Im Papillarkörper
sind keinerlei Anzeichen irgendwelcher Infiltration erkennbar. Nach
Moro sollen vor allem klimatische Einflüsse, namentlich Kälte
und Wind zur Entstehung der Affektion beitragen; das ist durchaus wahrscheinlich, schließt aber die von uns angenommene, dispositionelle Bedingtheit natürlich nicht aus. Eine Mitwirkung von Bakterien
(Pyokokken), die Darier annimmt, der sogar die Affektion für infektiös
hält, kommt nach unseren Erfahrungen nicht in Frage. Die Behandlung
ist meist einfach, es genügt regelmäßiges Einfetten mit einer schwachen
Salicylvaseline und Vermeidung von Wasser und Seife.

Die **Pityriasis sicca capitis** steht dieser Form sehr nahe, auch bei
ihr fällt die starke Trockenheit der Kopfhaut auf. Die Schuppung

ist meist nicht ganz so fein und mehlartig, wie bei der vorhergehenden Form; sie läßt sich vielfach schon an dem bestäubten Rockkragen der Patienten erkennen. Auf dem behaarten Kopf selbst ist die Schuppenansammlung oft ziemlich hochgradig, namentlich auf dem Oberkopf, wo ein Herunterfallen der Schuppen nicht so leicht möglich ist, doch kommt es eigentlich niemals zu den krustenartigen (grindigen) Auflagerungen, wie sie bei Seborrhoea oleosa vielfach gefunden werden, wenn die Hautpflege mangelt. Im übrigen finden sich ähnliche Symptome, wie sie oben bei jener beschrieben wurden: lästiges Jucken, Haarausfall, sowie auffallend starkes Schwitzen, wenn erst Glatzenbildung eingetreten ist. Die nahe Verwandtschaft der beiden Affektionen wird hierdurch aufs treffendste betont, nur läßt sich der fundamentale Unterschied nicht aus der Welt schaffen, daß im einen Falle zuviel, im anderen zu wenig Fett vorhanden ist. Differentialdiagnostisch kommt eigentlich nur Psoriasis in Frage, doch finden sich bei Pityriasis capitis niemals so scharf umschriebene Einzelherde, sowie die typische Pinselstellung der Haare wie bei jener. Behandlung: 1—3% Salicylvaseline (Rez. 4). Als Zwischen- und Nachbehandlung empfiehlt sich die Anwendung eines Salicyl-Resorcinspiritus (Rez. 5) mit 1% Ol. Ricini. In sehr hartnäckigen Fällen, namentlich bei sehr starkem Juckreiz, kann Röntgenbestrahlung angezeigt sein (s. seborrhoisches Eczematoid).

Das **seborrhoische Eczematoid** wurde erstmals 1887 von Unna aus der Gruppe der eigentlichen Ekzeme herausgenommen und als „seborrhoisches Ekzem“ bezeichnet. Darier ist noch einen Schritt weiter gegangen, indem er den Ausdruck „Eczematid“ prägte. Er wollte damit die nahe Verwandtschaft, die nach seiner Meinung zwischen dieser Affektion und dem echten Ekzem besteht betonen, zugleich aber dem Umstande Rechnung tragen, daß in gewissen Punkten doch auch wieder wesentliche Unterschiede bestehen. Er rechnet zu diesen: die „habituelle“ Trockenheit, die scharfe runde oder polyzyklische Begrenzung der Ränder, die geringe Neigung, die einmal bestehende Morphe zu verändern und schließlich die leichte Heilbarkeit bei Anwendung bestimmter Behandlungsmethoden. Wir können ihm hierin ziemlich weitgehend folgen, nicht aber darin, daß die Beziehungen zur Seborrhöe „inkonstant“ seien. Seine Ansicht mag vielleicht zutreffen, wenn man nur hypersteatotische Zustände im Auge hat; wer aber auch asteatotisch Zustände hierzu rechnet, wenn sie nur gleichzeitig die, dem Status seborrhoicus eigene Funktionsänderung der Haut aufweisen, der wird den Kreis der hierher gehörigen Formen unbedingt weiter ziehen müssen. Im Gegensatz zu Darier bedeutet für uns die Bezeichnung Eczematid, für die wir die philologisch richtigere Form Eczematoid vorschlagen, keine innere Verwandtschaft mit dem echten Ekzem, sondern deutet lediglich die historische Entwicklung und die gewisse morphologische Ähnlichkeit an. Daß die Haut des Seborrhoikers eine gewisse Neigung hat, auch an echtem Ekzem zu erkranken, eine Eigenschaft, die wir aus einer erhöhten Anfälligkeit herleiten, ist noch kein Beweis für die Verwandtschaft der beiden Prozesse; ja selbst, wenn sich aus einem seborrhoischen Eczematoid ein echtes Ekzem entwickelt, was übrigens gar selten ist (während „Eczemata in Seborrhoico" häufig vorkommen), wäre damit noch durchaus kein Beweis für eine Verbindung dieser Affektionen im Sinne Dariers gegeben, sehen wir doch auch aus einer Dermatitis sich ein Ekzem entwickeln. Daß das seborrhoische Eczematoid tatsächlich Beziehungen zur Seborrhöe hat, auch wenn keine Talghypersekretion wahrgenommen werden kann, das ergibt sich vor allem daraus, daß es fast

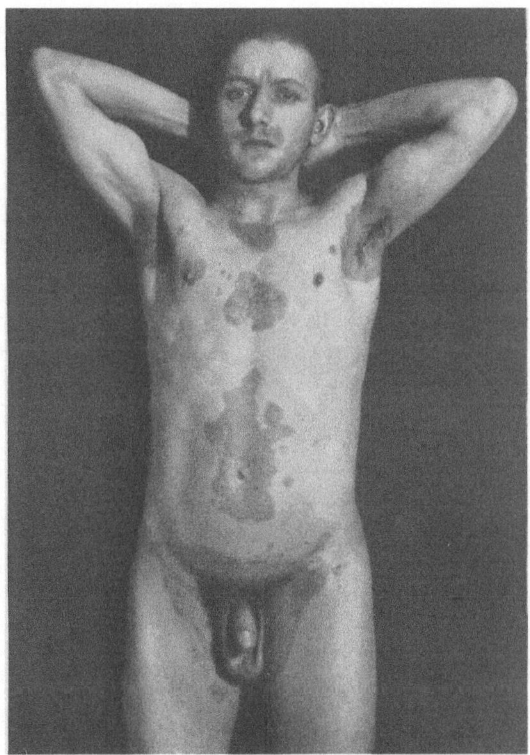

Abb. 73. Seborrhoisches Eczematoid an den typischen Stellen lokalisiert.

ausschließlich oder doch vorwiegend und besonders ausgeprägt an den seborrhoischen Regionen der Haut angetroffen wird (Abb. 73). Im Gegensatz hierzu tritt das echte Ekzem ganz selten an diesen auf! Sehr auffallend ist auch die besondere Art der Beeinflußbarkeit durch bestimmte Behandlungsmethoden (s. unten), die man fast zur Differentialdiagnose verwenden kann. Über die sonstigen Faktoren, welche an der Genese eines seborrhoischen Eczematoids beteiligt sind oder sein können, sind wir noch wenig unterrichtet. Allergische Vorgänge kommen anscheinend nicht in Frage, man hat jedoch den Eindruck, daß gewisse „banale" Reize, physikalischer oder chemischer Natur, provozierend wirken

können. Wir sahen auch wiederholt das Auftreten eines seborrhoischen
Eczematoids an typischer Stelle im Anschluß an eine Dermatitis toxica
an einer anderen Stelle, z. B. dem Arm.

Die Grundefflorescenz des seborrhoischen Eczematoids ist ein
mehr oder minder scharf begrenzter Fleck von lachs- bis gelbroter
Farbe, bedingt offenbar dadurch, daß die Papillarcapillaren an dieser
Stelle in größerer Anzahl und relativ reichlich durchblutet sind. Ver-

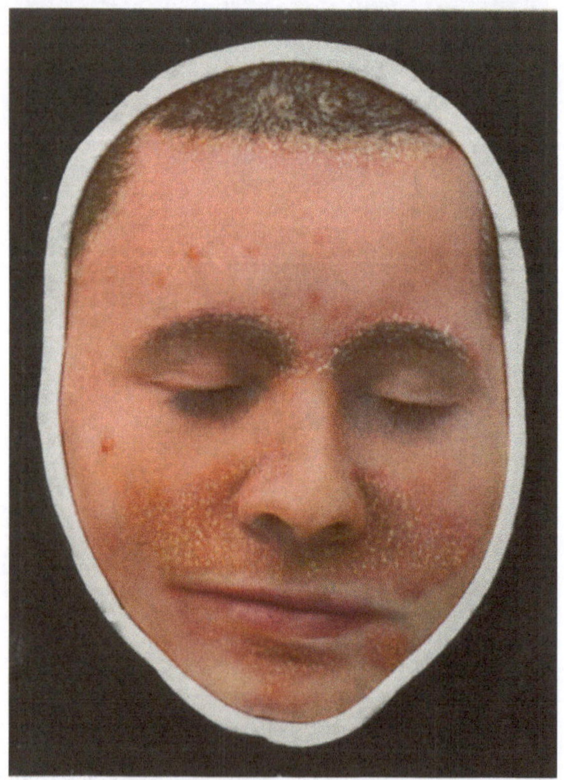

Abb. 74. Seborrhoisches Eczematoid des behaarten Kopfes und Gesichtes (feinschuppige Form).

bunden damit ist ein geringes Ödem der Epidermis, das aber selten
einen Status spongioides und nie Bläschen hervorruft. Das Gefüge der
Epidermis, namentlich der Hornschicht, wird gelockert, Änderungen
im Verhornungsablauf treten ein, es kommt zur Parakeratose, kleienförmige Abschuppung von wechselnder Stärke deutet hierauf hin (Abb. 74).
An den Follikeln sind Veränderungen nicht erkennbar. Die Farbe der
Schuppen schwankt, je nach dem Grade der örtlichen Fettabsonderung,
zwischen grau-weiß bei geringem und gelb-weiß bei höherem Fettgehalt.
Im letzteren Falle hat man beim Betasten ein eigentümliches Gefühl,

das man etwa als rauh-fettig bezeichnen kann. Im Papillarkörper läßt
sich dagegen, selbst bei länger bestehenden Fällen, im Gegensatz zum

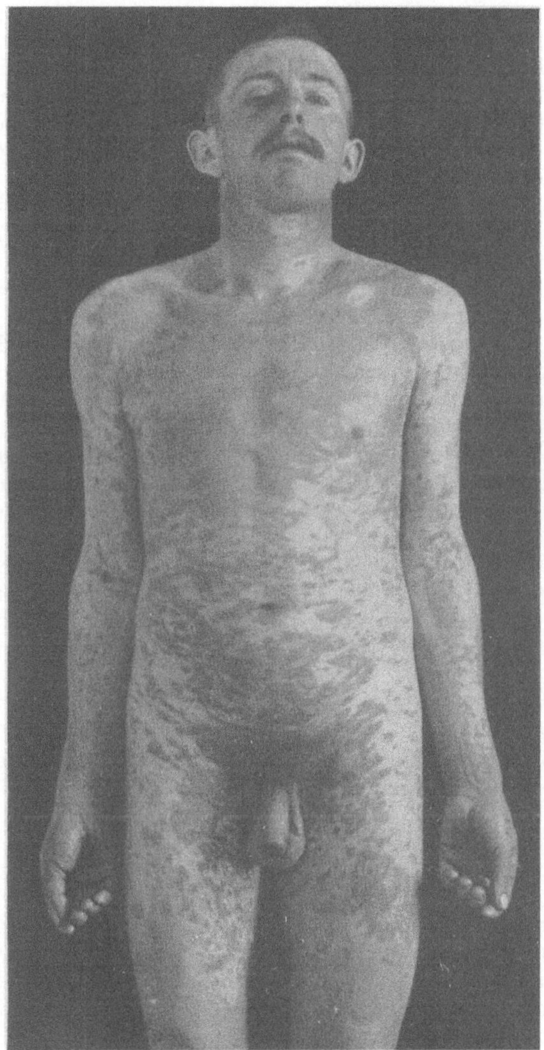

Abb. 75. Seborrhoisches Eczematoid, universelle Ausbreitung (papulöse Form).

Ekzem, eine Infiltration palpatorisch nicht nachweisen. Dem entspricht
auch der histologische Befund, der nur geringe perivasculäre Infiltrate
daselbst erkennen läßt. Juckreiz ist eigentlich nie vorhanden, im
starken Gegensatz zum Ekzem! Man findet daher auch das seborrhoische

Eczematoid gar nicht so sehr selten als Nebenbefund, sowohl auf dem behaarten Kopfe, wie besonders in der Nasolabialfalte und auf dem Sternum. An dieser letzteren Stelle kann es zuweilen zur Ausbildung eines relativ großen Einzelherdes kommen von blumenblattartiger Konfiguration, daher der früher viel gebrauchte Name Eczema petaloides. Auch in den Achselhöhlen und in der Rima ani findet sich gelegentlich ein Befallensein in größerem Umfange, und es muß besonders hervorgehoben werden, daß dann fast stets auch Jucken oder Brennen in gewissem Umfange vorhanden ist, vermutlich spielt die reizende Eigenschaft des Schweißes dabei eine gewisse Rolle. Ähnliches sieht man übrigens auch bei fetten Frauen unter den Mammae, sowie unter der Bauchfalte bei beiden Geschlechtern. Außer an den Prädilektionsstellen findet man gelegentlich auch an anderen Stellen Herde, die das geschilderte Aussehen haben, namentlich an den Gliedmaßen; entsprechend dem geringeren Gehalt an Talgdrüsen handelt es sich fast durchweg um die „trockene" Form. Auch als universelles Exanthem, dann allerdings in etwa münzengroßen Einzelherden, kann sich das seborrhoische Eczematoid zuweilen manifestieren (Abb. 75). Die Abschuppung ist in diesen Fällen meist außerordentlich gering, dafür stellen sich aber infolge eines vermehrten Ödems und Hyperämie im Papillarkörper sowohl wie in der Epidermis die nicht konfluierenden Einzelherde erhaben, vielfach geradezu als papelartige Efflorescenzen dar. Da in diesen Fällen auch die Farbe an Tiefe zunimmt, also mehr dunkel- bis braunrot wird, liegen Verwechselungen mit papulösen Syphiliden nahe. Wenn dagegen eine besonders starke Schuppenbildung vorhanden ist, kann, bei universellem Auftreten, die Unterscheidung gegenüber Schuppenflechte nicht ganz leicht sein, die übrigens auch histologisch manche Ähnlichkeit aufweist.

Häufiger als diese zuletzt beschriebene Entwicklung ist eine andere, der Übergang in die nässende Form. Diese entsteht nun nicht wie bei einem nässenden Ekzem dadurch, daß durch Zusammenfließen einzelner geplatzter Bläschen eine anscheinend gleichmäßig nässende Fläche vorgetäuscht wird, sondern die in ihrem Gefüge gelockerte Hornschicht hebt sich flächenhaft von der unterliegenden Epidermisschicht ab, die Interzellularspalten werden damit nach außen offen und entleeren Serum, daß entweder abtropft oder gerinnt. Es liegt dann eine rote bis graurote, feuchte Fläche zutage, die Brennen verursacht und gegen Berührung wegen der offen liegenden Nervenendigungen empfindlich ist. An intertriginösen Stellen wird diese Art häufig gefunden, ihre Unterscheidung von einer Dermatitis (durch Reibung oder Schweiß bedingt) ist oft nicht leicht, zumal sicher auch beide nebeneinander, bzw. die eine von der anderen überlagert vorkommen können. Die scharfe Begrenzung des seborrhoischen Eczematoids sowie die Reaktion auf die Behandlung wird meist schon auf die richtige Diagnose hinweisen. Auch Mykosen, namentlich Erythrasma und Epidermophytie, können ähnliche Bilder hervorrufen. Pilzbefund und Behandlungserfolg leiten im Zweifelsfalle auf die richtige Spur. Dort, wo das austretende Serum nicht sofort entfernt wird, kommt es zur Krustenbildung, und zwar, da ja keine erhebliche Auswanderung von Leukocyten statthat und auch die Abschuppung sich in mäßigen Grenzen hält, wird man ohne weiteres erwarten können, daß die Krusten honiggelb und mehr oder weniger durchscheinend aussehen. Damit kommt aber nun eine erhebliche Ähnlichkeit zur Streptodermia superficialis crustosa zustande, und in manchen Fällen wird der Vorgang sicher noch dadurch kompliziert, daß sich tatsächlich auf dem sehr günstigen Nährboden eine Infektion mit Pyokokken entwickelt. Auch die Lokalisation dieser Art ist insofern mit jener bei der genannten Pyodermie identisch, als behaarter Kopf und namentlich die Gegend hinter und vor dem Ohre, manchmal bis zum Mund hin, befallen sind. Wir sind überzeugt, daß solche Fälle fast ausnahmslos für pyodermisch angesehen werden, obwohl sie es tatsächlich nicht sind. Folgende Punkte sind zu beachten: Das nässende seborrhoische Eczematoid beginnt nahezu regelmäßig akut, wir sahen Fälle, wo sich binnen 24 Stunden das typische Bild in größter Ausdehnung entwickelte. Ein Übergreifen auf „nichtseborrhoische" Stellen kommt ausgesprochen kaum vor, Anzeichen einer Verbreitung durch Schmieren wie bei Streptodermia superficialis crustosa sind nicht vorhanden. Vielfach ist dagegen die als Kombination unten noch zu erwähnende Blepharitis und Conjunctivitis deutlich ausgeprägt. Außer krustösen Stellen finden sich eigentlich immer einige Stellen, welche die typische, schuppende Grundform erkennen lassen, wie sie bei keiner Pyodermie gefunden wird. Recht häufig ist außerdem die ganze befallene Gegend oder die Umgebung krustöser Stellen hyperämisch gerötet (im Gegensatz zur Str. d. s. cr.). Und schließlich ist außerordentlich charakteristisch die Reaktion auf die Behandlung. Wir finden es immer wieder bestätigt, daß selbst sehr ausgedehnte und akute Fälle auf die unten geschilderte Regelbehandlung sich auffallend schnell zurückbilden, einer Behandlung, die bei pyogener Infektion nahezu gänzlich wirkungslos ist. Während die bei dieser angegebenen Regelbehandlung, namentlich bei sehr akuten und nässenden Fällen von seborrhoischem Eczematoid, deutlich verschlimmernd wirkt.

Einer besonderen Erwähnung bedürfen noch die an behaarten Stellen, Kopf und Mons veneris auftretenden Formen, und zwar kommen sowohl die trockenen und fettigen, wie die feuchte Form, ebenso aber auch sekundäre Infektionen in Betracht. Auffallenderweise sind pyogene Infektionen der Follikel verhältnismäßig selten; deren Behandlung hat sich nach den früher angegebenen Grundsätzen zu regeln, d. h. Epilation ist meist nicht zu umgehen.

Sehr wesentlich für die Diagnose ist beim seborrhoischen Eczematoid die schon gestreifte Mitbeteiligung der Augen. Im Gegensatz zur Rosacea sind es nicht die Hornhaut, sondern die Lider und die Bindehaut, die mit einer gewissen Regelmäßigkeit erkrankt befunden werden: die Lidränder sind dann gerötet und zeigen zwischen den Zilien feine Schüppchen. Seltener sieht man auf der Außenfläche der Oberlider eczematoide Flecke, die schuppen oder nässen, oder sogar feine Rhagaden aufweisen. Die Bindehaut ist, besonders im palpebralen Anteil, leicht geschwollen und mehr oder minder stark gerötet.

Die Behandlung richtet sich naturgemäß nach der vorliegenden Form. Für die trockene oder fettige Form hat sich uns seit Jahren die Behandlung mit einer schwachen Salicylvaseline ($^1/_2$—1$^0/_0$), der wir auf dem Kopf, an Stelle von Glycerin, Oleum Ricini als Lösungsmittel beifügen, bewährt. Vielfach tritt darunter völlige Abheilung ein, mindestens aber ein erheblicher Rückgang; bleibt die Affektion danach unverändert stehen, so ist Röntgenbestrahlung die Methode der Wahl (3 mal 3 X in 10 tägigen Intervallen). Ist diese nicht ausführbar, so sind schwache teerhaltige Salben oder Pasten, auf dem Kopf teerhaltige, spirituöse Lösungen zu empfehlen (Rez. 20 bzw. 23). Auch Resorcin in mittlerer Konzentration, etwa 3—5$^0/_0$, kann zweckmäßig sein, das richtet sich nach der individuellen Reaktionsweise der betr. Haut. Auf jeden Fall ist darauf Bedacht zu nehmen, daß von vornherein eine milde, wenig reizende Behandlung eingeleitet wird. Bei nässenden Fällen pflegen wir zunächst 1—2 Tage feuchte Verbände mit Salicyl-Resorcin-Lösung anzuwenden, zugleich wird einmal täglich die nässende Fläche gründlich mit 5$^0/_0$ Argentum nitricum-Lösung gepinselt. Sobald das Nässen etwas nachläßt, gehen wir zu der vorher beschriebenen Regelbehandlung über. Wir haben immer wieder den Eindruck, daß Salicyl, namentlich in Vaseline flavum, geradezu spezifisch auf diesen Prozeß wirkt, können aber zur Zeit noch nicht sagen, wie der Mechanismus dieser Wirkung ist. Bei den sehr seltenen Fällen, die sich auf diese Behandlung als refraktär erweisen, empfiehlt es sich zunächst, einen Versuch mit antibakterieller Behandlung zu machen, also Präcipitatsalbe oder Schwefelsalbe bzw. -schüttel (Rez. 28). Dies ist übrigens die einzige Indikation für schwefelhaltige Medikamente bei seborrhoischem Eczematoid, wir haben uns von seiner sonstigen antiseborrhoischen Eigenschaft bisher nicht überzeugen können.

Status exsudativus.

Es ist das Verdienst von Czerny (1905) als Erster auf das Vorkommen von gewissen Affektionen der Haut und Schleimhäute bei einem bestimmten konstitutionellen Typus der Säuglinge hingewiesen zu haben, den er exsudative Diathese nannte. Ursprünglich wollte er eine Krankheit darunter verstanden wissen; die durch ihn angeregte Forschung der folgenden Jahre hat es aber zweifelsfrei erwiesen, daß man nur vom Vorliegen einer zu bestimmten Erscheinungen führenden, in der ererbten Konstitution begründeten Disposition des betreffenden Kindes sprechen kann. Wir müssen es uns hier versagen, auf den ganzen Umfang der Entwicklung einzugehen, welche diese Frage bisher genommen hat, müssen auch die Kenntnis der Diathese nach dem heutigen Stand voraussetzen. Beschäftigen sollen uns nur die an der Haut auftretenden Manifestationen. Hier erheben sich nun insofern ernste Schwierigkeiten, als es durchaus nicht sicher, sogar ziemlich unwahrscheinlich ist, ob alle die, beim Säugling — und Kleinkind, das läßt sich selbstverständlich nicht scharf voneinander trennen — beobachteten, ekzemartigen Hautaffektionen lediglich als auf dem Boden des Status exsudativus entstanden anzunehmen sind. Die Zahl der Autoren ist nicht gering, die dies ablehnt (Tachau, Gerstley u. a.). Kompliziert wird die Entscheidung noch dadurch, daß für viele Autoren ein Unterschied zwischen Dermatitis und Ekzem nicht vorhanden ist (Tachau, Highman), oder daß beim Säugling das Vorkommen des seborrhoischen Eczematoids für möglich gehalten wird (Psoriasoid Tachaus). Es kommt aber ferner hinzu, daß es nach heutiger Auffassung viel zu eng begrenzt wäre, wenn nur ekzemartige Ausschläge in Betracht gezogen würden, also mit Rötung, Bläschen- und Schuppenbildung einhergehende Prozesse der Epidermis, bei zurücktretender Beteiligung der Cutis. Auch die mit Quaddel- oder Knötchenbildung einhergehenden Affektionen der Kinderhaut sind daher auf ihre Zugehörigkeit zu dieser — oder evtl. einer noch aufzustellenden — Gruppe zu untersuchen. Außer dem exsudativen Status sind ja noch andere mittlerweile aufgestellt worden; von diesen scheint, was die Beteiligung der Haut angeht, der Status thymico-lymphaticus auszuscheiden, da bei ihm offenbar irgendwelche charakteristischen Hautveränderungen nicht vorkommen. Anders ist es schon mit dem Status neuropathicus, aber es liegen noch nicht genügend Nachweise vor, die ein Eingehen an dieser Stelle rechtfertigen. Die arthritische Diathese Combys wird bei uns, als zu weitgefaßt, abgelehnt (Samelson). Wie steht es aber mit dem Status seborrhoicus? Wie wir im vorhergehenden Kapitel auseinandergesetzt haben, sind wir der Ansicht, daß dieser zwar erbgebunden ist, aber erst mit dem in Funktiontreten der Keimdrüsen in die Erscheinung treten kann. Wir wiesen schon darauf hin, daß uns seborrhoische Erscheinungen beim Kind im Spiel- und Schulalter nicht bekannt sind. Und im Säuglingsalter? Soweit wir die Literatur zu übersehen vermögen, scheint besonders die als Gneis bekannte Affektion des Oberkopfes als seborrhoisch angesprochen zu werden, aber auch sonst werden desquamierende Affektionen am Körper gelegentlich als solche gedeutet (Finkelstein-Galewsky-Halberstaedter). Wenn nun auch eine gewisse morphologische Ähnlichkeit zugegeben werden kann, so können wir doch nur eine Ähnlichkeit, keine Identität der Erscheinungen zugeben und beziehen uns dabei auf ein nicht eben kleines und gut beobachtetes Material. Wir lehnen also das Vorkommen seborrhoischer Eczematoide beim Säugling bis zum strikten Beweise des Gegenteils ausdrücklich ab. Wir kommen damit auf unsere eingangs gestellte Frage zurück, ob denn nun alle ekzemartigen Hautaffektionen beim Säugling und Kleinkind als auf dem Boden des Status exsudativus entstanden anzusehen sind. Darauf ist zu antworten, daß uns das in dieser Ausschließlichkeit nicht statthaft erscheint. Um so weniger, als ja der Begriff der exsudativen Diathese noch durchaus nicht scharf abgegrenzt ist (vgl. die französische Auffassung) und die Erkennung mancher, namentlich weniger ausgesprochener oder latenter Fälle heute noch kaum möglich ist, und als es ferner keine absolut sicheren Kennzeichen für die Feststellung dieses Zustandes gibt. Wenn wir also im folgenden die ekzemartigen Ausschläge der Säuglinge als exsudative Eczematoide bezeichnen, so tun wir dies im Sinne einer Arbeitshypothese und sind uns bewußt, daß in einer späteren Zeit für einen Teil wahrscheinlich andere dispositionelle Momente gefunden werden, oder daß vielleicht auch für den wenig befriedigenden Begriff der exsudativen Diathese eine klarere und das eigentliche Wesen dieser Disposition besser erfassende Bezeichnung wird geprägt werden können. Abgesehen von den Symptomen der Haut und Schleimhäuten wissen wir aber heute vom eigentlichen Wesen der exsudativen Diathese noch zu wenig, als daß sich jene Forderung schon jetzt verwirklichen ließe. Fest steht eigentlich nur das eine, daß die Art der Ernährung in vielen Fällen von gewissem, bestimmendem Einfluß ist. Ausgesprochene Stoffwechselstörungen, insbesondere auch Erhöhung oder Erniedrigung des Grundumsatzes haben sich bisher nicht nachweisen lassen, ebensowenig Störungen inkretorischer Art. Störungen im Salz- und Wasserhaushalt werden zwar immer wieder angeführt, aber es bleibt bisher fraglich, ob das nicht sekundäre Erscheinungen sind, die jedenfalls nicht von primärem Einfluß auf die Genese sind. Noch zu erwähnen bleibt schließlich die von Krasnogorsky vertretene Anschauung, daß es sich um einen Übererregbarkeitszustand des Vagus handele, eine Vagotonie. Angesichts der in manchen Fällen offenbar günstigen Wirkung des Atropins (s. später) vermögen wir diese Hypothese nicht ohne weiteres abzulehnen, wenn auch zugegeben werden muß, daß sie bis jetzt noch nicht einwandsfrei begründet worden ist. Unter dem Einfluß namentlich amerikanischer Autoren (Schloß u. a.) hat neuerdings die Ansicht Boden gewonnen, daß es sich um eine spezifische Überempfindlichkeit der Säuglingshaut gegenüber Nahrungsproteinen handele. Man macht dabei die Hilfsannahme, daß der Säuglingsdarm gegen diese Stoffe durchlässiger sei als derjenige älterer Kinder, indem man besonders auf die Tatsache hinweist, daß vom 2. Lebensjahre ab diese Art Ausschläge an Zahl stetig abnimmt. Zur Stützung der Annahme, daß Nahrungsproteine als „Allergene" in Frage kommen, wurden auch die im vorigen Kapitel erwähnten Hautprüfungsmethoden herangezogen. Es hat sich aber gezeigt, daß diese — zumindesten in ihrer heutigen Methodik — nur in einer beschränkten Zahl der Fälle positive Resultate ergeben, auch zeigen sie oft eine derartige Plurivalenz gegen alle möglichen Nahrungsproteine, daß eine praktische Verwertbarkeit bei der Therapie ausgeschlossen erscheinen muß. Das einzige, was wir bisher wissen, ist die Tatsache, daß es eine Anzahl Säuglinge gibt, die offenbar diesen oder jenen Anteil ihrer Nahrung, in erster Linie Eiweißstoffe, aber auch Fette und Kohlehydrate nicht in normaler Weise abbauen. Da nun ferner die Feststellung nicht bestritten werden kann, daß die auftretenden Hauterscheinungen mit jener „Ernährungsstörung" zusammenhängen, ist man zur Annahme gezwungen, daß gewisse Stoffe in den Blutkreislauf übertreten. Sie treffen dort auf eine überempfindliche Haut bzw. Schleimhaut und rufen dann ekzemartige — und andere — Reaktionen hervor. Fest steht weiterhin, daß die überwiegende Mehrzahl der so reagierenden Kinder den Status exsudativus erkennen lassen. Daß es von diesem letzteren zwei verschiedene Typen, die überernährte, fette oder pastöse Form und die magere oder unterernährte gibt, darf als bekannt vorausgesetzt werden. Auf die Art der auftretenden Morphe hat das übrigens keinen erkennbaren Einfluß, dagegen ist bei der sehr wichtigen Ernährungsbehandlung darauf Rücksicht zu nehmen.

Zusammenfassend läßt sich also sagen: Die Genese des Säuglingseczematoides ist geknüpft an das Bestehen einer besonderen, ererbten Disposition. Diese scheint zu bestehen in einer zu großen Durchlässigkeit der Darmschleimhaut für Nahrungsstoffe, insbesondere Proteine, ferner in einem Unvermögen derartige Stoffe geregelt abzubauen, und drittens in einer abnormen Empfindlichkeit der Haut gegenüber gewissen normalen oder anormalen, im Blute kreisenden Stoffen. Gefunden wird diese Disposition bei dem als Status exsudativus bezeichneten Zustande. Ob auch noch andere Status- bzw. Konstitutionsformen in Frage kommen, muß vorläufig dahingestellt bleiben; namentlich die Frage einer Mitbeteiligung des Nervensystems, insbesondere auch des Parasympathicus, wäre noch zu lösen. Neben diesen endogenen Faktoren kommen als exogene folgende in Frage: zunächst die Nahrungsmittel, einschließlich der Vitamine. Eine große Rolle spielt dabei auch der Fettgehalt der Milch, auch den Mineralstoffen, namentlich dem Kalk kommt gewisse Bedeutung zu. Als weitere äußere Faktoren müssen aber noch genannt werden, alltägliche Reize wie Wasser, Seife, Reiben der Bekleidung, Benetzen mit Urin und Kot, und anderes mehr. Hierauf wird bei der Behandlung nochmals einzugehen sein.

Ergänzend sei schließlich noch darauf hingewiesen, daß in gewissen Fällen das Vorliegen einer echten Anaphylaxie naheliegt. So ist ein Todesfall unter den Symptomen des anaphylaktischen Chocks bei einem gegen Fischeiweiß überempfindlichen Kleinkind nach Injektion einer geringen Menge eines stark verdünnten Fischfleischauszuges beschrieben worden. Sehr instruktiv ist der folgende Fall von Salès, Debray und Verdier, der auch therapeutisch wichtiges enthält.

Es handelte sich um männliche Zwillinge; beide litten an „Gesichtsekzemen" und zeigte hohe Intoleranz gegen Milch: Erbrechen, Diarrhöen und schlechtes Allgemeinbefinden. Der eine starb nach dem Genusse eines Fläschchens Kuhmilch unter Symptomen einer schweren anaphylaktischen Krise innerhalb von drei Tagen. Obduktion ergab fettige Entartung der Leber sowie gelatinöses Ödem der Meningen. Der andere konnte durch Verabreichung kleiner Dosen von Kuhmilch, die allmählich gesteigert wurde, so unempfindlich gemacht werden, daß er völlige Toleranz gegen Milch erreichte. Der Ausschlag heilte vollkommen ab.

Abschließend läßt sich sagen, daß so viel auch bisher Forschungsarbeit auf diesem Gebiete geleistet worden ist, doch noch vieles zu klären übrig bleibt. In viel höherem Maße gilt das nun noch für die bisher nur ganz vereinzelt aufgeworfene Frage nach dem Verhalten derartig disponierter Individuen in späteren Lebensjahren. Von pädiatrischer Seite (Moro und Kolb) ist — allerdings nur an Kindern bis 11 Jahren — festgestellt, daß die „Ekzeme" in der Mehrzahl spätestens bis Mitte des zweiten Lebensjahres abheilten; häufiger trat Strofulus bei diesen dann auf. Asthma fand sich auch, aber in geringem Maße (2,3 %).

Nach den von mir durchgeführten Untersuchungen steht es nun außer allem Zweifel, daß ein Teil, der als Säugling oder Kleinkind mit Symptomen auf exsudativ-diathetischer Grundlage behafteten

Individuen auch in späteren Lebensjahren bestimmte Haut- und evtl. auch Schleimhauterscheinungen zeigt. Mit anderen Worten, die einmal bestehende Disposition führt auch späterhin zur Entstehung von manifesten Krankheitserscheinungen. Diese können sich an der Haut sowohl wie an der Bronchialschleimhaut, hier als Asthma, zeigen. Daß es sich höchstwahrscheinlich um einen erbgebundenen Faktor handelt, ergab sich aus der wiederholt gemachten Feststellung, daß derartige Individuen einen Elter hatten, der an typischem Bronchialasthma litt. Nach Kämmerer handelt es sich bei solchen Asthmatikern um eine „allergische Disposition", die sich, außer in ihrer Überempfindlichkeitsreaktion, in vagotonischen Symptomen und Neigung zur Eosinophilie kundgibt. Ähnlich sprechen Storm van Leeuwen, Bien und Varekamp von einer allergischen Disposition, gekennzeichnet durch eine Erhöhung im Purinstoffwechsel, durch erhöhte Empfindlichkeit gegenüber Tuberkulin, das Vorkommen einer hämoklasischen Krise, eines besonderen, die glatte Muskulatur erregenden Giftes im Blute, eines verminderten Bindungsvermögens für Salicylsäure und durch eine eigenartige Reaktion auf die intracutane Einspritzung eines Extraktes aus Schuppen menschlicher Haut. Wie ich feststellen konnte, genügt bei Asthmatikern zuweilen schon das Abstreifen des Hemdes über den Kopf, wobei offenbar Hautschuppen eingeatmet werden, um einen typischen Asthmaanfall auszulösen. Auch bei Einspritzung des Stormschen Extraktes sahen wir gelegentlich Asthma oder andere Erscheinungen an der Darm- und Uterusschleimhaut ausgelöst werden. Ein Eingehen auf alle diese Fragen erschien notwendig, um den ganzen, vorläufig noch mit vielen Unklarheiten beladenen, Umfang dieses Komplexes übersehen zu können. Wenn auch Asthma und Eczematoid nicht häufig nebeneinander vorkommen, so unterliegt es doch heute schon keinem Zweifel, daß sie beide auf demselben Boden entstehen. Sehr interessant sind in dieser Hinsicht Fälle, bei denen die beiden Affektionen streng alternierend auftreten.

Wir deuteten oben schon an, daß es sich bei den auf der Basis der exsudativen Diathese entstehenden Hautaffektionen nicht lediglich um ekzemartige handele, sondern daß auch noch andere Morphen in Betracht kämen. Abgesehen von der soeben erwähnten spätexsudativen, kommen noch die als Strofulus und als Prurigo bezeichneten Affektionen in Frage. Es sei vorweg bemerkt, daß auch hier die Beziehungsverhältnisse noch durchaus nicht völlig geklärt sind, aber ich habe angesichts der nicht zu leugnenden, nahen Verwandtschaft aller dieser Krankheitsbilder mich für berechtigt gehalten, sie hier unter diesen Gesichtspunkten einzureihen.

Wir wenden uns zunächst der kurz als **exsudatives Eczematoid** — statt Eczematoid in statu exsudativo — bezeichneten Affektion zu. Es tritt meist erst nach Ablauf der ersten vier Lebenswochen auf, ist im ersten Jahre am ausgeprägtesten und häufigsten vorhanden und nimmt bis zum dritten Jahre an Intensität und Zahl der Erkrankten rasch ab, um dann bei einzelnen von diesen in die von uns als spätexsu-

dativ bezeichneten Erscheinungen überzugehen. Prädilektionsstellen
sind behaarter Kopf, Nacken, Gesicht, namentlich die Wangen, während
die Mund- und Ohrpartien meist auffällig frei bleiben (im Gegensatz
zum skrofulösen Eczematoid oder zur Streptodermia superficialis!).
Am Rumpf sind Genitocruralfalte und Rima ani häufig miterkrankt;
auch die Nates und Oberschenkel sind zuweilen mit einbezogen, ebenso
bei fetten Kindern die Halsfalte. Eine Bevorzugung der Gelenkbeugen,
wie in den späteren Stadien, ist dagegen noch nicht zu erkennen. Der
Grundcharakter der Affektion ist eine ausgesprochen flächenhafte,

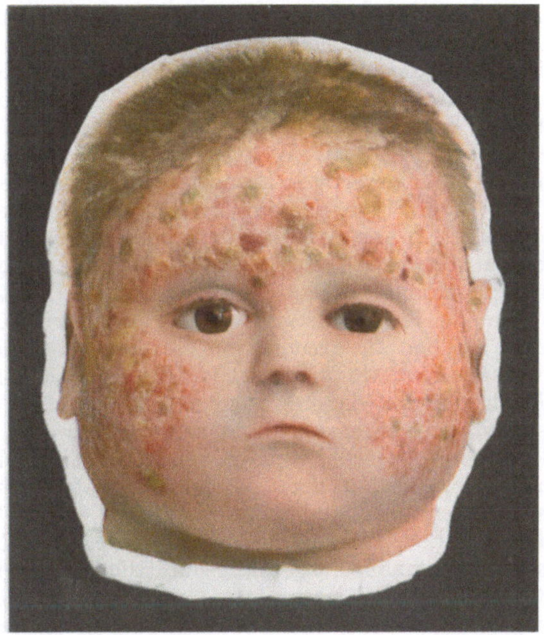

Abb. 76. Exsudatives Ekzematoid des behaarten Kopfes und Gesichtes.

mehr oder minder scharf begrenzte Rötung, die mit einer Abhebung
der oberen Epidermisschichten, insbesondere der Hornschicht verbunden
ist. Es kann demgemäß entweder die Neigung zur Abschuppung oder
zum Nässen im Vordergrunde stehen. Im letzteren Falle kommt es dann
zur Bildung von oft recht erheblichen Borkenauflagerungen (Abb. 76).
Auf dem behaarten Kopf kann dadurch ein Bild erzeugt werden, welches
dem des seborrhoischen Eczematoids nicht ganz unähnlich ist, obwohl
selbstverständlich von einer Vermehrung der Fettabsonderung, angesichts des anatomischen und funktionellen Zustandes der Talgdrüsen,
keine Rede sein kann. Die Cutis zeigt nur im papillaren Anteile eine
gewisse Mitbeteiligung in Form einer geringen Schwellung. Die Affektion
auf dem Oberkopf, die zuweilen auch isoliert vorkommt, wird herkömmlich

als Gneis, diejenigen auf den Wangen als Milchschorf bezeichnet.
Wir vermögen an sich keinen grundsätzlichen Unterschied zwischen
beiden zu erkennen, allerdings ist zu bemerken, daß auf dem Kopf
anscheinend nie Bläschen auftreten, wie wir sie an den Wangen,
Hals usw. gar nicht selten sehen. Bemerkenswert ist der außerordentlich heftige Juckreiz, der oft — aber nicht durchweg — besteht. Die
kleinen Patienten kratzen dann andauernd oder „anfallsweise" mit den
Händen, oder wenn dies verhindert wird, so lernen sie sehr bald mit dem
betreffenden Körperteil scheuernde Bewegungen zu machen, so daß nun,
neben den geschilderten Erscheinungen, auch diejenigen von capillaren
Blutungen zu bemerken sind. Auffallend ist, daß trotz begünstigender
Umstände eigentlich selten sekundäre, pyodermische Prozesse
zur Beobachtung kommen (Vergleich mit gleichaltrigen Kindern, welche
an Scabies leiden und die oft massenhaft Pyodermien aufweisen). Es
liegt nahe, daran zu denken, daß entweder das „Terrain" oder die Zusammensetzung der ausgeschiedenen Flüssigkeit für die Ansiedlung
von Pyokokken nicht günstig ist. Wenig beachtet scheint uns die Möglichkeit zu sein, daß ein derartiges Eczematoid auch mit einer akuten
Reizung der Haut, im Sinne der im vorigen Kapitel beschriebenen
Dermatitis intertriginosa kombiniert sein kann. Es kommen dann
Krankheitsbilder zustande, die unter Umständen eine erhebliche Ausdehnung darbieten, regionär wie universell, wobei die letzteren an die
noch zu besprechende Erythrodermie Leiners erinnen können. Der
Allgemeinzustand der an exsudativen Eczematoid leidenden Kindern ist in wechselndem Umfange verändert. Man hat aber eigentlich nie den Eindruck, daß das Hautleiden selbst sich im Sinne einer
Entwicklungsstörung auswirke, was angesichts der schweren Juckkrisen,
des Nässens, Schuppens usw. wohl verständlich wäre. Ein Teil der kleinen
Patienten gehört ohnedies zu dem bereits erwähnten fetten Typus,
diese sind also überernährt, andere wieder sind — infolge falscher
Ernährung oder falscher Ausnützung der dargereichten Nahrung —
mehr oder minder unterernährt; die durchschnittliche Gewichtszunahme
bleibt gewöhnlich hinter der Norm etwas zurück. Auf die sonstigen
klinischen Erscheinungen kann — als zuweit abseits führend — nicht
eingegangen werden. Differentialdiagnostisch liegen die Verhältnisse insofern einfach, als uns zur Zeit keine andere Affektion im Säug-
lings- und Kleinkindesalter bekannt ist, welche in Betracht käme. Am
schwierigsten noch ist die Abgrenzung gegenüber der Dermatitis intertriginosa; „reine Fälle" von dieser werden sich leicht durch den Behandlungserfolg erkennen lassen, denn auch hier gilt der Satz, daß mit Fortfall
der Noxe auch die Affektion schwindet. In den bereits angedeuteten,
kombinierten Fällen dagegen kann man immer wieder sehen, daß zunächst auf die eingeleitete Dermatitisbehandlung ein deutlicher Rückgang
der Erscheinungen einsetzt, der dann an einem gewissen Punkte zum
Stillstand kommt, und nur die nun einzuschlagende Eczematoidbehand-
lung bringt dann die Abheilung zu Wege. Eine Verwechslung mit Pyodermien wird sich wohl in den meisten Fällen durch genaue Beachtung
der Entstehung und der Morphen umgehen lassen.

Die Behandlung des exsudativen Eczematoids wird sich der oben geschilderten kausalen Genese möglichst anzupassen haben. Zunächst ist die Verabreichung von Milch entweder ganz einzustellen, oder, wenn dies untunlich erscheint, mindestens einzuschränken. Auch ein Wechsel in der Milchsorte kann schon zweckmäßig sein. So wird manchmal Frauenmilch gut, Kuhmilch dagegen garnicht vertragen. In anderen Fällen wieder ist zu langes Ausmelken oder die Ernährung der Kühe (Maiskuchen) von Einfluß, oder der Fettgehalt ist zu hoch; letzteres kommt übrigens, wenn auch selten, für Frauenmilch in Frage. Hautprüfungen auf unverträgliche Nahrungsstoffe, insbesondere Protein, führen in ihrer jetzigen Anwendungsart meist zu keinen praktisch verwertbaren Ergebnissen. Besteht eine sichere Milchüberempfindlichkeit, so kommt auch Desensibilisierung mit kleinsten Dosen in allmählicher Steigerung in Betracht. Über die Darreichung von Pankreaspräparaten, die beim Erwachsenen oft sehr nützlich sind, liegen anscheinend Erfahrungen noch nicht vor. Immerhin sollte auch an eine Unverträglichkeit gegen Fett und Kohlehydrate gedacht werden. Für den letzteren Fall eignet sich als Ersatz Kefir oder Malzsuppe. Bei Brustkindern wird auch der Nahrung der Mutter Aufmerksamkeit zugewendet werden müssen. Ist ihre Milch zu fett, so sollten Fett, Fleisch und Alkohol (Warmbier!) vermieden oder vermindert werden. Lévy-Franckel empfiehlt, Brustkinder überhaupt zweitweise oder ganz abzusetzen. Auf jeden Fall müssen die Mahlzeiten genau geregelt werden, bei überfütterten Kindern muß die Nahrung eingeschränkt, bei unterernährten entsprechend vermehrt werden. Wir gehen möglichst früh bereits zu grünen Gemüsen, namentlich Spinat über, lassen Brot und Zwieback, sowie Kuchen, Zuckerzeug, ferner Eier nur in geringen Mengen zu; nicht nur wegen der eventuellen Überempfindlichkeit dagegen, die absolutes Verbot erfordert, sondern aus der Beobachtung heraus, daß die Kinder auf diese Weise erhebliche Mengen Nahrung, außer den regulären Mahlzeiten unkontrolliert „zwischendurch" zu sich nehmen. Neben der Ernährung ist dann ferner dafür Sorge zu tragen, daß äußere Reize im allgemeinen, sowie von der Haut im besonderen ferngehalten werden (White). Zimmer kühl und nicht zu sonnig, Kleidung und Betten nicht zu warm, häufiges Trockenlegen, Vorsicht mit Wasser und Seife. Die Hautreinigung muß bei stark gereizter Haut möglichst mit warmem Öl vorgenommen werden, sind Bäder nicht zu umgehen, so empfehlen sich solche mit Kleie- oder Kalipermanganatzusatz (weinrot). Sehr wichtig ist auch das Verhindern des Kratzens; uns haben sich immer noch am besten die bekannten Manschetten aus Pappe oder Blech, welche über die Arme gezogen und an der Brust festgebunden werden, bewährt. Für die eigentliche Behandlung der Haut sind Salben bzw. Pasten mit Zusatz von Tumenol, Ammonium, Teer, Pellidol oder Azodolen (Rez. 13), nach vorheriger Entfernung der Krusten und Schuppen durch Salicylvaseline das Beste. Nässende Stellen werden mit Argentum nitricum, wie üblich, vorher gepinselt. Ausgezeichnet hat sich uns seit langem die Anwendung von Röntgenstrahlen in kleinen Dosen (dreimal 3 X in 10 tägigen Abständen) bewährt. Es tritt danach sehr bald

Verschwinden des Juckreizes sowie Rückbildung der sonstigen Hauterscheinungen ein. Auch Allgemeinbestrahlungen mit Höhensonne
wirken offenbar meist recht günstig. Innerlich sind Calciumpräparate
angezeigt, auch Atropin geben wir bei schweren Fällen gern (dreimal
täglich einen Tropfen einer $1^0/_{00}$ Lösung).

Wir schließen eine Affektion an, die ich vorläufig als **spätexuda-
tives Eczematoid** bezeichnen möchte. Unter den bisher als echte
Ekzeme betrachteten Fällen findet man immer wieder solche, die an-
geben, daß sie seit frühester Kindheit an Ausschlägen leiden. Die Angaben lauten insofern verschieden, als ein Teil dauernd davon befallen
ist, andere wieder zeigen ein periodenweises Auftreten, Zeiten völligen
Freiseins wechseln ab mit solchen mehr oder weniger Befallenseins.
Wie schon oben erwähnt, ist zuweilen einer der Eltern Asthmatiker
oder — seltener — leidet oder litt in der Jugend ebenfalls an derartigen
Ausschlägen, während die Patienten selbst gewöhnlich nicht Asthmatiker
sind. Dagegen sahen wir Geschwister, und zwar dann meist gleich-
geschlechtliche, gemeinsam befallen. Das klinische Bild ist, wenn
man es erst einmal erfaßt hat, verhältnismäßig leicht erkennbar. Befallen sind meist die Gelenkbeugen: Handgelenke, Ellbeugen, Knie-
kehlen, ferner Innenseite der Oberschenkel, Handrücken, seitliche
und vordere Halsgegend; vom Gesicht die Wangen und fast immer die
Mundpartien. Die Grundefflorescenz ist eine hautfarbene Papel,
deren Mitte infolge des Juckreizes häufig zerkratzt ist und dann ein
kleines Blutbörkchen trägt. Diese Papeln stehen entweder in dichten
Gruppen oder sind, wie an den Gelenkbeugen und an der Innenseite
der Oberschenkel, zu einem unscharf begrenzten, plattenartigen
Infiltrat zusammengeflossen. Nässen ist im allgemeinen nicht
vorhanden oder sehr gering, eigentliche Bläschen sind nicht feststellbar.
Mit der Zeit nimmt die Infiltration der Cutis, namentlich im papillaren
Anteile, immer mehr zu und es entsteht eine grobe Felderung der Haut,
dies ist besonders ausgeprägt und charakteristisch in der Mundgegend:
die Oberlippe ist verdickt, zeigt grobe Furchen, die bis ins Lippenrot
reichen, aber keine eigentlichen Rhagaden (Abb. 77). Schuppenbildung und
Rötung ist gering, Nässen ist nicht vorhanden. Auch die Unterlippe und
die Augenlider zeigen gewöhnlich ähnliche Veränderungen. Das Gesicht
bekommt ein vorzeitig gealtertes, starres, maskenartiges Aussehen,
vor allem aber fällt die graugelbliche oder schmutziggraue Verfärbung
auf. Dieser Zustand wird nun vielfach verändert durch Exacerbationen, die im Auftreten neuer Hautherde mit erheblicher Hyperämie,
Nässen und verstärktem, sehr quälenden Juckreiz bestehen. Auf den
Wangen finden sich dann oft Bilder, die ganz an das Eczematoid der
Säuglinge erinnern: gerötete glänzende Haut, wie gefirnißt aussehend,
in der feine, netzförmige Einrisse zu beobachten sind, die nässen und
jucken. Die Unterscheidung ausgeprägter Fälle von ähnlich aussehenden
Ekzemen dürfte bei Beobachtung des Verlaufs, der Lokalisation sowie
dem Mangel an makroskopischer Bläschenbildung nicht allzu schwierig
sein; für zweifelhafte Fälle scheint nach unseren Untersuchungen der
positive Ausfall der Intracutanreaktion nach Storm van Leeuwen

(Injektion von Menschenhautschuppenextrakt) für exsudatives Eczematoid zu sprechen. Das gleiche gilt auch für die Unterscheidung gegenüber der Neurodermie (s. später), bei der wir die Stormsche Reaktion regelmäßig negativ fanden. Wenn recht häufig bei diesen Kranken auch positive Reaktionen gegen andere Allergene mittels Hautprüfung feststellbar sind, so sind diese doch so wechselnd und uneinheitlich, daß weder für die Genese noch für die Therapie bis jetzt Schlüsse daraus ableitbar sind. Schwierigkeiten macht ferner noch das in manchen Fällen gleichzeitige Bestehen eines Status seborrhoicus. Diese Kombination ist natürlich erst mit oder nach der Pubertät zu erwarten, kann dann aber das eigentliche exsudative Bild stark modifizieren oder überlagern. An dieser Stelle fängt das Problem überhaupt an,

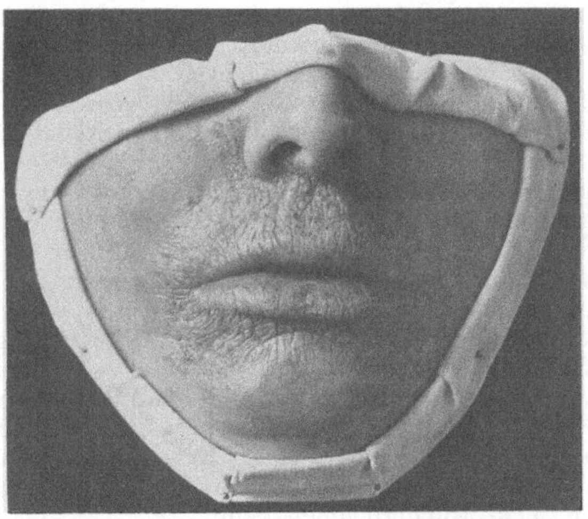

Abb. 77. Spätexsudatives Ekzematoid der Mundgegend.

für uns übersichtlich zu werden, denn wir sehen, daß in solchen Fällen während einer Gravidität sämtliche Erscheinungen verschwinden können, also von beiden Status. Während umgekehrt verschiedentlich während der Menses Verschlimmerung feststellbar war. Auch der Einfluß klimatischer Faktoren ist hier zu erwähnen, sahen wir doch im Hochgebirge sowie an der See nicht selten die Hauterscheinungen abheilen, um sofort wieder aufzuflammen, wenn der Kranke an seinen früheren Wohnort zurückkehrt. Das gleiche gilt bekanntlich auch für das Asthma in nicht wenigen Fällen, und auch da werden wir wieder auf die engen genetischen Zusammenhänge zwischen den beiden Krankheiten hingewiesen. Nach den bereits erwähnten Untersuchungen von Storm van Leeuwen und seinen Mitarbeitern hat es nun den Anschein, als wenn der allergene Faktor in den Sporen der ubiquitären Schimmelpilze gefunden sei. Es wäre also anzunehmen, daß diese bei entsprechend sensiblen Menschen, und das sind nach unserer Ansicht im vorliegenden

Falle die Exsudativen, entweder Erscheinungen von Asthma oder von Eczematoid, sehr selten aber beides zugleich hervorrufen können. Bezüglich des letzteren ist sogar zu sagen, daß sie einander in gewissem Sinne auszuschließen scheinen, denn es gibt Fälle, bei denen diese beiden Affektionen alternierend auftreten, und Patienten, die das wissen, pflegen ihre Hautaffektion, um vom Asthma verschont zu bleiben. Sicher ist nach unseren bisherigen Untersuchungen, und wichtig für die Differentialdiagnose das Eine, daß der an „gewöhnlichem Ekzem" leidende weder die Stormsche Probe noch die übrigen Anzeichen aufweist, die wir für die „exsudativen" Ekzematiker als charakteristisch hervorgehoben haben. Dieser Unterschied zeigt sich nun auch weiterhin in der Behandlung. Es ergibt sich nämlich immer wieder, daß die beim Ekzem recht erfolgreiche Behandlung mit Salben oder Pasten höchstens vorübergehend Erfolg zu erzielen vermag, ja man hat zuweilen sogar den Eindruck der Verschlimmerung, wenn sie eine Zeit angewendet worden sind. Ausgezeichnet wirken dagegen die Röntgenstrahlen, in der gleichen Dosierung, wie sie für das Ekzem angegeben sind, sie schaffen sofort Ruhe und bringen die Hauterscheinungen zur Rückbildung. Allerdings ist ihr Einfluß auf die Infiltration meist nicht so ausgesprochen wie sonst, auch wirken sie keineswegs in jeder Beziehung vorbeugend, aber bei beginnenden Rückfällen genügt oft eine Teildosis, um diese zum Schwinden zu bringen. Leider ist einer zu häufigen Wiederholung der Röntgenbestrahlung an der gleichen Stelle gewisse Grenzen gesetzt, als Ersatz hat sich uns nun Anwendung von Teer in einem kolloidalen Konstituens, an Stelle von Salbe bewährt. Das Mittel, Cadogel genannt, ist mit $10-33-66\%$ Teergehalt erhältlich und wird ganz wie eine Salbe angewandt. Die Vermutung liegt nahe, daß die Nichtwirksamkeit von Teer in Salbenform auf eine allmählich sich steigernde Überempfindlichkeit gegen Fett bzw. Vaseline beruht. Eine Tatsache, die uns angesichts der schon erwähnten, öfters vorhandenen plurivalenten Überempfindlichkeit nicht wundernehmen kann.

Ist schon bei dem zuletzt gezeichneten Krankheitsbild der Zusammenhang mit der exsudativen Diathese nicht in allen Fällen einwandfrei nachweisbar und wurde von uns mehr im Sinne einer Arbeitshypothese angenommen, so müssen wir nun noch einige Affektionen anreihen, bei denen dieser Zusammenhang zwar vielfach behauptet oder nahe liegend ist, bei denen aber der Beweis noch völlig aussteht. Da ist zunächst die **Erythrodermia exfoliativa Leiners** zu erwähnen. Genannter Autor beschrieb 1907 eine relativ selten vorkommende, gewöhnlich nur bei Brustkindern im 1.—3. Monat auftretende Hauterkrankung: auf der mäßig stark geröteten Haut entwickelt sich eine Abschuppung, die zunächst mit gelblichweißen oder grauweißen, „seborrhoischen" Schuppen und Krusten auf dem Kopf beginnt. Weiterhin wird in ähnlicher Weise auch das Gesicht befallen, namentlich Augen- und Ohrgegend. An den Lidern finden sich besonders reichlich Schuppen, die Lidränder sind eigenartig verdickt. Auch der Rumpf und die Gliedmaßen werden allmählich von dem Krankheitsprozeß ergriffen, so daß schließlich das typische Bild einer exfoliierenden Erythrodermie vorliegt:

universelle Rötung der Haut, mit mäßig starker Infiltration und Abschuppung, die letztere ist allerdings atypisch, denn sie ist deutlich großlamellös und die Ränder der einzelnen Lamellen sind aufgebogen. Stets sind zugleich ernste Ernährungsstörungen vorhanden, meist bestehen Durchfälle, die käsige Massen oder Bröckel enthalten, seltener Verstopfung. Die Kinder fiebern und verfallen ziemlich rasch. Da die Regelung der Ernährung einen ganz bestimmten Einfluß auf den Verlauf hat, sofern die Kinder rechtzeitig in Behandlung kommen, scheinen Zweifel nicht zu bestehen, daß es sich um eine Art von Autotoxicose handelt, hervorgerufen durch die Resorption von Nahrungsbestandteilen, die für den betreffenden kindlichen Organismus toxische sind. Ob es sich aber um identische Vorgänge mit denjenigen handelt, die wir bei dem exsudativem Eczematoid als vorliegend annehmen, das muß vorläufig dahingestellt bleiben. Neben der schon erwähnten Regelung der Ernährung haben sich uns Kleiebäder sowie weiche Tumenolzinkpasten gut bewährt. Aber es muß doch betont werden, daß in vielen Fällen die Prognose ungünstig zu stellen ist. Schwierigkeiten in der Erkennung bestehen eigentlich nur dem, zuweilen universell auftretenden, exsudativem Eczematoid gegenüber, doch wird aus der Art der Entwicklung, sowie aus der Morphe sich die Diagnose meist leicht stellen lassen. Mit der Dermatitis exfoliativa Ritters von Rittershain ist eine Verwechslung deshalb unmöglich, weil bei dieser im Beginne stets pemphigusartige Blasen oder Bläschen auftreten, ferner die Epidermis sich auf leichten Druck, ähnlich wie bei Epidermolysis, ablösen läßt.

Anschließend hieran sind zwei Affektionen zu erwähnen, die vielleicht ebenfalls durch eine gewisse allergische Disposition der Haut ausgezeichnet sind, bei denen aber — im Gegensatz zum exsudativen Eczematoid — die wesentlichsten Erscheinungen in der Cutis, namentlich im Papillarkörper, auftreten. Es handelt sich um die als **Urticaria chronica infantum** oder **Strophulus,** auch Lichen urticatus benannte Affektion und ferner um den Prurigo. Es ist ohne weiteres verständlich, daß beim Kind urticarielle Ausschläge in derselben Weise wie beim Erwachsenen entstehen können, auf diese soll nicht näher eingegangen werden. Eine gewisse Sonderstellung nimmt aber zweifellos eine Form von quaddelartigem Ausschlag ein, die sich regelmäßig in eine papulöse Form umbildet. Czerny und viele Autoren mit ihm, sind der Meinung, daß es sich ebenfalls um eine auf dem Boden der exsudativen Diathese entstehende Erkrankung handele, andere lehnen diesen Zusammenhang ab. Obwohl wir, aus grundsätzlichen Erwägungen heraus, es für durchaus möglich halten, daß die „exsudativen Allergiker" so könnte man ja wohl diese Gruppe von Individuen bezeichnen, nicht nur vorwiegend epidermidale Reaktionen auf die im Blute kreisenden Stoffe darbieten, sondern auch solche der Cutis, wie es Quaddel und Papel sind, so scheinen uns doch die Zusammenhänge zumindestens für manche Fälle nicht so einwandfrei gegeben, daß wir sie als die Regel ansehen möchten. Sicher ist allerdings, daß wir bei der Genese wieder einige der Faktoren antreffen, die für die Entstehung des exsudativen

Eczematoids in Frage kommen, vor allem die Überernährung. Milch, Eier, Zuckerzeug, Brot und Kuchen sind da wieder anzuführen. Aber das trifft sicher nicht für alle Fälle zu, wir verfügen daneben über solche, bei denen Kalkmangel offenbar eine bestimmende Rolle spielt. Wo so kalkarmes Wasser vorhanden ist, wie in Freiburg, läßt sich das leicht erkennen, namentlich wenn durch Kalkdarreichung sofort eine völlige Abheilung erzielt wird, die jedesmal von einem Rückfall gefolgt ist, wenn die Kalkdarreichung längere Zeit unterbrochen wird. Es kommen aber für manche Fälle auch noch andere „endotoxische" Momente in Frage, wir vermögen die volkstümliche Feststellung, daß die Affektion beim Zahnen besonders gern auftritt, durchaus zu bestätigen, ebenso übrigens gelegentlich nach Impfen. Die Bezeichnung „Zahnpocken", feu des dents, ist garnicht unzutreffend.

Das klinische Bild ist schnell beschrieben: es handelt sich meist um Kinder nach dem 6. Lebensmonat in abnehmendem Maße bis zum 4. Lebensjahre, danach nur noch in Ausnahmefällen bis zum Beginne der Pubertät hin. Anfallsweise treten am Rumpf, einschließlich Gesäß und den oberen Teilen der Gliedmaßen, hellrote pfennig- bis markstückgroße Quaddeln auf, die stark jucken. Meist ist eine oder einige Körperregionen bevorzugt befallen, in fast gruppenförmiger Anordnung. Nach kurzem Bestehen, das einige Stunden bis einen oder zwei Tage währen kann, bilden sich die Quaddeln unter Abblassen zu linsengroßen, hautfarbenen Papeln um, die zuweilen ein zentrales Bläschen, sehr viel häufiger aber noch eine zentrale kleine Blutkruste tragen. Diese juckenden Papeln bestehen nun einige Tage, um dann spurlos zu verschwinden, nur selten läßt eine leichte Pigmentierung den Ort ihres Bestehens noch eine Zeitlang erkennen. Es handelt sich also um ein an sich durchaus gutartiges Leiden, aber trotzdem kommen die Kinder meist außerordentlich herunter, da sie infolge des steten Juckreizes schlecht schlafen. Die quaddelförmigen Ausschläge pflegen über einen längeren Zeitraum hin in Schüben aufzutreten, so daß Zeiten relativen Wohlbefindens mit solchen stärkster Beeinträchtigung des Befindens abwechseln.

Die Behandlung besteht in erster Linie wieder in einer Regelung der Ernährung. Wir verbieten am liebsten Milch ganz, was auch bei dem mehrmonatigen Alter der Kinder durchaus möglich ist. Die Kost soll viel grünes Gemüse, namentlich Spinat, enthalten. Eier sowie Zucker werden eingeschränkt oder ganz vermieden. Regelmäßige Mahlzeiten von mäßigem Umfange, bei Vermeidung jeder Zwischenfütterung, sind anzustreben. Bei Verdacht auf Kalkarmut der Kost verordnen wir stets Calcium (Kalzan, Tricalcol usw.) in hohen Dosen. Zur Bekämpfung des örtlichen Juckreizes bewähren sich Kleiebäder oder solche mit Kalipermanganatzusatz. Sodann Einpinselungen der befallenen Stellen mit Tumenolzinkschüttel (Rez. 29) oder -pasten (Rez. 30). Bei starken Juckkrisen kommen auch Tupfungen mit Menthol-Thymolspiritus (Rez. 21) oder $10^0/_0$ Heliobromspiritus in Betracht, die wenigstens vorübergehend Ruhe bringen. Sehr bewährt haben sich uns auch Allgemeinbestrahlungen mit ultraviolettem Licht (künstliche Höhensonne). Kinder, welche an Strophulus leiden, werden zweckmäßig für einige Zeit von der Vornahme der Pockenschutzimpfung zurückgestellt.

In enger Beziehung zu dem bereits besprochenen spätexsudativen Eczematoid steht eine, ebenfalls mit Bildung intracutaner Papeln einhergehende, Affektion, die sog. **Prurigo**, die in ihrer ausgesprochenen Art als Prurigo Hebra oder ferox s. agria bezeichnet wird. Eine mildere, Prurigo mitis, wird davon unterschieden, obwohl es sich höchstwahrscheinlich nur um graduelle Unterschiede handelt. Die Erkrankung ist nicht gerade häufig, wenigstens in ihren ausgeprägteren Formen, während rudimentäre Fälle immerhin öfter einmal vorkommen. Am ehesten findet sie sich bei Kindern vom Ende des ersten Jahres an, aber auch Erwachsene können davon befallen sein. Als wesentlich für die Genese nahm man bisher meist autotoxische Vorgänge, besonders in Zusammenhang mit der Nahrung an. Besnier bezeichnet die Affektion darum als Prurigo diathésique, während Czerny sie auf der Basis der exsudativen Diathese entstanden wissen will. Jadassohn hält die Affektion für eine idiosynkrasische, beruhend auf autotoxischer Grundlage. Im Hinblick darauf, daß bei vielen Kindern bei Überführung ins Krankenhaus spontan, ohne jede Behandlung Abheilung eintritt, eine Beobachtung, die wir mit vielen anderen ebenfalls bestätigen konnten, spricht Jadassohn gelegentlich die Vermutung aus, daß die Beschaffenheit des Milieus der Kranken, insbesondere die Lagerstatt, eine Rolle spielen könne. Er hat damit in genialer Weise den Weg der Lösung vorausschauend erkannt, denn nach neuesten Untersuchungen Storm van Leeuwens scheint tatsächlich, in gleicherweise wie für das Asthma, auch für viele Fälle von Prurigo der Gehalt der Luft an Sporen von Schimmelpilzen von Bedeutung zu sein. Weitere Untersuchungen werden hier volle Klarheit bringen müssen. Allerdings ist damit höchstwahrscheinlich die Genese nur für einen Teil der Fälle geklärt, kennen wir doch auch Fälle von Prurigo bei weiblichen Patienten, wo offenbar eine gewisse Unterfunktion der Keimdrüsen sehr wesentlich ist. Heilungen nach Zuführung von derartigen Organpräparaten lassen kaum eine andere Deutung zu, zumal zugleich auch sonstige Störungen (fehlende Menses usw.) behoben wurden. Es ist nicht ausgeschlossen, daß bei weiterem Eindringen der Forschung sich der Begriff Prurigo als abgeschlossener Krankheitsbegriff überhaupt nicht mehr wird halten lassen. Vielleicht können klinisch ähnliche Bilder auf sehr verschiedenem Wege entstehen, und wir sind nur mit unseren heutigen Hilfsmitteln noch nicht in der Lage, sie genügend scharf trennen zu können.

Klinisch ist die Erkrankung charakterisiert durch das rasche Auftreten von stecknadelkopf- bis linsengroßen hautfarbenen Papeln, die kaum über das Niveau der Haut hervorragen und die besser durch das Gefühl als durch das Auge erkennbar sind. Dem Kranken werden sie vor allem bemerkbar durch das außerordentlich quälende Jucken, das dauernd oder anfallsweise auftritt. Befallen sind namentlich die Gliedmaßen, die oberen häufiger wie die unteren, die Streckseiten stärker als die Beugeseiten, stets in flächenhafter Ausdehnung. Infolge des dauernden

Kratzens finden sich **Kratzstriemen** und **Erosionen**, bei längerem Bestand auch strich- und fleckförmige **Pigmentierungen**. Mit der Zeit nimmt die Haut oft eine **infiltrative Verdickung** an. Die Hautfelderung vergröbert sich in charakteristischer Weise. Daneben treten auch **sekundäre Pyodermien** auf, wenn auch, wie uns scheint, bei weitem nicht in dem Umfange, wie es der Intensität des Kratzens und dem Stande der Hautpflege der Patienten entsprechen würde. Aber auch ohne daß diese pyodermischen Sekundärinfektionen einen besonderen Umfang annehmen, scheinen doch durch die vielen kleinen Kratzwunden und Einrisse der Epidermis zahlreiche Eitererreger in die Lymphbahnen der Haut zu gelangen. Sie sind offenbar nicht besonders hochvirulent und wohl auch der Menge nach jeweils nicht sehr zahlreich, und so sehen wir allmählich sich eine harte, indolente Schwellung der regionären Lymphdrüsen entwickeln, wie man sie ähnlich auch bei habituellen Barfußgehern oft antrifft. Diese **Prurigobubonen** sind ein besonderes Zeichen der ausgesprocheneren Fälle. Die **Dauer** der Erkrankung kann sich mit Remissionen über viele Jahre erstrecken, zuweilen kommt sie mit der Pubertät zur Abheilung. Das Allgemeinbefinden der Kranken ist je nach der Intensität der bestehenden Erscheinungen verschieden stark, zuweilen sehr hochgradig alteriert; Selbstmorde sind als Folge der furchtbaren Qualen, welche die bedauernswerten Menschen tagaus tagein auszuhalten haben, vorgekommen. Die **Behandlung** besteht in ähnlichen Maßnahmen, wie sie schon beim spätexsudativen Eczematoid beschrieben wurden. Sind sie ohne Erfolg, so wird man Eigenbluteinspritzungen, Afenil-, Strontiuran- oder Normosalinjektionen intravenös, oder Terpentinöl intramuskulär versuchen müssen. Auch hydrotherapeutische Prozeduren kommen in Frage. Sehr günstig wirkt oft Ortswechsel, namentlich das Hochgebirge.

Status scrofulosus.

An die durch den Status exsudativus bedingten Hautaffektionen schließt sich eine — relativ seltene — eczematoide Erkrankung an, die nach unseren Erfahrungen nur beim **Status scrofulosus** gefunden wird. Wir bezeichnen sie als **skrofulöses Eczematoid.** Den älteren Ärzten ist die Bezeichnung Skrofulose geläufiger als der jüngeren Generation; erst Czerny hat diesen Begriff wieder zur Anerkennung gebracht, indem er darunter die Äußerungen der exsudativen Diathese bei Kindern, die mit Tuberkulose infiziert sind, versteht (Samelson). Es ist hier nicht der Ort, die Richtigkeit dieser Annahme zu untersuchen, aber wir alle kennen doch den „skrofulösen Typ“, der sich neben einer blassen, wächsernen Hautfarbe, besonders äußert in Schwellung der Hals- und Kieferdrüsen, sowie in einer eigenartigen Verdickung der Nase und Oberlippe, so daß ein rüsselartiges Aussehen zustande kommt. Nicht selten sind auch Phlyktänen an den Augen gleichzeitig vorhanden. Röntgenuntersuchung ergibt meist auch eine Vergrößerung der Hilusdrüsen; an eine Schwellung der Mesenterialdrüsen läßt die Auftreibung des Bauches, sog. Kartoffelbauch, denken.

Der Allgemeinzustand der Kinder ist gewöhnlich stark reduziert. Bei diesen findet sich nun — und zwar fast ausschließlich in der Umgebung von Nase und Mund, seltener auch der Ohren — eine eigenartige Hautaffektion; eine unscharf begrenzte, fleckartige Rötung mit leichter Infiltration, in deren ganzem Bereich die obersten Epidermisschichten abgehoben sind und statt deren Krusten, Schuppen oder Nässen vorhanden sind. Bläschen sind mit bloßem Auge nicht sichtbar, auch besteht kein besonderer Juckreiz. Meist geht diese Affektion bis dicht an die Schleimhaut heran, und es finden sich in den Mund- und Nasen-

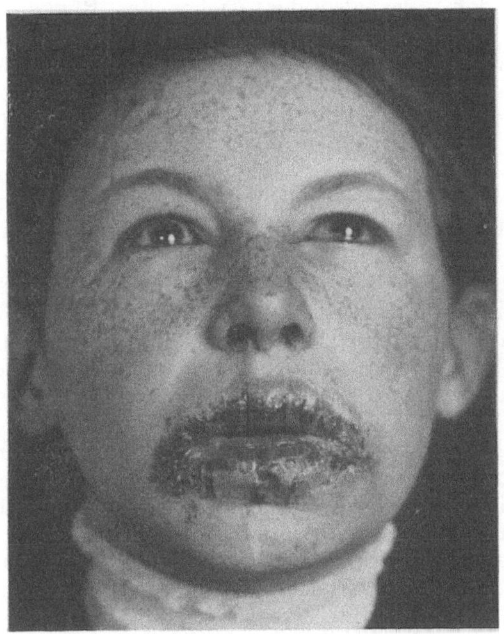

Abb. 78. Scrofulöses Ekzematoid der Lippen und Umgebung.

winkeln Rhagaden (Abb. 78). Eine Ausbreitung über die oben genannten Gegenden kommt kaum vor, der Ausschlag bleibt streng lokalisiert. Ob die vielfach zugleich bestehende Rhinitis oder Conjunctivitis als Syndrom oder als genetischer Faktor zu bewerten ist, steht noch dahin. Man hat zuweilen den Eindruck, als ob das aus den Öffnungen herabrinnende Sekret auf eine in gewissem Sinne überempfindliche Haut komme und dann dort die genannten Reaktionserscheinungen auslöse. Diese Genese kommt aber für die Lokalisation am Ohre nicht in Frage, auch ist es auffällig, daß unter Allgemeinbestrahlungen mit ultraviolettem Licht ziemlich bald Besserung und Abheilung eintritt. Mehrfach sahen wir zugleich eine Tuberculosis lichenoides am Rumpf bestehen. Die Behandlung besteht, außer der schon erwähnten Strahlenanwendung, in reichlicher Ernährung, Lebertran, und örtlich in milden Salben und Pinselungen mit Höllenstein.

Status diabeticus.

Die Störungen im Kohlenhydratstoffwechsel treten durch die neuesten Forschungen mehr und mehr in den Vordergrund des Interesses. Vor allem scheint es die Erhöhung des Blutzuckers zu sein, welche zu mannigfachen Störungen der Funktionen der Haut führt. Und zwar dürfte es sich möglicherweise nicht nur um die Fälle von ausgesprochenem Diabetes handeln, wo also der Zucker des Blutes einen gewissen Schwellenwert überschritten hat und nach Passieren der Nierensperre im Urin nachweisbar wird, sondern auch solche, bei denen nur eine gewisse Erhöhung im Blut feststellbar ist. Der Normalwert des Blutzuckers wird auf $0,06-0,12\%$ gewöhnlich festgesetzt (Höber), aber es muß daran gedacht werden, daß auch schon geringere Werte im Sinne einer Hyperglykämie zu bewerten sind, wenn die „Assimilationsgrenze" der Leber irgendwie herabgesetzt ist, was z. B. nach Infektionskrankheiten, sowie bei schwerer Alkoholintoxikation der Fall zu sein pflegt (Höber). Diese Andeutungen mögen .genügen; betonen möchten wir aber noch, daß die glykämischen Störungen selbstverständlich nicht als Krankheitszustand an sich, sondern lediglich als Symptom von krankhaften Störungen im Bereiche der inneren Sekretion wie in dem mit jener eng verbundenen vegetativen Nervensystem (Vagus!) aufzufassen sind. Noch ist der Umfang des Gebietes nicht völlig umrissen.

Einige Affektionen der Haut haben wir bereits in früheren Kapiteln kennen gelernt, bei denen die Hyperglykämie als ein Faktor für die Entstehung mit bzw. neben anderen in Betracht kam. Es sei erinnert an das bevorzugte Auftreten und den schweren Verlauf von pyogenen Perifollikulitiden (Furunkulose, Karbunkel); ferner an die Neigung von Mykosen, auf der Haut des Diabetikers aufzutreten. Auch auf die bei gewissen seborrhoischen Affektionen (Acne) von einigen Autoren gefundene Erhöhung des Blutzuckers sei in diesem Zusammenhange hingewiesen. Es gibt aber noch eine Reihe andere Affektionen, die offenbar ebenfalls auf dem Boden des Status diabeticus entstehen. Eine tumorartige, das Xanthom, wird uns bei den gutartigen Geschwülsten noch beschäftigen. Auch die Tatsache der Gefäßveränderungen, die sich als Purpura und Gangrän, besonders an den Gliedmaßen, manifestieren können, wird noch an anderer Stelle zu beleuchten sein. Hier möchten wir auf diejenigen Morphen näher eingehen, welche sich unter dem Bilde des Nesselausschlages und des Ekzems zu erkennen geben. Über das klinische Bild des ersteren ist nicht mehr zu sagen, als das, was auch über die übrigen Formen endogener urticarieller Ausschläge bereits gesagt ist. Lediglich die Tatsache, daß die Anwesenheit von übernormalen Blutzuckermengen in gleicher Weise wie auch andere Stoffwechsel- oder Nahrungsspaltprodukte zu quaddelartigen Eruptionen der Haut führen können, sei besonders vermerkt. Der stets damit verbundcnc Juckrciz kann übrigens bei Hyperglykämie auch ohne das gleichzeitige Auftreten von Urticaria vorhanden sein (prurit dyskrasique Darier).

Im folgenden soll nun noch eine Affektion kurz besprochen werden, die wir oben schon als ekzemartig andeuteten und als **diabetisches Ekzematoid** bezeichnen wollen. Die Tatsache, daß diese besonders häufig, man kann sagen fast ausschließlich am Genitale und in dessen Umgebung auftritt, weist schon darauf hin, daß auch noch andere Faktoren mit in Frage kommen, nämlich alle die·jenigen, die wir schon bei der Entstehung der Dermatitis intertriginosa kennen gelernt haben. Ihre Aufzählung erübrigt sich daher jetzt, nur sei darauf hingewiesen, daß wir immer wieder den Eindruck hatten, als wenn Seborrhoiker, auch in höherem Alter noch, nahezu ausschließlich befallen würden. Wir kommen um so mehr zu dieser Annahme, als wir gelegentlich auch das Auftreten typischer seborrhoischer Eczematoide außerhalb der Genitalgegend bei solchen Kranken beobachtet haben. Wenn daher einige Autoren (Brocq) von Diabétides génitales sprechen, so engt das nach unserer Ansicht den Begriff der vorliegenden Affektion zu sehr ein. Ebenso vermögen wir den französischen Autoren, die sich ja mit diesem Krankheitsbild besonders befaßt haben, nicht darin zu folgen, daß der Zuckergehalt des abgesonderten Urins das wesentliche bei der Entstehung der Affektion sei. Dem widerspricht schon die von den genannten ganz richtig gemachte Beobachtung, daß im Beginn häufig nur Juckreiz vorhanden ist, daß weiterhin eine Ausbreitung auf perigenitale und -anale Stellen, wie die Genitocruralfalten, die Leistenbeugen und die Rima ani auftritt, ja zuweilen primär dort vorhanden sein kann, ohne daß von einer Benetzung mit Urin dieser Stellen die Rede sein kann. Lediglich für die an der Innenseite der Vulva sowie im Präputialsack auftretenden Affektionen, vor allem aber für Superinfektionen dieser Stellen mit Pyokokken kann dieses letztere Moment in Frage kommen.

Das klinische Bild ist verhältnismäßig leicht gekennzeichnet, wenn man sich an das Zusammenwirken der verschiedenen in Betracht kommenden Faktoren: außer der gewerblichen Disposition, namentlich Schweiß, Reibung und Wärme, erinnert, und vor allem nicht die Möglichkeit außer Betracht läßt, daß eine Überlagerung oder ein Beginn mit Dermatitis durchaus nichts Ungewöhnliches ist. Der Verlauf ist ungefähr der folgende: zunächst Juckreiz, dann eine ziemlich scharf umschriebene Rötung, die gewöhnlich nur soweit reicht, als Haut auf Haut liegt. Sehr bald hebt sich die Hornschicht, vielfach in Gestalt schlaffer Blasen ab, und es kommt zu nässenden Erosionen unter Steigerung des Juckreizes. Typische Bläschen, wie beim echten Ekzem, werden dagegen vermißt. In dieser Form kann der Prozeß lange Zeit bestehen bleiben und durch die damit verbundenen Belästigungen des Kranken außerordentlich qualvolle Zustände schaffen. Weiterhin sieht man dann, besonders in den Randpartien, eine leichte Infiltration des Papillarkörpers auftreten, die fast wallartig gegen die eingesunken erscheinende Mitte hervortritt. Nicht selten treten auch noch Furunkel und Schweißdrüsenentzündungen jener Gegend, auch des Mons veneris und der Nates hinzu und vermehren die Beschwerden des Kranken. Auch das Auftreten von **papillomatösen** Wucherungen ist in seltenen Fällen beschrieben worden.

Die **Differentialdiagnose** hat sich zunächst darauf zu erstrecken, das Vorliegen einer gewöhnlichen Dermatitis intertriginosa auszuschließen, oder wenn diese gleichzeitig vorhanden ist, das Bestehen eines diabetischen Eczematoids festzustellen. Bei positivem Zuckernachweis im Harn, ist das verhältnismäßig einfach, ist dieser dagegen negativ, so ist der Behandlungserfolg ausschlaggebend. Eine Dermatitis intertriginosa heilt unter der oben angegebenen Behandlung anstandslos ab, ein Eczematoid nicht oder weniger leicht, je nach dem Grade der vorliegenden Hyperglykämie. Auszuschließen ist ferner das Vorliegen einer **Mykose**, Pilznachweis im Abschabepräparat oder der Kultur müssen dafür herangezogen werden, evtl. auch Behandlungsprobe (Jodtinktur, Chrysarobin). Es unterliegt für uns keinem Zweifel, daß durch Pilze (Epidermophyton, Trichophytonarten) außerordentlich ähnliche Affektionen erzeugt werden können. Auch an **Psoriasis** muß gelegentlich gedacht werden, doch werden sich dann wohl auch stets an anderen Körperstellen typische Efflorescenzen finden lassen.

Die **Behandlung** gestaltet sich durchaus nicht einfach, sie hat vor allem die Herabsetzung der Hyperglykämie ins Auge zu fassen. Neben der kohlenhydratarmen Diät machen wir neuerdings in steigendem Umfange von Insulin Gebrauch. Injektionen von 1—2mal täglich 10 Einheiten wirken oft außerordentlich günstig. Wir möchten das aber nur andeutend hier erwähnt haben, die Eigenheiten und Feinheiten der Insulinbehandlung des Diabetes sind ja inzwischen bekannt geworden, ihre Abhandlung muß der einschlägigen Fachliteratur vorbehalten bleiben. Von örtlichen Maßnahmen seien erwähnt: bei starker hyperämischer Reaktion zunächst feuchte Umschläge mit Argentum nitricum-Lösung oder Salicyl-Resorcin-Lösung. Möglichst bald übergehen zu Pinselungen mit 2—5°/₀ Argentum nitricum-Lösung und Puderungen mit Talcum, auch Zinköl wird manchmal vertragen. Wenn das ärgste Nässen beseitigt, dann Pinselungen mit **Arning**scher Tinktur. Zuweilen wird auch Teer, als Liquor carbonis detergens oder Carboneol gut vertragen, das muß ausprobiert werden. Das gleiche gilt für die Anwendung einer $^1/_4$—$^1/_2$°/₀ Chrysarobinzinkpaste. In dem nunmehr subakuten Stadium, namentlich beim Vorliegen von infiltrativen Zuständen, kann auch Röntgenbehandlung, Dosierung wie beim Ekzem, recht angebracht sein.

Status vasoneuroticus.

Status vasoneuroticus, so möchten wir, in Anlehnung an **Otfried Müller**, den von ihm als **vasoneurotische Diathese** bezeichneten, konstitutionsbedingten Zustand nennen, dessen Wesen durch den **spastisch-atonischen** Symptomenkomplex charakterisiert wird. Wir wiesen schon im Einleitungskapitel darauf hin, daß engste Beziehungen zwischen dem vegetativen Nervensystem und den Gefäßen vorhanden sind. Daß sich das auch bei organischen oder funktionellen Störungen

jenes Nervensystems an der Haut entsprechend auswirken muß, ist naheliegend. Seitdem wir aber wissen, daß in den sog. Axonreflexen
(Bruce, Bardy, Krogh) auch verhältnismäßig streng lokalbegrenzte
Kontraktionszustände an den Capillaren vorkommen, ist immerhin
nicht ausgeschlossen, daß auch gewisse Krankheitszustände in relativer
Unabhängigkeit von den bekannten Nervensystemen vorkommen mögen.
Wir erwähnen dies nur, um verständlich zu machen, weshalb wir die
durch den spastisch-atonischen Symptomenkomplex bedingten Affek-
tionen nicht ohne weiteres unter die durch Störungen im vegetativen
Nervensystem bedingten einreihen mögen. Wir stehen bei allen diesen
Dingen noch am Anfange der Erkenntnis und können vorerst nur andeutend auf die unendliche Kompliziertheit hinweisen, die noch wesentlich
dadurch vermehrt wird, daß vielleicht neben der somatischen, auch
die psychische Struktur oder Konstitution (Bauer, Gaupp,
Kretschmer) eine bedeutende Rolle spielt. Bekannt ist ja, daß gewisse
Menschen eine erhöhte Erregbarkeit ihrer Vasomotoren aufweisen,
sei es auf psychische Alterationen hin (Erythema pudicitiae), sei es auf
lokale Irritationen der Haut hin (Dermographismus, Urticaria factitia).
Wir werden im folgenden noch eine Anzahl von Hautaffektionen kennen
lernen, bei denen der Status vasoneuroticus als endogener Hauptfaktor
für die Entstehung angenommen werden muß. Selbstverständlich sind
wir uns darüber klar, daß mit der Annahme dieses Begriffes noch keine
Erklärung der Zustände gegeben ist, aber er gestattet uns doch immerhin, nun Krankheitsbilder einheitlich zusammenzufassen, die bisher
klinisch durchaus nicht als verwandt angesehen werden konnten. Darüber
hinaus unterliegt es aber auch keinem Zweifel, daß uns auf diese Weise
eine Anzahl von Tatsachen bekannt geworden sind, die uns die Pathogenese einiger Affektionen verständlicher, ihre Behandlung zweckmäßiger gemacht haben.

Als erste mögen da die von Nobl unter der Bezeichnung „vari-
cöser Symptomenkomplex" zusammengefaßten Affektionen abgehandelt sein. Es handelt sich im wesentlichen um die als **Varicen,
Ulcus varicosum cruris** und **Unterschenkelekzem** bekannten Hautveränderungen. Wir wiesen schon wiederholt darauf hin, daß der Haut
der unteren Gliedmaßen pathobiologisch insofern eine gewisse Sonderstellung zukommt, indem sie — man kann wohl sagen bei allen
Menschen — schon „normalerweise" eine gewisse Stauung in den
venösen Gefäßen der Haut aufweist. Man geht wahrscheinlich nicht
fehl in der Annahme, daß es sich hier um eine ungenügende Anpassung dieser Gefäßgebiete an den, durch die aufrechte Körper-
haltung bedingten, erhöhten Druck der Blutmenge in den abführenden
Gefäßen handelt. Beim vierfüßigen Säugetier ist dieser im Gegensatz
zum Menschen nicht vorhanden, hier stellen sich dem Rückstrom des
Blutes die in dessen eigner Schwere liegenden Momente nicht im gleichen
Maße entgegen. Wir sehen ferner, daß durch erhöhten intraabdo-
minellen Druck, namentlich im kleinen Becken, wie er durch den
schwangeren Uterus, gelegentlich auch durch Tumoren, hervorgerufen
wird, der Entstehung von Varicen usw. Vorschub geleistet wird. Daher

der volkstümliche Ausdruck für Varicen bei Frauen: Kindsadern. Wenn
bei gewissen Berufen, z. B. Bäckern, Kellnern, Wäscherinnen, besonders
häufig „Krampfadern" gefunden werden, so liegt die Annahme nahe,
daß sich einem, durch die Anstrengung des langen Stehens bedingten
erhöhten Blutzustrom eine durch das mangelnde Muskelspiel unter
der Haut verminderte mechanische Unterstützung des Rückflusses
zuaddiert. So richtig diese Auffassung offenbar ist, so wenig erschöpft
sie doch den Gesamtkomplex der in Betracht kommenden Faktoren.
Muß es doch von vornherein schon auffallen, daß unter den gleichen
äußeren Bedingungen bei weitem nicht alle Menschen die gleichen
varicösen Erscheinungen aufweisen und ferner, daß die entstehenden
„Stauungsaffektionen" sich ganz verschieden, teils im Capillargebiet,
teils in dem der oberflächlichen und tieferen Venen, teils auch in beiden
manifestieren. Als disponierende Momente sind nun, neben uns
bekannten gröberen und feineren anatomischen Veränderungen
der Gefäßwände und Klappen, neuerdings die spastisch-atonischen
Zustände hinzugekommen, die zunächst nur an den Capillaren
beobachtet, offenbar auch an größeren Gefäßen vorkommen. So
unterscheidet Erben (nach O. Müller) Menschen mit blasser Haut
und vortretenden Subcutanvenen und solche mit atonischen
Intracutanvenen und gleichzeitigem Spasmus der subcutanen
Venen (Typ: Akrocyanose). Nach eigenen Beobachtungen muß vielleicht noch weiter angenommen werden, daß, neben Atonie der intra-
cutanen Venen, auch spastische Zustände in den Papillarcapillaren
möglich sind, worauf wir schon oben hinwiesen. Als Folge dieser Atonie
ergibt sich eine Umkehrung des Blutstromes in den Beinvenen bei vari-
cöser Entartung. Magnus konnte nachweisen, daß das Blut, welches
bei horizontaler Körperlage normale Richtung zum Herzen hatte, bei
senkrechter Haltung in umgekehrter Richtung floß, er konnte
ferner feststellen, daß der Ort der Umkehr im Capillarsystem der
Haut dicht oberhalb des medialen Knöchels gelegen ist, also dort, wo
sich mit Vorliebe Ulcera cruris entwickeln. Er weist darauf hin, daß durch
diese Umkehr des Blutstromes schon verbrauchtes Blut in Gefäßen
enthalten ist, die anderes enthalten sollten. Es muß demnach zu
Ernährungsstörungen des Gewebes kommen, die sich bis zur Geschwürsbildung steigern können. Diese werden zweifellos noch gesteigert
durch die bereits erwähnten anatomischen Veränderungen, die
sich als end- und mesarteriitische Prozesse, als Schwächung des elastischen
Fasersystems der Venen und Verkümmerung der Klappen kundgeben.
Klinisch zeigt sich das vielfach schon im Bestehen einer Cutis marmorata,
in Erweiterung und Schlängelung des subpapillären und tiefen Venen-
netzes, das im Bereiche des Unterschenkels und Fußes, seltener schon am
Oberschenkel sichtbar wird. Das in seiner Ernährung stark beein-
trächtigte Gewebe der Haut dieser Gegenden wird dann schon durch
geringfügige Traumen, Druck oder Reibung so ungünstig beeinflußt,
daß Läsionen in den verschiedensten Schichten der Haut die Folge
sind. Aber auch in den krankhaft veränderten Gefäßen selbst kommt
es, offenbar durch Ansiedelung von Keimen, zur Ausbildung von Krank-

heitserscheinungen, Phlebitis und Thrombose entstehen. Ein Eingehen auf diese in das Gebiet der Chirurgie gehörenden Affektionen an dieser Stelle erübrigt sich, wir wollen uns vielmehr zunächst mit den auf dem Boden des Status vasoneuroticus entstehenden Veränderungen in Epidermis und Papillarkörper beschäftigen.

Es handelt sich um den morphologisch ziemlich vielgestaltigen Symptomenkomplex, der vielfach als „Unterschenkelekzem", von uns als **Dermatopathia cyanotica cruris** bezeichnet wird. Unter dem Einfluß der geschilderten dispositionellen Momente entwickeln sich Störungen im Verhornungsablauf der Epidermis, wie auch exsudative und proliferative Prozesse in der Cutis. Am hervorstechendsten ist die durch die Atonie der subpapillären Venen bedingte Blaurotfärbung, die flächenhaft in verschieden großer Ausdehnung vorhanden sein kann (Abb. 79). Offenbar kommt es dabei zu Austritt von Serum in das umgebende Gewebe und zu Quellung der bindegewebigen Elemente, weniger zu Ansammlung in den perivasculären Lymphräumen, also zu Ödem. Daneben wird eine Wucherung adventitieller Zellelemente angeregt, und so finden wir lymphocytäre Infiltrate sowie Neubildung von Fibroblasten, zuweilen aber auch frische und ältere Blutungen als Zeichen der stattgehabten Schädigung der Capillarendothelien. Es entwickelt sich eine sog. „infiltrierte" Haut. Korrespondierend zeigt die Epidermis Abstoßung der Hornschicht in Schuppen, häufiger noch flächenhafte Abhebung mit Nässen und Krustenbildung, aber nie die für das Ekzem

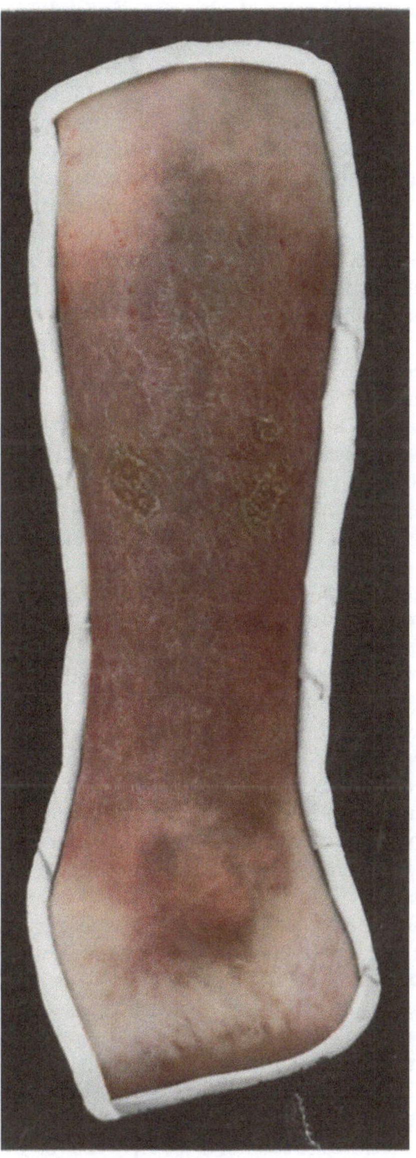

Abb. 79. Dermatopathia cyanotica, sog. „Unterschenkelekzem".

typische Bläschenbildung mit Jucken. In manchen Gegenden wird das Leiden auch als „Salzfluß" bezeichnet und von den Patienten sorgfältig konserviert, da sie glauben, daß die „Schärfen" des Blutes auf diese Weise entfernt würden; ebenso wie ein Vertreiben das Nach-innenschlagen, d. h. die Entstehung eines inneren Leidens zur Folge habe. Ob an diesem alten Volksglauben tatsächlich etwas Richtiges daran ist, mag hier dahingestellt bleiben, wir erwähnen dies nur aus dem Grunde, weil man die Affektion nicht selten als Nebenbefund bei irgendeiner anderen Krankheit entdeckt, und es unter Umständen empfehlenswert sein kann, nicht oder wenigstens nicht sogleich auf ihre Behandlung zu drängen, zumal Beschwerden kaum vorhanden sind. Dies letztere wird nur dann unumgänglich nötig sein, wenn Anzeichen einer Sekundärinfektion mit Pyokokken vorliegen. Es muß aber doch hervorgehoben werden, daß angesichts der zuweilen erheblichen Reinlichkeitsmängel diese letztere doch nicht allzuhäufig angetroffen wird; abermals ein Beitrag für die Verschiedenheit des „Terrains (regionäre Disposition) bei einzelnen Affektionen. Das Leiden kann viele Jahre bestehen, ohne dem Patienten besondere Beschwerden zu verursachen. Im Gegensatz zu dem gleich zu beschreibenden Ulcus cruris varicosum sind bei der Dermatopathia cyanotica die tieferen Hautvenen, in größerem Ausmaße wenigstens, nicht krankhaft erweitert (2. Typ Erbens, s. oben). Es lassen sich allerdings keine ganz scharfen Grenzen ziehen, da es — wie so oft — Übergangs- oder Kombinationsformen zwischen beiden Krankheitsbildern gibt.

Beim Ulcus cruris steht die Erweiterung der tieferen Venen im Vordergrunde. Cutis und Epidermis sind nur an umschriebenen Stellen oder garnicht beteiligt (1. Typ. Erbens). Im letzteren Falle ist die Haut blaß. Nach Nobl kommt ferner noch eine gewisse Verdünnung der Cutis und Adhärenz der erweiterten Venenplexus an diese hinzu, und es genügen dann oft schon geringfügige Traumen, Druck oder Reibung, um einen zur Geschwürsbildung führenden Zerfall des „unterernährten" Gewebes zu veranlassen. Soweit stimmen wir mit Nobl völlig überein, ob dagegen die, von dem genannten Autor und anderen angeführten infektiösen Momente tatsächlich eine ausschlaggebende Rolle spielen, erscheint uns immerhin zweifelhaft, wenn sie auch im Einzelfalle gelegentlich mitbeteiligt sein mögen. Das klinische Bild wird beherrscht von der Venenerweiterung und dem geschwürigen Gewebszerfall; bevorzugt ist das mittlere und untere Drittel der Unterschenkel, bis herunter zur Knöchelgegend, das Verzweigungsgebiet der Vena saphena interna (Nobl). Hier finden sich unregelmäßig gestaltete, aber doch mehr oder weniger bogig begrenzte Defekte, die sich verschieden weit in die Tiefe der Cutis erstrecken. Ihr Rand ist entweder flach, oder wallartig erhaben und infiltriert, ja zuweilen — ebenso wie das umgebende Gewebe — hart bindegewebig, „callös". Sitzt das Geschwür in der Nähe von Knochen, so kann es an diesem angewachsen sein, was sich durch fehlende Verschieblichkeit auf der Unterlage zu erkennen gibt. Der Geschwürsgrund ist meist von schlaffen Granulationen belegt, zeigt auch oft fibrinöse Auflagerungen, die sich aber leicht entfernen lassen. Die Wundabsonderung ist serös-eitrig und verhältnismäßig gering. Schmerzen bestehen an sich, d. h. solange keine Phlebitis hinzutritt, wenig. Im Laufe der Zeit kann sich nun das zunächst etwa münzengroße Geschwür langsam vergrößern, so daß es zuweilen eine erhebliche Fläche, 1—2 Handteller und darüber, bedeckt. Auch durch Zusammenschließen zweier benachbarter Geschwüre können große Defekte entstehen. In extremen Fällen kann ein derartiges Geschwür den ganzen Umfang des Unterschenkels einnehmen. Ein solches Ulcus kann jahrelang bestehen, stationär oder langsam sich vergrößernd, aber im Charakter sonst unverändert. Gelegentlich treten allerdings dann Zeichen von Sekundärinfektion hinzu, die sich am häufigsten entweder als Erysipel äußert, und dann die für jenes charakteristischen Züge aufweist, oder als Phlebitis. Diese letztere wird übrigens auch manchmal ganz im Beginn zu konstatieren sein, man versäume in keinem Falle eine genaue Untersuchung darauf: stechender Schmerz auf leichten Fingerdruck in der Umgebung des Geschwürs zeigt das Bestehen einer solchen mit fast absoluter Sicherheit an. Seltener sind Infektionen der Geschwüre mit putriden Eitererregern, wenigstens in unserem Material, in Osteuropa sowie im Orient sieht man sie dagegen häufiger, in letzterem womöglich auch mit Fliegenmaden „superinfiziert". Als Folge häufiger Erysipelanfälle, vielleicht aber auch durch andere Faktoren bedingt, tritt zuweilen noch eine Komplikation in die Erscheinung, die elefantiastische Verdickung. Sie ist ausgezeichnet durch eine enorme Volumenszunahme der gesamten Unterschenkel und Fußhaut, die alle Konturen verschwinden läßt und beide zu einer unförmlichen Masse vereinigt (Abb. 80).

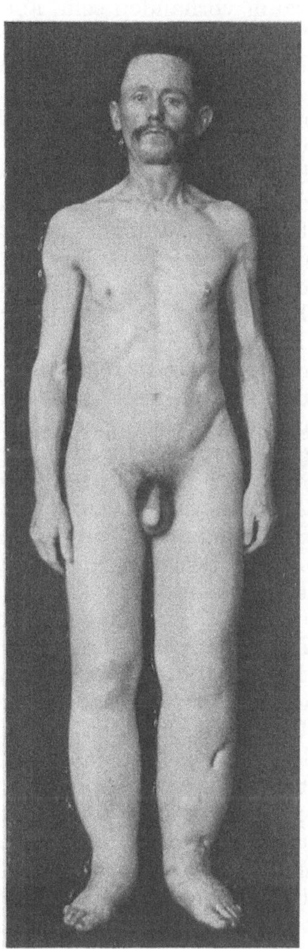

Abb. 80. Elephantiasis beider Beine.

Die Hautfarbe ist dabei wachsgelb; Fingerdruck bleibt längere Zeit bestehen. Erweiterte Venen sind gewöhnlich nirgends mehr sichtbar. Eine andere Folgekrankheit, aber nur bei jahrelangem Bestehen, ist die Entstehung eines Hautkrebses, und zwar ausschließlich vom Typus des Stachelzellencarzinoms. Wir werden auf dieses später noch eingehen; an dieser Stelle sei nur darauf hingewiesen, daß wir im Ulcus cruris einen weiteren der sog. präcancerösen Zustände kennen lernen.

Sehr wichtig und unter Umständen schwierig ist die Differential-diagnose gegenüber anderen geschwürigen Prozessen des Unterschenkels. In erster Linie ist da das syphilitische Geschwür zu nennen. Soweit dieses aus einem typischen, tiefsitzenden Gumma entsteht, werden Zweifel kaum vorhanden sein, aber es gibt genug Fälle, wo sich dies ganz ober-flächlich und wenig ausgedehnt vollzieht. Es entstehen dann bei der Abheilung kreisrunde, etwas eingesunkene Narben, die leicht radiär gestreift und weißlich, fast perlmutterartig verfärbt sind. Auch pyoder-mische Prozesse können übrigens gelegentlich ganz ähnliche Bilder her-vorrufen. Die serologische Blutuntersuchung wird in einem Teil der Fälle bereits Klärung bringen, bei negativem Ausfall kann aber — auch wenn die Vorgeschichte keine Anhaltspunkte bietet — eine antisyphilitische Probebehandlung angezeigt sein. Selbstverständlich ist daran zu denken, daß einmal bei einem latenten wassermannpositiven Syphilitiker ein nichtspezifisches Ulcus cruris vorhanden sein kann. Von sonstigen Krankheiten kommt noch die Unterscheidung von einer ulcerierten Tuberculosis indurativa oder — seltener — einer Tuberculosis colli-quativa in Betracht. Hier werden Vorgeschichte, Verlauf, Einzelheiten der respektiven klinischen Bilder und Behandlungserfolg zusammen-genommen und gewertet werden müssen, da die Ähnlichkeit oft recht groß ist oder für den weniger Erfahrenen wenigstens zu sein scheint.

Die Behandlung beider Affektionen hat sich als erste und wichtigste Aufgabe die Beseitigung der Stauung und damit eine Verbesserung der Gewebsernährung zum Ziele zu setzen. Das geschieht am besten durch strikte Bettruhe und Hochlagerung. Daneben wird der Funktion des Herzens und der Gefäße entsprechende Beachtung geschenkt werden müssen. Wir machen daher nicht selten von Digitalispräparaten inter-mittierenden Gebrauch. Besteht eine Phlebitis, so beschränkt sich die Behandlung außer strengster Bettruhe auf feuchte Umschläge von essigsaurer Tonerde- oder Salicyl-Resorcin-Lösung, kombiniert unter Umständen mit Wärmeapplikation. Weiterhin gehen wir dann zu Pinse-lungen oder evtl. Umschlägen mit Argentum nitricum-Lösung ($3—5^0/_0$ bzw. $^1/_4—^1/_2{}^0/_0$) über. Bei Dermatopathia cyanotica wirkt ganz aus-gezeichnet, auch bei nässenden Fällen, Einpinseln mit rohem Steinkohlen-teer oder Herxheimerschem Carboneol. Wird dies nicht vertragen, so können mildere Teersalben oder Zinköl zunächst nützlich sein, mög-lichst bald sind dann Röntgenbestrahlungen anzuwenden (Dosierung wie beim Ekzem). Bei Ulcus cruris können Röntgenstrahlen ebenfalls zuweilen angebracht sein, wenn es sich um stärkere Infiltrationen des Grundes oder vor allem der Ränder handelt. Aber stets ist Vorsicht am Platze. Von Anwendung anderer Strahlen (ultravioletten Strahlen) haben wir bisher nicht viel Vorteil gesehen, die durch sie erstrebte An-regung der Granulationsbildung läßt sich auf andere Weise sicherer erreichen. Da ist zunächst die sog. feuchte Kammer (Hammer) zu erwähnen: ein Stück Billrothbattist wird unmittelbar über das Ge-schwür gelegt und die überstehenden Ränder mittels Mastisol fest-geklebt, so daß ein völlig abgeschlossener Raum entsteht. Wichtig ist allerdings, daß jede Infektion vorher beseitigt sein muß und keine

Phlebitis bestehen darf. Man läßt diesen Verband 8—10 Tage liegen,
auch wenn sich das angesammelte Sekret, das leicht fade riecht, an den
Rändern einen Abfluß bahnt. Nach Abnahme ist man dann erstaunt,
zu sehen, wie schön sich der Wundgrund mit gesunden Granulationen
bedeckt und evtl. schon epithelisiert hat. Ähnlich günstig wie dieses
Verfahren wirken auch einige neuere Medikamente, die in Form von Salben
oder Pasten angewandt werden, genannt seien Granugenol und Pellidol.
Ersteres darf als mehr granulationsanregend, letzteres als epithelisierend
angesprochen werden.

Es liegt sehr nahe und ist von chirurgischer Seite immer wieder
empfohlen worden, die krankhaft erweiterten Venen operativ zu entfernen. Leider sind die hiermit erzielten Dauerresultate nicht sehr
befriedigend, da sich immer wieder neue erweiterte Venen ausbilden.
Ein eingreifenderes Verfahren lohnt sich aus diesem Grunde nicht. Sehr
viel zweckmäßiger scheint uns das von Linser angegebene Verfahren
der Verödung der Venen mittels Einspritzungen von NaCl-Lösung
($15\,^0/_0$) zu sein [1]). Sorgt man dafür, daß nichts von der stark hypertonischen Kochsalzlösung in die Umgebung der Venen kommt, so kann
dieses Verfahren als sehr elegant und ungefährlich bezeichnet werden.
Die Einspritzungen sind an und für sich schmerzlos, es treten aber
wenige Sekunden nachher unter Kollabieren der Venen krampfartige,
bis in den Fuß ausstrahlende Schmerzen auf, die aber bald vorübergehen.
Wir machen diese Linserschen Einspritzungen jetzt grundsätzlich
bei allen Fällen des varicösen Symptomenkomplexes, nur bei ausgesprochener Phlebitis sehen wir davon ab. In solchen Fällen, wo nur
wenige, sehr tief liegende Venen erweitert sind, wo also oberflächlich
keine hervortreten, läßt man den Patienten entweder das Bein stark
belasten oder legt einen Esmarchschen Schlauch so an, daß der Puls
der Art. dors. ped. noch erhalten ist, Betastung läßt dann die Stränge
in der Tiefe erkennen. Da sich die Verödung sämtlicher in Betracht
kommender Venen nicht auf einmal durchführen läßt, kann man sich
zur Nachbehandlung (evtl. auch schon bei gereinigtem, aber noch nicht
zugranuliertem Ulcus) mit Vorteil des Zinkleimverbandes bedienen.
Dieser ist in allen den Fällen besonders angezeigt, wo die persönlichen
Verhältnisse des Kranken längere Bettruhe nicht zulassen; eine absolute
Gegenindikation bilden aber Phlebitis und pyogene Superinfektion; diese, namentlich erstere, erfordern strenge Bettruhe. Die
Technik des Zinkleimverbandes will erlernt sein, man vergesse insbesondere nie, die Knöchel- und Fersengegend gehörig zu polstern. Der Verband darf auch nicht zu stramm angelegt werden, damit ja keine Gangrän
eintritt (man denke an die spastische Neigung der Gefäße!). Es empfiehlt
sich daher die Patienten einige Stunden nach Anlegung noch nachzu-
kontrollieren.

Alle bisher genannten Behandlungsmaßnahmen greifen, darüber
kann kein Zweifel bestehen, an der Wurzel des Übels, dem spastisch-

---

[1]) Eine solche Lösung mit Zusatz eines Anästheticums — zur Unterdrückung
des Krampfschmerzes — kommt in Ampullenform als „Varicophtin" in den
Handel.

atonischen Gefäßzustand nicht an. Eher scheint dies für die periarterielle Sympathikektomie (Leriche, Brüning) zuzutreffen, mit der Kümmel, Kappis u. a. Erfolge erzielten (s. unten).

Entspricht die Einbeziehung des varicösen Symptomenkomplexes in den vasoneurotischen Status neueren Anschauungen, so ist die Entstehung einer Anzahl anderer Affektionen schon seit langem auf eine durch „nervöse" Einflüsse bedingte Störung der Blutzirkulation zurückgeführt worden. Es gehören in diese Gruppe zunächst die als Totenfinger schon von Reil beschriebenen Erscheinungen, die Erythromelalgie (Weir-Mitchel), die Raynaudsche Erkrankung und wahrscheinlich auch die Akrocyanosis chronica anaesthetica (Cassirer). Es besteht ferner aber auch die Neigung, nach mehrfachen Erfolgen der Leriche-Brüningschen Operation, auch die Sklerodermie sowie die Akrodermatitis atrophicans (Herxheimer) hierher zu rechnen.

Wie wir schon eingangs dieses Kapitels darlegten, unterliegt es keinem Zweifel, daß der vasoneurotische Status aufs engste mit Störungen im endokrinen System verknüpft ist, ja es muß vielfach angenommen werden, daß die primäre Störung in diesem zu suchen ist, während die spastisch-atonischen Zustände an den Gefäßen als sekundär zu bewerten sind. Aber wir sind, namentlich angesichts der Tatsache, daß die endokrinen Störungen fast stets pluriglandulärer Natur sind, heute noch keineswegs in der Lage, diese letzte „Ursache" des Störungskomplexes ausfindig zu machen und müssen uns vorläufig mit einer Zwischenlösung begnügen. Bei der Genese der jeweiligen klinischen Bilder kommt übrigens noch hinzu, daß, wie E. Jürgensen kürzlich ausgesprochen hat, bei den feineren Strömungsvorgängen in den Capillaren physiko-chemische Triebkräfte wirksam sein müssen und eine rein mechanische Erklärung nicht ausreicht. Nach den von uns schon in der Einleitung zitierten Untersuchungen von Atzler über den Einfluß der H-Ionenkonzentration und der Titrationsacidität und -alkalinität auf die Kontraktion der Blutgefäße, wird man nicht umhin können auch diese Faktoren, die ja durch jede Strömungsänderung wesentlich verändert werden müssen, in Rechnung zu stellen.

Beim „toten Finger" (doigt mort) kommt es nach Nothnagel zu einer hochgradigen Anämie an einem oder mehreren Fingern, die auch die ganze Hand und den Unterarm mit einbeziehen kann. Die Haut dortselbst ist kreideweiß, es bestehen Parästhesien oder seltener reißende, neuralgische Schmerzen. Der Tastsinn ist erheblich herabgesetzt, so daß feinere Handarbeiten nicht verrichtet werden können. Das Leiden kommt beinahe ausschließlich bei Frauen vor, vielfach sind es nervöse oder hysterische, oft aber auch gesunde, dann allerdings meist solche, die viel mit den Händen in kaltem Wasser arbeiten müssen. Der Verlauf ist durchaus chronisch, mit Remissionen und Exacerbationen, im ganzen aber gutartig und therapeutisch gut zu beeinflussend. Wärmeanwendung neben Friktionen, ferner Elektrisieren (konstanter Strom) wirken günstig.

Dahingestellt muß bleiben, ob dieses Leiden nicht nur als mildere Form oder eine Vorstufe der **Raynaudschen Krankheit** oder symme-

trischen Gangrän anzusehen ist (Jarisch) (Abb. 81). Bei dieser
handelt es sich ebenfalls zunächst um anfallsweise auftretende Gefäß-
krämpfe an einzelnen Fingern, namentlich vorerst an deren End-
gliedern. Anfangs steht das Bild der „regionären Ischämie" im
Vordergrunde, dem sich danach das der „regionären Cyanose"
(Weiß) anschließt. In selteneren Fällen sind übrigens nicht nur die
Finger, sondern auch Nase oder Ohren befallen. Auch sonst können
an der Haut diffuse oder umschriebene Ödeme, sogar eczematoide
Zustände (Jarisch) vorhanden sein. Selbst cerebrale oder renale Störungen (Ohnmachten bzw. Albuminurien) sind beobachtet worden.
Im Vordergrunde steht aber stets die lokale „Synkope", die sich symmetrisch, vorwiegend an den Fin-
gern in Blutleere und Kältegefühl neben ausgesprochenen
Parästhesien äußert. War
bisher die Haut grauweiß und
blutleer, so wird sie im zweiten
Stadium blaurot und hebt sich
dann scharf von der gesunden
Umgebung ab. Das nächste Stadium ist das der Nekrose, es
wird meist dadurch eingeleitet,
daß sich die Epidermis stellenweise in Form von Blasen ab-
hebt, deren Inhalt eine blutig-
wäßrige Flüssigkeit bildet. Unter
diesen entwickelt sich dann eine
umschriebene Nekrose, etwa
nach Art eines Brandschorfes,
der sich dann allmählich abstößt
und dann eine verschieden tief
gehende Ulceration zutage
treten läßt. Auch pergament-

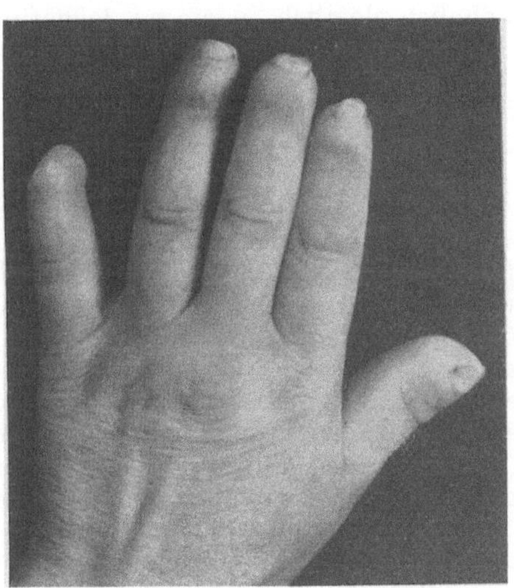

Abb. 81. Raynaudsche Krankheit.

artige Eintrocknung der Cutis wird zugleich oder statt dessen beobachtet. Der Verlauf ist außerordentlich verschieden, sowohl
nach Ausdehnung wie nach der Intensität der Gewebszerstörung. Wir
sahen Fälle, bei denen eine deutliche Progredienz — allerdings im Verlaufe von Jahren und mit gelegentlichen Stillständen — unverkennbar
war. Abgesehen von dem toten Finger kommt differentialdiagnostisch
kaum eine andere Affektion in Betracht, die einen ähnlichen Typus
aufwiesen.

Die Behandlung ist im wesentlichen die gleiche wie bei den toten
Fingern. Selbstverständlich wird auch dem Allgemeinzustand erhöhte
Aufmerksamkeit geschenkt werden müssen und angesichts der wenig
guten Prognose, was die Erhaltung der erkrankten Partien anlangt,
werden alle gefäßkrampflösenden Mittel energisch und über eine
lange Zeit angewendet werden müssen. Nach Jürgensen hat sich
die Biersche Stauung als sehr brauchbar erwiesen. Neuerdings mehren

sich auch die Berichte über günstige Erfolge der Leriche-Brüning-schen Sympathikektomie. Mit der Ausführung der letzteren sollte man, bei der Gefahrlosigkeit der Operation und dem geringen Erfolg der sonstigen Behandlungsmethoden, jedenfalls nicht zu lange zögern, denn ist erst einmal das dritte Stadium erreicht, so werden sich zurückbleibende Verstümmelungen nur schwer vermeiden lassen. Zugestanden werden muß allerdings, daß wir heute über den Dauererfolg dieses operativen Vorgehens noch keine Erfahrungen haben.

Handelt es sich bei der Raynaudschen Krankheit im Anfangs-stadium um eine schmerzlose Unterbrechung der Blutzirkulation, so liegt bei der **Erythromelalgie** nach Nobécourt eine mit Schmerzen verknüpfte, erhöhte Blutzirkulation vor. Das Leiden beginnt gewöhnlich plötzlich, indem mit lebhafter Rötung außerordentlich heftige Schmerzen reißender oder brennender Natur auftreten. Diese können den Patienten erhebliche Qualen verursachen. Durch Wärme (Bett, Sommerszeit) werden sie deutlich gesteigert, auch steht das anfallsweise Auftreten meist im Vordergrunde. Befallen sind vorwiegend die Füße, die Hände oder beide zugleich, auch gekreuztes Auftreten ist beobachtet. Außer Neigung zu vermehrter Schweißabsonderung und zu Blutungen, sowie einer gewissen Erhöhung des Gefühls, die bis zur ausgesprochenen Hyperalgesie gesteigert sein kann, sind keine besonderen Veränderungen wahrnehmbar, auch bei längerem Bestande nicht. Das Leiden kann sich über viele Jahre erstrecken, oft werden dann auch noch andere Störungen am Nervensystem (Vagotonie, Horiuchi) oder Gehirn beobachtet, auch Syphilis wird in einem Teil für die Entstehung als mitbeteiligt angesprochen. In anderen Fällen wieder scheinen psychische Einflüsse (Hysterie) eine gewisse Rolle zu spielen. Da die Therapie dem Leiden gegenüber bisher ziemlich machtlos gegenüber stand, wird in allen den Fällen, wo organische Veränderungen nicht nachweisbar sind, Psycho-therapie empfohlen. Neuerdings sind ebenfalls durch die periarterielle Sympathicusresektion günstige Erfolge erzielt worden. Eine Verwechs-lung mit anderen Affektionen ist bei typischen Fällen ausgeschlossen; ob Übergangs- oder Mischformen mit der Raynaudschen Krankheit vorkommen und möglich sind, soll hier nicht erörtert werden. Von der anscheinend nicht sehr häufigen Akrocyanosis chronica anaesthe-tica Cassirers ist sie dadurch zu unterscheiden, daß bei dieser die betreffenden Glieder blaurot und kalt sind, daß keine lokale Ischämie besteht, daß ferner statt Hyperalgie eine Verminderung der Gefühls-empfindungen vorhanden ist und schließlich, daß diese einen deutlich kontinuierlichen, keinen anfallsweisen Verlauf hat.

Die **Erythromelie** (Pick), auch **Akrodermatitis chronica atrophicans** (Herxheimer) genannt, wird heute ebenfalls von vielen Autoren zu den auf vasoneurotischer Grundlage entstehenden Krankheiten gerechnet. Die günstigen Erfolge der Leriche-Brüningschen Operation berechtigen hierzu ohne Zweifel, zumal uns auch irgendwelche andere Faktoren, welche zur Entstehung führen, bisher mit Sicherheit nicht bekannt geworden sind. Sehr interessant ist, daß die Affektion offenbar regionär außerordentlich verschieden häufig vorkommt. Während

z. B. Darier ausdrücklich das seltene Vorkommen in Frankreich erwähnt, ist sie im Elsaß, sowie in unserem Material relativ häufig, eine bei der nicht eben großen Entfernung schwer erklärbare Tatsache, vielleicht hat Pautrier recht, wenn er an Beziehungen zur Schilddrüsenfunktion (Kropf) denkt. Auffallend ist es ferner, daß unter unseren Fällen das weibliche Geschlecht überwiegt, und daß bei diesem wieder die Zeit des Klimakteriums bevorzugtes Auftreten zeigt. Die Affektion tritt an den oberen und unteren Gliedmaßen auf, aber sehr selten an beiden zugleich oder gar doppelseitig. Sie beginnt „unbemerkt" mit einer umschriebenen schmerzlosen Anschwellung von bläulichroter Farbe im Bereiche eines bestimmten Hautnerven. Am Arm ist es regelmäßig die Gegend des Olekranon und daran anschließend dem Verlauf des Nervus ulnaris entsprechend (sog. Ulnarstreifen) bis zur Hand (Abb. 82). Diese zeigt dann am Rücken, besonders über den Köpfchen der Metacarpalia, die gleiche Veränderung wie die Haut des Unterarms, die blaurote Verfärbung und Verdickung, ohne daß die Hauttemperatur erkennbar herabgesetzt wäre oder Schmerzen beständen. Diesem ersten, infiltrativen Stadium schließt sich ohne erkennbaren Übergang das zweite an, das der Atrophie. Cutis und Epidermis werden nun im Bereiche der

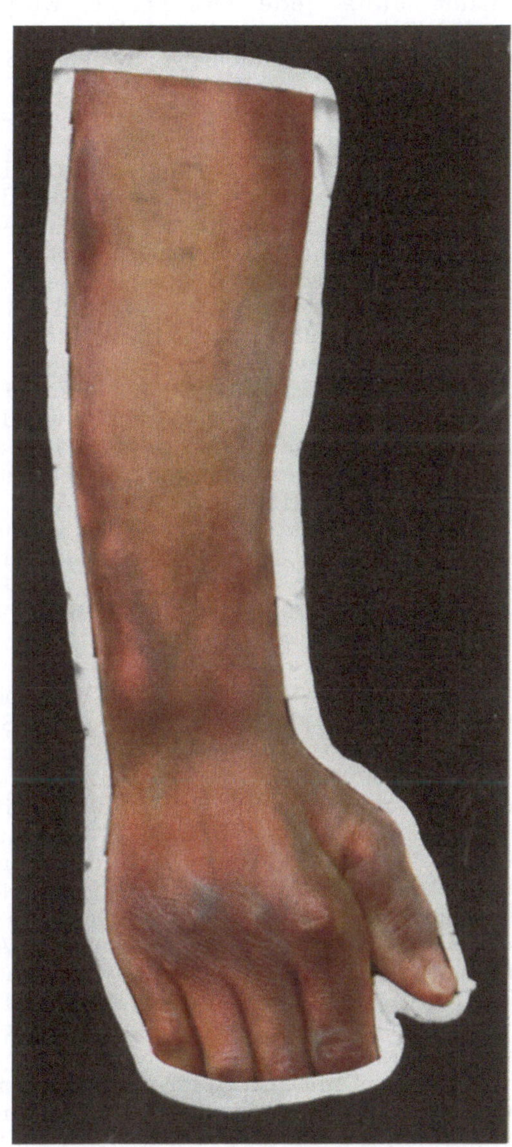

Abb. 82. Akrodermatitis atrophicans des Unterarmes und der Hand.

früheren Infiltration außerordentlich dünn, so daß die Gefäßnetze deutlich erkennbar durchschimmern. Die Papillarcapillaren scheinen, ebenso wie der gesamte Papillarkörper, der Atrophie zu verfallen. Auch dieses Stadium, welches gleichzeitig den Dauerzustand darstellt, verläuft ohne jede subjektive Empfindung des Patienten. An den Beinen beginnt die Affektion an der Vorderseite des Knies, zieht von hier nach unten bis auf den Fußrücken, in ähnlicher Weise wie an der Hand. Nicht selten beginnt die Infiltration bereits am Oberschenkel, in einem seltenen Fall sahen wir sogar einen Teil der Hüfte einbezogen. Am Oberschenkel nimmt die Infiltration zuweilen den Charakter eines soliden, daumenstarken, in die Haut eingelagerten und teilweise vorspringenden Stranges an. Die Prognose des Leidens ist durchaus gut, es kommt nie zu irgendwelchen Bewegungsstörungen, auch sind keinerlei Erkrankungen, weder peripher noch zentral am Nervensystem nachweisbar. Differentialdiagnostisch ist das Krankheitsbild so scharf umrissen, daß eine Verwechslung mit einem anderen nicht wohl möglich ist. Die Therapie ist außer den erwähnten neueren Operationserfolgen machtlos. In letzterer Zeit mehren sich nun auch in unserem Material die Zahl der Fälle, wo gleichzeitig sklerodermatische Veränderungen, die an sich von der geschilderten Infiltration der Haut vollkommen verschieden sind, beobachtet werden.

Wir gehen daher nunmehr — ohne uns bei der sehr seltenen umschriebenen Hautatrophie (Anetodermia erythematosa oder Atrophia cutis maculosa) länger aufzuhalten zur Besprechung der **Sklerodermie** über. Wir kommen damit schon in ein Gebiet, bei welchem vermutlich der Anteil oder die Beteiligung — im Sinne der Koordination — des endokrinen Systems bei der Entstehung noch ein erheblich weitergehender ist, als bei den bisher besprochenen Erkrankungen.

Ehe wir jedoch auf die Genese eingehen, scheint es zweckmäßig, zuvor die Entwicklung des klinischen Bildes zu skizzieren. Das Typische ist eine eigenartige Verhärtung der Haut, wie schon der Name andeutet. Infolge der aufgehobenen Elastizität und dem straffen Anliegen auf der Unterlage kann weder eine Falte aufgehoben noch selbst eine geringe Verschiebung auf dieser ausgeführt werden. Die vorhandene Spannung bewirkt, daß die normale Hautfelderung völlig aufgehoben ist und die Oberfläche glatt und glänzend erscheint. Die Bewegung von Gelenken im Bereiche einer so veränderten Hautstelle ist stark gehindert oder ganz aufgehoben. An der Grenze zwischen so erkrankter und gesunder Haut findet sich meist eine, etwa 1 cm breite, Zone von bläulich-roter Farbe (lilac ring), außerdem sind Veränderungen in der Pigmentierung am Krankheitsherd wie in der Umgebung nicht selten. Der Beginn dieser Veränderungen vollzieht sich gewöhnlich vom Kranken unbemerkt, manchmal gehen auch rheumatoide oder neuralgische Prodrome voraus; letzteres gilt namentlich für solche Fälle, bei denen es sich um die generalisierende Form handelt, während erstere für die mit Flecken- oder Streifenbildung einhergehenden gilt. Bei einer dritten Form, der progressiven, symmetrischen, die meist an den Fingern beobachtet und dann als Sclerodactylie bezeichnet wird, sind im Beginn ganz ähnliche Symptome wie bei der Raynaudschen Krankheit, namentlich die blaurote Verfärbung mit Parästhesien, vorhanden. Aufsteigend werden, meist symmetrisch, die Gliedmaßen in ganzer Ausdehnung ergriffen. Die Funktion der Gelenke wird mehr und mehr aufgehoben, so daß sich allmählich ein qualvoller Zustand ausbildet.

Histologisch ist, neben einer Verschmälerung der Epidermis mit Schwund der Reteleisten, vor allem eine Verdickung der kollagenen Bindegewebsfasern zu erwähnen, während die elastischen Fasern keine regelmäßig erscheinenden Veränderungen aufweisen. Sehr interessant ist, daß namentlich im Beginn, wo vielfach ödematöse Schwellung zunächst das klinische Bild beherrscht, in der Cutis reichliche perivasculäre Lymphocyteninfiltrate angetroffen werden. Eine Regelerscheinung sind ferner noch die Veränderungen an den Gefäßen, Arterien und Venen; vor allem sind Media und Intima beteiligt. Letztere zeigt Proliferation der Endothelien, die ganz hochgradig, bis zum Gefäßverschluß gesteigert sein kann. In der Media sind Muskularis und Bindegewebe gewuchert, so daß vielfach die Elastica gesprengt ist (Frieboes). Capillaroskopisch finden sich stets Anzeichen des spastisch-atonischen Symptomenkomplexes (O. Müller, Redisch), ohne daß allerdings besondere Charakteristica gegenüber anderen Vasoneurosen feststellbar wären. Untersuchungen des Stoffwechsels — Grundumsatz — sowohl (Rowe und Mc Crudden), wie der chemischen Blutzusammensetzung (Gitlow und Steiner) haben bisher keine Abweichungen von der Norm erkennen lassen. Dagegen konnten vielfach Erscheinungen einer Insuffizienz der Nebennieren nachgewiesen werden: Pigmentverschiebungen an Haut und Schleimhäuten, niedriger Blutdruck und kardiovasculäre Atrophie (Bolten). Untersuchungen nach dem Abderhaldenschen Dialysierverfahren wiesen außerdem noch auf die Hypophyse und die Thyreoidea hin (Kieß). Daß nach akuten Infektionskrankheiten, auch bei kongenitaler oder erworbener Syphilis, ebenso bei Tuberkulose, ferner aber auch nach Traumen sklerodermatische Veränderungen auftreten können, ist vielfach berichtet. Ebenso sicher aber ist es, daß sich diese Erscheinungen fast stets auf das Versorgungsgebiet eines oder mehrerer peripherer Nerven oder auf den Bereich einzelner Rückenmarkssegmente sowie radikulärer Abschnitte beschränken (D. Göring), daß die Anordnung häufig symmetrisch, hemi- oder paraplegisch (Böwing) ist, und daß Kombinationen mit anderen Nervenkrankheiten nachweisbar sind, wie Zoster, Myelitis, Syringomyelie. All dies weist auf Zusammenhänge mit Veränderungen an nervösen Organen hin. Wenn nun die Sensibilität im großen und ganzen nicht wesentlich gestört ist, hingegen auch noch andere Veränderungen: Pigmentanomalien, vasomotorische und sekretorische Erscheinungen, Haarausfall, Nagelveränderungen, Knochenatrophie, Fettschwund usw. hinzukommen, so wird die Abhängigkeit vom vegetativen System, vielleicht von trophischen Fasern (Erlanger Schule), sehr wahrscheinlich. Die Schwierigkeit ist nur, wie läßt sich das mit den vorher genannten genetischen Faktoren vereinigen.

Soweit Infektionen oder Traumen in Frage kommen, könnte man ja
ohne weiteres annehmen, daß eine direkte Schädigung des vegetativen
Nervensystems zustande gekommen sei. Nicht befriedigen kann aber diese
Erklärung hinsichtlich der Beteiligung der verschiedenen endokrinen
Drüsen, sowie des Erfolges der periarteriellen Sympathicektomie.
Leriche sowohl wie Forster weisen nämlich mit Recht darauf hin,
daß aus dem günstigen Effekt jener nicht auf Ausfalls- sondern auf
Reizerscheinungen des Sympathicus geschlossen werden müsse. Mit
Böwing möchten wir daher der von H. Curschmann aufgestellten
These zustimmen, daß die bei der symmetrischen und diffusen Form
der Sklerodermie vorkommenden Erscheinungen von pluriglandulärer Insuffizienz nicht zum Ursachenkomplex gehören, sondern
koordiniert sind, als Folgen einer Schädigung der nutritiven Zentren
in Gehirn und Rückenmark mit Einschluß des Grenzstranges. Für
viele der mit endokrinen Störungen einhergehenden Fälle wird dies wohl
stimmen, auch für die bei Säuglingen im Anschluß an schwere Geburt
auftretenden — meist vorübergehenden — sklerodermatischen Veränderungen[1]) ist eine derartige zentrale Genese recht einleuchtend, nicht aber
für die Fälle, wo im Anschluß an Traumen die Erscheinungen streng auf
die Region jener beschränkt sind. Für diese Fälle muß, und in gleicher
Weise auch für die fleckförmigen Sklerodermien (Morphaea), doch wohl
die Störung im Bereiche der peripheren Nerven selbst gesucht werden.

Differentialdiagnostisch sind Schwierigkeiten bei ausgebildeten
Fällen kaum zu erwarten. Zu merken ist nur, daß nach Röntgenbestrahlungen gelegentlich sklerodermieartige Erscheinungen auftreten können,
ebenso sah ich nach einer zu intensiven Höhensonnenbestrahlung an
einer auswärtigen Klinik eine typische,,Sklerodermie", die streng auf den
Bestrahlungsbereich begrenzt war und auch histologisch ein ganz ähnliches
Bild bot. Fälle von Sklerodactylie können im Beginn von der Raynaudschen Krankheit schwer unterschieden werden, erst wenn die sklero-
sierenden Veränderungen auftreten, wird sich eine Entscheidung treffen
lassen. Im Bereiche der Unterschenkelhaut entsteht zuweilen im Anschluß an den varcösen Symptomenkomplex eine flächenhafte Verdickung, die sich hart anfühlt und wenig verschieblich ist; in solchen
Fällen wird die Vorgeschichte sowie die Beobachtung des weiteren Verlaufs, insbesondere die Neigung zum Fortschreiten, proximal und distal,
für Sklerodermie zu verwerten sein. Die Prognose ist gut, bei Kindern
allgemein, bei Erwachsenen soweit umschriebene Formen in Frage
kommen, sehr ernst dagegen für alle universellen bzw. progredien-
ten Formen. Sie führen zwar langsam, aber sicher zum Tode, nicht
wegen der Krankheit an sich, sondern wegen der vermehrten Entstehungs-
möglichkeit von Komplikationen. Auch die Sklerodactylie bietet
wegen der besonderen Neigung zum Fortschreiten recht schlechte Hei-
lungsaussichten.

Die Behandlung hat sich lokal zu bemühen, den bestehenden
spastisch-atonischen Zustand der Gefäße zu beheben, es werden im

---

[1]) Das Vorkommen echter Sklerodermie bei Säuglingen wird neuerdings bestritten (s. nächsten Abschnitt am Ende).

wesentlichen die bereits im vorigen Abschnitt genannten Methoden angezeigt sein. Sind Erscheinungen inkretorischer Insuffizienz vorhanden, so ist ein Versuch mit Organpräparaten immerhin angezeigt, liegen doch eine Reihe günstiger Berichte hierüber vor, denen aber ebenso sehr Versager gegenüberstehen. In ähnlichem Sinne wirken wohl auch die Bestrahlung der Milz und der Schilddrüse mit „Röntgenreizdosen", während die zweifellos zuweilen günstige Wirkung der Terpentininjektionen nach Klingmüller hinsichtlich des Wirkungsmechanismus nicht ohne weiteres erklärt werden kann. Das gleiche gilt von der Lebertranmedikation (Balen), die immerhin an eine Avitaminose denken läßt. Die Erfolge der Leriche-Brüningschen Operation, welche neuerdings häufiger angewandt worden ist, sind bisher nur in wenigen Fällen als günstig zu bezeichnen. Es fragt sich aber, ob überhaupt eine Restitutio ad integrum möglich ist, ob nicht schon eine Verhütung weiterer Progredienz als Erfolg gebucht werden muß.

Anhangsweise seien hier kurz einige Affektionen besprochen, die — ätiologisch noch völlig unklar — morphologisch manche Ähnlichkeit mit der Sklerodermie aufweisen. Das sehr seltene **Sclerema neonatorum** tritt bei schwächlichen Kindern in den ersten Lebenstagen oder -wochen auf mit einer eigenartigen Verhärtung der Haut, welche gelblichblau oder -violett gefärbt ist. Fingerdruck steht nicht wie beim Ödem. Es beginnt gewöhnlich an den unteren Gliedmaßen, um sich dann über den ganzen Körper auszubreiten. Infolge der Spannung der Haut tritt völlige Unbeweglichkeit ein. Die Kinder magern rasch ab, die Körperwärme sinkt, die Nahrungsaufnahme ist äußerst erschwert und bald läßt die Herzkraft nach. Es scheint sich um eine Gerinnung des Fettgewebes zu handeln, vielleicht im Anschluß an starke Wasserverluste durch Diarrhöen und dergleichen. Nach Stolte liegt eine Zustandsänderung des gesamten Zellprotoplasmas vor, indem durch toxische Schädigung der resorbierenden und sezernierenden Funktionen sich der Wasser- und Salzbestand des Organismus von der Norm entfernt. Die Prognose ist außerordentlich schlecht. Immerhin ist es in einzelnen Fällen gelungen, durch Verbringung in eine Couveuse oder heiße Bäder, durch Infusionen von Ringerscher Lösung, Sondenernährung sowie sogar durch Einreibungen mit grauer Salbe (Darier) Heilung zu erzielen.

Eine andere seltene Krankheit ist das **Scleroedema adultorum** (Hardy, Buschke), hier treten, besonders in der oberen Körperhälfte in der Tiefe der Haut umschriebene Infiltrate von eigenartiger hartödematöser Beschaffenheit auf, die später von Atrophien an diesen Stellen gefolgt sind. E. Hoffmann konnte in solchen, im Anschluß an Grippe entstandenen Fällen charakteristische Nervenveränderungen nachweisen. Die Prognose scheint gut zu sein. Die Behandlung besteht in Wärmeanwendung und evtl. Organotherapie.

Das sog. **Scleroedema neonatorum**, blaurote, erythemanodosumähnliche Flecken bis Talergröße, die sich restlos zurückbilden, beruht nach Bernheim auf subcutaner Fettgewebsnekrose als Geburtstrauma (Feer). Es wurde früher fälschlich auch als Sklerodermie angesprochen.

Neurogene und inkretorische Dystrophien.

Wir verstehen hierunter mit L. R. Müller krankhafte Veränderungen im Ernährungszustand der Gewebe, welche durch nervöse Vorgänge bedingt sind. Und zwar würde, trotz des bisher fehlenden anatomischen und physiologischen Nachweises von trophischen Nervenfasern (s. Einleitung), auf Grund klinischer Erfahrung die Existenz solcher anzunehmen sein, selbstverständlich nicht nur für das Hautorgan allein, sondern auch für andere Gewebe. Ob diese supponierten Fasern vorwiegend demjenigen des vegetativen Systems beigesellt sind, kann noch nicht entschieden werden. Wir möchten ferner besonders darauf hinweisen, daß den nervösen Vorgängen vermutlich recht häufig organische Erkrankungen oder Veränderungen an gewissen nervösen Apparaten zugrunde liegen, ohne daß wir damit das Vorkommen rein funktionell bedingter Vorgänge bestreiten wollen.

Eine der am längsten bekannten Dystrophien ist das **Malum perforans pedis**, das trophische Hautgeschwür, das übrigens in seltenen Fällen auch an anderen Stellen als am Fuße auftreten kann. Seine Entstehung ist aber offenbar in der überwiegenden Mehrzahl der Fälle an Bedingungen gebunden, die am Fuße in gewisser optimaler Weise vorhanden zu sein scheinen. Die, durch nervöse Vorgänge bedingte, krankhafte Veränderung des Ernährungszustandes genügt offenbar allein zur Erzeugung des Krankheitsprozesses nicht. Wir müssen vielmehr annehmen, daß die von uns bereits mehrfach betonte Stauung im Blutkreislauf der Haut dieser Region und in gleicher Weise der auf die Planta pedis beim Gehen und Stehen ausgeübte Druck es sind, welche einen wesentlichen Anteil haben. Das wird durch den Erfolg einer auf die Fernhaltung dieser Faktoren abzielenden Therapie überzeugend dargetan. Die Störung der trophischen Nervenfunktion kann offenbar durch verschiedene Faktoren erfolgen, sehen wir doch das Leiden bei Tabes, Diabetes, Syringomyelie, Lepra, Polyneuritis und bei Durchtrennung des Nervus ischiadicus auftreten. Die letztere Form, eine im letzten Kriege von uns häufiger nach Schußverletzung gesehene, war insofern besonders instruktiv, als wir regelmäßig unter Bettruhe und Hochlagerung Abheilung erzielen konnten, aber leider ebenso regelmäßig nach wenigen Tagen des Aufstehens einen Rückfall zu verzeichnen hatten.

Das klinische Bild ist so typisch und wenig variabel, daß Verwechslungen mit anderen Affektionen ausgeschlossen sein sollten. Das Leiden beginnt gewöhnlich mit einer umschriebenen, schmerzhaften Anschwellung an der Sohle, und zwar vorzugsweise in der Gegend des Capitulum o. metatarsalis I oder V. Diese ist uns schon als Prädilektionsstelle für den Clavus begegnet, und es nimmt nicht wunder, daß auch in vorliegendem Falle die Kranken zunächst an die Entwicklung eines solchen denken. Dies um so mehr, als sich sehr bald eine Verdickung der Hornschicht entwickelt, genau so umschrieben und rund wie bei jenem. Im weiteren Verlauf hebt sich diese nun in der Mitte ab, es entwickelt sich eine eitrige Sekretansammlung darunter, und nach Abstoßung des zentralen Teiles der Hornschicht liegt ein von schmutziggelben Krusten bedecktes Geschwür zutage, dessen Ränder noch deutliche Verdickung der Hornlage sowohl wie auch Infiltration nach der Tiefe zu zeigen (Abb. 83). Der Rand des Geschwüres ist scharf, zuweilen etwas unterminiert, der Grund mit schlaffen, schmierig aussehenden Granulationen bedeckt. Die Wundabsonderung ist verhältnismäßig gering. Die Tiefenausdehnung des Geschwüres ist sehr verschieden, sie kann sich bis auf die Sehnen und Knochen erstrecken. Auffallend und noch nicht geklärt ist es, daß die ursprüngliche Größe, die etwa die eines Markstückes oder Talers beträgt, sich kaum wesentlich verändert. Schmerzen bestehen meist nur auf starken Druck, bei Tabes, Lepra usw. ist völlige Schmerzlosigkeit die Regel.

Die Behandlung hat sich, außer auf die schon erwähnte Bettruhe mit Hochlagerung des Beines, auf Anwendung granulationsfördernder Mittel (Granugenol, Schwarzsalbe) zu erstrecken. Auch feuchte Verbände, namentlich mit $^1/_4$—$^1/_2$ $^0/_0$ Argentum nitricum-Lösung sind zu empfehlen und können auch bei bestehender, bakterieller Superinfektion mit Vorteil angewandt werden. Daß die Behandlung des Grundleidens in den entsprechenden Fällen eine unbedingte Notwendigkeit ist, braucht nicht besonders betont zu werden. Zur Verhütung von Rückfällen wird sich auch nach Abheilung noch längere Schonung des Fußes und vor allem Verhütung von jedem Druck (Schutzverband) dringend empfehlen. In manchen Fällen, z. B. bei diabetischer

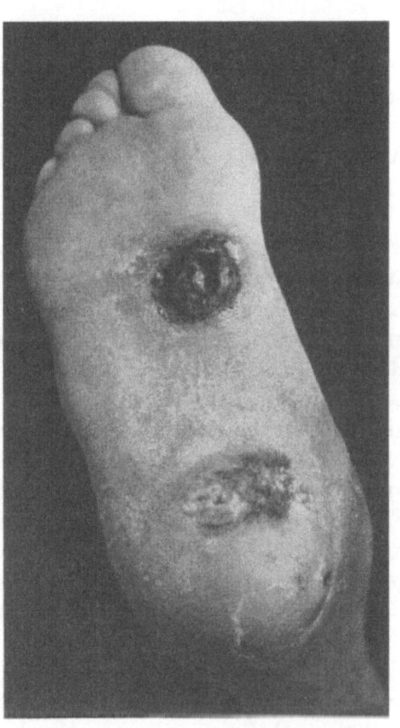

Abb. 83. Ulcus trophoneuroticum der Fußsohle nach Schußdurchtrennung des Ischiadicus.

Disposition, kann auch chirurgisches Vorgehen, Ausschneiden bzw. Auskratzen angezeigt sein. Die Prognose quoad sanationem completam ist stets als zweifelhaft zu bezeichnen.

Relativ selten werden auch noch andere dystrophische Veränderungen der Haut angetroffen. Es handelt sich (L. R. Müller, Böwing) um Veränderungen, die entweder mit vermehrter Hornbildung, Rhagaden und Abschuppung einhergehen, wobei eine gewisse Härte und Sprödigkeit unverkennbar ist, oder um eine abnorme Verdünnung. Die Haut verliert dann ihre gewöhnliche Felderung und Fältelung, zeigt einen auffallenden Glanz, daher die Bezeichnung „glossy skin" oder **Glanzhaut.** Auch an den Nägeln kommen eigenartige

Störungen vor: sie verlieren ihren Glanz, werden brüchig und spröde, stoßen sich ab oder erhalten querverlaufende Rillen, die Lunula geht fast stets verloren. Zuweilen kommt es zu einer Atrophie der ganzen Fingerkuppe, so daß ein an beginnende Raynaudsche Erkrankung erinnerndes Bild entsteht. Neuritische oder traumatische Störungen im Verlaufe eines Nerven lassen sich bei dieser Affektion regelmäßig (Sutton) nachweisen. Die Behandlung kann wenig ausrichten und lediglich versuchen symptomatisch zu wirken. Die Prognose scheint für die Mehrzahl der Fälle nicht schlecht zu sein, da Spontanheilung nicht selten ist.

Oedema acutum circumscriptum, auch neurotisches oder **Quinckesches Ödem** genannt, ist eine Erkrankung, die nicht ausschließlich auf die Haut beschränkt, mit den bisher besprochenen vasoneurotischen Affektionen gleichwohl in engem Zusammenhang steht. Allerdings ergeben sich bei vielen Fällen auch Beziehungen zu den allergischen Manifestationen, insbesondere den unter dem Bilde der Urticaria auftretenden, und es ist daher Curschmann beizupflichten, wenn er das akute Ödem überhaupt nicht als Krankheitsbild sui generis auffaßt, sondern lediglich als Symptom wertet. Zur Zeit ist aber volle Klarheit über die tatsächlichen Verhältnisse nicht zu gewinnen, und wir müssen versuchen, aus den bisher bekannten Fällen zunächst einen Rückschluß auf die verschiedenen, für die Entstehung in Betracht kommenden Faktoren zu ziehen. Von endogenen Faktoren ist zunächst die Heredität zu nennen. Dominante Vererblichkeit ist in einer Reihe von Fällen sicher gestellt (Siemens, Osler u. a.), wo sich das Krankheitsbild, zum Teil mit „photographischer" Treue wiederholte, in anderen Fällen konnte dagegen ein Vorkommen allergischer Disposition, wie Neigung zu Urticaria, Asthma, „Ekzem", Heufieber festgestellt werden. Auch die gichtische Konstitution wird in diesen Rahmen von einzelnen einbezogen. Wahrscheinlich stellen auch die Vasoneurotiker, deren Status als erbgebunden aufzufassen sein dürfte, ein nicht geringes Kontingent, wie sich auch recht häufig bei den Kranken Zeichen der neuropathischen Diathese (Cassirer) finden. Eine wichtige Rolle spielen auch die endokrinen Störungen und die mit jenen eng verbundenen des vegetativen Systems, insbesondere des sympathischen Anteils.

Sehr instruktiv ist ein von Nauwerck bzw. Panofsky und Staemmler beschriebener Fall: er betrifft ein 18 jähriges Mädchen, dessen Mutter bereits an dem gleichen Leiden erkrankt war. Es waren $1^{1}/_{2}$ Jahr lang Ödeme an verschiedenen Körperstellen aufgetreten, in mehrwöchigen Intervallen und von jeweils kurzem Bestand. Tod infolge Erstickung. Die Sektion ergab akute, entzündlich-degenerative Prozesse in den Cervicalganglien des Sympathicus, sowie leicht hyperplastisch-degenerative Veränderungen in der Schilddrüse. In der Haut wurde histologisch ein Ödem gefunden, „welches der Entzündung sehr nahe steht". Auf Grund dieses Befundes liegt für die Verfasser die Annahme nahe, daß ein Reizzustand des Sympathicus die Entstehung des entzündlichen Ödems begünstigte, welches demnach nur in denjenigen Bezirken entstehe, denen die geschädigten Abschnitte des Sympathicus entsprechen. In diesen Regionen würde dann durch schubweise ins Blut übergetretenes, krankhaftes Schilddrüsensekret und krankhafte Zwischenprodukte des degenerativen Eiweißzerfalls seitens der erkrankten Thyreoidea die ödematöse Ausschwitzung vor sich gehen.

Angesichts dieses Befundes, eines klinisch als durchaus typisch anzusprechenden Falles, wäre also nicht nur eine funktionelle, sondern auch eine **organische Erkrankung des Sympathicus** in gewissen, nach Lage des Falles verschiedenen Abschnitten, eine wesentliche Voraussetzung für die Entstehung. Daß außer der **Schilddrüse** auch noch **andere Drüsen** in Frage kommen, ist ebenfalls schon länger bekannt. So sind Fälle, wo während oder vor den Menses der jeweilige Anfall eintrat, mehrfach beobachtet. Auch die vielfach nach **psychischen Erregungen**, vielleicht auch die nach **thermischen Schädigungen** der Haut auftretenden, sind wohl mit einer Beteiligung des endokrinen Systems am zwanglosesten zu erklären. Daß auch **Traumen**, wie Drücken, Kneifen, Reiben, welche die Haut direkt treffen, das Krankheitsbild auslösen können, wird durch einen einschlägigen Fall (Jadassohn-Trost) erwiesen, wobei die mehrstündige Latenzperiode bis zum Manifestwerden vom Zeitpunkte der Einwirkung ab auf den „Mechanismus" des Vorgangs gewisse Schlüsse zu ziehen gestattet.

Wenn nun auch in der Literatur immer wieder Fälle angeführt werden, wo anscheinend die uns vom Ekzem und der Dermatitis toxica her bekannten Allergene, namentlich Eiweißsubstanzen als „Ursache" angeschuldigt werden, so kann doch diesem Faktor allein die Entstehung nicht zugesprochen werden, sondern es müssen, wie wir sahen, noch weitere hinzukommen, und zwar muß dies auch dann angenommen werden, wenn **klinisch keine Anzeichen** dafür bestehen, wie der obige Fall lehrt. Das klinische Bild, wie es von Quincke 1882 gezeichnet worden ist, hat in der Folge insofern eine Erweiterung erfahren, als es sich offenbar **nicht nur um Manifestationen an der Haut** handelt, sondern zuweilen auch an anderen Organen. Immerhin stehen die Veränderungen der Haut im Vordergrunde. Sie sind charakterisiert durch das **akute Auftreten von Ödemen**, besonders im **Gesicht**, namentlich an den **Augenlidern**, seltener auf dem Rücken, Schultern und Gliedmaßen. Die Haut ist **meist umschrieben gerötet**, seltener blaß, außer Spannungsgefühl bestehen keine weiteren Sensationen, gelegentlich wird auch über Jucken geklagt. Die **Ausdehnung** der Schwellung kann außerordentlich **variieren**. Es steht ferner fest, daß das Ödem mit Vorliebe wieder an der **gleichen** Stelle auftritt (Cassirer); der oben angeführte Obduktionsbefund zeigt den vermutlichen Grund hierfür auf. Außer der Haut werden vielfach die **Schleimhäute** befallen, namentlich diejenigen des **Rachens** und **Kehlkopfes**. Glottisödem mit lebensbedrohlichen Zuständen ist dann oft die Folge, und es sind eine Reihe Todesfälle aus diesem Grunde berichtet. Es können ferner aber auch Schwellungen in der **Muskulatur**, z. B. Musculus masseter, auftreten, ebenso in **Gelenken**; Hydrops genu intermittens wird vielleicht darauf zurückzuführen sein. Auch an den **Meningen** kommen offenbar solche Zustände vor, manche Fälle von Migräne, sowie von vorübergehender Hemiplegie werden so ihre Erklärung finden (Quincke). In selteneren Fällen mögen auch an den Schleimhäuten der **Bronchien** — schaumig-blutiges Sputum — und des **Magendarmkanals**, hier durch blutige Diarrhöen gekennzeichnet, Ödeme auftreten. Möglich ist allerdings auch, daß es sich in diesen Fällen nicht so sehr um ödematöse Anschwellungen handelt, als vielmehr um paroxysmale Sekretionen (Curschmann).

Differentialdiagnostisch sind alle diejenigen Ödeme auszuschließen, welche auf allgemeine oder örtliche organische Veränderungen zurückzuführen sind, hierher gehören solche bei Herz- und Nierenleiden, Diabetes, Kachexie, sowie bei Syringomyelie, Tabes, peripherer Neuritis usw. Die Aufdeckung des Grundleidens wird hier meist auf die richtige Fährte führen. Schwieriger ist dagegen die Abgrenzung gegen die auf funktionell „nervöser" Grundlage entstehenden Ödeme, denen ebenfalls eine deutliche Flüchtigkeit, eines der Hauptsymptome des Ödems (Quincke) zukommt. Die Entscheidung wird hier wesentlich in die Hand des Neurologen gelegt werden müssen. Andere „neurotische" Ödeme, wie das klimakterische und menstruelle, sind leichter abzugrenzen, da sie länger bestehen, meist nur an den Gliedmaßen auftreten und nicht umschrieben sind, auch besteht daneben meist Erhöhung des Blutdruckes und sonstige auf diese Genese hinweisende Erscheinungen (Curschmann).

Die Behandlung ist nicht sehr aussichtsvoll. Empfohlen werden intravenöse Injektionen von Calciumpräparaten (Afenil oder Strontiuran). Ferner Organpräparate, namentlich von Thyreoidea. In den Fällen, wo Allergene als bedingende Faktoren anzunehmen sind, kann der Versuch der Desensibilisierung durch kleinste, allmählich gesteigerte Dosen des Allergens angezeigt sein. Die Prognose ist an sich nicht schlecht, aber mit Rücksicht auf das immer drohende Glottisödem doch auch nicht als günstig zu bezeichnen.

Im Anschluß hieran sei auch noch kurz des ziemlich seltenen **chronischen neuropathischen Ödems** (Meige), auch Trophödem genannt, gedacht. Es handelt sich nach Cassirer um ein weißes, hartes, elastisches Ödem, das sich schmerzlos und schleichend entwickelt und seinen Sitz gewöhnlich an den unteren Gliedmaßen, ein- oder doppelseitig, hat. Es ist ebenfalls vererblich, und zwar dominant (Siemens).

Anhangsweise seien an dieser Stelle einige bei Schwangerschaft auftretende Hautveränderungen erwähnt. Sie gehören zum Teil zu dem vielgestaltigen Bild der Schwangerschafts- oder Gestationstoxikose, „Gestose" (R. Freund), zu der auch die Eclampsie zu rechnen ist, und bei der wahrscheinlich eine schwere Stoffwechselschädigung dadurch zustande kommt, daß der mütterliche Organismus in fehlerhafter Weise auf die gegen ihn vom Ei gerichteten Ansprüche reagiert. Es scheint sich namentlich um eine fehlerhafte Beseitigung aller von der Eiperipherie ausgehenden Substrate zu handeln, infolge deren dann toxisch wirkende Stoffe im Blute kreisen. Die außerordentliche Vielgestaltigkeit des klinischen Bildes wird nun, wie Freund sehr richtig betont, vermutlich bedingt durch individuell verschiedene Reaktionsfähigkeit und Organdisposition, die es bei der einen zu Haut-, bei der anderen zu Hirnerscheinungen und dergl. kommen läßt. Daß auch die Hauterscheinungen selbst wieder eine gewisse Vielgestaltigkeit aufweisen, kann uns nach den bei der Dermatitis toxica entwickelten Gedankengängen nicht wundernehmen.

Relativ am bekanntesten ist die als **Herpes gestationis** bekannte

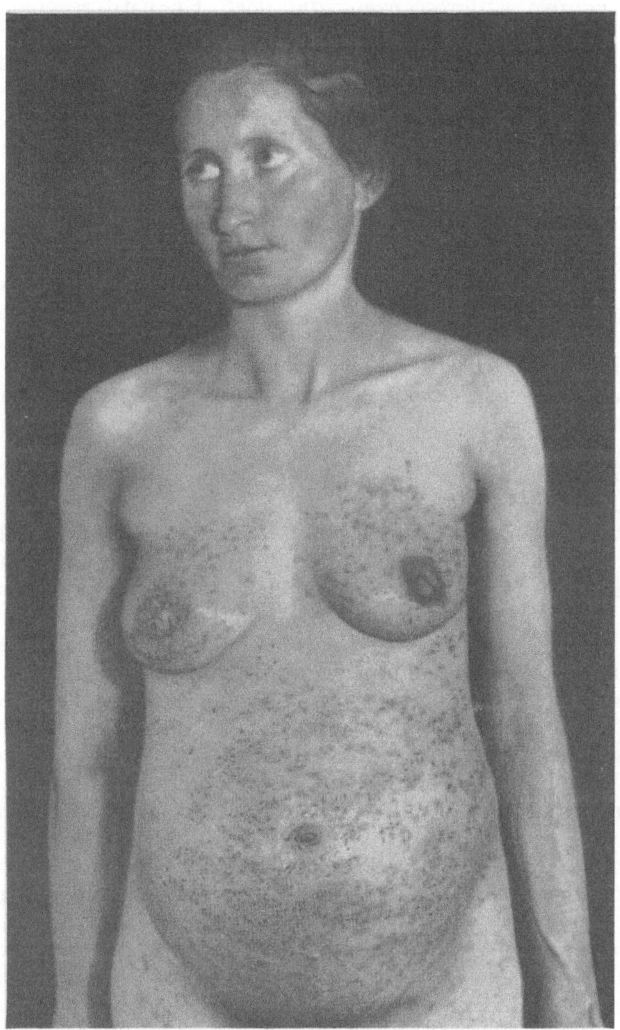

Abb. 84. Herpes gestationis.

Affektion. Sie tritt gewöhnlich gegen das Ende der Schwangerschaft, etwa im 6.—8. Monat auf, befällt vor allem den Rumpf, namentlich das Abdomen (Abb. 84). Auf geröteter Grundlage stehen mehr oder weniger zahlreich verstreut wasserklare Bläschen, die zuweilen auch leicht getrübt sind. Außer leichtem Jucken bestehen keine Klagen. Mit der Ausstoßung der Frucht verschwindet der Ausschlag restlos. Die andere Form der Schwangerschaftsausschläge ist ausgezeichnet durch das Auftreten von erythematösen, urticariellen oder prurigoartigen Efflorescenzen, die nach Freund regelmäßig symmetrisch angeordnet zuerst an den Gliedmaßen auftreten und erst nach längerem Bestande auf den Rumpf übergehen. Sehr charakteristisch ist ferner der starke Juckreiz, der nachts zu exacerbieren pflegt. Wie alle Erscheinungen der Schwangerschaftstoxikose, nehmen auch die der Haut mit dem Fortschreiten der Gravidität an Intensität zu, um dann nach der Geburt rasch abzuklingen, allerdings sind auch Exacerbationen oder Rezidive im Wochenbett mehrfach beschrieben. Diese Formen können für die Kranken außerordentlich quälend sein, glücklicherweise besitzen wir in der subcutanen Infusionsbehandlung heute ein wirksames Mittel. Ursprünglich mit Schwangerenserum begonnen (Linser) hat sich später ergeben, daß nicht nur Normalserum, sondern auch Ringerlösung dieselbe Wirkung hat. Vermutlich ist diese bedingt durch den Gehalt an Ca- und K-Ionen.

Ebenfalls mit der Schwangerschaft in Verbindung, aber auch nicht ganz ausschließlich an diese gebunden, immerhin aber nur beim weiblichen Geschlecht vorkommend, ist die als **Chloasma uterinum** bezeichnete „Dyschromie". Es handelt sich um gelblich bis sepiabraune, unregelmäßig begrenzte Pigmentflecke von Taler- bis Handtellergröße, die gewöhnlich auf der Stirn, seltener an den Schläfen und Wangen auftreten. Auch das Kinn und andere Körpergegenden können gelegentlich befallen sein. Gegen die umgebende Haut heben sich diese Flecken scharf ab und können dadurch leicht von Sonnenpigmentierung unterschieden werden. Sie scheinen besonders bei brünetten Frauen vorzukommen, bei denen bekanntlich auch eine deutliche Pigmentierung der Warzenhöfe sowie der Vulva aufzutreten pflegt. War die Pigmentierung mit Eintritt der Schwangerschaft entstanden, so verschwindet sie gewöhnlich mit dem Wiedereintritt der Menses. In anderen Fällen kann sie dagegen lange Zeit, evtl. lebenslänglich bestehen bleiben. Falls eine Behandlung gewünscht wird, so wäre sie nach der gleichen Weise wie bei den Epheliden zu leiten.

Hier angeschlossen sei eine Affektion, bei der im Gegensatz zur vorigen ein Pigmentschwund im Vordergrunde steht, die **Vitiligo**. Eines Teiles ist sie höchstwahrscheinlich auf irgendwelche, bisher noch nicht genauer bekannte Störungen der endokrinen Drüsenfunktion zurückzuführen, daneben ist aber heute schon eine Beteiligung des vegetativen Nervensystems als sicher anzunehmen. Diese ist in zwiefacher Weise möglich: entweder durch Beeinflussung der Nebenniere oder durch Störungen in peripheren Nervenbahnen mit Einschluß des zugehörigen Grenzstrangganglions. Vielleicht kommen beide Arten von Beteiligung in Frage, für die zweite läßt sich folgendes anführen: das Auftreten in bestimmten, oft symmetrischen Bezirken; das häufige Zusammentreffen mit „nervösen" Affektionen, wie Tabes, Neuritiden, Nervenlepra; ferner die Feststellung (Kreibich), daß an den vitiliginösen Stellen fast stets auch Sensibilitätsstörungen zu beobachten sind. So werden „Spitz“, „Warm“ und „Kalt“ weniger deutlich empfunden als an normaler Haut. Auch gegenüber chemischen und thermischen Reizen scheint die normale Haut empfindlicher zu sein als die vitiliginöse. Ebenso kann das häufige Zusammentreffen von Sklerodermie und Vitiligo wohl als Beweis für den Zusammenhang mit Störungen im Bereiche sympathischer Bezirke gedeutet werden. Außer den hier angeführten Momenten wäre noch festzustellen, daß jugendliche und weibliche Individuen eine gewisse erhöhte Neigung zu dieser Erkrankung zeigen, daß ferner

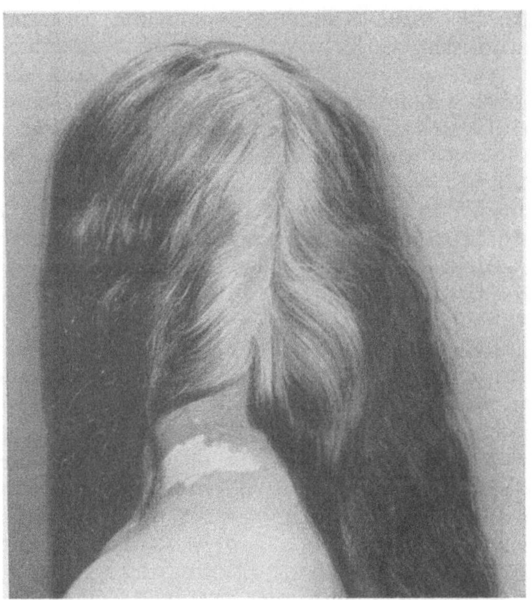

Abb. 85. Vitiligo des behaarten Kopfes und am Halse.

gewisse Körperregionen eine bevorzugte Stellung hinsichtlich des Auftretens erkennen lassen: so die Handrücken und Unterarme, Gesicht und Hals (Abb. 85), sowie Genitale und Umgebung. Die Schleimhäute sind offenbar nur in sehr seltenen Fällen mitbeteiligt. Irgendwelche subjektive Empfindungen bestehen nicht. Die depigmentierten Stellen zeigen eine helle, oft zart rosa Farbe und heben sich von der Umgebung dadurch besonders scharf ab, daß die pigmentierte Haut am Rande der weißen Stellen meist geradezu eine Anhäufung von Pigment, auch histologisch, erkennen läßt. Die Größe der vitiliginösen Flecke ist außerordentlich verschieden, von Stecknadelkopfgröße bis zum Umfang einzelner Körperregionen. Auch die Art des Auftretens und Verlaufes ist in gleicher Weise schwankend, ganz plötzliche Entwicklung kommt neben schleichender vor, und lebenslänglichem Bestand steht wiederum plötzliches Verschwinden gegenüber. Das Leiden ist, abgesehen von der Verunstaltung, die häufig dadurch bedingt ist, durchaus harmlos und erfordert nur in Rücksicht auf die kosmetische Wirkung Behandlung. Diese wird in gleicher Weise wie die der Epheliden örtlich durchzuführen sein, daneben käme innerlich die Anwendung von Organpräparaten, namentlich der Schilddrüse in Frage (Darier).

Die Abhängigkeit des Pigmentgehaltes der Haut von der Funktion endokriner Drüsen, auf die wir schon in der Einleitung hinwiesen, wird ganz besonders deutlich dargetan bei der als Bronzehaut oder **Addison scher Krankheit** bekannten Hautverfärbung. Die Entstehung dieser „Dyschromie" hängt nämlich regelmäßig zusammen mit einer — meist tuberkulösen — Erkrankung der Nebennieren. Es ist hier nicht der Ort auf den Modus der Entstehung dieser Pigmentvermehrung näher einzugehen, aber auf einen Punkt muß doch hingewiesen werden: die Braunfärbung der Haut tritt, außer an den normalerweise bereits stärker pigmentierten Stellen (Genitalgegend, Warzenhöfe, Gelenkfalten), an den dem Lichte ausgesetzten Hautstellen am ersten auf, also im Gesicht und an den Händen und ferner noch an solchen Stellen, wo die Haut gewissen fortgesetzten Irritationen ausgesetzt ist. Im weiteren Verlaufe wird allerdings die Pigmentierung mehr und mehr universell, ja es wird sogar die Mundschleimhaut fast regelmäßig mitbefallen. Die Farbe variiert in gewissem Grade zwischen schmutzig-graubraun und sattem Bronzeton. Die Größe der im Beginn zunächst vorhandenen Flecken ist gleichfalls sehr wechselnd und läßt keine besondere Verteilungsart erkennen. Außer der auch histologisch leicht feststellbaren Vermehrung des Pigmentes finden sich keinerlei Veränderungen an der Haut, ebensowenig irgendwelche subjektiven Sensationen. Prognose und Behandlungsmöglichkeit sind angesichts des Grundleidens aussichtslos.

Dermatitis herpetiformis (Duhring)[1]) wird eine mit Blaseneruptionen auf der Haut einhergehende Erkrankung genannt, welche früher zumeist dem Pemphigus zugerechnet wurde. Neuere Untersuchungen machen es wahrscheinlich, daß endokrine Störungen für die Entstehung in Betracht kommen. Auffallend ist zunächst, daß die Affektion in den angelsächsischen Ländern offenbar sehr viel häufiger vorkommt als in Deutschland, in unserem Material ist sie jedenfalls relativ selten. Von einzelnen ausländischen Autoren war nun eine deutliche Überempfindlichkeit gegen Jod festgestellt worden. Jadassohn und seine Schüler haben dieses Problem näher studiert; Nägeli fand, daß in $100^0/_0$ seiner Fälle die Jodreaktion positiv war. Es wurde ferner gefunden, daß nicht nur innerliche Medikation von Jod, sondern auch äußerliche Applikation in Form einer Salbe einen ähnlichen Effekt hervorbringt. Da die Schilddrüse dasjenige Organ des Körpers ist, welches am innigsten mit dem „Jodstoffwechsel" verknüpft ist, unter-

---

[1]) Nach unserer Auffassung müßte es mindestens heißen „Dermatopathia" herpetiformis. Im Hinblick auf die ungeklärte Genese sehen wir vorerst von einer Änderung des einmal eingeführten Namens ab.

suchte Spitzer das Blutserum eines derartigen Kranken nach dem Abderhaldenschen Verfahren und fand einen Abbau von Thyreoidea. Weiteres Licht bringen vielleicht Versuche, welche ich in Gemeinschaft mit B. Stuber ausgeführt habe. Stuber konnte feststellen, daß beim Kaninchen intravenös eingeführte Guanidinessigsäure nur dann, und zwar rasch methyliert, d. h. zu Kreatin umgewandelt wird, wenn dieses Tier eine funktionsfähige Schilddrüse hat. Schilddrüsenlose Tiere sind nicht imstande diese Methylierung auszuführen; sobald sie jedoch mit Schilddrüsenpräparaten oder anorganischem Jod gefüttert werden, stellt sich diese Fähigkeit wieder ein. Das gleiche geschah nun beim Verfüttern des Serums eines normalen, also nicht schilddrüsenlosen Tieres oder Menschen. Wie die chemischen Vorgänge im einzelnen hierbei zu denken sind, ist noch nicht geklärt, auf die darüber aufgestellten Theorien einzugehen, müssen wir uns hier versagen. Für uns ist hier aber die Tatsache wichtig, daß sich im Tierversuch das Blut von vier Fällen von Dermatitis herpetiformis völlig gleich verhielt, wie das eines schilddrüsenlosen Kaninchens. Es ist also anzunehmen, daß, während im Serum des normalen Menschen genügend Jod vorhanden ist, um die Methylierung zu erzeugen, dies bei Dermatitis herpetiformis nicht der Fall ist. Aus all den angeführten Tatsachen wäre demnach der Schluß zu ziehen, daß es sich bei der Dermatitis herpetiformis um eine Funktionsstörung der Schilddrüse handelt. Als Folge dieser ist das Vorhandensein von Substanzen im Blut anzunehmen, welche in der Haut die eigenartigen Erscheinungen der Dermatitis herpetiformis hervorrufen.

Vier Punkte sind es nach Darier, welche als besonders charakteristisch für das klinische Bild hervorgehoben werden müssen: 1. die Polymorphie der Efflorescenzen, 2. die ausgesprochene Schmerzhaftigkeit, 3. der gute Allgemeinzustand, 4. die Neigung zu Rezidiven. Die Polymorphie der Efflorescenzen ist bedingt dadurch, daß nebeneinander erythematöse Flecke, Papeln, Bläschen, Blasen und — seltener — auch Pusteln auftreten (Abb. 86). Die papulösen Efflorescenzen lassen histologisch vielfach Ödem der Epidermis (Status spongioides) erkennen. Sehr ins Auge fallend ist die meist gruppierte Anordnung der Erscheinungen. Befallen werden im Beginn zunächst die Gliedmaßen, namentlich die Unterarme. Auch Schultern und Hüften scheinen in gewissem Grade bevorzugt zu sein. Einige Tage nach dem Auftreten bilden sich die Efflorescenzen gewöhnlich spontan zurück, unter Hinterlassung von pigmentierten Flecken. Infolge des heftigen Juckreizes werden die betreffenden Hautstellen meist erheblich zerkratzt, und es finden sich dann auf den Stellen der Papeln und Bläschen umschriebene Blutkrüstchen. So kann es kommen, daß man bei einem solchen Falle zunächst überhaupt keine Bläschen wahrnehmen kann, sondern erst im Verlaufe einer längeren Beobachtung solche gelegentlich findet; das hängt neben der Intensität des Juckreizes davon ab, wie groß im Einzelfalle die Neigung zu Bläschenbildung ist. Die an den Eruptionsstellen bemerkten Sensationen sind aber nicht ausschließlich als Jucken zu bezeichnen, in manchen Fällen werden sie auch als Brennen oder Schmerz angegeben, daher die Bezeichnung Brocqs als Dermatite polymorphe douloureuse. Der Verlauf der Erkrankung ist außerordentlich chronisch, auf Perioden des Ausbruchs folgen auch wieder solche der Ruhe, aber selbst bei längerem Bestande und starker Störung des Allgemein-

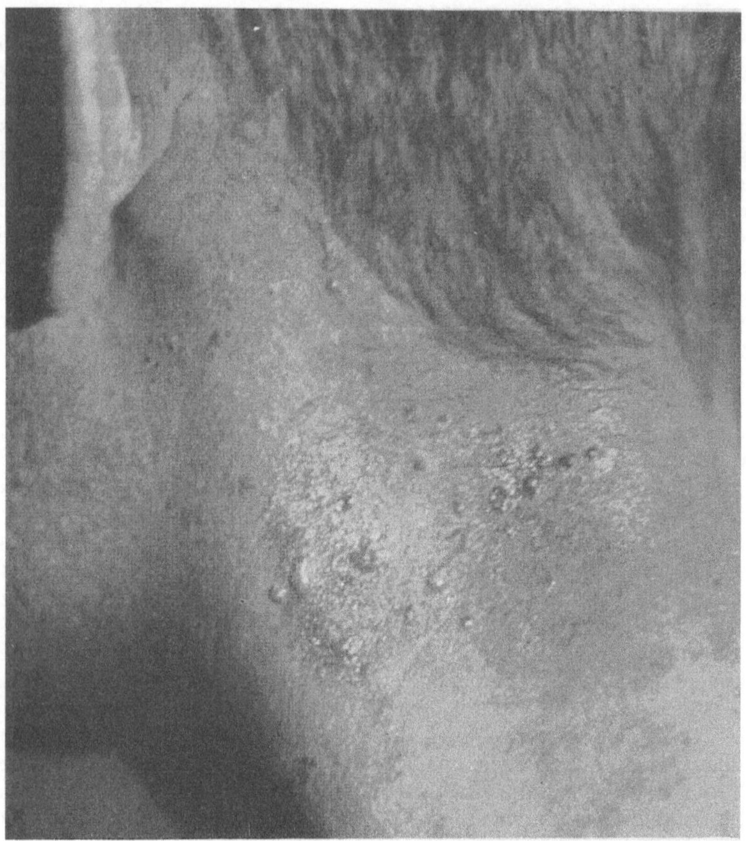

Abb. 86. Dermatitis herpetiformis am Halse.

befindens ist es immer wieder auffallend, wie wenig der Körperzustand unter der Affektion leidet.

Die Diagnose ist in ausgesprochenen Fällen für den Kenner nicht schwierig, der weniger Erfahrene wird allerdings erhebliche Schwierigkeiten haben und geneigt sein, zunächst an Scabies, allenfalls auch an Prurigo zu denken. Bei beiden Affektionen ist allerdings schon die regionäre Verteilung der Erscheinungen auf der Hautoberfläche eine andere, auch werden sich Gänge bei der einen, Drüsenschwellungen bei der anderen wohl immer nachweisen lassen. Neuerdings ist nun in der Jodprobe ein Mittel gegeben, um in zweifelhaften Fällen Klarheit zu gewinnen. Gibt man entweder innerlich einige Tage Jodkali oder legt äußerlich eine 50% Jodkalisalbe auf, so tritt ein deutlicher Schub der Erkrankung bzw. ein örtliches Aufflammen auf.

Die Behandlung ist nicht immer sehr erfolgreich. Uns haben sich neben Einspritzungen von Arsen (Solarson, von einzelnen Autoren wird auch Salvarsan gerühmt) zur Beseitigung des Juckreizes sowohl wie der Hauterscheinungen Röntgenstrahlen (Dosierung wie beim Ekzem) mehrfach recht gut bewährt, allerdings trifft man auch Fälle, bei denen jede Therapie zu versagen scheint. Hier ist Veränderung des Aufenthaltes vielleicht von Nutzen.

Ähnliche Beziehungen zwischen endokrinem System und vegetativem Nervensystem, wie sie im vorhergehenden bereits mehrfach supponiert worden sind, scheinen nach Untersuchungen Stühmers auch bei einer, ziemlich selten beobachteten Affektion, der **Epidermolysis bullosa,** zu bestehen. Die Erkrankung wird auf eine hereditär bedingte, fehlerhafte Keimanlage zurückgeführt; und zwar etwa dergestalt, daß eine Unterfunktion der Schilddrüse vorhanden ist, gekoppelt vielleicht mit einer solchen der Nebennieren. Folge ist ein abnormer Reizzustand der Nervenzentren der Vasomotoren. Das klinische Bild ist dadurch charakterisiert, daß auf der Haut im Anschluß an irgendein mehr oder weniger geringfügiges Trauma (Kneifen, Drücken), blasige Abhebungen der Epidermis in toto auftreten. Auch auf der Schleimhaut des Mundes sind sie manchmal zu finden. Der Verlauf gestaltet sich verschieden, es tritt entweder Abheilung ein, oder es entwickeln sich schwere, narbige Atrophien, die erheblich verstümmelnd wirken können. Die Behandlung wird durch Verabreichung organotherapeutischer Präparate versuchen müssen, die angenommene endokrine Hypofunktion zu beseitigen.

Kurz Erwähnung finden möge an dieser Stelle auch die von Matzenauer-Polland beschriebene Dermatosis dysmenorrhoica symmetrica. Es handelt sich um ziemlich vielgestaltige, in der Form und Größe sehr wechselnde Hautveränderungen, die ausschließlich bei Frauen auftreten und stets mit Störungen in der Ovarialfunktion (Menses) verbunden sind. Die Existenz dieses Krankheitsbildes wird vielfach bestritten, sicher scheint uns zu sein, daß für die überwiegende Mehrzahl der Fälle das Vorliegen von Artefakten auf hysterischer Grundlage anzunehmen ist.

Zu den ätiologisch völlig ungeklärten Affektionen gehören die mit dem Sammelnamen Pemphigus bezeichneten. Nach Abtrennung des als Pyodermie erkannten Pemphigoids der Neugeborenen bleiben vorläufig in dieser Gruppe noch übrig der eigentliche Pemphigus, Pemphigus vulgaris, ferner der Pemphigus acutus, Pemphigus foliaceus und vegetans. Der recht seltene **Pemphigus acutus,** dessen infektiöse Entstehung angesichts des ganzen Krankheitsbildes am wahrscheinlichsten ist, soll hier nicht näher besprochen werden. Er ist im wesentlichen charakterisiert durch das plötzliche Auftreten von Blasen auf nicht geröteter Grundlage unter gleichzeitigem hohen Fieber und allgemeiner Prostration. Schlächter und Schäfer scheinen besonders häufig befallen zu werden. Im Gegensatze hierzu tritt der **Pemphigus vulgaris,** der übrigens ebenfalls zu den weniger häufigen Hauterkrankungen zu rechnen ist, schleichender auf. Bevorzugt befallen sind nach Darier Personen jenseits des 40. Lebensjahres, besonders wenn sie in herabgekommenem Ernährungszustande sich befinden, auch die jüdische Rasse soll relativ häufiger erkrankt sein.

Die Grundefflorescenz ist die auf nicht geröteter oder sonst makroskopisch irgendwie veränderter Haut auftretende Blase, die in wechselnder Größe, meist erbs- bis pflaumengroß, plötzlich aufschießt und mit klarer oder leicht getrübter seröser Flüssigkeit gefüllt ist. Erst bei längerem Bestehen treten mehr Leukocyten, darunter (bis zu $6\,^0/_0$) eosinophile, darin auf. Die meist ziemlich schlaffe, selten prall gespannte Blase kann nun entweder nach gewisser Zeit eintrocknen und als mißfarbige Schuppenkruste auf der Haut sitzen bleiben, oder ihre Decke platzt und läßt die feuchte, lebhaft gerötete Basis zutage treten. Diese erodierten Stellen können nun entweder mit Hinterlassung eines roten oder braunen Fleckes zur Abheilung gelangen, oder, was gar nicht selten ist, durch nachträgliche Abhebung der Epidermis an den Randpartien sich weiter vergrößern. Während im Anfang der Erkrankung die Blasen selbst sich meist wenig vergrößern und mehr die Neigung zum Aufschießen neuer besteht, ändert sich das Bild später insofern, als die Blasen selbst beginnen, sich peripher zu vergrößern, oder wenn sie geplatzt sind, breitet sich die entstehende Erosion flächenhaft weiter aus, bedeckt von Schuppenkrusten und Epidermisfetzen, besonders an den Rändern. Durch Zusammenfließen mehrerer benachbarter Stellen können so große Bezirke in die Erkrankung einbezogen werden und — namentlich wenn in einem gewissen Zeitpunkt Blasen nicht vorhanden sind — kann der Eindruck eines Ekzems oder Erythrodermie vorgetäuscht werden (Darier). Auch schlangen- oder girlandenartige Morphen können durch das Zusammenfließen entstehen, man spricht dann von Pemphigus serpiginosus (Abb. 87). Prädilektionsstellen für die Erkrankung sind die Weichen, Hals, Genital- und Nabelgegend, der Nagelwall, sowie alle solche Stellen, welche einem äußeren Druck ausgesetzt sind, wie Fersen, Knie, Hüfte usw. Aber nicht in jedem Falle ist dies ausgesprochenermaßen der Fall, universelle Ausbreitung ist in vielen Fällen schließlich vorhanden. Auch die Schleimhäute, voran die des Mundes, aber auch der Nase, des Auges, der Vulva sind recht oft befallen. An diesen Stellen wird die Diagnose dadurch erheblich erschwert, daß naturgemäß ein längerer, intakter Bestand der Blasen nicht möglich ist, es liegen dann die von Epithelfetzen umrahmten Erosionen der Schleimhaut, meist von mißfarbenem Sekret bedeckt und von fauligem Geruch begleitet, zutage. Verwechslung mit Stomatitis ulcerosa oder Erythema exsudativum multiforme, unter Umständen auch Diphtherie sind dann durchaus möglich, namentlich wenn es sich um beginnende Fälle mit wenig ausgeprägten Hauterscheinungen handelt. Diagnostisch sehr wichtig ist für solche Fälle das sog. Nikolskysche Phänomen: auf mittelstarkem, tangential zur Hautoberfläche gerichtetem Fingerdruck gelingt es, die oberen Lagen der Epidermis von ihrer Unterlage fortzuschieben,

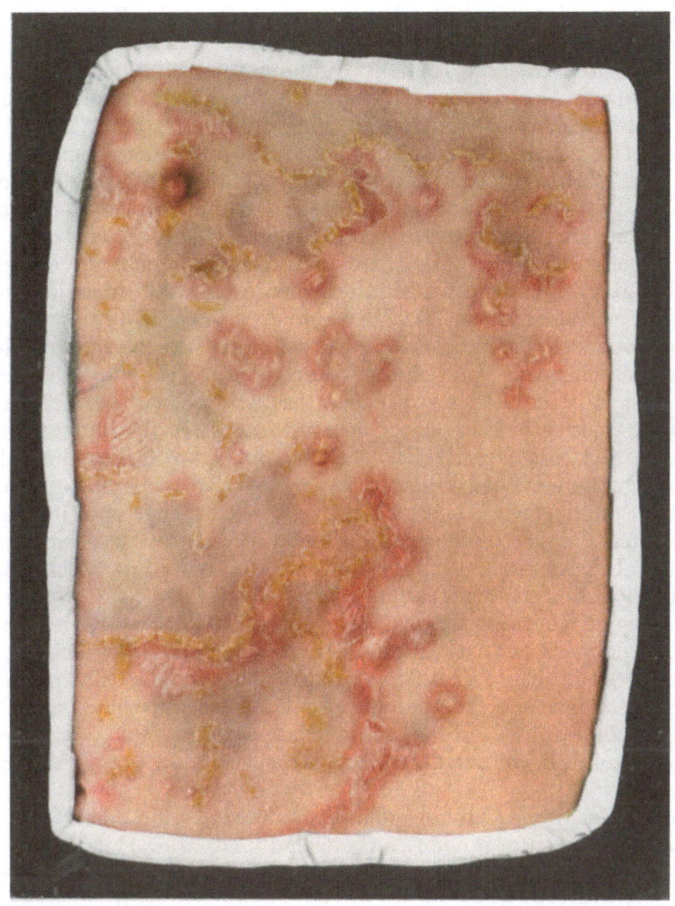

Abb. 87. Pemphigus vulgaris serpiginosus am Rumpf.

oder bei stärkerem Druck, sogar Blasen zu provozieren. Das Allgemeinbefinden ist meist erheblich gestört, die Kranken sind niedergeschlagen, und magern rasch ab. Die schweren Fälle gehen innerhalb 1—1$^1/_2$ Jahren an Kachexie oder einer interkurrenten Krankheit zugrunde. Die mittelschweren und leichten Fälle, die oft von vornherein keine wesentliche Störung des Allgemeinbefindens zeigen, können sich unter geeigneter Behandlung in einigen Wochen zurückbilden.

Die Diagnose ist — von den schon erwähnten Schleimhauterscheinungen abgesehen — im Anfang oft schwierig, da Verwechslung
mit der Duhringschen Krankheit, seltener mit Hydroa durchaus möglich ist. Von letzterer wird sich Pemphigus durch deren Lokalisation
an belichteten Stellen leicht abgrenzen lassen, von der ersteren ist dies
nicht immer möglich. Doch ist zu bemerken, daß beim Pemphigus subjektive Beschwerden, Jucken oder Brennen sehr viel seltener und jedenfalls weniger heftig sind als bei jener.

Die Behandlung ist örtlich durchaus symptomatisch. So lange
es noch durch Verbände zu bewerkstelligen ist, kann man die
erodierten Stellen mit Verbänden von milden Salben (Zinköl usw.)
bedecken, sind aber zu ausgedehnte Hautstrecken befallen, und
macht dem Patienten das Liegen auf solchen Stellen viel Pein, so
muß er ins Wasserbett verbracht werden. In manchen Fällen, namentlich bei Kindern, kann auch ein Kastenbett mit Kleie oder Mehl-
füllung zweckmäßig sein, da hierdurch die in jenem unvermeidliche
Maceration der Haut hintangehalten wird. Obwohl uns die Ätiologie
noch völlig unbekannt ist, ist doch in den letzten Jahren empirisch
festgestellt worden, daß Einspritzungen von Salvarsan, ferner von Normalserum, schließlich auch von Chinin von recht guter Wirkung sein können.
Uns hat sich in einer Reihe von Fällen namentlich das letztere bewährt.

Anhangsweise sei kurz noch der seltenen, als **Pemphigus foliaceus**
bezeichneten Affektion gedacht. Sie beginnt gewöhnlich ebenfalls mit
blasigen Eruptionen, bald aber treten eigenartige Auflagerungen auf den
erodierten Stellen auf, die verhältnismäßig fest haften. Sie bestehen
offenbar aus eingetrocknetem Serum und flächenhaft abgehobener
Epidermis. Ihr Aussehen erinnert am meisten an Blätterteig. Befallen
ist namentlich der Rumpf, weniger die Gliedmaßen, die Schleimhaut
scheint seltener beteiligt. Das Nikolskysche Phänomen ist ebenfalls
positiv. Der Verlauf ist durchaus chronisch und kann sich über viele
Jahre erstrecken. Die Behandlung ist vorläufig rein symptomatisch.

Der ebenso seltene **Pemphigus vegetans** ist durch das Auftreten
warziger Wucherungen an den intertriginösen Stellen besonders ausgezeichnet, im übrigen zeigt er manche verwandte Züge mit dem Pemphigus vulgaris.

Ebenfalls in tiefes Dunkel gehüllt, aber doch vielfache Beziehungen
zu inkretorischen Vorgängen aufweisend, ist die Entstehung einer
außerordentlich häufig vorkommenden Hauterkrankung der **Psoriasis**
oder Schuppenflechte. Alle Altersklassen werden davon befallen, aber beim Säugling wie beim Greis wird sie doch nur
sehr selten beobachtet. Am häufigsten tritt sie zweifellos am
Anfang des dritten Lebensjahrzehnt und den folgenden Jahren auf
und weist damit auf gewisse Beziehungen zur inneren Sekretion,
insbesondere der Funktion der Keimdrüsen hin. Dieses letztere
wird auch dadurch bestätigt, daß wir mehrfach die stärksten Erscheinungen verschwinden sahen, wenn Frauen gravid wurden, mit
dem Wiedereintritt der Menses traten sie dann allmählich wieder
hervor. Sehr lehrreich ist auch der Fall eines mir bekannten

63jährigen Arztes, welcher seit vielen Jahren an Psoriasis gelitten hatte und sie binnen wenigen Tagen verlor, als ihm die Prostata wegen Hypertrophie entfernt werden mußte. Daß in manchen Fällen eine gewisse erbliche Disposition zu bestehen scheint, würde mit einer Entstehung auf dysinkretorischer Grundlage sicher nicht im Widerspruch stehen. In diesem Zusammenhang muß auch die von Brock, einem Schüler Klingmüllers, aufgestellte Theorie erwähnt werden. Danach läßt sich zeigen, daß durch Röntgenreizbestrahlung der Thymusdrüse eine Besserung oder sogar ein Verschwinden psoriatischer Erscheinungen erzielt werden kann, während durch lähmende Dosen eine Verschlimmerung des bestehenden Zustandes hervorgerufen werden soll. Damit wäre die Frage der Genese endgültig gelöst, leider haben aber bisher Nachprüfungen durchaus keine eindeutigen Resultate ergeben, so daß ein abschließendes Urteil noch nicht gefällt werden kann. Von anderen pathogenetischen Gedankengängen aus, war vorher schon Šamberger zu ähnlichen Resultaten gekommen und empfahl zur Behandlung die Darreichung von Thymuspräparaten. Gegen diese Theorie der Entstehung auf dem Wege endokriner Störungen treten zur Zeit die sonstigen, namentlich die infektiöse sowie die autotoxische etwas an Aktualität zurück. Es würde zuweit führen auf sie näher einzugehen, obwohl neuerdings namentlich Kyrle sich sehr energisch für die infektiöse Genese einsetzt, wegen der histologisch regelmäßig festzustellenden „Einschlüsse" (= excessiv gequollene und acidophile Nucleoli der Retezellen mit häufigem Austritt ins Zellplasma).

Das klinische Bild zeigt als Grundefflorescenz die Psoriasispapel: ein nicht eben stark geröteter Fleck, der mit einer lamellösen silberweisen Schuppenbildung bedeckt ist und — wenn auch nicht ganz regelmäßig — einen schmalen anämischen Hof erkennen läßt. Der tastende Finger läßt eine Infiltration im Papillarkörper, etwa wie bei der syphilitischen Papel, nicht erkennen, sondern fühlt lediglich eine gewisse Rauhigkeit der Oberfläche. Ritzt man mit dem Nagel über die Oberfläche des Fleckes, so brechen die Schuppenlamellen ein und nehmen eine noch lebhaftere Silberfärbung an. Man nennt dieses Zeichen ganz zutreffend „Kerzenfleckphänomen". Etwas sehr charakteristisches zeigt sich auch beim Schaben in tangentialer Richtung an einem derartigen Fleck, wobei also der Schuppenbelag entfernt wird; es tritt nämlich eine punktförmige Blutung auf, die man herkömmlich als „siebförmige" Blutung bezeichnet. Die Erklärung für diese beiden Phänomene ergibt sich leicht aus dem histologischen Bild (Abb. 3); dieses zeigt uns eine erhebliche Verlängerung der Retezapfen, oft um das vier- bis fünffache des Normalen, und eine ebensolche Verlängerung der Papillen, die Epidermis ist dabei aber im ganzen nicht verdickt, ja eher über den Papillenspitzen verschmälert. So kommt es, daß der kratzende Nagel die schmale Epidermisdecke über den Papillen abstreift und zugleich die Spitzen der Capillarschlingen eröffnet, die nunmehr eine punktförmige Blutung austreten lassen. Die leichte Abhebbarkeit der Epidermis wird ihrerseits wieder bedingt durch Störungen im Verhornungsvorgang, die sich manifestieren durch Para-

22*

keratose. Und dieser letztere Zustand gibt dann auch die Erklärung
für die Entstehung des „Kerzenfleckphänomens“; die an sich verdickte, aber normal gebaute, in ihrer Struktur geschwächte Hornschicht
splittert beim Ritzen des Fingernagels, die einzelnen feinen Lamellen
heben sich zum Teil voneinander ab, und es tritt Luft zwischen sie;
dieser letztere Vorgang ist dann wieder die Ursache für das Auftreten
des silbrigen Glanzes. Der sonstige histologische Befund zeigt außer

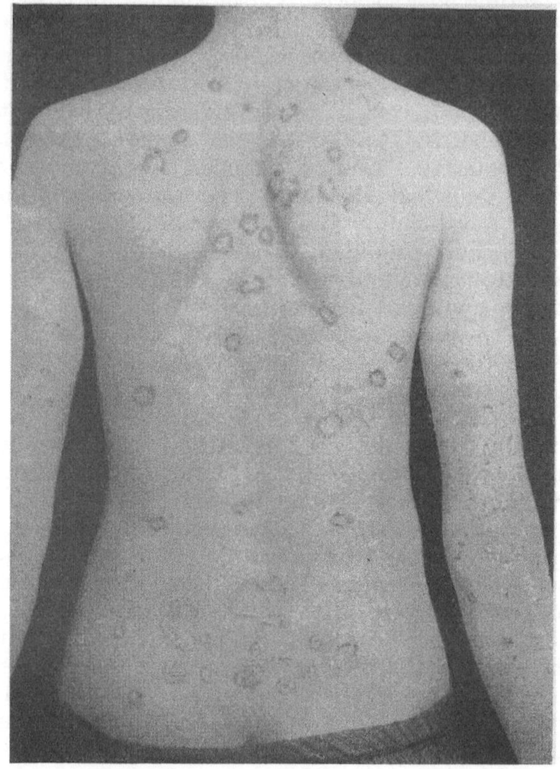

Abb. 88. Psoriasis gyrata des Rumpfes und nummularis des Armes.

geringer Gefäßerweiterung nur noch eine verschieden starke perivasculäre Zellinfiltration. Zu erwähnen ist vielleicht noch das nicht
seltene Vorhandensein von umschriebenen Leukocytenanhäufungen
in der Epidermis (Mikroabscesse), die offenbar bei starker Ausprägung
zu dem ziemlich seltenen klinischen Bild der Psoriasis pustulosa
führen können.

Normalerweise ist dieses letztere dagegen beherrscht von der mehr
oder weniger stark ausgeprägten Schuppenbildung, die der Krankheit
den Namen gibt. Sehr verschieden und bei demselben Kranken

wechselnd, ist die Größe der Einzelherde, von Stecknadelkopfgröße bis
zum Umfang einer ganzen Extremität, ja bis zur totalen universellen
Einbeziehung der ganzen Körperoberfläche, so daß ein erythrodermieartiger Zustand entsteht, kann sich diese steigern. Vielfach entstehen
auch schlangen- oder guirlandenartige Figuren, und zwar dadurch,
daß sich Einzelherde entsprechend aneinander legen, teilweise auch
dadurch, daß diese zentral abheilen und peripher sich ausdehnen

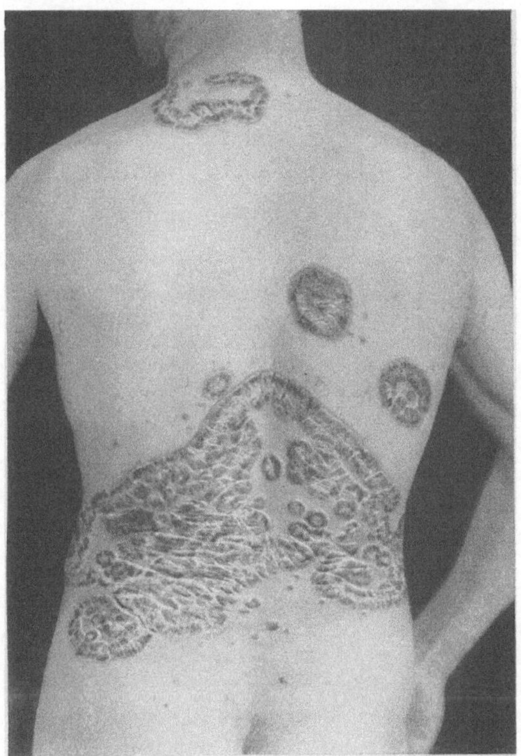

Abb. 89. Psoriasis serpiginosa des Rumpfes.

(Abb. 88—90). Unzweifelhaft ist es, daß sich die psoriatischen Efflorescenzen mit besonderer Vorliebe an gewissen Stellen der Haut finden,
es sind dies Ellbogen und Ulnarseite der Unterarme, Kniee, auch Vorderseite der Unterschenkel, Gürtelgegend, ferner behaarter Kopf, letzteres
wohl ausschließlich bei Seborrhoikern. Die Erklärung ergibt sich unge-
zwungen aus der Eigenschaft der Haut des Psoriatikers, auf Reize,
seien sie traumatischer (Reibung, Druck) oder chemischer (Hauttalg,
Sekrete) Natur, mit dem Entstehen von Papeln zu reagieren. So sahen
wir während des Krieges auf Schußwunden jeder Art bzw. in deren Umgebung sich psoriatische Herde entwickeln, ähnliches auch auf Impf-

strichen und dergleichen. Wenn sich aber in einem von uns beobachteten
Falle Psoriasisflecke nahezu ausschließlich auf den Narben einer vor
vielen Jahren überstandenen Variola entwickelten, so muß man wohl
eine besondere örtliche Disposition des Narbengewebes annehmen.

Der Verlauf der Erkrankung ist an sich durchaus chronisch, weitaus
die meisten Fälle entwickeln sich schleichend, indem zuerst an den Ell-

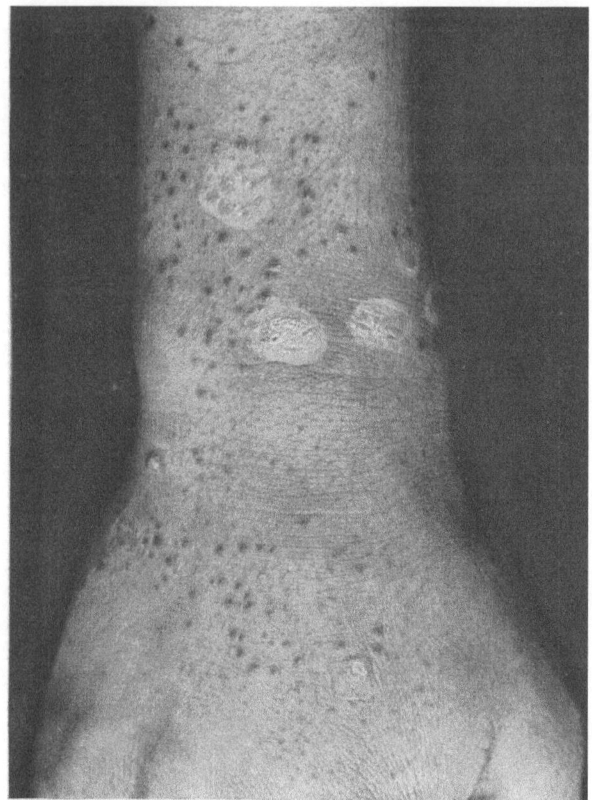

Abb. 90. Psoriasis partim follicularis partim nummularis des Unterarmes und Handrückens.

bogen oder Knieen einzelne Herde auftreten, die in jahrelangem Bestande sich nur mäßig in peripherer Richtung vergrößern, dagegen gewöhnlich eine starke Auflagerung parakeratotischer Hornschuppen
und eine gewisse Infiltration des Papillarkörpers aufweisen. Im Anschlusse an diese ersten Erscheinungen können sich nun in deren Umgebung oder an ganz anderen Stellen zu irgendeinem Zeitpunkte ganz
plötzlich neue Herde entwickeln, ja in manchen Fällen kommt geradezu eine universelle Aussaat zustande. Irgendwelche Allgemeinsymptome sind dabei, von geringem Juckreiz abgesehen, nie

vorhanden, ja die Kranken fühlen sich sehr wohl und sehen meist blühend aus, man kann sogar, in leicht paradoxer Weise, die Behauptung aufstellen, daß, solange ein Psoriatiker Erscheinungen zeigt, er von ernsteren Krankheiten wie Tuberkulose oder Krebs [1]) sicher frei ist. Eine Ausnahme bilden eigentlich nur Gelenkaffektionen, welche zuweilen bei Psoriasis gefunden werden (Psoriasis arthropathica). In jeder Phase der Entwicklung kann das Krankheitsbild nun stationär werden und jahrelang verharren. In manchen Fällen verschwinoet ohne ersichtlichen Grund der Ausschlag plötzlich, um unter Umständen ebenso nach längerem oder kürzerem Intervall wieder aufzutreten. Andere Fälle zeigen überhaupt einen mehr akuten, sich in Schüben abspielenden Verlauf; es treten dann meist ziemlich universell Einzelherde von Münzengröße auf, besonders am Rumpf und auch Kopf, diese sind dann infolge von Hyperämie und Ödem deutlich succulent. In diesen Fällen muß, das sei hier gleich bemerkt, bei der Behandlung mit äußerster Vorsicht vorgegangen werden, alle irgendwie reizenden Verfahren sind zu vermeiden.

Einer besonderen Erwähnung bedarf noch die Psoriasis des behaarten Kopfes. Hier sind zunächst die Schuppen selten rein silberweiß, sondern meist gelb- oder grauweiß, das rührt offenbar von deren Durchtränkung mit Hauttalg her. Ferner werden die Haare durch die Schuppen in eigenartiger, büschelförmiger Weise zusammengehalten, soweit sie an erkrankten Stellen stehen, sie heben sich durch diese „pinselartige" Anordnung deutlich von den übrigen ab.

Ein von den bisher besprochenen Efflorescenzen ganz abweichendes Bild bietet die psoriatische Affektion der Handflächen und Fußsohlen; vollkommen vermißt wird zunächst die Rötung, überhaupt die Ausbildung von Flecken, wie sie sonst typisch sind. Dafür finden sich, meist ziemlich zahlreich, punkt- bis stecknadelkopfgroße, weißliche, leicht schuppende Stellen in der Hornschicht, so daß die Handfläche wie gesprenkelt aussieht. An den Nägeln äußert sich die Psoriasis in zwiefacher Weise: am häufigsten sieht man stecknadelkopfgroße Grübchen in der Nagelplatte, die keine wesentliche Verfärbung tragen, sie sind wohl mit den vorgeschilderten Stellen an der Handfläche usw. identisch. Diese „Grübchennägel" finden sich nahezu ausschließlich bei Psoriasis und sind für diese durchaus pathognomisch; man darf sie allerdings nicht verwechseln mit den häufig auf den Nägeln anzutreffenden Weißflecken, deren Bedeutung noch nicht völlig geklärt ist. In selteneren Fällen kommt es an den Nägeln zu schwereren Verhornungsstörungen: diese sind dann längs- oder quergespalten oder geriffelt, brüchig, glanzlos und zeigen an der Unterseite des freien Endes mehr oder weniger starke Schuppenauflagerungen.

Die Diagnose der Psoriasis ist für gewöhnlich leicht; abgesehen von der seltenen Psoriasis pustulosa wird es in den allermeisten

---

[1]) Auffallenderweise sah ich zweimal eine sehr hartnäckige Psoriasis des behaarten Kopfes bei je einem Fall von Lungencarcinom bzw. von Hodgkinscher Krankheit mit besonderer Beteiligung der Bronchialdrüsen.

Fällen durch eingehende Analyse möglich sein, eine Entscheidung zu treffen, obwohl psoriasiforme Efflorescenzen bei einer ganzen Reihe von Affektionen (Lues, Tuberkulose, Ekzem usw.) vorkommen können. Nicht ganz einfach dagegen ist, auch für den Geübten oft, die Unterscheidung vom seborrhoischen Eczematoid, soweit dieses in kleinpapulöser, universeller Form auftritt. In diesen Fällen ist die morphologische, und bis zu einem gewissen Grade auch histologische, Ähnlichkeit so groß, daß sich nur aus dem Verlauf Schlüsse ziehen lassen; der Behandlungserfolg ist nicht verwertbar, da sich die exanthemartigen akut entstandenen Formen der Psoriasis oft unter der gleichen Behandlung zurückbilden, wie die des seborrhoischen Eczematoids. Einen sehr wichtigen Fingerzeig geben dann oft etwa vorhandene Grübchennägel. Die flächenhaft ausgebreitete, universelle Form der Psoriasis, welche also das Bild einer Erythrodermie hervorbringt (s. oben), ist klinisch ebenfalls oft nur durch den Nagelbefund zu erkennen, histologisch dagegen wird dies leichter möglich sein, da sich dann die oben geschilderten charakteristischen Merkmale (Akanthose, Parakeratose) finden.

Die Behandlung ist heute noch im wesentlichen eine symptomatische, d. h. sie setzt sich die örtliche Entfernung des Ausschlages zum Ziel; angesichts der völlig unklaren Ätiologie kann das auch wohl nicht anders erwartet werden. Immerhin ist schon seit langem empirisch festgestellt, daß die Anwendung von Arsen, namentlich bei subcutaner (Solarson) oder intravenöser (Salvarsan) in manchen Fällen von Erfolg begleitet ist; eine Dauerheilung wird allerdings dadurch auch nicht erzielt. Auch die Anwendung von Schwitzprozeduren wird gerühmt; wir verwenden hierzu einen sog. Lichtbogen. Die örtliche Behandlung hat sich zunächst die Entfernung der Schuppenauflagerungen zum Ziel zu setzen, das geschieht in der schon mehrfach erwähnten Weise durch Anwendung von Salicylvaseline. Diese wirkt übrigens in manchen Fällen, es sind die bereits oben erwähnten akuten, kleinpapulösen, sozusagen spezifisch. Die weitere Behandlung richtet sich nunmehr nach dem Ort und dem Alter der Efflorescenzen. Es bestehen hier nämlich eigenartige regionäre Unterschiede hinsichtlich der Reaktionsfähigkeit auf bestimmte Medikamente. So ist auf dem behaarten Kopf sowie im Gesicht bereits durch eine $3-5\%$ weiße Präcipitatsalbe meist ausgezeichneter Erfolg zu erzielen, während dies an den übrigen Stellen des Körpers keineswegs der Fall ist. Am Rumpf erweist sich Chrysarobin in Salben- oder Pastenform als das zweckmäßigste Mittel, wir beginnen gewöhnlich mit einer Konzentration von $^1/_4-^1/_2\%$ und gehen langsam höher bis zu 5% und mehr, wenn sich im Laufe der Behandlung eine Gewöhnung der Haut einstellt. Man kann auch nach dem Vorgange von Jadassohn mit sehr niedrig konzentrierten Chrysarobinsalben bzw. Pasten vorgehen, besonders ist dieses Verfahren für sehr reizbare Haut oder akut aufgetretene Fälle angebracht. Wie stets bei Chrysarobinanwendung, wird man sich davor zu hüten haben, die an sich erwünschte reaktive Reizung der Haut zuweit zu treiben, mit anderen Worten eine zu starke Dermatitis toxica zu erzeugen. Andererseits darf man aber auch nicht außer acht lassen, daß dieses Mittel eine gewisse Rotfärbung der Haut hervorruft, welche sich der reaktiven Hyperämie hinzuaddiert. An den Gliedmaßen, namentlich den Unterarmen und Händen, Unterschenkeln und Füßen wird man aber häufig auch mit hoch konzentrierter Chrysarobinanwendung keinen rechten Erfolg erzielen, dann ist die Röntgenbestrahlung die Methode der Wahl. Die Dosierung ist die gleiche, wie sie für das Ekzem angegeben wurde. Es gelingt damit, selbst alte, sog. inveterierte, Flecke zur Abheilung zu bringen, selbstverständlich auch an anderen Stellen als an den vorstehend aufgeführten. Für ganz verstreut sitzende Einzelherde, welche eine gewisse Größe nicht überschreiten, kann sich auch die Anwendung von Chrysarobin in Pflasterform, etwa mit Trikoplast Beiersdorf empfehlen, es bedarf aber der Überdeckung dieser Pflaster mit Leukoplaststreifen wegen deren geringer Klebekraft. Eine Nachbehandlung ist eigentlich nur auf dem behaarten Kopf nötig, wir verwenden hierzu gerne einen $5-10\%$ Pyrogallusspiritus (Rez. 3), bei blonden Haaren statt dessen eine ebenso starken Spiritus mit Pix liquida oder Anthrasol, evtl. mit Zusatz von 1% Ol. Ricini (Rez. 26). Daß die Chrysarobinanwendung mit einer gewissen Vorsicht wegen der Verfärbung von Wäsche und Inventar ausgeführt werden muß, wurde bereits an anderer Stelle hervorgehoben. In den meisten Fällen wird sich aus diesem Grunde und oft auch deshalb, weil das zweimal täglich vorzunehmende Verbinden mit Salbe im Hause auf Schwierigkeiten stößt, die Einweisung derartiger Kranken in ein geeignetes Krankenhaus empfehlen.

Anhangsweise sei noch einer Affektion kurz gedacht, welche meist als **Parapsoriasis** bezeichnet wird. Sie steht mit der eigentlichen Psoriasis offenbar in gar keinem Zusammenhange und kommt äußerst selten vor. Sie ist charakterisiert durch das Auftreten von Flecken, lichenoiden oder papulösen Efflorescenzen, die in exanthemartiger Anordnung erscheinen. Ihre Farbe schwankt zwischen rosa und gelbrot bis gelbbraun. Der Verlauf ist ein durchaus chronischer ohne Störungen des Allgemeinbefindens. Die papulöse Form, auch Pityriasis lichenoides chronica genannt, kann zu Verwechslungen mit einem papulösen Syphilid Veranlassung geben.

Auch eine andere, nicht allzuseltene Erkrankung, den **Lichen ruber** müssen wir vorläufig noch zu denjenigen Affektionen rechnen, deren Ätiologie durchaus unbekannt ist. Wir schliessen sie aus praktischen Gründen hier an, obwohl Beziehungen zum inkretorischen oder nervösen System gar nicht bzw. nur teilweise vorhanden sind. Früher wurden vielfach psychische Erregungen für die Entstehung als maßgebend angesehen. Das kann nicht stimmen, denn sonst hätte, wie Darier ganz richtig hervorhebt, das Auftreten während des Krieges erheblich zunehmen müssen. In Deutschland war aber eher das Gegenteil der Fall; in unserem Material war die Erkrankung im Kriege und der Nachkriegszeit äußerst selten, und erst seit etwa zwei Jahren sehen wir mit der Besserung der Ernährung auch sein Auftreten wieder häufiger. Ob dieses Zusammentreffen mehr als ein zufälliges ist, läßt sich mangels Kenntnis der Entstehung nicht entscheiden. Von hervorragenden deutschen und ausländischen Autoren wird dagegen immer wieder auf die Möglichkeit einer infektiösen Ätiologie hingewiesen. Es wird hierfür namentlich das familiäre Auftreten, das gleichzeitige Befallensein von Geschwistern oder Ehegatten, bzw. von Eltern und Kindern, das gelegentlich beobachtet wird, ins Feld geführt. Hazen will sogar eine Spirochäte in den Efflorescenzen entdeckt haben. Sonstige Anhaltspunkte lassen sich aber für diese Auffassung weder aus dem klinischen noch dem histologischen Befunde gewinnen. Auffallend ist dagegen das nicht seltene symmetrische Auftreten, oder ein solches im Verlaufe gewisser Hautnerven, namentlich an den Gliedmaßen. Für endokrine Störungen lassen sich keinerlei Anhaltspunkte finden, ebensowenig für solche des Stoffwechsels. Mehr läßt sich zur Zeit nicht über diesen Punkt sagen. Bevorzugt, ja fast ausschließlich befallen, sind Menschen beiderlei Geschlechtes in mittlerem Lebensalter; Kindheit und Senium sind praktisch verschont.

Die Grundefflorescenz ist ein Knötchen (kleine Papel) von der Größe eines Stecknadelkopfes oder etwas darüber. Die Gestalt des Umfanges ist ausgesprochen vielkantig, die Oberfläche flach, wachsartig glänzend, glatt, mit einer seichteren Delle in der Mitte, die aber fehlen kann. Die Farbe schwankt zwischen gelbrot und blaurot, dem tastenden Finger bietet sich ein gewisses Gefühl der Festigkeit, also der oberflächlichen Infiltration. Diesen klinischen Erscheinungen entspricht der histologische Befund; es findet sich im Stratum papillare und subpapillare eine ziemlich dichte Lymphocytenansammlung neben einer Erweiterung der Capillaren. Nach den Papillenspitzen zu ist das Infiltrat fast stets so stark, daß diese ihre gewöhnliche Form verändert haben und einen mehr kuppelartigen Eindruck machen. Gegen das Stratum reticulare zu schneidet das Infiltrat ausgesprochen scharf ab. Als Folge dieser Infiltration findet sich neben dem üblichen Verschwinden der elastischen Fasern eine eigenartige, fleckweise Umwandlung des Kollagens in eosinophile Schollen (Jarisch, Kyrle). In der Epidermis ist das Stratum spinosum erheblich verbreitert, auch die Körnerschicht zeigt mehr Zellagen wie sonst, darüber findet sich dann eine hyperkeratotische Schuppe von geringem Umfange und recht fest aneinander liegenden Lamellen; daher klinisch keine Neigung zu Abschuppung! Auch in der Epidermis finden sich verstreut Herde mit Degenerationserscheinungen. Die Art der Anordnung der beschriebenen Efflorescenzen auf der Haut kann in verschiedener Weise erfolgen und hängt in gewissem Grade mit dem Typus des Verlaufes zusammen. Am gewöhnlichsten ist wohl ein schleichender Beginn, indem im Bereiche einer Körperregion eine Anzahl Knötchen auftreten, die aber nicht unbedingt eine gruppenförmige Anordnung zu zeigen brauchen. Diese letztere scheint am häufigsten am Unterschenkel der Fall zu sein. Es kann dann sogar zu plattenartigen Infiltraten kommen (Abb. 91), gleichzeitig verändert sich, wahrscheinlich unter dem Einfluß der besonderen Durchblutungsverhältnisse dieser Region, die wir schon wiederholt streiften, auch die Oberfläche der nunmehr vorhandenen Platte, welche ein warziges

Aussehen annimmt. Man spricht dann auch von Lichen ruber verrucosus. In anderen Fällen wieder kommt es zu einer akut entstehenden
oder sich chronisch entwickelnden, universellen Aussaat einzel-

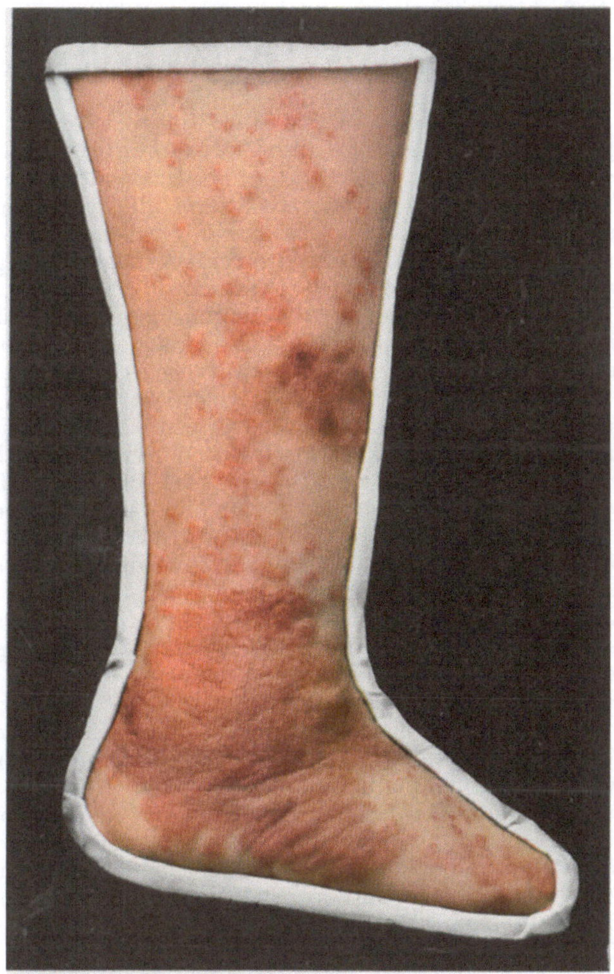

Abb. 91. Lichen ruber planus des Unterschenkels und Fußes.

stehender Knötchen, ungefähr in der Art eines Exanthems. Bei längerem
Bestande können dann die Knötchen insofern eine Änderung ihrer
Farbe zeigen, als die Oberfläche einen milchweißen, durchsichtigen
Überzug zu erhalten scheint. Es rührt dies vermutlich von der erwähnten
Zunahme der Hornschicht her. Außer der schon beschriebenen Anord-
nung im Verlaufe von Nerven, sieht man zuweilen auch eine solche

in zierlichen Kreisen, Lichen annulatus. Prädilektionsstellen für die Erkrankung sind die Handgelenke an der Beugeseite, Unterarme und -schenkel, das Genitale, beim Manne die Glans und das innere Vorhautblatt, bei der Frau die Innenseite der großen Labien. Auch Handteller und Fußsohlen sind durchaus nicht selten befallen, nie dagegen (von ganz seltenen Ausnahmen abgesehen) der behaarte Kopf, sehr selten auch das Gesicht, während Hals und Nacken relativ häufig beteiligt sind.

Neben den Erscheinungen an der Haut finden sich mit einer gewissen Regelmäßigkeit auch solche an der Mundschleimhaut und an der Zunge. Erstere zeigt, namentlich an den Innenseiten der Wangen, zierliche Figuren in Sternchen- oder Kreisform, die man, nicht unzutreffend, mit Spritzerchen von Porzellanglasur verglichen hat. Auf der Zunge — und am Zahnfleisch — sind die Veränderungen hingegen mehr band- oder fleckartig, in exzessiven Fällen kann die Zunge wie von Zuckerguß überzogen aussehen. Unterscheidung gegen die Leukoplakie kann schwierig sein, doch zeigt diese nie die opalescierende Transparenz, welche dem Lichen ruber der Schleimhaut eigen ist. Neben diesen geschilderten Symptomen darf ein weiteres nicht vergessen werden, welches manchmal den Kranken überhaupt erst auf das Leiden aufmerksam macht, der Juckreiz. Er ist in der überwiegenden Mehrzahl der Fälle vorhanden und kann zuweilen recht erheblich sein. Der Verlauf ist ausgesprochen chronisch, das Leiden kann sich über viele Jahre erstrecken, ohne daß bei den Kranken irgendwelche ernsteren Komplikationen bemerkbar werden. Manchmal verschwindet es spontan, kann aber ebenso plötzlich wieder auftreten.

Eine Abart der planen Form ist die spitze, Lichen ruber acuminatus. Hier treten spitze Hornkegelchen, anstatt der erwähnten Delle, an der Oberfläche auf, so daß — zumal eine gewisse Gruppierung vorhanden zu sein pflegt — sich die Haut an einer solchen Stelle wie ein Reibeisen ansieht und anfühlt. Man findet diese Form besonders häufig am Kreuzbein. Gemischtes Vorkommen von Lichen ruber planus und accuminatus ist nicht selten. Kurz erwähnt sei auch noch eine andere Form, bei welcher an sich normal aussehende Knötchen des Lichen ruber planus nach verhältnismäßig kurzem Bestande einer Atrophie verfallen. Es entstehen dann eigenartig eingesunkene, oft stark depigmentierte Stellen, Lichen planus atrophicus oder sclerosus.

Die Diagnose des Lichen ruber ist vielfach für den weniger geübten recht schwierig. Er wird eher geneigt sein an Ekzem, Prurigo zu denken, wenn er den Juckreiz, oder an ein „lichenoides" Syphilid, wenn er die Morphe ins Auge faßt. Eine genaue vergleichende Analyse der Erscheinungen dieser und der etwa in Betracht kommenden Affektionen wird schließlich doch das Richtige erkennen lassen.

Die Behandlung ist in vielen Fällen sehr einfach, es genügt eine Zeitlang Arsen zuzuführen, um rasches Verschwinden herbeizuführen. Wir verwenden hierzu seit langem mit bestem Erfolg Solarson als

subcutane Injektion, und zwar verordnen wir: Stärke I, jeden 2. Tag
1 ccm, 12 Einspritzungen, 14 Tage Pause, dann Wiederholung. In refraktären Fällen wäre evtl. Terpentin nach Klingmüllers Vorschrift
zu versuchen. Ob hydrotherapeutische Prozeduren wirklich von Nutzen
sind, wie vielfach behauptet wird, scheint uns nach unseren Erfahrungen
einigermaßen zweifelhaft. Zur
Behandlung von solchen Fällen,
die nicht allzu ausgesprochen
universell sind, eignet sich sehr
gut auch die Röntgenbestrahlung, in der gleichen Dosierung
wie beim Ekzem, soweit nicht
die verrucöse Form in Frage
kommt, diese verlangt stärkere Filterung und entsprechend äquivalente Dosen, etwa
10 X/0,5 mm Al-Filter oder
12 X/1,0 mm Al-Filter. Die
Schleimhauterscheinungen bedürfen an sich keiner besonderen Behandlung, doch kann
der Zustand der Zunge, bzw.
Gefühl von Brennen oder
Wundsein an dieser, dazu
zwingen, auch sie einer
Röntgenbestrahlung zu unterwerfen.

Wir schließen hier eine
Affektion an, die morpho-
logisch manche Ähnlichkeit
mit dem Lichen ruber hat,
deren Genese aber ebenfalls
noch ganz unbekannt ist: die
Neurodermie (Névrodermite
chronique circonscrite Brocq,
Lichen simplex chronicus
Vidal). Das klinische Bild
dieses durchaus nicht seltenen
Leidens zeichnet sich dadurch

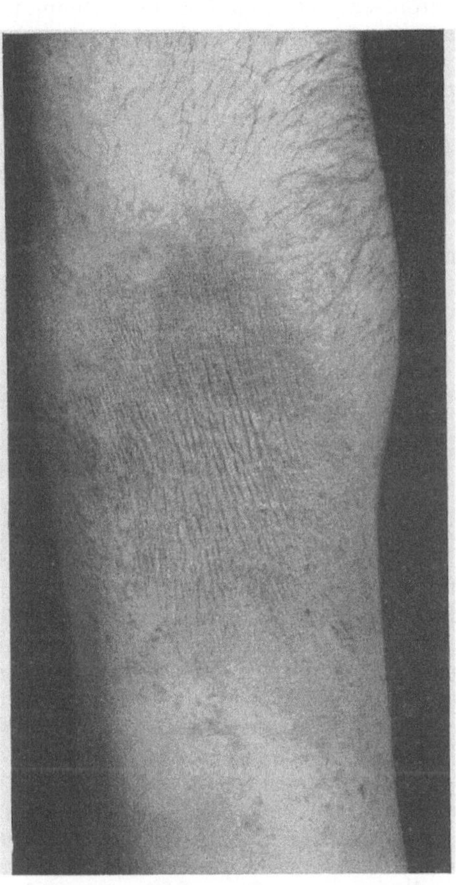

Abb. 92. Neurodermie der Kniekehle.

aus, daß auf der Haut in gruppenförmiger Anordnung flache hautfarbene
oder schwachrosarote Papeln von Stecknadelkopfgröße entstehen,
die einen heftigen Juckreiz auslösen. Dieser letztere soll nach Brocq
primär, d. h. schon vor dem Auftreten der Effloreszenzen vorhanden
sein. Uns ist das nicht so sicher, dagegen ist zuzugeben, daß das Jucken
in Krisen auftritt. Während im Beginne die Papeln gesondert stehen,
fließen sie später mehr und mehr zusammen, so daß die betreffende
Stelle einen flächenhaft infiltrierten Eindruck macht (Abb. 92).
Die Größe und Form der befallenen Stellen wechselt, recht

häufig werden sie symmetrisch angeordnet gefunden. Hauptsitz ist der Hals, seitlich in der Gegend der Gefäße, ferner die Innenseite der Oberschenkel oben, etwa im Gebiete der Vena saphena, es können aber auch im Gesicht, am Genitale usw. derartige Veränderungen gefunden werden. Der Verlauf der Affektion ist ausgesprochen chronisch, mit Schüben und Remissionen. Das Allgemeinbefinden ist nur durch den Juckreiz gestört, sonst sind keinerlei Veränderungen nachweisbar. Ein besonderer neuropathischer Zustand ist uns bisher nie zu Gesicht gekommen. Auch sonst haben sich bezüglich der Genese die mannigfachen, bisher vorgebrachten Theorien als nicht stichhaltig erwiesen. Die von Ehrmann neuerdings gefundene Anacidität des Magensaftes soll als Syndrom nicht abgelehnt werden, aber als kausalgenetischen Faktor vermögen wir sie vorläufig nicht zu werten.

Die Behandlung ist seit Einführung der Strahlentherapie sehr einfach geworden. Das Leiden reagiert nämlich auf Röntgenstrahlen (Dosierung wie beim Ekzem) regelmäßig sofort und vergeht völlig, ohne daß Rückfälle zu befürchten sind. Sehr auffallend ist, daß der Juckreiz bereits wenige Stunden nach der Bestrahlung verschwindet; wir sind bisher aber nicht in der Lage, daraus irgendwelche Rückschlüsse auf die Genese ziehen zu können.

Dermatodysplasien.

Die **Naevi** oder **Hautmäler** werden von manchen Autoren (z. B. Darier) als eine Unterabteilung der Hauttumoren betrachtet. Über die Berechtigung kann man verschiedener Meinung sein, sicher ist jedenfalls das eine, daß es bei dem heutigen Stand unserer Kenntnisse nicht möglich ist, eine scharfe Grenze zwischen Mälern und gewissen gutartigen Hauttumoren zu ziehen. Meirowsky definiert die Mäler als keimplasmatisch bedingte Veränderungen der gesamten Hautdecke oder umschriebener Stellen derselben und erklärt diese Veränderungen aus Zustandsänderungen des Keimplasmas selbst. Als Anhänger der Weismannschen Determinantenlehre denkt er dabei an das Vorhandensein von determinierenden Faktoren — Genen — in diesem, er lehnt aber auch die epigenetische Anschauung O. Hertwigs nicht grundsätzlich ab, die neuerdings durch die verdienstvollen Arbeiten Spemanns und seiner Schüler weiter ausgebaut worden ist. Wir vermögen an dieser Stelle auf diese Dinge nicht näher einzugehen, sie sind einmal noch zu sehr im Fluß und führen zum anderen zu weit in das Gebiet der Theorie, ohne heute schon für die Praxis entsprechend fruchtbar zu sein.

Rein praktisch ist zunächst festzustellen, daß es schon bei oberflächlicher Untersuchung einer Anzahl von Menschen klar wird, daß es nur wenige gibt, welche tatsächlich frei von Mälern irgendeiner der nachbeschriebenen Art sind. Ebenso läßt sich feststellen, daß diese Mäler nicht stets schon bei der Geburt vorhanden sind, sondern zum Teil erst im Laufe der Jahre, manchmal erst nach Erreichung eines gewissen Alters erkennbar hervortreten. Wir sagen ausdrücklich „erkennbar", weil wir uns dessen bewußt bleiben müssen, daß sie, für uns vorläufig noch unerkennbar, schon lange vorher vorhanden sein können. Es läßt sich ferner nicht bezweifeln, daß die Anordnung oder der Ort des Auftretens vielfach gewissen Gesetzen folgt oder Regelmäßigkeiten zeigt, die immer wiederkehren, sogar durch ganze Generationen einzelner Familien. Der pathobiologische Charakter der Mäler ist an sich durchaus gutartig, aber bei einigen, namentlich den Gefäßmälern, ist ein Übergang in bösartiges Wachstum durchaus nichts ungewöhnliches, das gleiche gilt für gewisse Pigmentnaevi u. a. Von relativ seltenen Ausnahmen abgesehen, handelt es sich bei den Mälern um eine Vermehrung oder Vergrößerung von Gewebselementen, die an sich normal sein können, aber für die betreffende Stelle des Körpers abnorm sind (Jadassohn), ihre Einreihung in die Geschwülste im weiteren Sinne wäre damit gegeben. Ganz ähnlich, wie bei diesen, kann man nun auch zu einer brauchbaren Einteilung kommen, wenn man nicht nach der klinischen Morphe, sondern nach histologischen Gesichtspunkten, also nach dem Gewebsaufbau, sich richtet. Es ergibt sich dann, daß einige Formen von Mälern aus einer Vermehrung epidermaler Gewebselemente, andere aus solchen des Bindegewebes, der Gefäße, der sog. Anhangsgebilde oder der Nervenscheiden ausgehen. Wir wenden uns zunächst den ersteren zu.

Bereits früher besprochen wurden diejenigen, welche vermutlich auf infektiöser Grundlage entstehen, wie Molluscum contagiosum, die Warzen und Condylomata acuminata. Auch die als Epheliden bekannten Pigmentflecke u. a. sind bereits in anderem Zusammenhange erwähnt worden, desgleichen das sog. Chloasma, beide charakterisiert lediglich durch vermehrtes Pigment in der Epidermis, also ohne Neubildung von irgendwelchen Gewebsbestandteilen.

Das Wesentliche an den echten epithelialen Mälern ist das Vorhandensein von eigentümlichen, strangartig angeordneten Zellhaufen in den oberen Lagen der Cutis, also nicht ausschließlich im Stratum papillare. Diese Naevuszellen sind rundliche oder vieleckige Gebilde und ähneln am meisten den Stachelzellen, doch fehlen ihnen die für jene so charakteristischen „Stacheln", d. h. Protoplasmafasern. Zwischen diesen Zellen findet sich ein schmales bindegewebiges Gerüst; sie selbst enthalten vielfach mehr oder weniger reichlich Pigment. Ihre von Unna angenommene epitheliale Abstammung wird heute kaum noch bezweifelt. Je nach der Ausdehnung in Breite und Tiefe dieser Einlagerungen von Naevuszellen, nach ihrem Pigmentgehalt und schließlich auch nach ihrem Gehalt an Haarfollikeln entstehen nun klinisch recht verschieden aussehende und darum auch verschieden benannte Mäler. Die wichtigsten seien hier kurz angeführt. Punkt- bis linsengroße, meist stark pigmentierte Flecke werden **Lentigines** (Linsenflecke) genannt, sie sind im Gesicht und am Hals nicht selten. Kulturhistorisch interessant ist es, daß sie vermutlich den Anlaß zu der Mode der Schönheitspfläserchen im 18. Jahrhundert gegeben haben. Ihr Bestehen wurde also nicht, wie heute meist, als kosmetisch unerwünscht angesehen. Wenn infolge der Zellmassierung ein Hervorragen des nunmehr auch klinisch schon als kleiner Tumor imponierenden Males statthat, so spricht man von einem pigmentierten oder nicht pigmentierten **weichen Naevus.** Diese Art kann manchmal ganz ansehnliche Größe erreichen und bei Sitz an freigetragenen Körperstellen (Gesicht) direkt verunstaltend wirken. Die Oberfläche kann auch einen höckrigen, warzigen Charakter annehmen, Naevus verrucosus. Nichtpigmentierte, weiche, oft geradezu gestielte Naevi wurden auch als Mollusca (pendulantia) früher bezeichnet (s. unten). Sehr ausgebreitete und pigmentierte Naevi findet man auch unter dem Namen Pigmentnaevi; sofern sie mit Haaren dicht besetzt sind, auch Tierfellnaevi genannt. Der

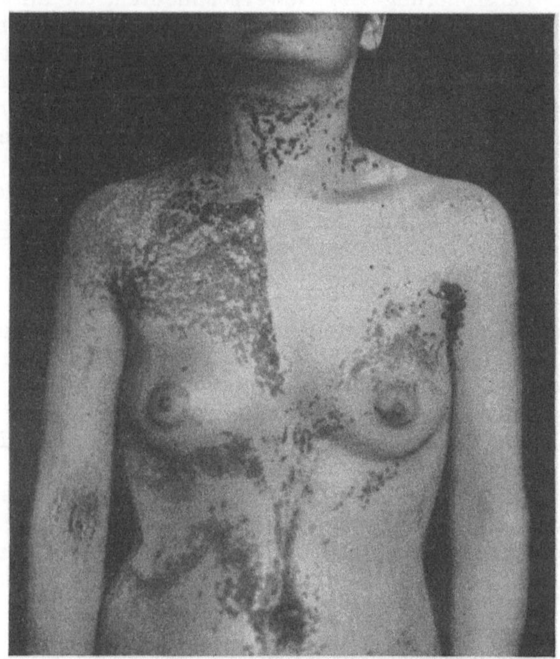

Abb. 93. Systematisierter Naevus.

durch letzteren Namen angedeutete Vergleich ist, infolge der geradezu täuschenden Ähnlichkeit, sehr verständlich. Während die übergroße Mehrzahl dieser Mäler über die Haut wahllos verstreut — allerdings mit gewisser Bevorzugung des Gesichtes und Halses — vorkommt, finden sich zuweilen auch solche, die eine bestimmte Anordnung nach dem Verlauf von Hautnerven, Spaltlinien usw. erkennen lassen (Abb. 93), man spricht dann von systematischen Naevi.

Die Behandlung hat, wenn sie dauerhafte und befriedigende Erfolge erzielen soll, die Aufgabe, den Gehalt an Naevuszellen zu reduzieren, das Pigment zu beseitigen und schließlich auch noch eine, etwa vorhandene Behaarung zu entfernen. Ist die letztere einigermaßen stark, so muß zunächst zur Enthaarung geschritten werden. Das einfachste wäre

die Anwendung von Röntgenstrahlen, leider liegen aber, da ja nicht
eine Lähmung, sondern eine Abtötung der Haarpapille zu erstreben
ist, in diesem Falle Dosis curativa und toxica so nahe beieinander,
daß — zum mindesten an kosmetisch wichtigen Stellen — von ihrer
Anwendung abgeraten werden muß. Wir verwenden statt ihrer die
Abtötung mittels Elektrolyse, ein sehr zeitraubendes und ziemlich
mühsames Verfahren, das aber den Vorzug der Unschädlichkeit hat.
Ist der Fleck haarfrei, so wird er mittels Kohlensäureschnee vereist.
Dieses Verfahren muß nun in gewissen Zeitabständen immer wiederholt
werden, bis eine entsprechende Abflachung und Depigmentierung erreicht ist. Wenn sich selbstverständlich auch kein Zustand normaler
Haut wiederherstellen läßt, so gelang es uns doch mehrfach, äußerst
befriedigende Resultate zu erzielen.

An die epithelialen Mäler schließen sich die vom Bindegewebe
der Cutis ausgehenden an. Zwei Arten werden herkömmlich unterschieden: die **Fibrome** (im engeren Sinne) und die **Keloide.** Die ersteren
werden je nach ihrer Konsistenz unterteilt in weiche und harte,
ohne daß ein grundsätzlicher Unterschied zwischen ihnen vorhanden
sein dürfte. Die weichen ähneln sehr den soeben besprochenen naevus-
zellenhaltigen Mälern, unterscheiden sich aber histologisch von ihnen
dadurch, daß bei ihnen eine Wucherung von Bindegewebszellen und
-fasern vorhanden ist. Sie können auch gestielt erscheinen, Fibromata
pendulantia. Die harten Fibrome zeigen sich meist als derbe, in die
Cutis eingelagerte Knoten, sie lassen auch histologisch eine dichtere
Anordnung der Bindegewebszüge erkennen und das, bei den weichen
meist vorhandene, mäßige Ödem vermissen (Zieler). Sie leiten schon
über zu den Keloiden, die ebenfalls durch Vermehrung der Bindegewebsbestandteile entstehen. Der Unterschied liegt eigentlich nur in der Genese.
Während die Entstehung der Fibrome direkt keimplasmatisch bedingt
angenommen werden muß, kann man bei den Keloiden lediglich von einem
erbgebundenen dispositionellen Faktor sprechen, zu ihrem Zustandekommen bedarf es noch eines traumatischen Reizes. Dieser braucht
durchaus nicht immer ein erheblicher zu sein, wie etwa eine Operation,
es genügt offenbar in vielen Fällen eine ganz geringfügige, vom Träger
unter Umständen gar nicht bemerkte Verletzung. Die Form der Keloide
richtet sich im wesentlichen nach der primären Verletzung (Abb. 94);
ihre Oberfläche ist glatt, nur von dünner Epidermis bedeckt, so daß
die etwa noch vorhandenen subpapillären Gefäße als Teleangiektasien
(was sie vielleicht gar nicht sind) durchschimmern. Die Entwicklung
vollzieht sich verhältnismäßig langsam, in Wochen und Monaten, bis
zu einem gewissen Ausmaße, dann tritt ein Stillstand ein, und sie
können so lebenslänglich bestehen. In manchen Fällen kommt es
auch zur spontanen Rückbildung. Beschwerden verursachen sie im
allgemeinen nicht, doch ist ihr Bestehen kosmetisch außerordentlich
unerwünscht und erfordert ärztliche Hilfe. Während die Fibrome sich
meist durch Operation leicht entfernen lassen, es sei denn, daß sie
so multipel auftreten, daß die Patienten davor zurückschrecken, ist
bei den Keloiden äußerste Vorsicht angezeigt. Denn wenn einmal die

Disposition dafür vorhanden ist, so gelingt es nur in den seltensten
Fällen, ein Neuauftreten von Keloidbildung in der neugesetzten Narbe
zu vermeiden. Uns hat sich in solchen Fällen Röntgenbestrahlung
(30 X/3 mm Al-Filter) vielfach bewährt. Sie kann aber nur dann
angewendet werden, wenn das Keloid in verhältnismäßig normaler
Haut eingebettet liegt. Ist diese aber, beispielsweise durch Säure-
verätzung, stark verändert, so muß dringend widerraten werden. In
solchen Fällen versuchen wir zunächst eine Erweichung durch die von
Unna empfohlenen Pepsindunstumschläge und behandeln danach mit
der elektrolytischen Nadel, welche flach, parallel zur Hautoberfläche

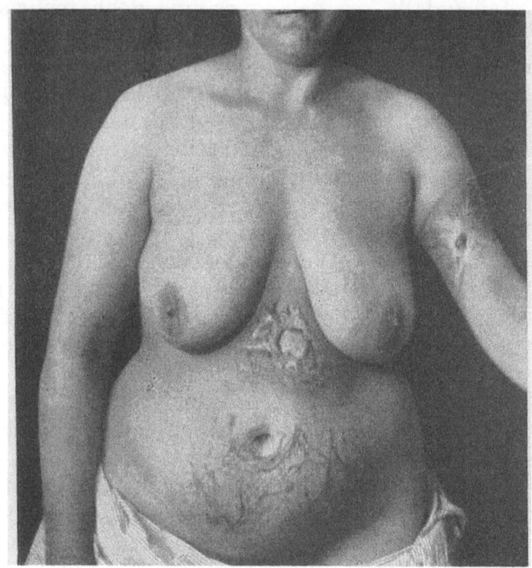

Abb. 94. Narbenkeloide nach artefiziellen Geschwüren (Hysterie).

an der Basis der Geschwulst eingestochen wird (Stromstärke 2 MA,
Dauer 1 Minute). Dies Verfahren muß in gewissen Zeitabständen mehrmals wiederholt werden.

Übergangen werden können hier die sehr seltenen von den Haarbalgmuskeln ausgehenden Dermatomyome, ebenso die Lipome,
welche mehr in das Gebiet der Chirurgie fallen. Größeres Interesse
beanspruchen dagegen eine Reihe von Affektionen, bei welchen Gewebselemente der Cutis, welche den Bindegewebszellen nahe stehen, durch
Speicherung oder Erzeugung von gewissen Substanzen zur Bildung
von Mälern Anlaß geben, die nun allerdings schon ebensogut zu den
echten, gutartigen Tumoren gerechnet werden können, ja sogar in einem
Falle Ausgangspunkt maligner Neubildungen werden können. Wir denken
hier zunächst an die Ansammlungen von „Chromatophoren“ in den
oberen Lagen der Cutis. Wir verstehen unter diesen pigmentführende

Bindegewebszellen, die nicht ortsfest sind, sondern wandern können (s. Einleitung). Die Herkunft ihres Pigmentes ist einwandfrei noch nicht geklärt, ist aber hier ohne Bedeutung. Wie alle Einlagerungen in der Haut von dunkler Farbe zeigen diese Zellanhäufungen, die von normaler Epidermis überdeckt sind, einen ausgesprochenen dunkelblauen Farbton, daher ihr Name **blaue Naevi** (Jadassohn). Ihre Größe ist verschieden, von Linsen- bis etwa Handtellergröße; sie liegen entweder ganz flach in der Haut, können aber auch mit feinwarziger Oberfläche als halbrunde Geschwülste daraus hervorragen. Was sie besonders wichtig macht, ist die ihnen innewohnende Fähigkeit, zu bösartiger Wucherung zu neigen und in ein sog. Naevuscarcinom (richtiger Sarkom) überzugehen. Es bedarf hierzu allerdings wohl immer eines exogenen Faktors, gewöhnlich eines geringfügigen, aber öfters wiederholten Traumas. Es genügt z. B. schon das Reiben des Rockbundes oder Hosenträgers, häufiges Einklemmen einer Hautfalte in einen Korsettverschluß und anderes mehr, um ein an solcher Stelle sitzendes Chromatophorom bösartig zu machen. Ganz besonders zu warnen ist vor dem in der Praxis beliebten Ätzen mit Höllensteinstift oder unvollkommenen Excisionen, wir sahen wiederholt darnach ungebändigtes Wachstum, insbesondere ausgedehnte Metastasenbildung und einen rapiden malignen Verlauf. Auch Strahlenbehandlung kann in dem gleichen Sinne reizend wirken, wir sind daher schon seit langem davon abgekommen und ziehen eine radikale Umschneidung, weit im Gesunden, vor.

Ebenfalls auf eine Ansammlung von Speicherzellen, nämlich der basophile Granula speichernden Mastzellen, ist eine weitere Affektion pathogenetisch, jedoch nicht kausalgenetisch, zurückzuführen: die sog. **Urticaria pigmentosa.** Sie ist histologisch sehr leicht dadurch zu erkennen, daß sich bei ihr im Stratum papillare und subpapillare Anhäufungen oder bandartige, perivasculäre Umscheidungen von Mastzellen finden. Wodurch diese aber bewirkt wird, das liegt vorläufig noch ganz im Dunkeln, mir scheinen am ehesten noch endokrine Störungen dafür in Frage zu kommen. Klinisch gibt sich die Affektion dadurch zu erkennen, daß graubraune oder graugelbliche Flecken von Linsen- bis Markstückgröße auftreten. Wird die Haut an diesen Stellen gerieben oder gekratzt, so schwellen diese Stellen polsterartig, also nach Art einer Urticariaquaddel auf, ohne daß die bei echter Urticaria regelmäßig vorhandene Juckreizempfindung vorhanden wäre. Gelegentlich tritt diese Anschwellung auch nach heißen oder kalten Bädern hervor. Der Beginn des Leidens ist verschieden. Vielfach wird es schon bald nach der Geburt oder im ersten Lebensjahre bemerkt, in anderen Fällen kann es auch später in die Erscheinung treten, so sahen wir Fälle am Ende des zweiten und dritten Lebensjahrzehnt erstmalig bemerkbar werden. Die Ausbreitung auf der Haut ist verschieden stark, meist sind Rumpf und die oberen Teile der Gliedmaßen am ausgeprägtesten befallen, Gesicht, behaarter Kopf, Hände und Füße werden nicht ergriffen. Das Allgemeinbefinden ist gewöhnlich nicht wesentlich gestört. Im höheren Lebensalter scheint das

Leiden von selbst sich zurückzubilden. Eine wirksame Behandlung ist bisher nicht bekannt geworden, doch hatten wir in einem Falle den Eindruck, daß bei einer Patientin mit spät aufgetretener Urticaria pigmentosa die Darreichung von endokrinen Präparaten (Horminum feminin. Natterer) günstig wirke, ohne allerdings eine restlose Ausheilung zu erzielen.

Als dritte Form der durch Speicherzellenansammlung entstehenden Mäler wäre diejenige von Xanthomzellen zu erwähnen. Diese letzteren werden neuerdings fast allgemein zu den dem reticulo-endothelialen System angehörenden Zellen gestellt (Aschoff), sie sind also histiocytäre Elemente. Ihre Fähigkeit, Lipoide, insbesondere Fettsäureester des Cholesterins, zu speichern, wurde von L. Pick und Pinkus erkannt. Es nimmt daher auch nicht wunder, daß vorzugsweise bei solchen Erkrankungen, bei denen der Lipoidgehalt des Blutes erhöht ist, mit ihrem Auftreten gerechnet werden kann, also bei Icterus, Leber- und Nierenleiden, sowie Diabetes. Abzutrennen von dieser, meist als eigentliche **Xanthome** bezeichneten Gruppe, ist eine andere. Bei dieser handelt es sich um vorzugsweise an den Augenlidern bei älteren Leuten auftretende, xanthomatöse Einlagerungen, für deren Entstehung neuerdings, neben einer entsprechenden Disposition, traumatische Momente, vor allem das Reiben der Augenlider verantwortlich gemacht werden. Da bei dieser Form Genese und Verlauf, trotz klinischer und histologischer Ähnlichkeit, vermutlich anderer Natur sind als bei jener, so wird sie vielfach als Xanthelasma bezeichnet. Man findet diese flachen, nur leicht prominenten, ganz oberflächlich in der Haut liegenden, deutlich gelb erscheinenden Infiltrate sehr häufig als Nebenbefund. Sie entstehen von den Kranken unbemerkt, entwickeln sich bis zu einer gewissen Größe, um dann stationär zu bleiben. Außer einer geringen kosmetischen Verunstaltung sind sie durchaus harmlos. Nicht so ganz gilt das von der erst genannten Form, also den eigentlichen Xanthomen. Hier handelt es sich um teilweise sehr massige Zellansammlungen in der Cutis, die als halbkugelige Tumoren von verschiedener Größe die umliegende Haut überragen können. Diese, durch ihre gelbe Farbe meist sehr leicht in ihrer Natur erkennbaren Geschwülste werden an den verschiedensten Stellen der Haut gefunden. Bisweilen scheinen sie dem Verlauf eines Nervens entsprechend aufzutreten, ohne daß es bisher einwandfrei gelungen ist, die dazu führenden Beziehungen aufzudecken. Für ihre Entwicklung gilt das gleiche wie oben für die Xanthelasmata angeführte. Soweit nicht gleichzeitig an lebenswichtigen inneren Organen ähnliche Tumoren auftreten, sind die Xanthome als harmlose Bildungen zu bezeichnen. Die Behandlung kann sich nach zwei Richtungen betätigen: sie kann versuchen, die Cholesterinämie zu beseitigen und damit vielleicht eine allmähliche Rückbildung der gespeicherten Stoffe zu erreichen, es kann ferner an eine operative Entfernung gedacht werden.

Anschließend sei hier einer relativ seltenen Krankheit gedacht, deren Hauterscheinungen in gewissen Beziehungen zu den Nerven stehen, die **v. Recklinghausensche Krankheit;** vom Autor selbst ursprünglich Neurofibromatosis genannt. Es handelt sich aber offenbar nicht um Tumoren, welche von den bindegewebigen Nervenscheiden ausgehen, sondern um Geschwülste, welche von nicht ausgereiften Nervenzellen stammen. Fast wichtiger noch als die Herkunft der Hautgeschwülste ist aber die Feststellung, daß es sich nicht um eine lediglich auf die Haut beschränkte Affektion handelt, sondern um eine Systemerkrankung, bei welcher vermutlich auch endokrine Störungen (Vergrößerung der Nebennieren und der Hypophyse, Atrophie der Schilddrüse und anderes mehr) eine Rolle spielen. Daß bei den Patienten vielfach, aber durchaus nicht immer, psychische Defekte, namentlich Schwachsinn oder geistige Minderwertigkeit vorhanden sind, sei in diesem Zusammenhange besonders betont.

Klinisch zeichnet sich die Erkrankung dadurch aus, daß meist ganz universell, verstreut über die Körperoberfläche, Tumoren von Erbs- bis etwa Kartoffelgröße auftreten, teils aus der Haut hervortretend, teils unter dieser als bläuliche Flecke durchschimmernd. Sie fühlen sich außerordentlich weich an; ja man kann oft mit dem Finger die Haut geradezu nach innen einstülpen, ohne daß der Patient dabei irgendwelche Beschwerden hat. Neben diesen Geschwülsten sind fast regelmäßig hie und da auf der Haut Pigmentflecke von wechselnder Größe und Tönung vorhanden, die ebenfalls auf endokrine Störungen hindeuten. Die Entwicklung des Leidens scheint meist in der Pubertät einzusetzen, gelegentlich auch später, doch sind das dann offenbar nicht sehr ausgeprägte Fälle. Die Behandlung ist nur als chirurgisches Eingreifen bisher beschrieben worden; daß man bei relativ kurzem Bestande durch geeignete Röntgenbestrahlung Erfolg haben kann, lehrte uns ein einschlägiger Fall.

Teils in Form von Mälern, teils schon als Geschwülste, und zwar nicht ausschließlich als gutartige, präsentieren sich die von Blutgefäßen ausgehenden Gewebsmißbildungen. Diese, gewöhnlich als **Hämangiome** bezeichnet, sind außerordentlich häufig [1]). Das klinische Bild der Hämangiome ist bedingt durch den Umfang der Gefäßneubildung und den Sitz derselben in den einzelnen Schichten der Haut. Histologisch wird es aber immer mehr klar, daß durchaus keine einheitliche Grundlage vorhanden ist. Es ergibt sich nämlich, daß, wie Kyrle sehr richtig hervorhebt, in dem einen Falle die Entstehung aus einer Erweiterung — Ektasie — präexistenter Gefäße abgeleitet werden muß, während sie in anderen Fällen als geschwulstartige Bildung im Sinne eines Hamartomes, in anderen wieder als echte Geschwülste, sog. Angioblastome, aufzufassen sind. Auch Mischformen zwischen diesen verschiedenen Typen kommen offenbar vor. Ein weiteres Eingehen auf diese Fragen kann hier nicht in Frage kommen, erwähnt sei lediglich noch, daß sich auch histologisch das eine bestätigt findet, was klinisch vermutet werden konnte, daß der Aufbau der Hämangiome teils aus capillaren, teils aus venösen oder auch arteriellen Elementen

---

[1]) Die sehr seltenen Lymphangiome können übergangen werden.

bestritten wird. Um capillare 'Ektasien, vielleicht auch um Neubildung durch Sprossung, handelt es sich z. B. bei zwei Formen von oberflächlichen Hämangiomen, den sog. Weinflecken und den senilen Angiomen. Die ersteren, auch als Feuermäler bezeichnet, finden sich in allen Größen auf der Haut, punktförmig bis zum Ausmaße einer ganzen Körperregion. Ihre Farbe ist wein- oder blaurot, die Grenzen meist scharf. Anhangsgebilde, Haare, Drüsen fehlen in ihrem Bereich, oder sind sehr mangelhaft entwickelt. Besonders häufig kommen sie im Gesicht vor und sind dann meist streng halbseitig, zeigen auch Beziehungen zu den embryonalen Spalten. Daß es sich tatsächlich bei ihnen um embryonale Anlagen handelt, wird noch erhärtet dadurch, daß sie meist schon bei der Geburt vorhanden sind, wenn auch weniger umfangreich, ferner dadurch, daß nicht ganz selten auch die Mundschleimhaut einschließlich der Zunge, die gleichen Veränderungen, und zwar in gleicher halbseitiger Anordnung aufweist. Diese Mäler können bei Sitz im Gesicht außerordentlich entstellend wirken.

Weniger trifft das für die andere Form, die senilen Angiome zu. Sie entwickeln sich bei älteren Leuten vorwiegend am Rumpf und den Gliedmaßen, zuweilen auch am Lippenrot. Treten meist als disseminierte oder ganz vereinzelt stehende, kleine, etwa erbsgroße Tumoren, von eigentümlich sattroter Farbe auf. Nur selten sieht man auch gehäuftes Auftreten, so am Scrotum oder auch im Gesicht. Nach vollzogener Ausbildung zeigen sie keine weitere Neigung zur Vergrößerung und bleiben stationär. Nicht verwechselt werden dürfen mit ihnen die stern- oder spinnenfußartigen, teleangiektatischen Mäler, welche ebenfalls erst in späteren Jahren, namentlich auf der Haut der Wangen, auftreten. Sie ähneln sehr den Erscheinungen der Rosacea und sind offenbar auf eine Gefäßerweiterung im subpapillären Gefäßnetz zurückzuführen.

Wesentlich anders stellt sich die, als cavernöse Angiome oder als Cavernome bezeichnete Form der Mäler dar. Sie werden oft unmittelbar nach der Geburt als kleine blaue Flecke vorzugsweise im Gesicht, am Genitale oder Analgegend, aber auch an anderen Stellen bemerkt. Schon innerhalb der ersten Monate zeigt sich nun eine Vergrößerung des Umfanges und eine geschwulstartige Vorwölbung, bis nach verhältnismäßig kurzer Zeit ein polsterartig anzufühlender Tumor vorhanden ist, der nicht selten auch Neigung zeigt, infiltrierend in die Tiefe zu wachsen und damit schon die Grenzen der Gutartigkeit überschreitet. Im Volke werden diese Gebilde als Blutschwämmchen bezeichnet, ein Vergleich, der auch hinsichtlich ihrer kavernösen Struktur recht zutreffend ist.

Die Behandlung der Blutgefäßmäler richtet sich naturgemäß nach Umfang, Sitz und Ausbildung. Die oberflächlichen sind nur dann Gegenstand einer solchen, wenn sie an kosmetisch wichtigen Stellen sitzen. Hier ist die Vereisung mit Kohlensäureschnee die Methode der Wahl. Konsequent und über längere Zeit fortgeführt, ermöglicht sie auch in

sehr ausgedehnten Fällen zumindestens eine erhebliche Abblassung.
Verbunden werden kann damit unter Umständen elektrolytische Stichelung; diese letztere eignet sich auch zur Entfernung der senilen und
der Spinnenfußmäler. Schwieriger ist dagegen vielfach die Behandlung
der kavernösen Bildungen. Die weniger umfangreichen lassen sich meist
durch Radium- auch Röntgenbestrahlung zur Rückbildung bringen,
man muß allerdings manchmal kosmetisch wenig befriedigende Veränder-
rungen der Haut mit in Kauf nehmen. Ungünstig sitzende, sehr große
und tiefgreifende sind dagegen besser chirurgisch zu entfernen. Manche
Fälle eignen sich auch für die Verödung durch Alkoholeinspritzung.
Allerdings verlangt dieses Verfahren große Übung und Erfahrung wegen
der Gefahr einer Gangrän.

Einer kurzen Erwähnung bedürfen schließlich noch die vom Epithel
der Anhangsgebilde, Follikel und Schweißdrüsen, ausgehenden
Tumoren, soweit sie gutartiger Natur sind. Hierher gehören die als
Naevus sebaceus, als Adenoma sebaceum (Pringle), ferner als
Hidradenoma und Adenoma hidradenoides bezeichneten Dys-
plasien. Auch cystische Tumoren, wie das Syringocystadenom
und der Naevus syringadenomatosus papilliferus gehören hierher. Auch die als Basalzellenepitheliome bekannten, früher als
Spieglersche Endotheliome bezeichneten Tumoren sind hier anzureihen. So sehr sie von rein dermatologischem Interesse sind, würde
doch ein Eingehen auf sie den Aufgaben dieses Buches wenig entsprechen; wir begnügen uns daher mit ihrer Anführung.

Der Hautkrebs.

Es läßt sich leider nicht umgehen einige Bemerkungen über die
Bezeichnung „Krebs" vorauszuschicken, da in der Fachliteratur des
In- und Auslandes zum Teil recht verschiedenartige Namen für die
gleiche Krankheit in Gebrauch sind. Wenn man mit Borst als
Hauptkriterium für bösartige (Epithel-)Geschwülste die atypische
Wucherung von Deck- oder Drüsenepithel in das umgebende Bindegewebe ansieht, dergestalt, daß ein Mißverhältnis zwischen beiden
entsteht (Heterotypie), gegenüber den homöotypischen Geschwülsten,
bei denen sich die gewucherten Epithelien in normalen Formen halten
und das Verhältnis zwischen gewuchertem Epithel und ebenfalls gewuchertem Bindegewebe quasi ausbalanciert ist, so fällt bei dieser,
nicht mehr rein morphologischen, sondern biologischen Definition die Entscheidung über den Namen nicht schwer. Es kommt nur
die Bezeichnung „Krebs" in Frage. Wenn auch die Hautkrebse im Vergleich zu manchen — aber nicht allen — anderen Krebsen verhältnismäßig gutartig sind, so ist das zweifellos nur relativ zu verstehen (quantitativ), denn an sich weisen sie alle die für bösartige Tumoren charakteristischen Merkmale auf. Wir lehnen es daher ab, für sie Bezeichnungen
wie „Cancroid" zu gebrauchen, was krebsähnlich bedeuten würde. Noch
schärfer möchten wir uns gegen den — namentlich im Auslande
üblichen — Namen „Epithelioma" wenden, dieser sollte unbedingt

seiner Bedeutung entsprechend für die gutartigen Epitheltumoren (Typus Spiegler u. a.) reserviert bleiben.

Kann sonach über die Begriffsbestimmung und Zuteilung dieser besonderen Gruppe von Epithelwucherungen ein Zweifel nicht mehr bestehen, so treten doch vorläufig noch erhebliche Schwierigkeiten auf, wenn wir versuchen, eine Ordnung in die vielgestaltigen Erscheinungsformen klinischer Art zu bringen. Eine Einteilung auf kausalgenetischer Grundlage läßt sich derzeit noch nicht durchführen, da uns die Mehrzahl der zur Heterotypie führenden Faktoren unbekannt ist. Eine Einteilung nach dem histologisch nachweisbaren Ausgangspunkt (Deck-, Follikel- usw. Epithel) stößt, wie Unna mit Recht betont hat, auf unlösbare Schwierigkeiten, das gleiche gilt für eine Einteilung nach klinisch-morphologischen Gesichtspunkten; es bleibt somit zwangsläufig lediglich eine solche nach histologischen Merkmalen übrig. Ehe wir uns diesen jedoch zuwenden, seien kurz einige Momente gestreift, welche die Genese betreffen. Wir unterscheiden zweckmäßig zwei Gruppen von Hautcarcinomen, die primären und die sekundären. Die ersteren sind alle diejenigen, welche autochthon auf der Haut entstehen, ohne daß vorher eine klinisch feststellbare krankhafte Veränderung des Hautgewebes vorausgegangen ist. Zu den sekundären rechnen wir alle diejenigen, welche auf dem Boden einer andersartigen primären Hauterkrankung entstanden sind. Es handelt sich also bei jenen um Tumoren in normaler Haut, bei diesen um solche in krankhaft veränderter Haut. Anzugliedern wäre nun noch eine dritte Gruppe, die der metastatischen Krebse, wo es sich also um Hautmetastasen von Krebsen anderer Organe handelt.

Wie schon erwähnt, ist uns die Mehrzahl der carcinomerzeugenden Faktoren noch unbekannt. Immerhin hat neben den klinischen Erfahrungen vergangener Jahrzehnte auch die experimentelle Forschung der letzten Jahre uns schon manche Kenntnis vermittelt. Schon längst bekannt war, daß auf dem Boden gewisser Hautaffektionen Krebse entstehen können, hierher gehören namentlich chronisch-geschwürige bzw. mit Narbenbildung einhergehende Prozesse, so das Ulcus cruris, Lupus, Ulerythema centrifugum, Syphilis (Primäraffekte und Gummen), Leukoplakie, Röntgenhaut. Sie mögen, da bei ihnen Krebs verhältnismäßig selten entsteht, als präcanceröse Affektionen im weiteren Sinne bezeichnet werden, im Gegensatz zu den eigentlichen, bei denen eine nachfolgende Entstehung von Krebs nahezu zur Regel oder doch wenigstens zu den häufigeren Folgeerscheinungen gehört. Hierher zu rechnen sind die Pagetsche und die Bowensche Krankheit, die senilen Keratome, Xeroderma pigmentosum, die papillomatösen Wucherungen nach lokaler Teer- und allgemeiner Arsenanwendung. Es muß aber nach dem heutigen Stand unserer Kenntnisse betont werden, daß neben dem, durch einen — andersartigen — Krankheitsvorgang oder durch eine wie immer geartete Noxe gesetzten Reiz, stets auch das Bestehen einer entsprechenden Disposition angenommen werden muß. Diese mag ihrerseits wieder örtlicher oder allgemeiner Natur sein, das können wir vielfach nicht genau unterscheiden, aber irgendwie vorhanden sein muß sie, das geht allein schon aus dem unterschiedlichen Verhalten der einzelnen Individuen den genannten Noxen und Zuständen gegenüber hervor. Daß bei den dispositionellen Momenten auch die durch die Altersveränderungen (Dyskolloidität) der Haut bedingten Verhältnisse eine Rolle spielen, steht außer Zweifel. Nach Savatard (zit. Darier) liegt das Maximum der Auftretenshäufigkeit beim Basalzellenkrebs bei 45 Jahren, das des Stachelzellenkrebses bei 65, obwohl Ausnahmen nach der Jugend oder dem höheren Alter zu nichts ungewöhnliches sind.

Wenn wir uns der Einteilung der Hautkrebse zuwenden, und zwar nach histologischen Gesichtspunkten (s. oben), so können wir mit Darier drei verschiedene Gruppen unterscheiden:

1. das Stachelzellencarcinom; es ist das bösartigste und wird — nach Darier — in etwa 50% aller Fälle gefunden. Wie der Name schon andeutet, handelt es sich bei ihm um eine — atypische — Wucherung von Zellen, welche den Stachelzellen der Epidermis gleichen und wohl auch von ihnen abstammen, in das unterliegende Bindegewebe. Trotz ihrer offenbaren Atypie, welche schon durch die Ungleichartigkeit der Zellen nach Form und Größe sich kundgibt, haben diese Zellen doch die Neigung zur Verhornung nicht verloren, und so findet man in den Nestern und Strängen stets mehr- oder weniger reichlich hornige Gebilde, die sog. Krebsperlen, eingestreut. Sie geben dem histologischen Bilde eine besonders charakteristische Note. Klinisch beginnt diese Form meist mit der Bildung von warzenartigen Gebilden, soweit die Haut in Betracht kommt, auf Schleimhäuten mit leukoplakischen, auch vielfach feinwarzigen Stellen. Hauptsitz ist das Gesicht, Nasen- und Mundgegend sowie die Ohren. Die Entwicklung vollzieht sich meist ziemlich rasch, auch kommt es gar nicht selten zu Metastasen in den regionären Lymphdrüsen. Die Erkennung macht im Beginne einige Schwierigkeiten, allerdings sieht der Arzt die Anfangsstadien nur gelegentlich, da die meisten Patienten die kleine Geschwulst für eine harmlose Warze halten, an der ihnen nur auffällt, daß sie nach geringfügigen Traumen (Abtrocknen beim Waschen) verhältnismäßig leicht blutet. Neben der warzigen, mäßig hyperkeratotischen Oberfläche fällt von vornherein die gewisse Konsistenz der Geschwulstbasis auf, daneben die scharfe Abgrenzung gegen die Umgebung, während eine besondere Verfärbung nicht zu konstatieren ist. Bei längerem Bestande kann die Mitte der Geschwulst geschwürig zerfallen, ja wir sahen Fälle, wo die gesamte Oberfläche ihren hyperkeratotischen, grobwarzigen Charakter verloren hatte und sich statt dessen eine mit feinwarzigen Granulationen bedeckte Geschwürsfläche gebildet hatte, ein Befund, der dem nachher noch zu besprechenden Ulcus rodens in vieler Beziehung, von der Größenzunahme abgesehen, gleicht. Die Stachelzellenkrebse finden sich nicht nur im Gesicht, obwohl dies ihre Lieblingslokalisation ist, sondern, abgesehen von den sekundär auf Narben, Geschwüren usw. auftretenden, sieht man sie auch an solchen Hautstellen, welche bestimmten, immer wiederkehrenden, mechanischen oder chemischen Reizen

ausgesetzt sind. Hierher gehört unter anderem der Daumen bei
Schustern, ferner das innere Vorhautblatt. Aber auch im Gesicht sind
es vorzugsweise diejenigen Stellen, welche dem Reize des Hautfettes aus-

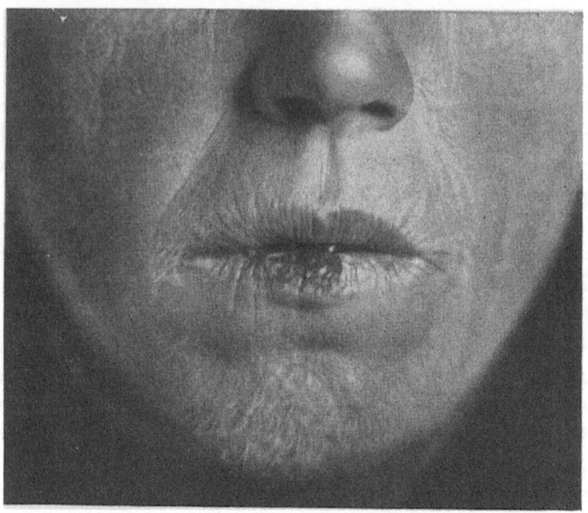

Abb. 95. Stachelzellenkrebs der Unterlippe.

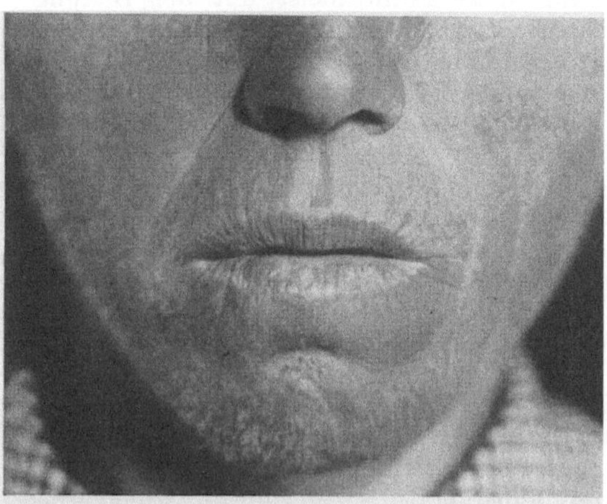

Abb. 96. Derselbe Fall wie Abb. 95 nach Röntgenbehandlung abgeheilt.

gesetzt sind, also die seborrhoischen Stellen (Nasolabialfalte, Gegend
hinter den Ohrläppchen). Beim Auftreten an den Lippen (Abb. 95 u. 96)
spielt der — mechanische — Druck der Spitze der Tabakspfeife offenbar eine gewisse Rolle. Erfolgt keine Behandlung (s. später), so
kommt es unter Erscheinungen von Kachexie und Hämorrhagien
(Darier) zum tödlichen Ausgang.

Die zweite Art von Hautkrebs wird durch das Basalzellencarci-
nom repräsentiert (Krompecher). Hier finden sich Stränge und
Nester in der Cutis, welche aus Zellen bestehen, die den Basalzellen
gleichen oder embryonalen Epithelien ähnlich sind. Sie enthalten ebenfalls ein bindegewebiges Gerüst, das aber reichlicher ist, viel Fibroblasten
enthält und auch sonst stärkere zellige Infiltration zeigt. Klinisch entwickelt sich diese Form aus einer kleinen, perlenartigen Einlagerung
in der Haut, die durch ihren eigenartigen transparenten Charakter
auffällt. Im Verlaufe von mehreren Jahren vergrößert sich die Stelle,
die Mitte flacht sich infolge Narbenbildung ab oder sinkt sogar unter

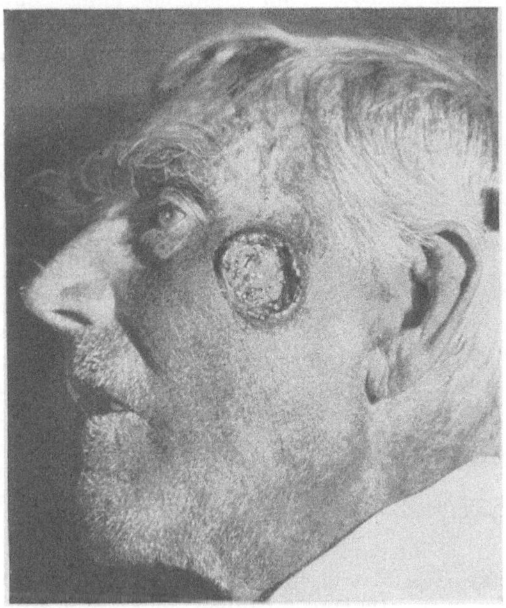

Abb. 97. Basalzellenkarzinom der Schläfe.

das Niveau der Haut ein, während der Rand sich wallartig weiter
vorschiebt, aber fast immer seine eigentümliche Transparenz behält
(Abb. 97). Gefunden wird diese Form hauptsächlich in den oberen zwei
Dritteln des Gesichtes, namentlich an den Augenwinkeln und Schläfen,
den Nasenflügeln, aber auch an anderen Stellen des Körpers kommt
sie zuweilen vor. Die Neigung zu Drüsenmetastasen ist bei diesem
Krebs nur gering, dafür besteht eine mehr lokale Bösartigkeit.
Diese äußert sich einmal in der Neigung zu Rückfällen nach operativer
oder durch Strahlen erzielter Entfernung. Ferner dadurch, daß die
Neigung zu peripherer Ausdehnung oder auch zu Tiefenwachstum
eine sehr viel größere ist als bei der vorherigen Art. Tritt bei flächenhafter Ausdehnung eine oberflächliche Ulceration ein, unter Bildung
einer feinwarzigen Granulationsfläche, so spricht man von einem Ulcus

rodens (Abb. 99). Dieses kann oft erheblichen Umfang annehmen, z. B. eine ganze Gesichtshälfte einnehmen. In anderen Fällen steht wieder die Neigung zum Wachstum in die Tiefe im Vordergrunde, es kann damit eine partielle schleimige Umwandlung des Krebsgewebes verbunden sein. Hat diese nur in der Tiefe statt, ohne entsprechende Beteiligung der oberen Hautpartien, so kann es zu fistulösen Bildungen führen, aus denen sich dann eine schleimige Flüssigkeit entleert. Sondierung oder Eröffnung ergibt dann in der Tiefe eine oft schon recht umfangreiche Zerstörung des unterliegenden Gewebes, einschließlich der Knochen. Im Laufe der Entwicklung bilden sich dann große kraterartige Substanzverluste vom Umfange einer Männerfaust und darüber (Abb. 98). Der Allgemeinzustand derartiger Kranker kann dabei verhältnismäßig gut sein, eine eigentliche Krebskachexie wird kaum beobachtet (sog. Carcinoma terebrans).

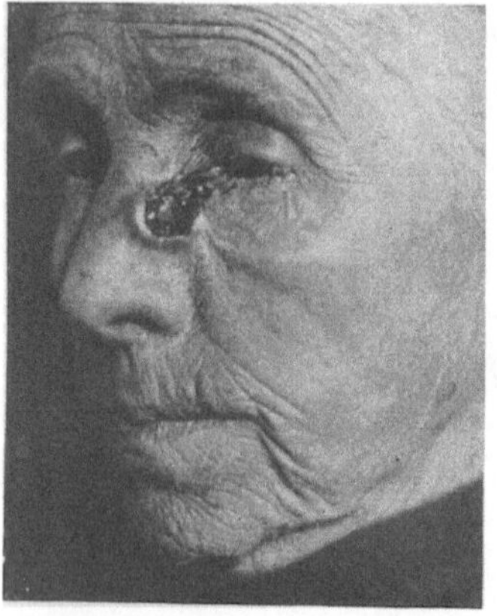

Abb. 98. Basalzellenkarzinom (Form „terebrans").

Eine dritte Form, die Darier die metatypische nennt, zeigt histologisch eine Mischung aus den Zellelementen der beiden vorbesprochenen Gruppen, ist also ein Stachel-Basalzellencarcinom; 10—15% aller Fälle sollen diesem Typus angehören. Der Sitz ist besonders das Gesicht, namentlich die Nase, ferner der behaarte Kopf, Hals usw. Die Entwicklung geht rascher als beim Basalzellenkrebs vor sich; es kann anfänglich stationär sein, um dann plötzlich rasch zu wachsen und tiefgreifend geschwürig zu zerfallen. Es kann auch die regionären Drüsen ergreifen und allgemein metastasieren.

Die Diagnose der Hautkrebse ist an sich nicht schwierig, wenn man nur daran denkt. In Zweifelsfällen sollte ungesäumt ein Probeausschnitt gemacht oder die ganze Geschwulst entfernt werden (s. unten). Eine Verwechslung mit syphilitischen Efflorescenzen, namentlich mit einem Primäraffekt, kann wohl nur selten in Frage kommen. Die verhältnismäßig rasche Entwicklung des letzteren, der in der Regel leichte Nachweis von Spirochäten, die bald positiv werdende Blutreaktion nach Wassermann sichern vor Fehlern. Schwieriger kann die Unterscheidung gegen gummöse Prozesse sein, doch wird neben dem Ausfall der — allerdings nicht immer positiven — Blutreaktion vor allem eine kurze Probebehandlung rasch Klarheit schaffen.

Die Behandlung des Hautkrebses kann, wie die der meisten Krebse, chirurgisch oder strahlentherapeutisch in Angriff genommen werden. Wir stehen auf dem Standpunkte, daß in allen denjenigen Fällen, wo keine Gegenindikation zwingender Art vorhanden ist, der operativen Entfernung der Vorzug zu geben ist. Nicht angezeigt kann diese aus verschiedenen Gründen sein: es können zunächst kosmetische

Gründe gegen die Setzung einer Narbe sprechen (Gesicht); der Tumor kann ferner so groß sein oder so ungünstig sitzen, daß seine Entfernung gar nicht, oder nur unter Opferung eines Auges z. B., möglich ist. Nicht selten kommt es ferner vor, daß die Kranken, vielfach ältere Leute, Angst vor dem operativen Eingriff haben, während sie sich einer Bestrahlung willig und gern unterziehen. Unbedingt zur Operation geraten werden sollte, auch beim Vorliegen der eben genannten Momente, wenn der Sitz des Krebses sich an solchen Stellen befindet, wo erfahrungsgemäß Strahlenbehandlung wenig erfolgreich ist, das sind die an der Hand, am Ohr, an Unterschenkeln und Füßen auftretenden, auch die an den Lippen vorkommenden möchte ich trotz mehrerer mit Erfolg bestrahlter Fälle hierher rechnen (Abb. 95 u. 96). Manchmal wird es auch möglich sein, durch eine vorausgehende Bestrahlung Operationsfähigkeit zu erzielen. Die Indikationen für die Strahlenbehandlung bedürfen nach dem Gesagten weiterer Ausführung nicht, diese kann mit Röntgen- oder Radiumstrahlen durchgeführt werden oder mit beiden abwechselnd. Es kann vorkommen, daß ein Krebs auf die eine Strahlenart nicht, oder nicht mehr reagiert, während er auf die andere wieder anspricht. Sehr wichtig ist die Frage der Methodik, welche die der Dosierung, der Filterung wie auch der zeitlichen Abstände der einzelnen Strahlen in sich begreift. Von der eine Zeitlang üblichen Anwendung hoher, sog. massiver Dosen, ist man neuerdings mehr und mehr abgekommen, wir haben sie nie für richtig gehalten. Zweck der Bestrahlung soll es nach unseren heutigen Vorstellungen sein, die Krebszellen so zu schädigen, oder in einen solchen Zustand zu versetzen, daß ihr Ersatz durch das umgebende normale Gewebe, das sog. Geschwulstbett möglich wird. Es ist ohne weiteres klar, daß dies aber nur dann geschehen kann, wenn durch die Bestrahlung eine Schädigung dieses Bettes selbst möglichst vermieden wird. In welch hohem Maße diese Umgebung an dem Heilungsprozeß teilnimmt, das wird recht anschaulich durch die umstehende Abbildung erläutert, welche ein unter Röntgenbestrahlung abheilendes Karzinom der Schläfe, sog. Ulcus rodens, zeigt (Abb. 99). Man sieht deutlich, wie sich an die Stelle des Carcinomgewebes verhältnismäßig rasch bindegewebiger Ersatz schiebt, dies würde aber niemals möglich sein, wenn das Muttergewebe dieses in der Umgebung, das ja ebenfalls hoch strahlenempfindlich ist, in stärkerem Umfange geschädigt wird. Diese Erwägungen führen uns dazu, nur mittelstarke Dosen anzuwenden, in der Vorstellung, daß damit eine ungünstige Beeinflussung des Geschwulstbettes vermieden wird. Noch nicht ganz geklärt ist dagegen die Frage der Intervalle zwischen den einzelnen Bestrahlungen. Nach dem von mir gefundenen Gesetz der „fleckweisen" Wirkung der Strahlen kann a priori nicht erwartet werden, daß jeweils alle Krebszellen in gleicher Weise beeinflußt werden, es ist damit zu rechnen, daß stets eine Anzahl auf die angewandten Dosen nicht oder nur unvollkommen reagiert, so daß wieder Erholung eintritt. Ohne weiter auf diese Dinge einzugehen, sei nur kurz bemerkt, daß es sich wahrscheinlich um verschiedene Empfindlichkeitszustände infolge von Vorgängen oder

Zuständen in den betreffenden Zellen selbst handelt (Alter, Reife, latente Proliferationsfähigkeit). In Rücksicht auf diese Verhältnisse sollte die zweite Bestrahlung der ersten in nicht zu großem Abstande folgen. Wir pflegen bisher noch einen Abstand von 6 Wochen einzuhalten, geleitet namentlich von der Rücksicht auf das Geschwulstbett. Die Dosierung bewegt sich bei uns zwischen 30 X/3 mm Al-Filter und 40 X/4 mm Al-Filter. Die Zahl der Wiederholungen richtet sich nach dem Erfolg. Zuweilen sieht man bereits nach einer Bestrahlung völligen Rückgang eintreten, hier erübrigt sich vielleicht eine Wiederholung zunächst,

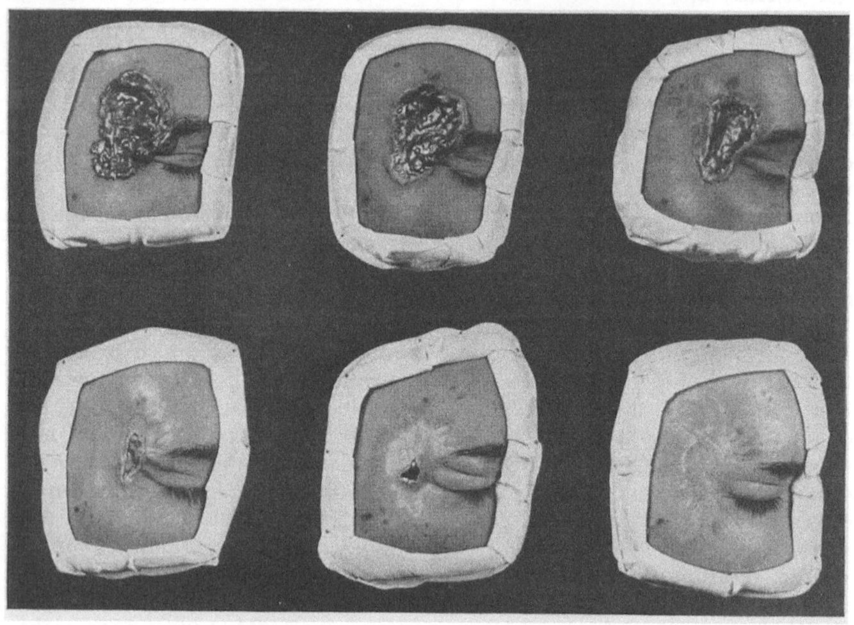

Abb. 99. Basalzellenkarzinom (Ulcus rodens) in verschiedenen Stadien der Abheilung. Pat. erhielt am 9. Febr. (1. Bild) Röntgenbestrahlung von 40 X/4 mm Al-Filter; am 8. April (4. Bild) nochmals 30 X/3 mm Röntgen. Die übrigen Bilder zeigen die Befunde vom 3. März, 17. März, 13. Mai und 18. Juli. Heilung nach zwei Jahren noch festgestellt.

aber man wird sehr aufmerksam den weiteren Verlauf beobachten müssen, um einen Rückfall rechtzeitig zu entdecken und ihm entgegenzutreten. Eine Wiederholung der Bestrahlung ist solange angezeigt, wie noch Reste der Geschwulst vorhanden sind und solange eine deutlich erkennbare Wirkung der Strahlen vorhanden ist. Sobald diese nicht mehr festgestellt werden kann, muß versucht werden, entweder auf chirurgischem Wege weiterzukommen, oder wenn das nicht möglich ist, mit hohen Dosen von Röntgenstrahlen das Carcinom mitsamt seinem Geschwulstbett zu vernichten, es wird dann bewußt ein Röntgengeschwür als das kleinere Übel erzeugt. Ich nenne diese Dosierung die kaustische, da sie ähnlich wie das Ferrum candens wirkt, während die „normalen" Dosen im

Hinblick auf die Anregung biologischer Vorgänge als biologische Dosen zu bezeichnen wären. Auf die Dosierung und die Methodik der Radiumbestrahlungen kann hier nicht näher eingegangen werden, da diese Behandlung Erörterungen physikalischer und biologischer Natur voraussetzt, die uns zu weit in das spezielle Gebiet der Strahlentherapie hineinführen würden. Kurz sei aber noch die Frage gestreift, wie wir uns den regionären Drüsen gegenüber verhalten sollen, deren Miterkrankung, wie wir sahen, beim Stachelzellen- und beim gemischtzelligen Krebs nicht allzuselten ist. Hierzu läßt sich sagen, daß eine Bestrahlung bei bereits bestehender Metastasenbildung erfahrungsgemäß nicht sehr erfolgreich zu sein pflegt, ja manche Autoren (Brock) warnen sogar davor wegen der ungünstigen Wirkung auf den Allgemeinzustand, sie raten vielmehr zur chirurgischen Entfernung. Wir können uns diesem Rate anschließen und möchten auch von einer prophylaktischen Bestrahlung aus den gleichen Gründen abraten.

Anhangsweise reihen wir hier einige Erkrankungen an, deren Genese nach dem heutigen Stand unserer Kenntnisse durchaus dunkel ist, die sich aber nach Art bösartiger Tumoren an der Haut manifestieren. Hierher zu rechnen ist zunächst die als **Mykosis fungoides** bekannte Affektion. Der Verlauf der Krankheit ist in typischen Fällen ausgezeichnet durch ein Prodromalstadium, „prämykotisches Stadium", welches dem Ausbruch der eigentlichen Krankheitserscheinungen viele Jahre vorausgehen kann. Diese Periode kann beherrscht sein von einem heftigen Hautjucken, für welches sich keinerlei Anhaltspunkte finden lassen. Nur sehr gewiegte Diagnostiker werden in einem solchen Falle die Möglichkeit einer Mykosis fungoides ins Auge fassen, in den meisten Fällen gibt erst der spätere Verlauf die Aufklärung. Leichter ist die Vermutung schon zu fassen, wenn ekzemartige, also vesiculöse, leicht gerötete oder infiltrierte Flecke von wechselnder Größe und gleichfalls heftigem Juckreiz auftreten. Auch solche Flecke, welche lediglich neben mäßiger Infiltration und Rötung eine feine silbrige Abschuppung tragen, kommen vor. Seltener sind ausgesprochen an Psoriasis erinnernde Herde, die wir in einem Falle beobachten konnten. Ihr Bestand ist verschieden lang, sie können geradeso schnell verschwinden, wie sie gekommen sind. Die Diagnose läßt sich aber meist leicht stellen durch die histologische Untersuchung, welche das Vorhandensein einer eigenartigen, aus relativ großen Zellen bestehenden Infiltration erkennen läßt. Der Ausbruch der eigentlichen Erkrankung gestaltet sich verschieden: entweder es entwickelt sich ein sog. erythrodermischer Zustand, d. h. die Haut ist über weite Bezirke gerötet und mäßig geschwollen, die Epidermis blättert in feinen oder größeren Schuppen ab, auch Nässen kann vorhanden sein. Erheblichere Beschwerden, namentlich Juckreiz sind in diesem Stadium kaum noch vorhanden. In anderen Fällen entstehen umschriebene, plattenartige Infiltrate, ziemlich intensiv rot und von höckriger Oberfläche, sie bilden den Übergang zu einer Form, die durch das Auftreten von knotenartigen Bildungen in der Haut charakterisiert ist. Beide Formen können auch nebeneinander vorkommen. Die Knoten gehen von der Cutis oder Subcutis aus und können erhebliche Dimensionen annehmen. Kopf und Halsgegend scheinen mit Vorliebe befallen zu werden. Daneben schwellen oft die Lymphdrüsen an, das Blutbild zeigt wohl Abweichungen, jedoch nicht in irgendwie typischer Weise. Die Knoten können im weiteren Verlaufe zentral zerfallen und ein schmieriges, übelriechendes Sekret absondern. Recht häufig kommt es offenbar auch zu „Metastasen" in inneren Organen, Lunge, Nieren, Milz, Knochenmark usw., aber in anderen Fällen kann diese Metastasierung ebenso völlig fehlen. Sehr auffallend und an die Wirkung bei leukämischen Erkrankungen erinnernd, ist diejenige der Röntgenstrahlen. Die größten Tumoren schmelzen binnen wenigen Tagen „wie Butter an der Sonne". Leider tritt bald eine Art Gewöhnung an diese Strahlen ein, so daß ihre Wirkung immer schwächer wird, um schließlich ganz zu versagen. In einigen Fällen kann das prämykotische Stadium fehlen und sofort die Krankheit mit dem Erscheinen von Tumoren einsetzen, man nennt diese Form Mykosis fungoides d'emblée. Im sonstigen Verlauf gleicht sie aber der Regelform völlig, der in allen Fällen als sehr ernst zu bezeichnen ist. Wenn auch zunächst durch Röntgenbestrahlung weitgehende Besserung, ja sogar anscheinende Heilung erzielt werden kann, so ist doch diese niemals von längerem Bestand, es treten sehr bald Rezidive auf, die anfangs vielleicht noch auf Röntgenstrahlen reagieren, später aber nicht mehr, und so kommt es zum Tode durch Kachexie oder eine interkurrierende Pneumonie.

Wir reihen hier noch eine weitere Gruppe von Erkrankungen an, welche manchmal bei Veränderungen der Blut- und Lymphdrüsen an der Haut auftreten. Da ist zunächst zu nennen die **Leukämie,** lymphatische wie myeloische Form. Als ein sehr häufiges Symptom ist der, vielfach außerordentlich heftige Juckreiz zu nennen; die Kranken sind oft wie besät mit Kratzstriemen. Es ist anzunehmen, daß dieser Pruritus bedingt ist durch toxische Substanzen, welche im Blute kreisen. In selteneren Fällen treten auch sichtbare Veränderungen an der Haut auf. Neben urticariellen oder prurigoartigen, manchmal auch ekzemartigen Ausschlägen finden sich ähnlich wie bei der Mykosis fungoides entweder tumorartige Gebilde, welche namentlich im Gesicht eine starke Verunstaltung hervorrufen können, oder es kommt zu erythrodermieartiger, universeller Beteiligung der Haut. Die Untersuchung des Blutes sowohl wie von Probeausschnitten bringt in diesen Fällen rasch Klarheit. Die Erscheinungen reagieren auf Röntgenstrahlen gewöhnlich sehr gut, aber Rückfälle sind die Regel und, da die Beeinflussung des Grundleidens kaum möglich ist, muß die Prognose als sehr ernst gestellt werden.

Ganz ähnlich kommt es in selteneren Fällen auch bei der sog. Pseudoleukämie (Hodgkinsche Krankheit, Lymphogranulomatose) zu Affektionen der Haut, die ungefähr ebenso verlaufen wie diejenigen der echten Leukämie. Prognose und Behandlung sind die gleichen wie bei jener.

Die Dyskeratosen.

Wir wenden uns schließlich noch einer Gruppe von Krankheiten zu, die man unter dem Sammelnamen der Dyskeratosen zusammenfassen kann. Diese Bezeichnung deutet aber lediglich auf die klinisch und histologisch nachweisbaren Veränderungen hin und besagt nichts bezüglich der Genese. Allgemein kann man sagen, daß bei der Mehrzahl dieser Affektionen das dispositionelle Moment in einer erbgebundenen Anlage der Haut der betreffenden Individuen zu suchen ist. Es bleibt aber bei den meisten eine offene Frage, wieweit andere Faktoren endogener oder exogener Art eine Rolle mitspielen. Da ist zunächst eine Untergruppe, welche als Hyperkeratosen bezeichnet werden. Die Zahl der von den einzelnen Autoren zu ihr gerechneten Affektionen schwankt; es würde aber zu weit führen, hier in eine Auseinandersetzung über die Zuteilungsgrundsätze einzutreten. Wir werden nur die für die Praxis wichtigsten Formen einer Besprechung unterziehen. Verhältnismäßig noch am häufigsten kommt die als **Ichthyosis** bekannte Hautanomalie vor. Diese, auch als Fischschuppenkrankheit bezeichnete Erkrankung ist offenbar durch eine besondere Erbanlage bedingt. Sie tritt allerdings gewöhnlich nicht sofort bei der Geburt in die Erscheinung, sondern pflegt sich vom 2.—3. Lebensjahre an allmählich zu entwickeln. Sie ist ausgezeichnet dadurch, daß der ganze Körper oder einzelne Regionen, insbesondere die Gliedmaßen, eine eigenartige Schuppenbildung aufweisen (Abb. 100). Die Schuppen haben normale Hornfarbe oder zeigen einen graugelben bis schwärzlichen Farbton, haften fest auf der Unterlage und lassen sich nur am Rande abheben oder rollen sich

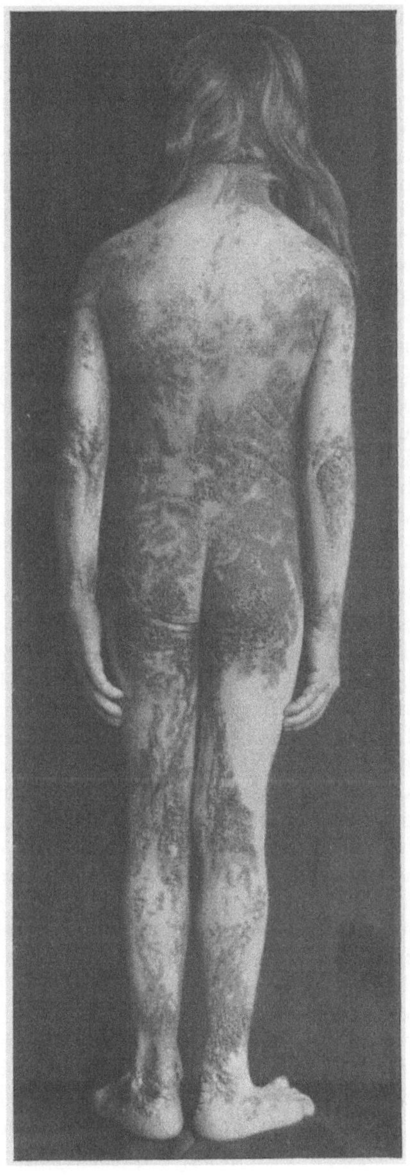

Abb. 100. Ichthyosis.

auf. Handteller und Fußsohlen sowie Gelenkbeugen bleiben frei, auch das Gesicht zeigt meist nur eine Vergröberung der Hautfelderung und oberflächliche, kleienartige Abschuppung. Eigenartig ist die Beteiligung des behaarten Kopfes: in gewissen Fällen, namentlich den nicht sehr ausgebildeten ist die Haarentwicklung außerordentlich stark und voll, in anderen wieder, und das betrifft die schweren Formen, ist die Hornentwicklung der Epidermis anscheinend so stark, daß das Haarwachstum dadurch unterdrückt wird. Es finden sich dann nur spärliche Haarreste auf der schalenartig verdickten Kopfhaut. Sehr auffallend ist das Verhalten der Talg- und Schweißdrüsen, deren Funktion offenbar — trotz normaler Ausbildung — weitgehend gehemmt ist. Hierdurch wird nicht zum wenigsten die auffallende Trockenheit und Sprödigkeit der Epidermis bedingt. An den Nägeln finden sich auffallenderweise keine krankhaften Veränderungen. Das Leiden ist an sich gutartig, doch sahen wir mehrfach bei starker Ausbildung die Muskulatur auffallend atrophisch, ob dies durch den Druck der beim Wachstum nicht recht folgenden Haut oder durch die infolge der mangelnden Elastizität bedingte geringe Betätigung der Muskeln hervorgerufen ist, mag dahingestellt bleiben. Die Behandlung kann lediglich eine symptomatische sein, sie hat vor allem dafür zu sorgen, daß der Haut das nötige Fett zugeführt wird. Uns hat sich dafür die Verwendung von täglichen Einsalbungen des Körpers mit Ol. amygdal. dulc. recht gut bewährt, und zwar in Verbindung mit häufigen warmen Bädern. Starke Hornauflagerungen werden am besten vorher durch Salicylsalben entfernt.

Eine eigenartige Hyperkeratose findet sich bei verhältnismäßig recht vielen Menschen beiderlei Geschlechtes an den Streckseiten der Oberarme und Oberschenkel, sie wird **Lichen pilaris** genannt. Es entwickeln sich in der Pubertät oder schon vorher an den Mündungen der Haarbälge feine, spitze Hornkegelchen, die gewöhnlich von einem bläulich-roten Hof umgeben sind. Hebt man die Hornmasse ab, so findet sich meist ein zusammengerolltes Haar in der Follikelmündung aufgerollt. Die Haut dieser Gegend fühlt sich nahezu reibeisenartig an, auch sieht sie eigenartig gefleckt aus infolge der erwähnten roten Höfe um die Hornkegel. Zuweilen treten auch noch weißliche Närbchen infolge einer perifollikulären Atrophie auf und machen damit das Bild noch bunter. Interessant ist es, daß sich histologisch außer der Hyperkeratose an den erweiterten Follikelmündungen im Corium recht ansehnliche, perivasculäre Zellinfiltrate finden. Die Behandlung dieser Affektion, die an sich harmlos, doch bei der Mode der kurzen Ärmel zum Kummer mancher jungen Dame wird, muß zunächst versuchen durch Anwendung hornlösender Salben die Hyperkeratose zu beseitigen, auch Waschungen mit Bimssteinseife oder Marmorseife sind empfohlen worden. Ein Dauererfolg läßt sich jedoch damit nicht erzielen. Uns scheint noch am besten die Röntgenbestrahlung (5 X/0,5 mm Al-Filter, Serie von 3 Bestrahlungen) zu wirken.

Man wird nicht fehlgehen, die Entstehung dieser Affektion auf keimplasmatische Anlagen zurückzuführen, das gleiche gilt nun auch für eine ausgesprochen nur an den Handtellern und Fußsohlen vorkommende **Hyperkeratose**, der sog. **Keratoma palmare s. plantare congenitum**. Dies wird hier besonders deutlich durch das gar nicht seltene **familiäre** Auftreten, zuweilen durch mehrere Generationen. Bereits in den ersten Lebensjahren entwickeln sich an den Handtellern und Fußsohlen hornige Auflagerungen, welche mit der Unterlage festverbunden sind und nur an den Gelenkfalten Einkerbungen (keine Rhagaden!) zeigen; es erhalten diese Auflagerungen hierdurch ein plattenartiges Aussehen (Abb. 101). Ihre Farbe entspricht der Hornfarbe, sie verändert sich mit der Dauer des Bestandes von Gelb zu Gelbbraun oder schmutziggrau. Die Diagnose ist kaum schwierig, wenn man an das frühe Auftreten denkt, alle anderen an diesen Stellen auftretenden Hyperkeratosen, so die durch Arsen, mechanische Einwirkung (Schwielen), Syphilis, Gonorrhöe, Psoriasis usw. hervorgerufenen, kommen so früh und sogleich mäßig ausgebildet wohl niemals vor. Das Leiden ist an sich nicht ernst, kann aber erhebliche Störungen in der Arbeitsfähigkeit hervorrufen. Eine wirklich wirksame Behandlung gibt es nicht, man kann nur versuchen, durch hornerweichende Mittel eine gewisse Geschmeidigkeit herzustellen. Auch durch Röntgenstrahlen ist leider eine anhaltende Besserung nicht zu erzielen.

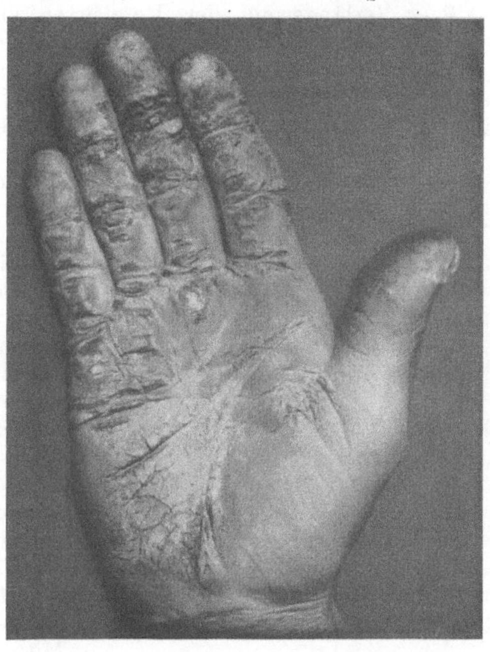

Abb. 101. Keratoma palmare congenitum.

Handelt es sich bei den vorhergehenden Affektionen um ausgesprochen keimplasmatisch bedingte, so kann dies zweifelhaft sein bei den sog. **senilen Keratomen** oder Verrucae seniles. Zwar muß auch für ihre Entstehung das Vorhandensein dispositioneller Momente angenommen werden, aber diese sind hier wohl mehr in den Altersveränderungen der Haut zu suchen; sind doch die senilen Warzen ausgesprochen, wie schon der Name andeutet, auf das Greisenalter beschränkt. Allerdings wird man den Beginn ihres Auftretens nicht zu spät anzusetzen haben, er fällt etwa auf das 50. Lebensjahr. Es entwickeln sich linsengroße, gelbe oder bräunliche Flecke, welche zunächst kaum das Niveau der Haut überragen, jedoch eine leicht gekörnte Oberfläche zeigen. Mit der Zeit vergrößern sie sich, auch können näher oder entfernt neue Gebilde erscheinen, die Oberfläche nimmt nun einen deutlich höckrigen,

das ist warzigen Charakter an (Abb. 102). Hauptsitz dieser Warzen
sind das Gesicht, insbesondere Stirn, Schläfen und Nase, ferner die
Handrücken, seltener auch die Unterarme, oft dagegen der Rücken.
Das Auftreten, namentlich an der letzterwähnten Stelle, ist oft mit
heftigem Juckreiz verbunden, den man für den sog. Pruritus senilis
halten könnte, wenn er nicht streng lokalisiert wäre und mit der Beseitigung der Warzen verschwände. Der histologische Befund ergibt
neben einer erheblichen Verbreiterung der Hornschicht und unregelmäßiger Verlängerung der Reteleisten ziemlich ausgesprochene perivasculäre Infiltration, vorwiegend aus Plasmazellen bestehend, daneben

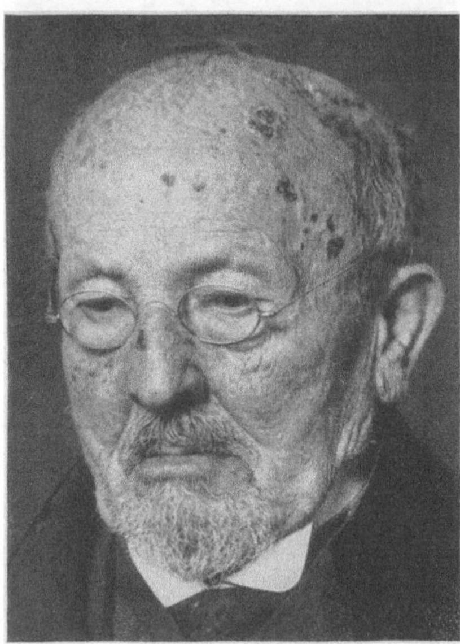

Abb. 102. Verrucae seniles an Kopf und Gesicht.

Altersveränderungen des Bindegewebes dyskolloidaler Natur (Ela-
cinbildung). Der Verlauf ist an
sich ohne Besonderheiten: nach
Erreichung einer gewissen Größe
tritt ein stationärer Zustand ein,
der dann jahrelang andauern und
zuweilen sogar mit spontaner Rückbildung enden kann. Leider ist
dies nicht immer der Fall, nicht
selten kommt es nämlich zur
Bildung eines Plattenepithel-
krebses auf dem Boden einer
derartigen Hyperkeratose. Damit
reiht sich die Verruca senilis in
die Gruppe derjenigen Erkrankungen ein, welche man als präcanceröse zu bezeichnen pflegt.

Die Behandlung der senilen
Keratome wird zunächst wieder
in der Anwendung hornlösender
Mittel bestehen, zu denen hier
neben Salben auch entsprechende
Pflaster gehören. Ein Dauererfolg
wird sich nur selten erreichen lassen, eher schon durch Anwendung
von Kohlensäureschnee oder Kauterisation. Bequemer, sicherer und
eleganter ist die Röntgenbehandlung, sie wird am besten mit Dosen
von 15 X/1,0 mm Al-Filter oder 20 X/2,0 mm Al-Filter aller 6 Wochen
1—2 mal wiederholt.

Wir reihen hier gleich die beiden schon oben (S. 360) genannten
anderen präcancerösen Affektionen an. Bei ihnen handelt es sich
allerdings nicht mehr um hyperkeratotische Vorgänge, sondern es
finden sich Störungen im Aufbau bzw. in der Zellfolge der Epidermis,
welche man mit mehr oder weniger Recht auch als dyskeratotische
bezeichnet hat. Hauptinteresse beansprucht entschieden die **Pagetsche
Krankheit,** die immerhin nicht allzuselten ist, während die erst seit
einigen Jahren bekannte Bowensche Krankheit als sehr selten übergangen werden kann. Die Pagetsche Krankheit (disease of the nipple)

kommt nahezu ausschließlich an der die **Brustwarze der Frau** umgebenden Haut vor. Es entsteht dort, zunächst auf das Gebiet des Warzenhofes beschränkt, eine **erodierte** und **nässende Fläche**, welche manche Ähnlichkeit mit dem bekannten Ekzem der Brustwarze hat, aber nie mit so heftigem **Juckreiz** verbunden ist wie jenes. Allmählich vergrößert sich die erkrankte Fläche immer mehr und kann beträchtlichen Umfang annehmen (Abb. 103). Die vorher ebene Oberfläche der Erosion kann, braucht es aber nicht, einen höckrig-warzigen Charakter annehmen. Im weiteren Verlauf treten dann oft auch

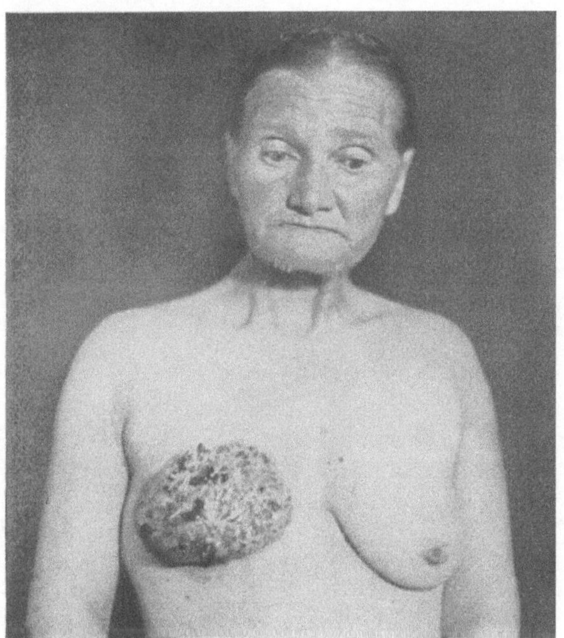

Abb. 103. Pagetsche Krankheit der rechten Brust.

Knoten bis Haselnußgröße auf, die auch in die Tiefe reichen können und sich meist schon als **Krebs** erweisen. Auch die Lymphdrüsen der Brustregion, wie das Brustdrüsengewebe selbst, können mit der Zeit deutliche Erscheinungen von carcinomatöser Entartung zeigen. Eigenartig ist der **histologische** Befund, er zeigt zunächst Erscheinungen von Degeneration und Vakuolisation im Bereiche der Basal- und Stachelzellenschicht, denen sich dann eine Abhebung und Verschwinden der Hornschicht anschließt. Von **Aschoff, Zieler** u. a. wird behauptet, daß sich in beginnenden Fällen bereits in der Epidermis carcinomatös entartete Zellen fänden, so daß man es hier mit der Besonderheit einer intraepidermidalen Ausbreitung eines Krebses, während des Anfangsstadiums wenigstens, zu tun habe. Wir können dem auf

Grund einer Anzahl genau beobachteter Fälle nicht ohne weiteres
zustimmen (s. auch Darier). Wenn aber der eben genannte Autor
der Strahlenbehandlung jeden Wert abspricht und einer radikalen

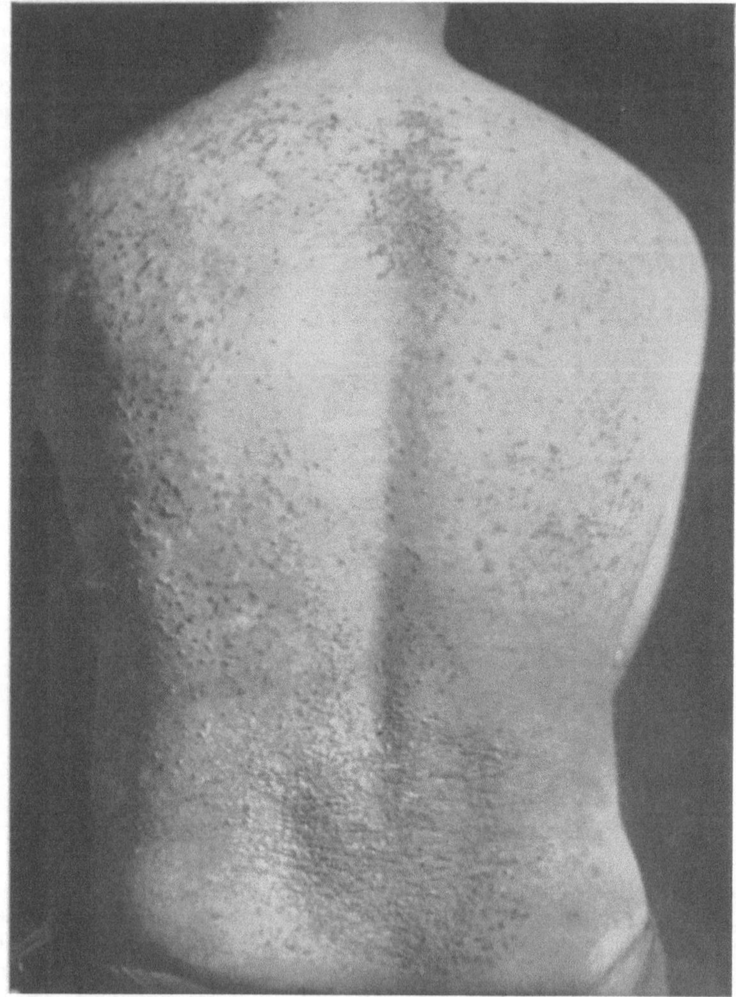

Abb. 104. Dariersche Krankheit.

chirurgischen Behandlung das Wort redet, so müssen wir demgegenüber
betonen, daß wir ausgezeichnete Heilungen von Bestand sowohl nach der
Anwendung von Radium- wie Röntgenstrahlen beobachten konnten.
  Als dyskeratotische Affektion wird ferner die sog. **Dariersche
Krankheit** bezeichnet, die aber nicht zu den präcancerösen Erkran-

kungen gehört. Sie wurde ursprünglich Psorospermosis follicularis benannt, da Darier gewisse runde, extra- und intrazelluläre Körperchen (corps ronds und grains) als Parasiten ansprach. In der Folge hat sich diese Annahme nicht aufrecht erhalten lassen; diese Gebilde sind vielmehr als Degenerationsprodukte der Zellen erkannt worden. Wir vermögen aber auch den Zusatz „follicularis“ nicht als berechtigt anzuerkennen, denn wir sahen unter unseren Fällen nie eine besondere Beteiligung der Follikel, sondern mußten im Gegenteil feststellen, daß die eigenartigen Veränderungen der Epidermis gerade die Follikel durchweg verschont lassen. Die Ätiologie der Krankheit ist noch sehr dunkel, sicher ist nur, daß sie zuweilen familiär auftritt und nicht übertragbar ist. Auffallend und vielleicht noch einmal für die Genese von Bedeutung scheint mir die Tatsache zu sein, daß die Efflorescenzen besonders dicht, oder in manchen Fällen ausschließlich an den „seborrhoischen Stellen“ auftreten. Ja sie können, namentlich bei Confluenz ein dem seborrhoischen Eczematoid recht ähnliches Bild hervorbringen. Die Einzelefflorescenz hat zunächst damit keine Ähnlichkeit. Sie stellt sich dar als ein stecknadelkopf- bis linsengroßes, schmutziggraues Knötchen, welches ganz oberflächlich auf der Haut sitzt und keinerlei Reaktionserscheinungen, Hyperämie, Pigmentierung und dergl. in seiner Umgebung zeigt. Diese Knötchen stehen selten völlig isoliert, sondern meist sind sie in dichten Gruppen flächen- oder bandförmig ausgebreitet, wobei eine gewisse Symmetrie unverkennbar ist (Abb. 104). Am Kopf und im Gesicht backen die abgestoßenen Hornlamellen oft zu schmierigen, krustenartigen Gebilden zusammen. Die Nägel werden vielfach brüchig und rissig, zeigen Hornauflagerungen an der Unterseite des freien Randes. Das Leiden beginnt gewöhnlich nach der Pubertät, selten schon vorher. Es kann sich dann in verschieden starkem Ausmaße allmählich ausbreiten, ohne daß der Kranke in seinem Befinden irgendwie erheblich gestört wäre. Unbehandelt kann es jahrelang unverändert bestehen. Die Therapie besteht auch hier wieder in der Anwendung keratolytischer Mittel, zu denen auch alkalihaltige (Schmierseife) Bäder hinzutreten können. Ein Dauererfolg wird ihnen allerdings nicht beschieden sein, immerhin kann ein erträglicher Zustand bei konsequenter Anwendung erreicht werden. Uns hat sich als sehr wirksam, auch hinsichtlich der Dauer des Erfolges die Röntgenbestrahlung erwiesen. Wir wenden eine Dosis von 20 X/0,5 mm Al-Filter, die wir nach frühestens 8 Wochen wiederholen.

Sammlung der wichtigsten Rezepte.

1. Acid. boric.   3,0
    Aq. dest.   ad 100,0
      (3 % Borlösung)

2. Acid. boric.   1,5
    Zinc. oxydat.
    Amyl. tritic.   aa 10,0
    Vaselin. flav.   ad 50,0
      (weiche Borzinkpaste)

3. Acid. pyrogall.   5,0—10,0
    Spirit.   ad 100,0
      (Pyrogallusspiritus)

4. Acid. salicyl.   0,1
    Resorcin   1,0
    Aq. dest.   ad 100,0
      (Salicyl-Resorcinlösung)

5. Acid. salicyl.   1,0
    Resorcin   2,0—10,0
    Spirit.   ad 100,0
    Ol. Bergamott.   gtt. XX
      (Salicyl-Resorcinspiritus)

6. Acid. salicyl.
    Ol. Ricin.   aa 1,0
    Resorcin   3,0
    Vaselin. flav.   ad 100,0
      (Salicyl-Resorcinsalbe)

7. Acid. salicyl.
    Glycerin   aa 0,5—10,0
    (Unguent. Diachylon   50,0)
    Vaselin. flav.   ad 100,0
   (Salicyl- bzw. Sal. Diachylonsalbe)

8. Acid. trichloracetic.
    Aq. dest.   aa ad 30,0
    (50 % Trichloressigsäure)

9. Anthrarobin   2,0
    Tumenol ammon.   8,0
    Tinct. benzoes.   30,0
    Aether. sulfur.   20,0
      (Arningsche Tinktur)

10. Anthrarobin   1,5
    Ol. tumenol
    Glycerin   aa 3,0
    Spirit. rectif.   20,0
    Aether. sulfur.   15,0
   (modifiz. Arningsche Tinktur)

11. Argent. nitric.   0,25—5,0
    Aq. dest.   ad 100,0
      (Höllensteinlösung)

12. Argent. nitric.   0,5—1,0
    Balsam. Peruvian.   0,5—10,0
    Zinc. oxydat.   10,0
    Vaselin. flav.   ad 100,0
      (sog. Schwarzsalbe)

13. Azodolen   2,0
    Past. zinc. moll.   ad 100,0
      (Azodolenzinkpaste)

14. Chrysarobin   0,1—10,0
    Vaselin. flav.
    s. Past. zinc.   ad 100,0
   (Chrysarobinvaseline bzw. -zinkpaste)

15. Hydrarg. bichlorat.   0,1
    Spirit.   ad 100,0
      (1 %oo Sublimatspiritus)

16. Hydrarg. praecipit. alb.
    unguent.   2—5—10 %
      (weiße Präcipitatsalbe)

17. Hydrarg. sulfurat. rubr.   1,0
    Sulfur. praecipit.   10,0
    Zinc. oxydat.
    Amyl. tritic.   aa 20,0
    Glycerin
    Aq. dest.   aa ad 100,0
   (Zinnoberschwefelschüttelmixtur)

18. Ichthyol   2,0
    Lanolin   20,0
    Vaselin. flav.   ad 100,0
      (Ichthyollanolinsalbe)

19. Liq. carbon. deterg.
Glycerin aa 5,0
Spirit. ad 100,0
(Teertinktur)

20. Liq. carbon. deterg. 1,0—10,0
Lanolin
Vaselin. flav. aa ad 100,0
(Teersalbe)

21. Menthol 2,0
(Thymol 1,0)
Glycerin 5,0
Spirit. ad 100,0
(Menthol-Thymolspiritus)

22. Menthol 2,0
Thymol 1,0
Zinc. oxydat.
Amyl. tritic. aa 25,0
Glycerin
Aq. dest. aa ad 100,0
(Menthol-Thymolschüttelmixtur)

23. Ol. Rusci 10,0
Spirit. ad 100,0
(Wiener Teertinktur)

24. Ol. Terebinth. 10,0
Ol. olivar. pur. ad 100,0
(10% Terpentinöl für Injektionen,
$^1/_2$—1 ccm intramusk.)

25. Perhydrol (Merck) 10,0—20,0
Lanolin 60,0
Vaselin. flav. ad 100,0
(Perhydrolsalbe)

26. Pic. liquid.
s. Anthrasol. 5,0—10,0
(Ol. Ricin. 1,0)
Spirit. rectif. ad 100,0
(Teerspiritus)

27. Sulfur. praecipit. 1,0—10,0
Past. zinc. ad 100,0
(Schwefelzinkpaste)

28. Sulfur. praecipit. 10,0
Zinc. oxydat.
Amyl. tritic. aa 20,0
Glycerin
Aq. dest. aa ad 100,0
(10% Schwefelschüttelmixtur)

29. Tumenol ammon. 1,0—10,0
Zinc. oxydat.
Amyl. tritic.
Glycerin
Aq. dest. aa ad 100,0
(Tumenolschüttelmixtur)

30. Tumenol ammon. 1,0—10,0
Past. zinc. ad 100,0
(Tumenolzinkpaste)

31. Xeroform 10,0
Vaselin. flav. ad 100,0
(Xeroformsalbe)

32. Zinc. oxydat. 50,0—60,0
Ol. olivar. ad 100,0
(Zinköl)

33. Zinc. oxydat.
Amyl. tritic.
Glycerin
Aq. dest. aa ad 100,0
(Zinkschüttelmixtur)

Autoren- und Sachverzeichnis[1]).

----

[1]) Die Autorennamen sind gesperrt gedruckt.

Fachbücher für Ärzte

Herausgegeben von der

Schriftleitung der Klinischen Wochenschrift

Band I: **M. Lewandowskys Praktische Neurologie für Ärzte.** Vierte, verbesserte Auflage von Dr. **R. Hirschfeld** in Berlin. Mit 21 Abbildungen. (412 S.) 1923. Gebunden RM 12.—

Band II. **Praktische Unfall- und Invalidenbegutachtung** bei sozialer und privater Versicherung, Militärversorgung und Haftpflichtfällen. Für Ärzte und Studierende. Von Dr. med. **Paul Horn**, Privatdozent für Versicherungsmedizin an der Universität Bonn. Zweite, umgearbeitete und erweiterte Auflage. (290 S.) 1922. Gebunden RM 10.—

Band III: **Psychiatrie für Ärzte.** Von Dr. **Hans W. Gruhle**, a. o. Professor der Universität Heidelberg. Zweite, vermehrte und verbesserte Auflage. Mit 23 Textabbildungen. (310 S.) 1922. Gebunden RM 7.—

Band IV: **Praktische Ohrenheilkunde für Ärzte.** Von **A. Jansen** und **F. Kobrak** in Berlin. Mit 104 Textabbildungen. (384 S.) 1918. Gebunden RM 8.40

Band V: **Praktisches Lehrbuch der Tuberkulose.** Von Professor Dr. **G. Deycke**, Hauptarzt der Inneren Abteilung und Direktor des Allgemeinen Krankenhauses in Lübeck. Zweite Auflage. Mit 2 Textabbildungen. (308 S.) 1922. Gebunden RM 7.—

Band VI: **Infektionskrankheiten.** Von Professor **Georg Jürgens** in Berlin. Mit 112 Kurven. (347 S.) 1920. Gebunden RM 7.40

Band VII: **Orthopädie des praktischen Arztes.** Von Professor Dr. **August Blencke**, Facharzt für Orthopädische Chirurgie in Magdeburg. Mit 101 Textabbildungen. (299 S.) 1921. Gebunden RM 6.70

Band VIII: **Die Praxis der Nierenkrankheiten.** Von Professor Dr. **L. Lichtwitz**, ärztlicher Direktor am Städtischen Krankenhaus Altona. Zweite, neubearbeitete Auflage. Mit 4 Textabbildungen und 35 Kurven. (323 S.) 1925. Gebunden RM 15.—

Band IX: **Die Syphilis.** Kurzes Lehrbuch der gesamten Syphilis mit besonderer Berücksichtigung der inneren Organe. Unter Mitarbeit von Fachgelehrten herausgegeben von **E. Meirowsky** in Köln und **Felix Pinkus** in Berlin. Mit einem Schlußwort von **A. v. Wassermann**. Mit 79 zum Teil farbigen Abbildungen. (580 S.) 1923. Gebunden RM 27.—

Band X: **Die Krankheiten des Magens und Darmes.** Von Dr. **Knud Faber**, o. Professor an der Universität Kopenhagen. Aus dem Dänischen übersetzt von Dr. H. Scholz, Königsberg i. Pr. Mit 70 Abbildungen (289 S.) 1924. Gebunden RM 15.—

Band XI: **Blutkrankheiten.** Eine Darstellung für die Praxis. Von Professor Dr. **Georg Rosenow**, Oberarzt an der Medizinischen Klinik der Universitätsklinik Königsberg i. Pr. Mit 43 zum Teil farbigen Abbildungen (268 S.) 1925. Gebunden RM 27.—

Die Bezieher der „Klinischen Wochenschrift" erhalten die „Fachbücher für Ärzte" mit einem Nachlaß von 10 %.

Histologie der Hautkrankheiten. Die Gewebsveränderungen in der kranken Haut unter Berücksichtigung ihrer Entstehung und ihres Ablaufs. Von Dr. med. **Oscar Gans**, a. o. Professor an der Universität Heidelberg, Oberarzt der Hautklinik. Erster Band: Normale Anatomie und Entwicklungsgeschichte — Leichenerscheinungen — Dermatopathien — Dermatitiden I. Mit 254 meist farbigen Abbildungen. (666 S.) 1925.

RM 135.—; gebunden RM 138.—

Vorlesungen über Histo-Biologie der menschlichen Haut und ihrer Erkrankungen. Von Dr. **Joseph Kyrle**, a. o. Professor für Dermatologie und Syphilis an der Universität in Wien und Assistent an der Klinik für Syphilidologie und Dermatologie. Erster Band: Mit 222 zum großen Teil farbigen Abbildungen. (354 S.) 1925.

RM 45.—; gebunden RM 47.70

Rezepttaschenbuch für Dermatologen. Für die Praxis zusammengestellt von Professor Dr. **Carl Bruck**, Oberarzt der Dermatologischen Abteilung des Städtischen Krankenhauses Altona. Zweite, verbesserte und vermehrte Auflage. (165 S.) 1925. Mit Schreibpapier durchschossen. RM 6.60

Hautkrankheiten und Syphilis im Säuglings- und Kindesalter. Ein Atlas. Herausgegeben von Professor Dr. **H. Finkelstein** in Berlin, Professor Dr. **E. Galewsky** in Dresden, Privatdozent Dr. **L. Halberstaedter** in Berlin. Zweite, vermehrte und verbesserte Auflage. Mit 137 farbigen Abbildungen auf 64 Tafeln. Nach Moulagen von F. Kolbow, A. Tempelhoff, M. Landsberg und A. Kröner. (88 S.) 1924.

Gebunden RM 36.—

Die Hauterscheinungen der Pellagra. Von Dr. **Ludwig Merk**, a. o. Professor für Dermatologie und Syphilis an der Universität Innsbruck. Mit 7 Abbildungen im Text und 21 Tafeln. Aus den Erträgnissen des Legates Wedl subventioniert von der Akademie der Wissenschaften Wien. (112 S.) 1909. Deutsche, französische und englische Ausgabe.

RM 16.—

Die Tuberkulose der Haut. Von Dr. med. **F. Lewandowsky** in Hamburg. Mit 115 zum Teil farbigen Textabbildungen und 12 farbigen Tafeln. (Aus: „Enzyklopädie der klinischen Medizin", spezieller Teil.) (341 S.) 1916. RM 18.—

Vorlesungen über Pharmakologie der Haut. Von Professor Dr. **Friedrich Luithlen**, Wien. (94 S.) 1921. RM 3.—

Kosmetik. Ein Leitfaden für praktische Ärzte. Von Sanitätsrat Dr. **Edmund Saalfeld** in Berlin. Sechste, verbesserte Auflage. Mit 20 Abbildungen. (140 S.) 1922. RM 4.—

Die Salvarsanbehandlung der Syphilis. Versuch einer gemeinverständlichen Darstellung. Vortrag, gehalten in der Ortsgruppe Breslau der Deutschen Gesellschaft zur Bekämpfung der Geschlechtskrankheiten. Von Professor Dr. **J. Jadassohn**, Direktor der Universitäts-Hautklinik in Breslau. (20 S.) 1923. RM 0.40

Fachbücher für Ärzte

Herausgegeben von der

Schriftleitung der Klinischen Wochenschrift

Band I: M. Lewandowskys Praktische Neurologie für Ärzte. Vierte, verbesserte Auflage von Dr. **R. Hirschfeld** in Berlin. Mit 21 Abbildungen. (412 S.) 1923. Gebunden RM 12.—

Band II. Praktische Unfall- und Invalidenbegutachtung bei sozialer und privater Versicherung, Militärversorgung und Haftpflichtfällen. Für Ärzte und Studierende. Von Dr. med. **Paul Horn**, Privatdozent für Versicherungsmedizin an der Universität Bonn. Zweite, umgearbeitete und erweiterte Auflage. (290 S.) 1922. Gebunden RM 10.—

Band III: Psychiatrie für Ärzte. Von Dr. **Hans W. Gruhle**, a. o. Professor der Universität Heidelberg. Zweite, vermehrte und verbesserte Auflage. Mit 23 Textabbildungen. (310 S.) 1922. Gebunden RM 7.—

Band IV: Praktische Ohrenheilkunde für Ärzte. Von A. **Jansen** und **F. Kobrak** in Berlin. Mit 104 Textabbildungen. (384 S.) 1918. Gebunden RM 8.40

Band V: Praktisches Lehrbuch der Tuberkulose. Von Professor Dr. **G. Deycke**, Hauptarzt der Inneren Abteilung und Direktor des Allgemeinen Krankenhauses in Lübeck. Zweite Auflage. Mit 2 Textabbildungen. (308 S.) 1922. Gebunden RM 7.—

Band VI: Infektionskrankheiten. Von Professor **Georg Jürgens** in Berlin. Mit 112 Kurven. (347 S.) 1920. Gebunden RM 7.40

Band VII: Orthopädie des praktischen Arztes. Von Professor Dr. **August Blencke**, Facharzt für Orthopädische Chirurgie in Magdeburg. Mit 101 Textabbildungen. (299 S.) 1921. Gebunden RM 6.70

Band VIII: Die Praxis der Nierenkrankheiten. Von Professor Dr. **L. Lichtwitz**, ärztlicher Direktor am Städtischen Krankenhaus Altona. Zweite, neubearbeitete Auflage. Mit 4 Textabbildungen und 35 Kurven. (323 S.) 1925. Gebunden RM 15.—

Band IX: Die Syphilis. Kurzes Lehrbuch der gesamten Syphilis mit besonderer Berücksichtigung der inneren Organe. Unter Mitarbeit von Fachgelehrten herausgegeben von **E. Meirowsky** in Köln und **Felix Pinkus** in Berlin. Mit einem Schlußwort von **A. v. Wassermann**. Mit 79 zum Teil farbigen Abbildungen. (580 S.) 1923. Gebunden RM 27.—

Band X: Die Krankheiten des Magens und Darmes. Von Dr. **Knud Faber**, o. Professor an der Universität Kopenhagen. Aus dem Dänischen übersetzt von Dr. H. Scholz, Königsberg i. Pr. Mit 70 Abbildungen (289 S.) 1924. Gebunden RM 15.—

Band XI: Blutkrankheiten. Eine Darstellung für die Praxis. Von Professor Dr. **Georg Rosenow**, Oberarzt an der Medizinischen Klinik der Universitätsklinik Königsberg i. Pr. Mit 43 zum Teil farbigen Abbildungen (268 S.) 1925. Gebunden RM 27.—

Die Bezieher der „Klinischen Wochenschrift" erhalten die „Fachbücher für Ärzte" mit einem Nachlaß von 10 %.

Histologie der Hautkrankheiten. Die Gewebsveränderungen in der kranken Haut unter Berücksichtigung ihrer Entstehung und ihres Ablaufs. Von Dr. med. **Oscar Gans**, a. o. Professor an der Universität Heidelberg, Oberarzt der Hautklinik. Erster Band: Normale Anatomie und Entwicklungsgeschichte — Leichenerscheinungen — Dermatopathien — Dermatitiden I. Mit 254 meist farbigen Abbildungen. (666 S.) 1925.
RM 135.—; gebunden RM 138.—

Vorlesungen über Histo-Biologie der menschlichen Haut und ihrer Erkrankungen. Von Dr. Joseph Kyrle, a. o. Professor für Dermatologie und Syphilis an der Universität in Wien und Assistent an der Klinik für Syphilidologie und Dermatologie. Erster Band: Mit 222 zum großen Teil farbigen Abbildungen. (354 S.) 1925.
RM 45.—; gebunden RM 47.70

Rezepttaschenbuch für Dermatologen. Für die Praxis zusammengestellt von Professor Dr. **Carl Bruck**, Oberarzt der Dermatologischen Abteilung des Städtischen Krankenhauses Altona. Zweite, verbesserte und vermehrte Auflage. (165 S.) 1925. Mit Schreibpapier durchschossen. RM 6.60

Hautkrankheiten und Syphilis im Säuglings- und Kindesalter. Ein Atlas. Herausgegeben von Professor Dr. **H. Finkelstein** in Berlin, Professor Dr. **E. Galewsky** in Dresden, Privatdozent Dr. **L. Halberstaedter** in Berlin. Zweite, vermehrte und verbesserte Auflage. Mit 137 farbigen Abbildungen auf 64 Tafeln. Nach Moulagen von F. Kolbow, A. Tempelhoff, M. Landsberg und A. Kröner. (88 S.) 1924.
Gebunden RM 36.—

Die Hauterscheinungen der Pellagra. Von Dr. **Ludwig Merk**, a. o. Professor für Dermatologie und Syphilis an der Universität Innsbruck. Mit 7 Abbildungen im Text und 21 Tafeln. Aus den Erträgnissen des Legates Wedl subventioniert von der Akademie der Wissenschaften Wien. (112 S.) 1909. Deutsche, französische und englische Ausgabe.
RM 16.—

Die Tuberkulose der Haut. Von Dr. med. **F. Lewandowsky** in Hamburg. Mit 115 zum Teil farbigen Textabbildungen und 12 farbigen Tafeln. (Aus: „Enzyklopädie der klinischen Medizin", spezieller Teil.) (341 S.) 1916. RM 18.—

Vorlesungen über Pharmakologie der Haut. Von Professor Dr. **Friedrich Luithlen**, Wien. (94 S.) 1921. RM 3.—

Kosmetik. Ein Leitfaden für praktische Ärzte. Von Sanitätsrat Dr. **Edmund Saalfeld** in Berlin. Sechste, verbesserte Auflage. Mit 20 Abbildungen. (140 S.) 1922. RM 4.—

Die Salvarsanbehandlung der Syphilis. Versuch einer gemeinverständlichen Darstellung. Vortrag, gehalten in der Ortsgruppe Breslau der Deutschen Gesellschaft zur Bekämpfung der Geschlechtskrankheiten. Von Professor Dr. **J. Jadassohn**, Direktor der Universitäts-Hautklinik in Breslau (20 S.) 1923. RM 0.40

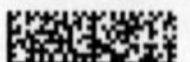